Aromatic

# 日本銷售第一的
# 芳香療法聖經

適合全家人使用的 99 種精油配方與簡單易學的按摩手法

# 推薦序

自從撰寫《天然無毒清理術：50元打造香草生活》一書以來，我大力推動使用香草、精油，以及如小蘇打粉、白醋、檸檬汁、橄欖油等天然素材進行清潔打理的工作。在環保意識抬頭下，使用植物精油、香草、天然素材已成為趨勢，民眾了解很多市售清潔劑都可能含有導致過敏及癌症的化學物質。我從讀者那裡得到很多寶貴的回饋，他們與我分享使用天然無毒清潔配方，讓家人減少皮膚癢及過敏發作的情形，甚至有男性讀者對用於高級進口轎車皮椅上的成效十分滿意！

以綠色環保聞名的美國奧勒岡州政府也在官網上推動適度使用精油輔助清潔，達到一面打掃，一面消毒的功效，利用天然精油揮發的芬芳替代含人工香精與假精油的清潔劑。

本書作者詳細說明每項精油用於心靈、身體、肌膚的不同功效，可以讓讀者一目了然精油不同層次的用途，同時也提及如何使用精油於空氣芳香及清潔打掃。我自己從事香藥草和精油運用工作以來，都沒有服用過西藥，即使有感冒、發燒症狀，睡前會點上尤加利及奧勒岡精油，並喝自己調製的「Dr. Herb」（含有歐蓍草、迷迭香、接骨木花）茶飲，來增強免疫力，促進發汗，不出一、兩天症狀便跟著好轉。因此，我十分能夠認同書中描述的天然療癒經驗。本書大篇幅介紹99種身體症狀的芳香療法，不但從醫學角度解釋身體症狀的原因，也提供獨家的精油配方給讀者參考，是一本值得收藏的居家自我療護工具書。

作者也提到精油的氣味、成分會隨著種植環境、採收方式、萃取方式等改變，精油的成分結構會有改變，這也導致天然混合精油充斥的問題，也是精油界目前浮現的「摻雜」（adulterating）問題；有些精油品項因為產量或售價問題，以化工方式合成精油的化學結構，再加入精油中。這些現象是目前檢驗報告無法解讀的，因為這些成分是精油原本就有的成分，檢驗儀器無法分辨別其化學結構是屬於早已存在的天然精油或後天才人工加入。

當您看完這本書，準備採買精油時，希望您注意精油的包裝。包裝精美不是選擇的重點，建議消費者購買精油時，最好能夠挑選保有原進口包裝的產品；目前國外流行簡潔的環保包裝，原始包裝不但能看到更完整資訊，也可避免來台分裝時，被換了包裝後，與原來標示不符。因為有些來台分裝的精油，在海運時，若沒有好好注意保存環境，很多精油會受到高溫及潮濕影響，影響其氣味，如柑橘類及薄荷類。有些業者會加入香精及塑化劑到精油裡，那就不是天然的精油，也失去芳療的目的，變成香水了。

常有很多民眾請我推薦精油書籍，我認為這本書籍深入淺出，不僅適合初學者使用，也十分合適從事芳療的專業工作者；尤其作者在書中加入很多顧客的實際芳療經驗，讓人覺得可讀性高，是一本學習精油過程中很棒的教科書！

郭姿均

美國認證香藥草專家・迷迭香花園執行長

# 前言

我是一個芳療師；工作上，除了替沙龍的客人服務，我也會到府替住院或居家療養的客戶進行療程。

說到芳療，讓我覺得很棒的一點是，只要靠一雙手就可以開始了。當香氣開始四溢，原本平凡無奇的房間，也能化為特別的空間。置身於這樣的環境之中，即使只是聊聊天都算是療法之一。使用精油或以精油按摩時，雖然有一些注意事項必須遵守，但精油的使用者並沒有對象之分，不論小寶寶、老人家或孕婦都沒問題。精油不像藥物，可以發揮立即的功效，卻能夠溫和地抒解身心的緊張，恢復身體的自癒力。它的用途非常廣泛，幾乎找不到無法適用的情況。本書想帶領大家一探究竟的，就是這個博大精深、魅力十足的芳療世界。

有些簡單的芳療可以在家自己進行，也有部分適合藉由專業的芳療師之手進行的護理。不論採用哪一種都有效果，是芳療的優點之一。無論你是對香味有興趣的人、喜歡蒔花弄草或與香草植物為伍的人、想藉由自然型態保養身心的人、希望替生活添增色彩的人、想要消除無謂緊張的人……，芳療世界的大門，通通為你而開。

為了讓剛開始接觸芳療的新手、已經接觸芳療一段時間的人或資深的芳療師都能夠廣泛應用，我盡量把內容寫得淺顯易懂，同時也努力涵蓋了各個層面的芳療。另外，本書除了用一整頁完整的篇幅，介紹每一種精油和基底油的原料植物、學名的語源，也從開花季節、結果期等各個階段中，分別挑選出攝於每一種植物處於最佳狀態的照片。如果可以讓讀者透過掌握植物的姿態形象、歷史、用法、栽培地等，進而對植物產生親切感，對我來說就是最大的喜悅。

只要本書能發揮任和參考的價值，我就很開心了。哪怕只有一點點也好。

**和田文緒**

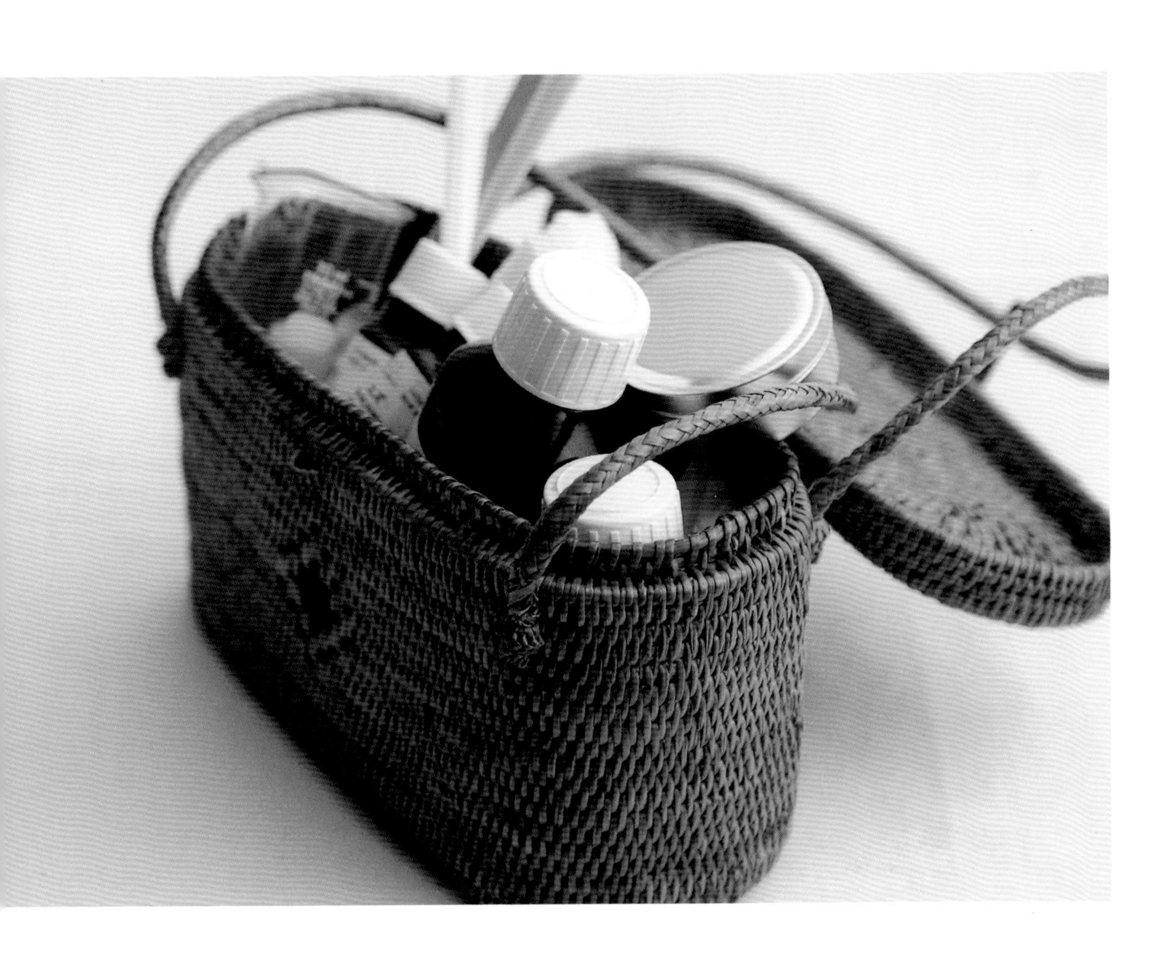

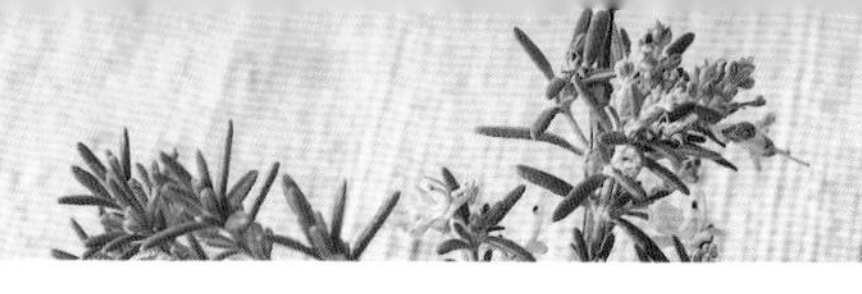

# Contents

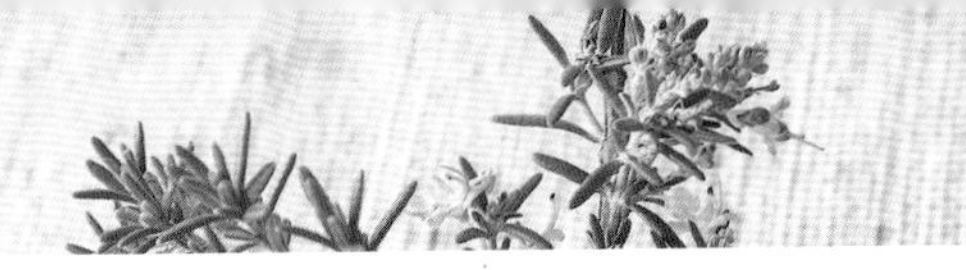

*PART 3*

## 精油・基底油指南……107

*LESSON 1*

### 「精油指南」的閱讀方法……108



*LESSON 2*

### 「基底油指南」的閱讀方法……162

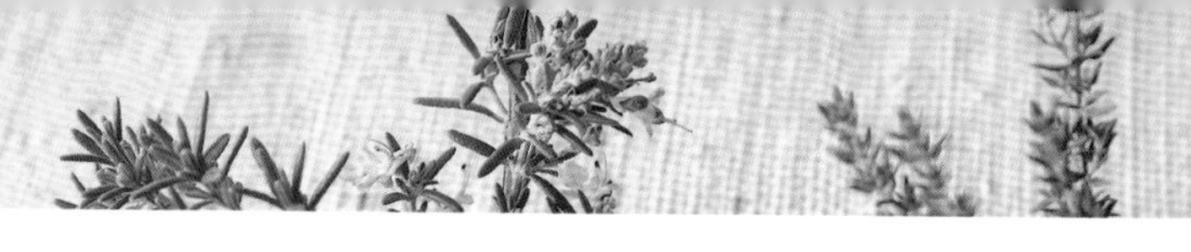

# Contents

## PART 4
## 各種症狀的自我護理指南……173



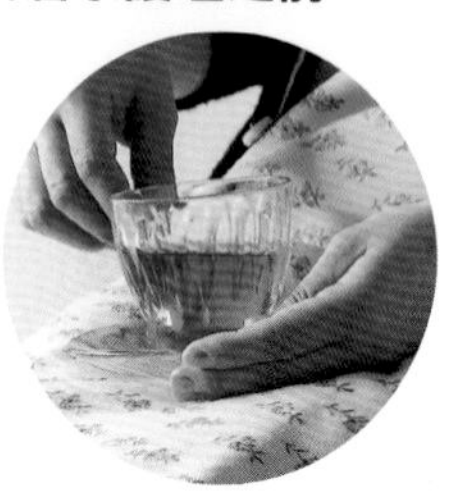

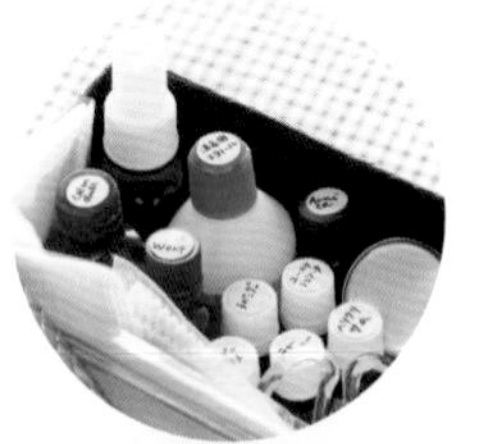

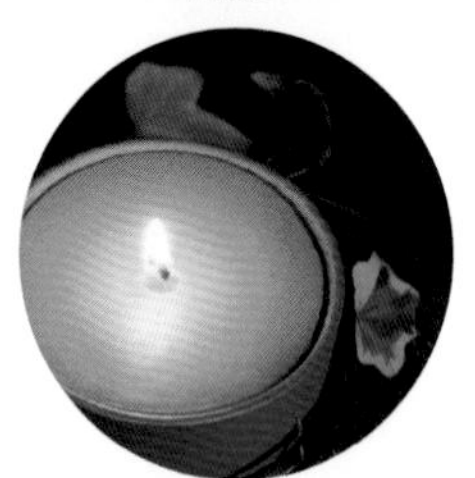

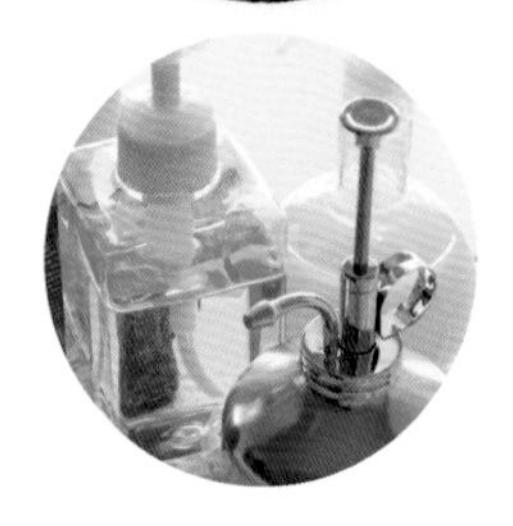

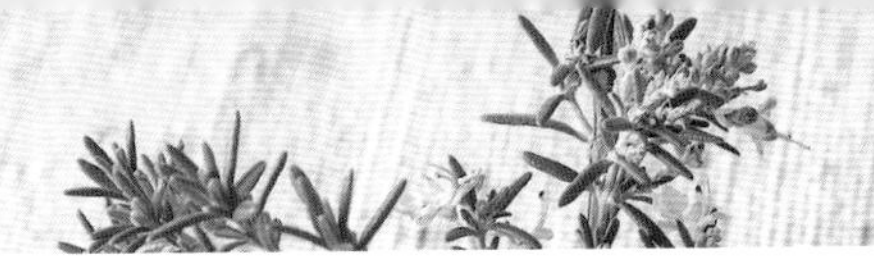

## 本書使用須知

請理解芳香療法並非一種醫療方式，而精油也非藥品。使用時請詳讀使用說明書和注意事項，正確的來使用。特別是孕婦，或是對健康狀態抱有疑慮、正在接受醫療機關治療的人，請一定要和醫生或專業人士討論，確保安全後再進行。本書所介紹的精油之特徵和配方、臨床案例都是作者經過長期的研究，以協助提升健康和生活品質為主要目的。請理解不是每個人都一定會有效。本書的作者與出版社，對於使用本書介紹的芳香療法之實踐，以及精油的使用所發生之問題一概不負任何責任。

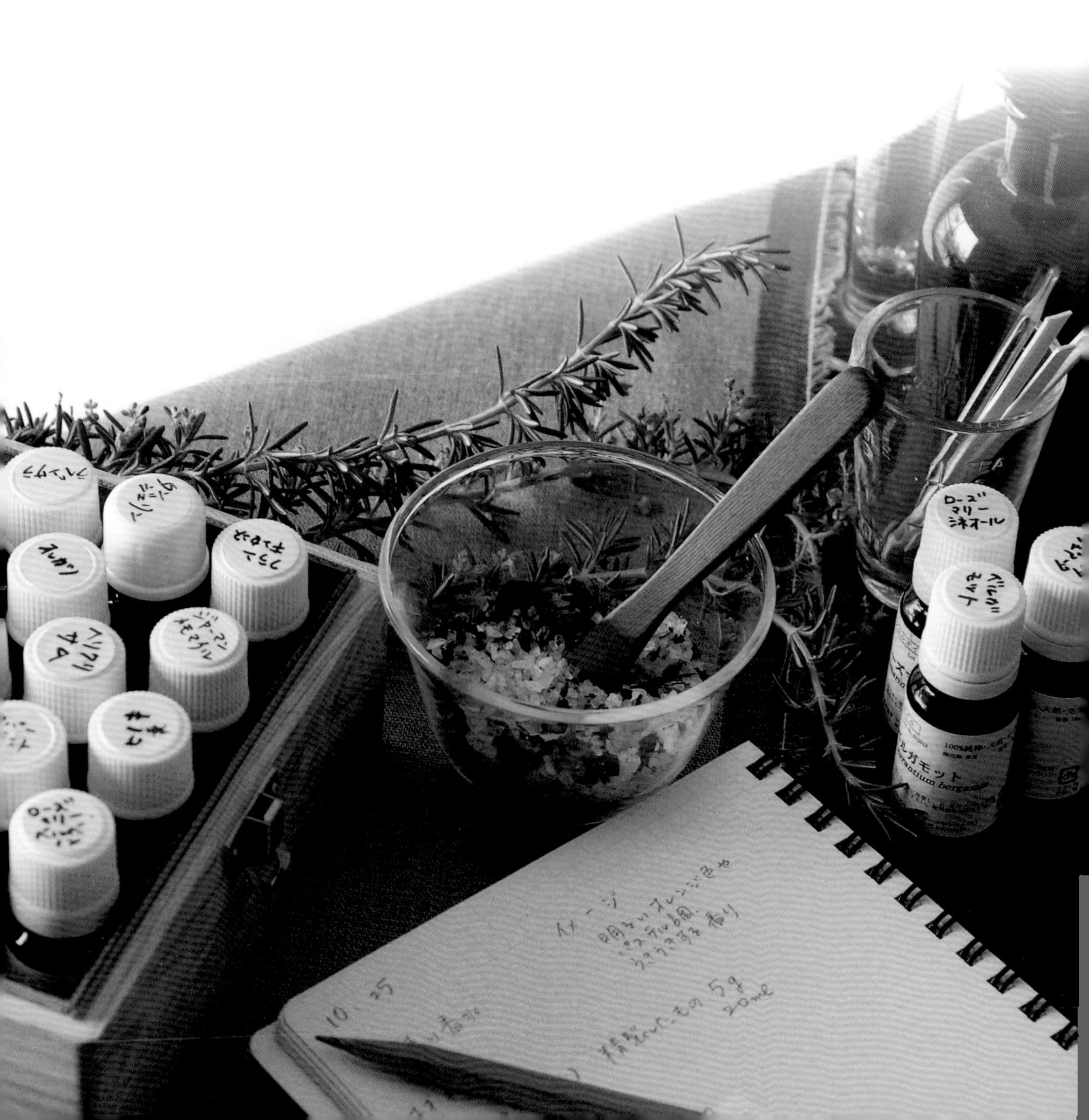

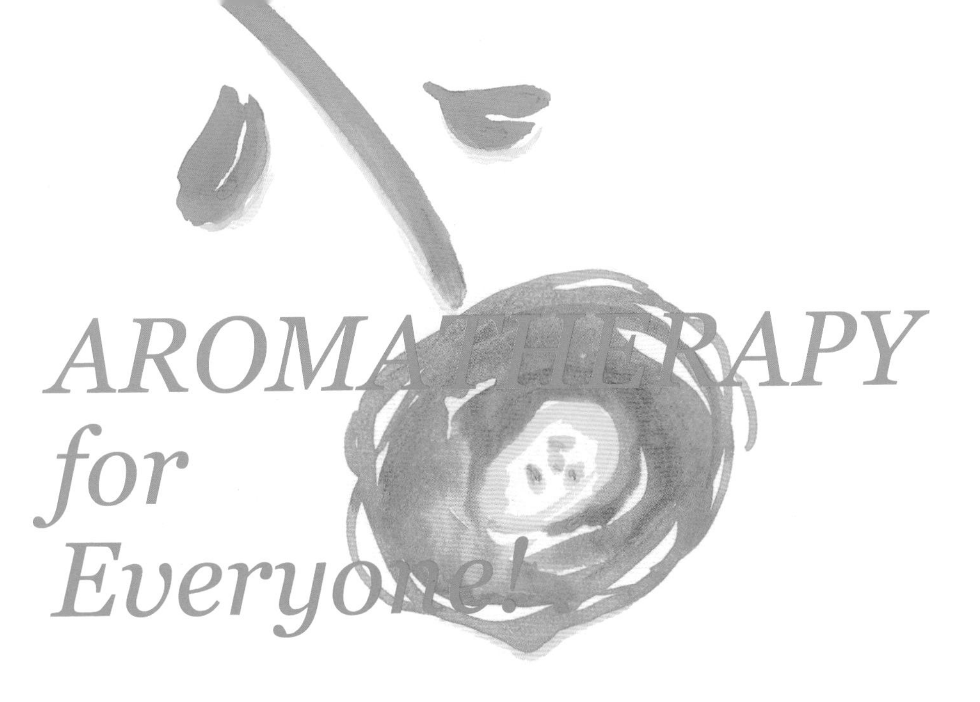


精油的香味，
濃縮了植物的生命力。
藉由 1 滴的精油，
我們也得以進入芳療的世界。

1 滴精油，僅有 0.05ml。如此微量的 1 滴，卻能夠無限擴散，豐富我們的生活。
每滴精油都蘊含著強大的力量。如要了解 1 滴精油對身心帶來的作用，最好的辦法是親身體驗；不過在此之前，我想先聊聊精油的香味。

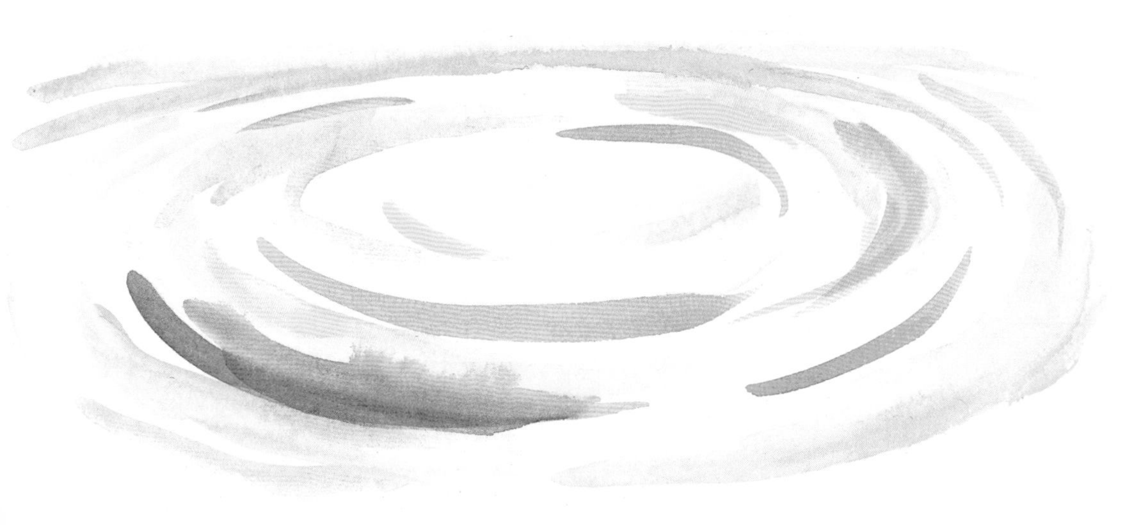

## 突如其來的發現

我認識的人當中，有人非常喜歡橙花的香味，每次調配精油的時候一定會加。我也曾想過，他會這麼喜歡橙花的味道，應該是有某個理由才對。不過這個人想了很久，還是說不出所以然來。關於橙花，書上對它的描述是「能夠鎮定神經，有安神的效果」。但是，與其說是鎮定神經，這位橙花愛用者的說法是它能夠鼓舞人心，使力量從內心油然而生，變得神清氣爽。所以，遇到重大場合或需要勇氣的時候，他一定會讓身上沾一點橙花的香氣。不可思議的是，事情也會如預期般順利進行。

用了橙花精油2年以後，有一天他突然恍然大悟。他以前曾經在神奈川縣二之宮的某個農場種溫州橘子。栽培果樹過程中有許多相當耗時費工的作業，其中兩項是摘蕾和疏果。為了防止果樹的營養消耗過度，春季必須摘掉尚未開花的花朵，夏季必須摘掉青澀的果實。但對他而言，在蔚藍的晴空下，俯眺著一片汪洋，置身於綠意與清爽香氣包圍的環境下幹活，是一段非常愉快的時光。當他終於把橙花和橘子果園連結在一起，突然茅塞頓開、撥雲見日。橙花之所以成為「快樂」或「元氣」的代名詞，沒有別的原因，就是因為它的香味。

芳療中的橙花，講白點就是橘子花。據說，當他體會到原來隨時替自己加油打氣的，竟是那段愉快的農作體驗和香氣的結合，不禁對橙花精油另眼相看。只要1滴精油就可以豐富人生，讓心情變得溫柔，甚至回想起遺忘已久的美妙時光。所以他也暗自決定，以後要繼續讓香氣包圍，度過充實快樂的每一天。

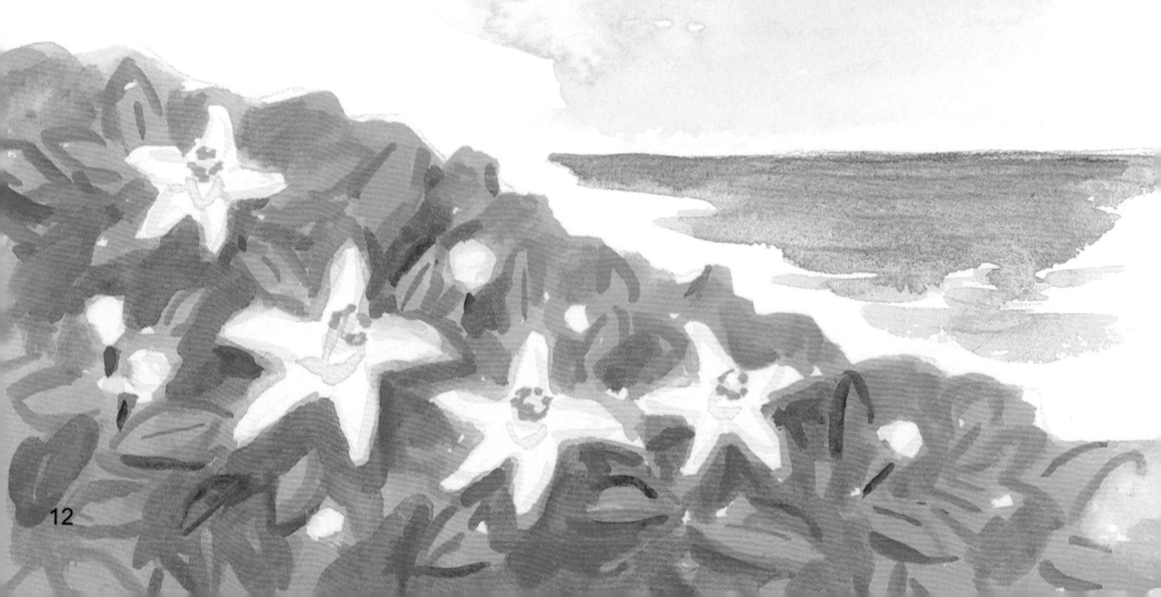

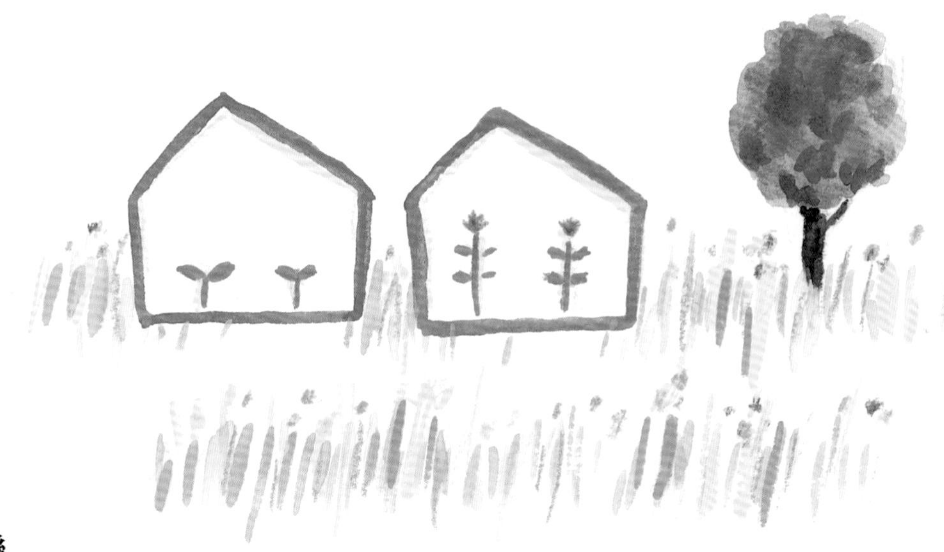

## 契機

對當時正在就讀農學系的我而言，植物就是「農作物」，屬於一種管理對象。不論是蔬菜還是花卉，為了增加收穫量或調整生長，使用荷爾蒙等化學製劑都算家常便飯。我自已用來做實驗的植物，也都是種在無菌室或溫室裡，在嚴密的控管下成長。

就在那個時候，我也知道了原本被自己當成「野草」的香草植物，不但能發揮改善身心不適的力量，甚至還正式形成芳療這門「療法」，而且在歐洲，廣被醫院等單位採用。知道這點，對我來說是個很大的衝擊。因為我原本以為植物的生長是受到人為的操控，沒想到人卻會被植物的形狀、色彩或香味等無形之物所影響。懷著這樣的衝擊，我也就此展開了我的芳療生活。

我們看到的精油，雖然是一罐罐裝入藍色、綠色或茶色玻璃瓶的液體，但裡面的成分卻是濃縮了眾多植物的精華而成的。我會提到這一點，除了希望大家不要把精油視為純粹以香味為賣點的商品；同時，也期待能透過精油，讓大家對植物產生興趣。聽到芳療教室的學生說「接觸芳療後，我對植物也愈來愈有興趣了，開始會留意看到的植物」，真的會讓我心花怒放。

前面提到的「喜歡橙花的人」，其實就是我本人。

大學畢業以後，我選擇在某間高中擔任理科老師，但5年後辭職了。我之所以能毅然決然的轉換跑道，投入芳療事業，原因非常簡單。因為我很清楚在學校教生物，和擔任芳療指導員，其實是系出同源，沒有太大的差別。

不論透過芳療還是理科，都有助於培養身心接觸花草樹木的情操；同時也能鍛鍊出以客觀的立場，觀察事物的能力。我想，當我們陷入困境或壓力龐大的時候，這些特質可以讓人更容易掌握現況，並且在培養解決困難的能力上，提供良好的基礎。

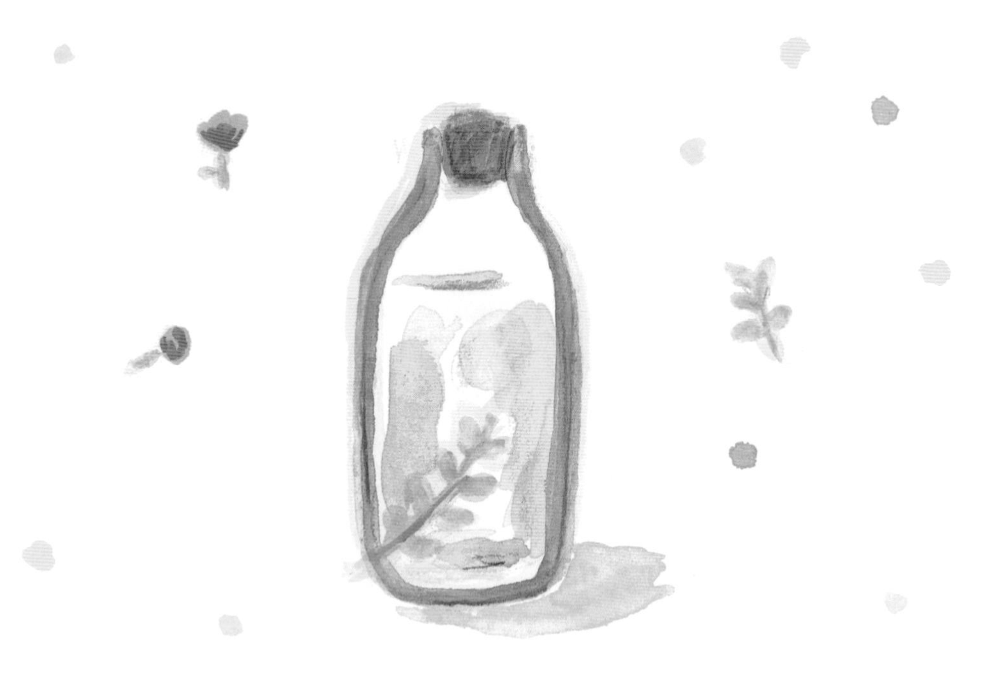

## 製作精油小物樂無窮

我發現，不論是等待釀製的藥酒隨著時間熟成，逐漸改變風味和顏色的過程，或者盤算著做好的精油小物，可以拿給誰用，都是讓我開心的事。那個時候我才開始上精油的課程沒有多久。

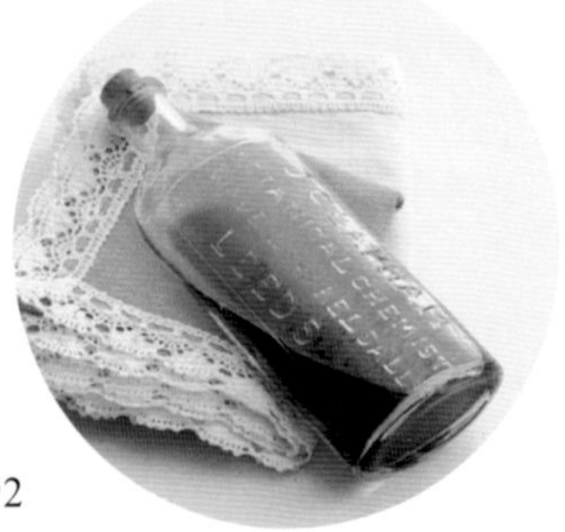

當初我的工作是個老師，每天都過著分秒必爭的忙碌生活。但是，「趕時間」這3個字在精油的世界可行不通，因為光是一瓶「匈牙利皇后水」，就得等上3個月才能大功告成。原本我想我怎麼會有耐心等3個月啊，但就是因為它花了我很多工夫，才讓我對它另眼相待，視為世上獨一無二的寶貝。我在92年秋天浸泡了人生的第一瓶匈牙利玫瑰水，雖然用到現在所剩無幾，還是被我視若珍寶。只要聞到它的香味，我立刻回想起當年剛接觸芳療時的心情，體內也湧出了一股讓我繼續努力的活力。

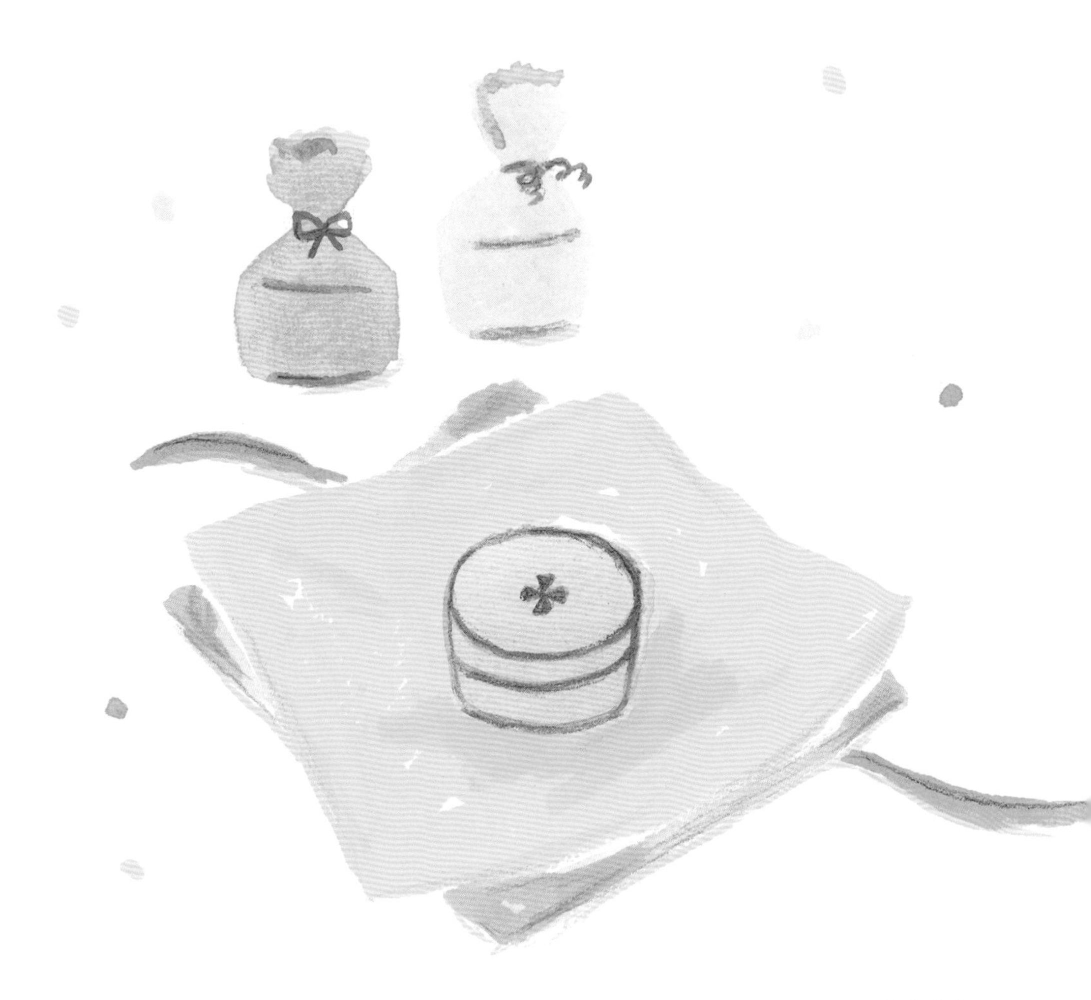

我是個手拙的人，只要一提到手工藝或料理就覺得頭大。學打毛線的時候，我從來沒有織過一件完整的毛衣出來；挑戰拼布的時候，一樣挫折連連。認定自己對這些需要耐心的事物只能束手無策的我，心裡其實有幾分自卑。

不過，像我這麼手拙的人，在精油的世界居然得到了成就感。因為方法非常簡單，只要把精油倒進材料裡攪拌均勻就大功告成了！

我還記得當初用蜜蠟和植物油製作的乳霜，被老師稱讚「妳做得好棒，好漂亮呢」。樂得暈陶陶的我，做了好幾份分送給朋友。聽到朋友向我反應「我原本粗得要命的腳跟都變光滑了」，更是暗爽不已。我只是把薰衣草、茶樹、柳橙、安息香這幾種精油隨便混在一起，沒想到效果居然這麼好。斟酌配方的比例或考慮該放什麼基材，對我來說好像在做理化實驗，很有趣；而且我也很享受可以把腦袋放空，只專注於眼前作業的時光。就這樣，我逐漸踏上了芳療之路。

選擇香味，其實也是退後一步，重新檢視自己的好機會。透過精油小物的製作，我不但發現自己新的一面，找回了原本的自己。

## 臉部按摩

我成為芳療師後，某一年的夏季接近尾聲的時候，有一件委託是一間在我家附近從事到府出診的診所，對方請我到患者家進行芳療。患者是一位60幾歲的男性，剛出院回家。請我去按摩的目的是希望減輕癌症造成的下肢浮腫、全身倦怠無力，並且得到精神上的放鬆。聽說他太太的決定是「只要能讓他舒服一點，不論做什麼都可以試試看」。

「好吧，我就試著放輕鬆吧。你問我喜歡什麼味道？隨便，都可以啦。」對方邊說邊挑，第一次挑選出的是絲柏、杜松和柳橙（精油）。之後他告訴我：「上次那個味道聞起來很像山中湖呢。」聽說他很喜歡那個地方，而且在那裡還擁有一間別墅。

因為他的腹部積水，沒辦法俯臥，所以我主要按摩的部位是下肢，另外搭配臉部和手臂。聽到要按摩臉部，一開始他有點排斥，直說「臉不用了」，但幾次療程下來，他總算能夠接受臉部按摩了。當我躡手躡腳的踏出房門，以免吵醒不知不覺睡著的他，有時候看到太太也在沙發上睡著了。那副景象，讓我深深體會到照顧病人真的是很不輕鬆的工作。

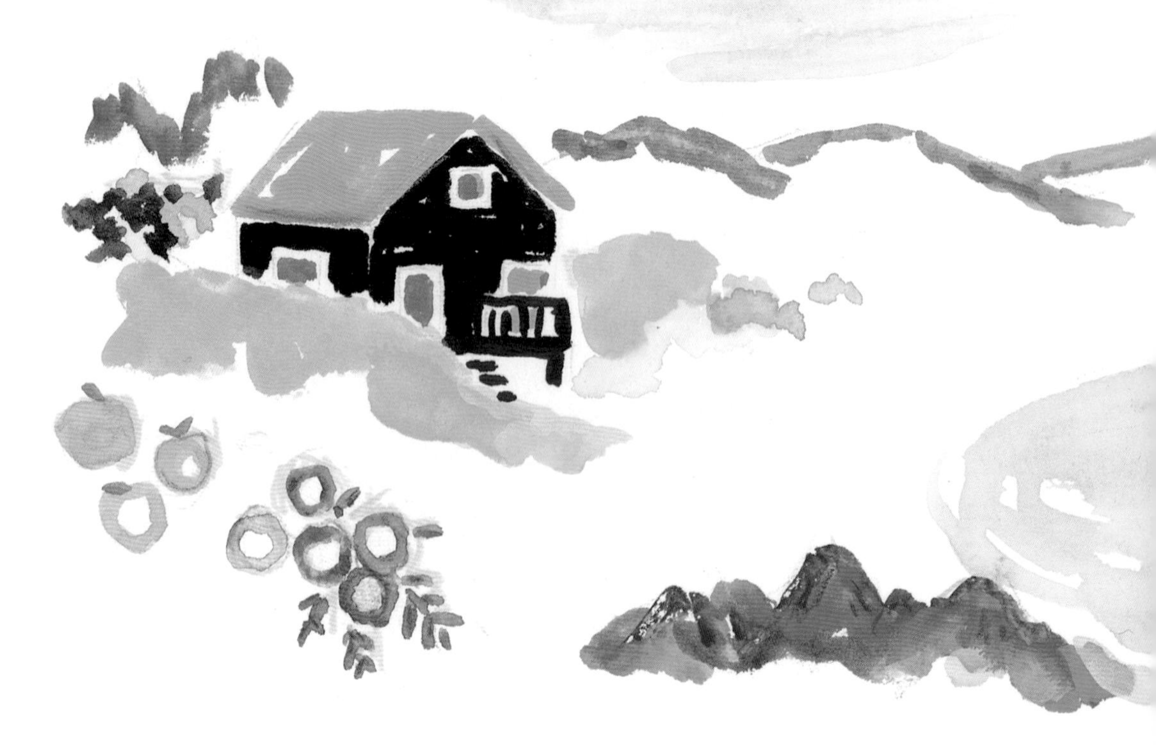

這位男性告訴我：「我想要工作到動不了為止」，所以他的床邊總是放著一疊等著校對的稿子。他問我為什麼會成為芳療師，於是我也稍微講了一點自己的事。

他是一位記者，對採訪和編輯工作的喜愛，已經到了無可救藥的程度；雖然他很感概的說：「我以前真的是個工作狂！不知道我的家人會不會覺得我很過份？」卻還是說：「但是，我對我的人生還是感到心滿意足……。我想做你這行也很辛苦吧。不過，就算再苦，你至少要堅持10年。因為如果你能撐到10年，一定會出現轉機」。

他還告訴我，他以前總覺得芳療這種全身美容，是女人家專屬的玩意；沒想到自己死到臨頭，居然會接受臉部按摩。而且實際體驗以後，甚至感覺相見恨晚。

包含臉部在內，我覺得從身體可以感受到一個人的喜怒哀樂與生活方式。對當時我這個藉由到府從事安寧療護，初踏芳療世界的新手而言，和那位男性的相遇，無疑是個很大的鼓勵。遺憾的是，那一次的會面卻成了最後一次。因為在下一次療程之前，他就因為身體狀況突然惡化而去世了。

幾個月過去以後，春天到了。我接到一個訪談的邀約，據說這是他交代的遺言。後來，這篇介紹芳療和我工作的沙龍的文章，刊登在他努力到最後一刻的雜誌上。

收到這份厚禮，固然覺得很高興，但種種回憶也在此時湧上心頭，讓我忍不住紅了眼眶。直到今天，只要看到那篇報導，腦中便會浮現當時他對我說「至少撐個10年！」的模樣，心中也重新鼓起了勇氣。

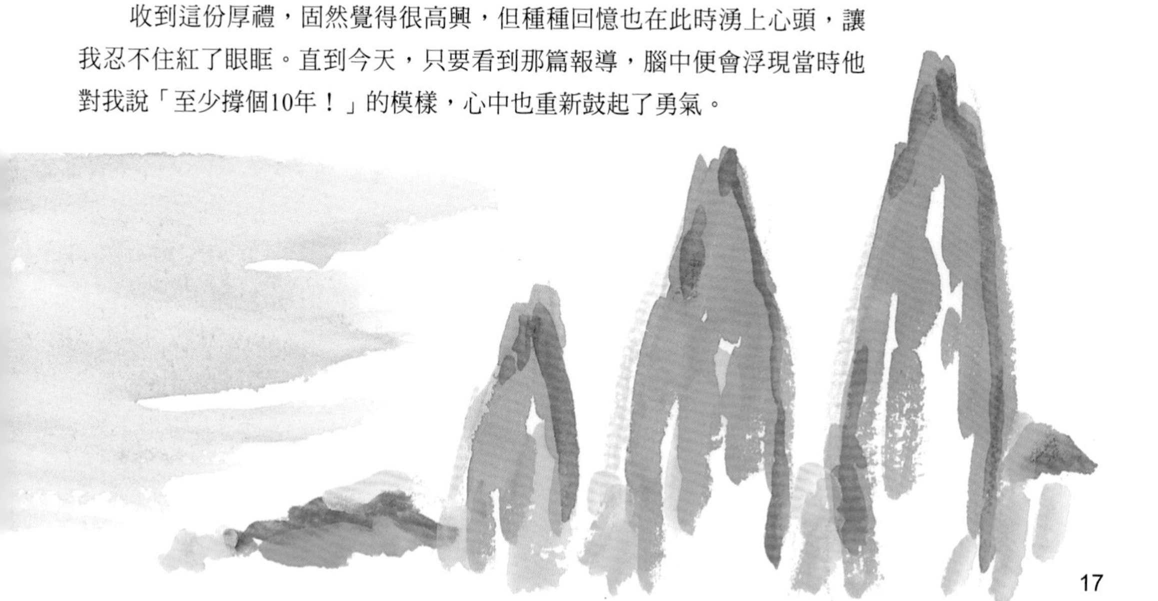

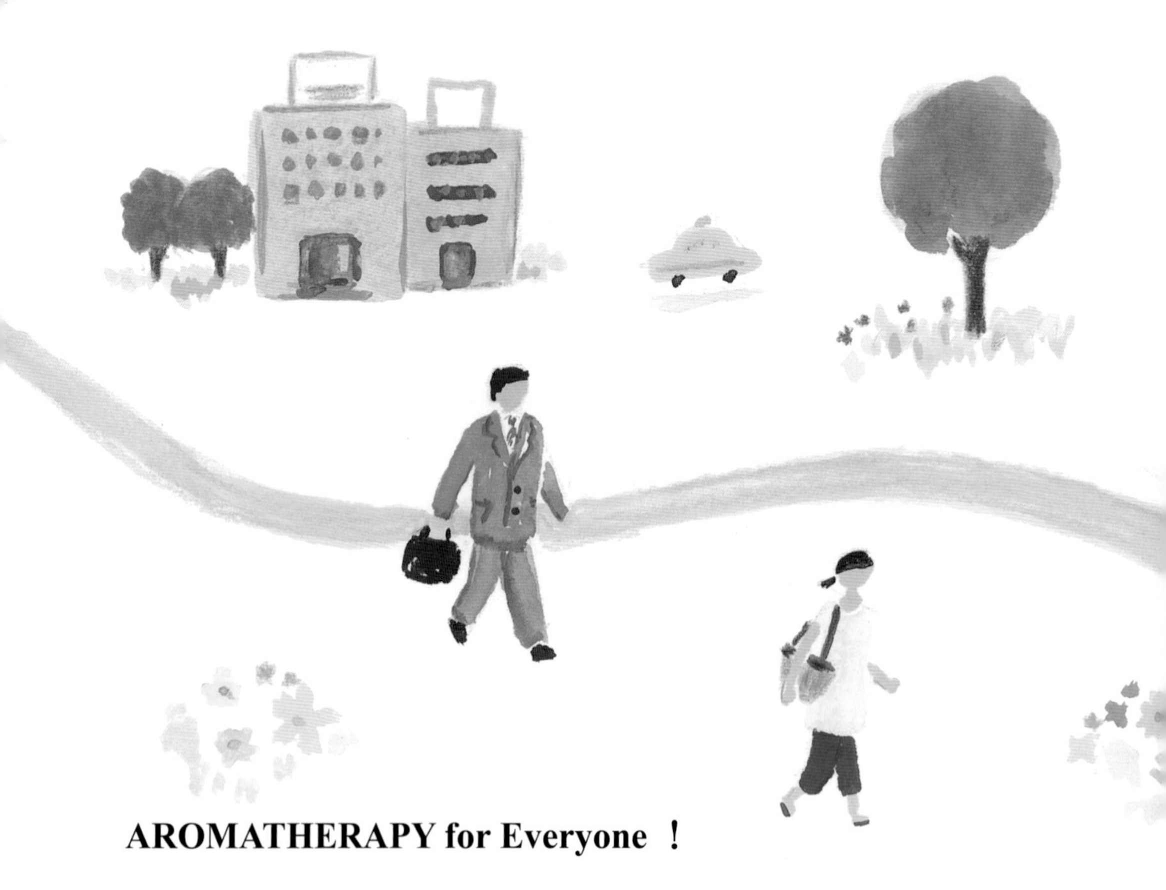

## AROMATHERAPY for Everyone ！

AROMATHERAPY，就是芳療的意思。我的客人曾跟我說：「我覺得芳療很棒，因為不會痛」。這位因為膝蓋積水，必須不時接受抽水治療的客人，在醫生的建議下，開始定期接受芳療的療程；一段時間之後，膝蓋水腫和膝蓋疼痛的程度確實得到一定的改善了。

精油雖然沒有被認可為醫藥品，但療程中使用的「精油」，確實具備改善血液循環、減緩疼痛、安神等各種身心方面的效果。正因為已得到許多藥理性的實證，所以精油在海外的醫療現場也大為活躍。使用精油，除了帶來令人昏昏欲睡的放鬆效果，如果應用得當，也能夠達到媲美「治療」等級的水準。我有一位80幾歲的顧客告訴我：「做完療程以後，我覺得腰桿都挺直了，而且內心蠢蠢欲動，簡直想跳著走路。」當然他沒有真的拔腿狂奔，但的確產生了「我好像做得到」的心情。他每次來，最後都是抬頭挺胸，笑咪咪的回去。看到他的表情，總是讓我也跟著開心起來。

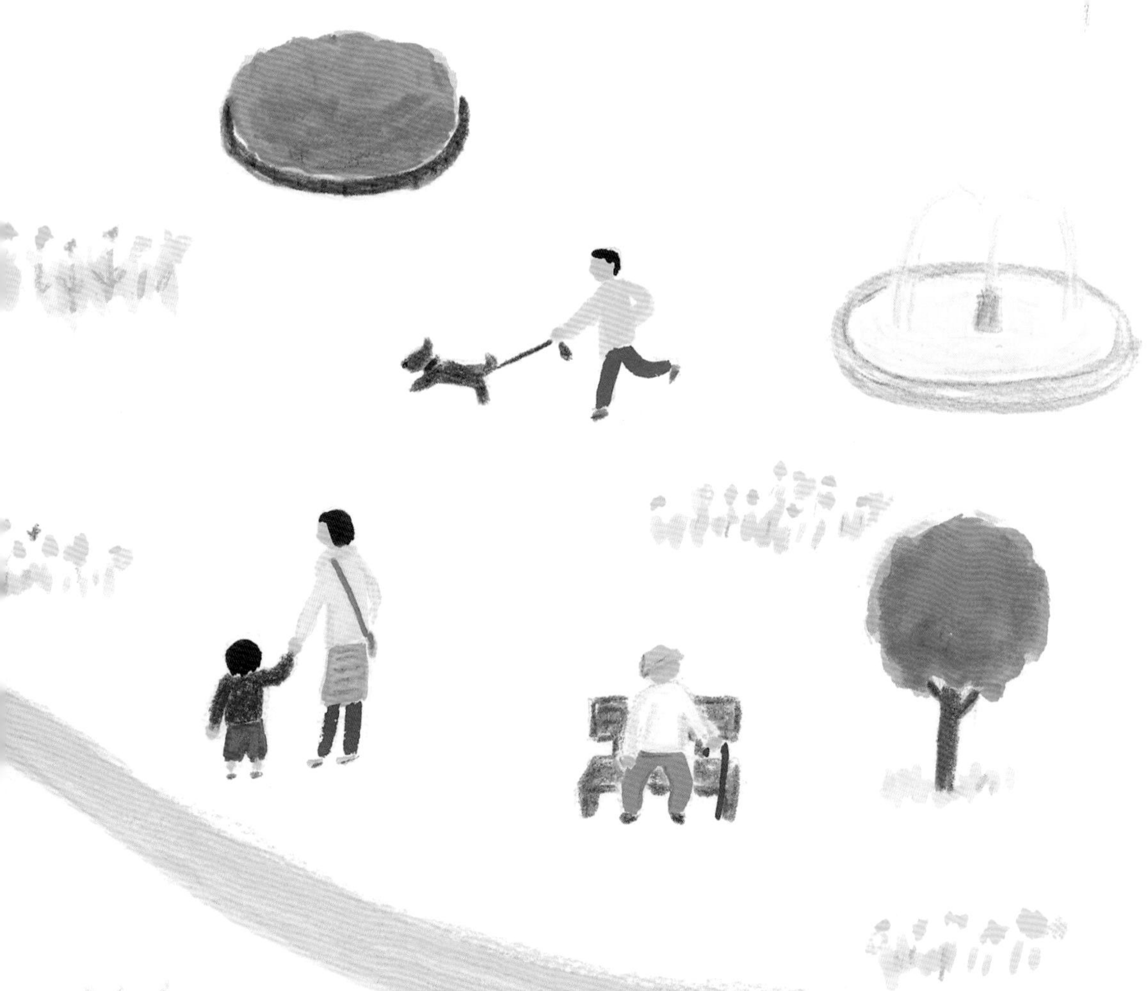

我一方面很慶幸世界上有芳療這種治療型態，同時也覺得自己很幸福，能夠從事這項不但會受人感謝，也能夠使人得到喜悅的工作。芳療的對象沒有男女老幼、職業貴賤之分，而且不單是人，連動物也適用。想要利用不傷肌膚的環保素材，DIY各種生活用品的人，也能享受精油的美好之處。

我一開始只是把芳療當作興趣，喜歡歸喜歡，但是並沒有想過要當成工作。雖然手邊的精油隨著一次次的上課不斷增加，但也有一些用不完放到過期，最後只好扔掉。由於把花錢買來的精油丟掉很浪費，我開始動腦筋，想辦法在精油過期之前趕快用完。結果，嘗試新配方和新產品成了我的新樂趣；在我學習的過程中，也逐漸被芳療世界的博大精深所吸引。所以我才會進一步去學習按摩，自然而然的打算從事芳療的工作。

雖然稱為芳療，但實際應用的層面並不僅於「治療」。精油也不是芳療師的專屬工具。只要稍微下點工夫，從小寶寶到老爺爺、老奶奶，不管誰都可以在生活中隨時使用。如果生活中多了精油，不曉得有多少人能夠減輕身心上的負擔，從生活中得到更多樂趣。AROMATHERAPY for Everyone－是我想要表達的主題，也希望自己能一直身體力行。

## 精油也大受動物歡迎！

大自然原本是動物們安居的樂土。強烈的味道固然會引人反感，但是從花草樹木等植物所萃取的精油或花水，都是絕佳的保養用品。

檜木、薄荷等具備抗菌作用的精油，可用於寵物籠和廁所的清潔，另外在訓練寵物大小便的時候也能派上用場。在訓練的過程中，如果不小心「漏接」，只要用小蘇打粉和精油擦拭，就不會產生難聞的味道，而且也可以避免寵物在同一個位置「重蹈覆轍」。我家的兔子哈利就是一例；牠只花了很短的時間，就學會上廁所了。還有，我家的狗Riki因為對跳蚤過敏，被折騰得很慘時，因為使用市售的除跳蚤專用洗髮精很傷手，所以我用精油、乳果木油、香皂洗髮精等素材，製作了純天然的洗髮精、乳霜、順毛露和防蚊噴霧。結果牠的毛不但變得柔順有光澤，我也不怕手會變粗，真的很好用。

芳療派上用場的時機雖然不少，不過找到一個令人放心的獸醫也很重要。如果能雙管齊下，讓我家的寵物們能夠健康、長壽就再好不過了。

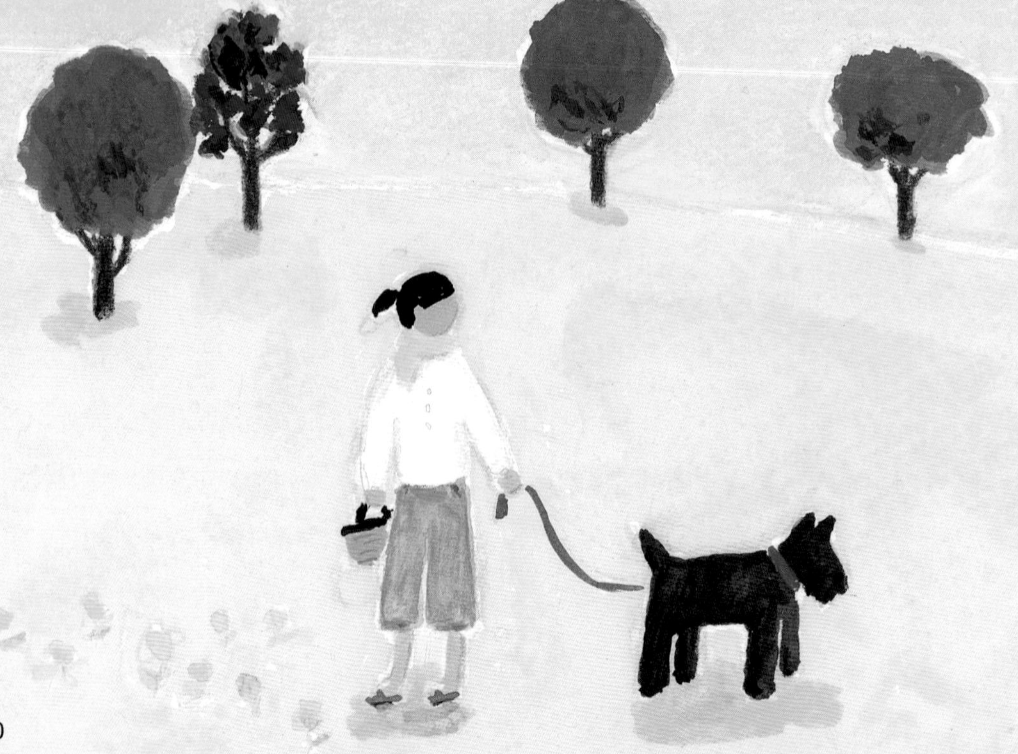

按摩也可以帶來很好的效果。我和家裡的寵物們相處時，並不會刻意端出高高在上的主人架子，所以有些小動物會比較任性，也有些總是表現得緊張兮兮。但是透過按摩，我確實感覺到牠們變得比較容易管教；不但人與動物之間的距離拉近，對彼此的信賴和牽絆也加深了。

按摩的好處不只促進血液循環，對加強腸胃、神經、免疫等身體功能也有助益。養成接觸寵物身體的習慣，好處其實不少；一來當牠們身體不舒服時，可以及早發現；而且平常就習慣接受撫摸的話，獸醫的治療也能順利進行。每次我幫哈利按摩的時候，牠似乎覺得很享受，總是帶著一臉滿足的表情。看到牠這副模樣，連我都覺得開心起來。在每天都持續幫牠按摩的情況下，哈利原本因為生病而麻痺的雙腿和歪掉的脖子，也慢慢可以活動了。按摩時，會痛的地方不要勉強，先從旁邊開始就好了。只要收到寵物向我表達的訊息，例如：「不要再煩我了啦」「夠了，別再按了啦」，我一定立刻喊停。

正如伴侶動物（Companion Animal）一詞所示，我們與寵物們的相處，是無可取代的寶貴時光。除了餵飯、日常的照顧、居住環境，飼主才是決定寵物的生活品質好壞的關鍵因素。沒有什麼事比看到心愛的寵物過得健康更開心的。我也衷心希望有更多的飼主，願意採用芳療，以溫和、漸進的方式提升寵物的身心健康。

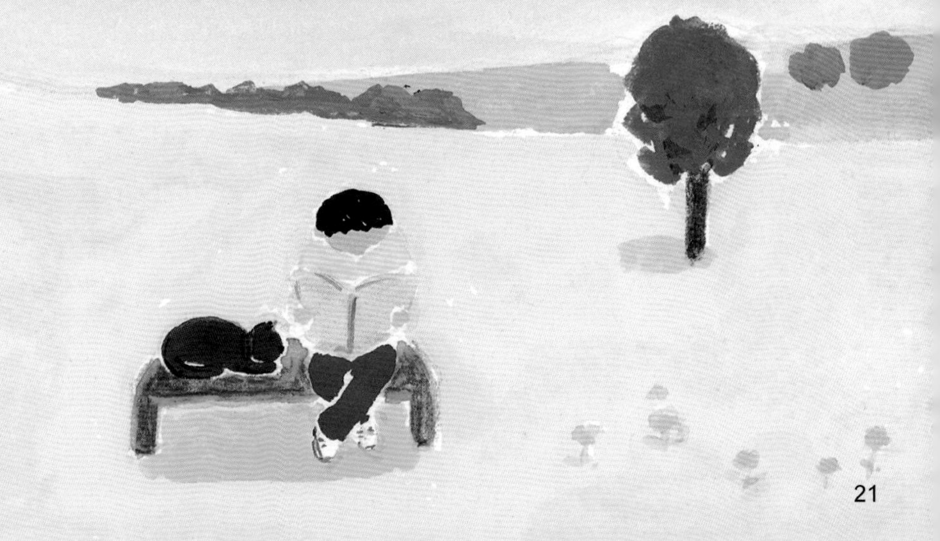

## 面臨絕種的植物 PALO DE ROSA（花梨木）

花梨木（Aniba rosaeodora）在西班牙被稱為PALO DE ROSA；從樹幹萃取出來的精油，含有豐富的芳樟醇。它的香味絕非一般化學合成的芳樟醇可以比擬。但是，這種樹木目前卻面臨絕種的危機；原因是香料的需求增加，連帶造成過度砍伐而數量銳減。

Album種的檀香和花梨木，已經從精油大廠的產品清單消失，市場也一直很混亂。雖然秘魯或巴西等原產國也致力於植林活動和強化伐木的相關規範，但這些樹木僅只分布於亞馬遜流域的部分地區，加上成長速度相當緩慢，所以仍然是緩不濟急。

大家知道亞馬遜地區的廣大森林，每年的面積都不斷在減少嗎？除了違法的濫伐，被改為種植單一作物也是另一項重要原因。遺憾的是，一旦遭受破壞的土地或滅絕的品種，都無法用任何方式彌補。不單是精油，我們日常生活中不可欠缺的醫藥品、衣物、食品、肥皂、洗髮精等，全都仰賴植物的資源。

所以，支持永續、保存生物多樣性的農業，並且珍惜有限的資源，把尋找代替品種視為課題，是芳療不斷要努力的目標。

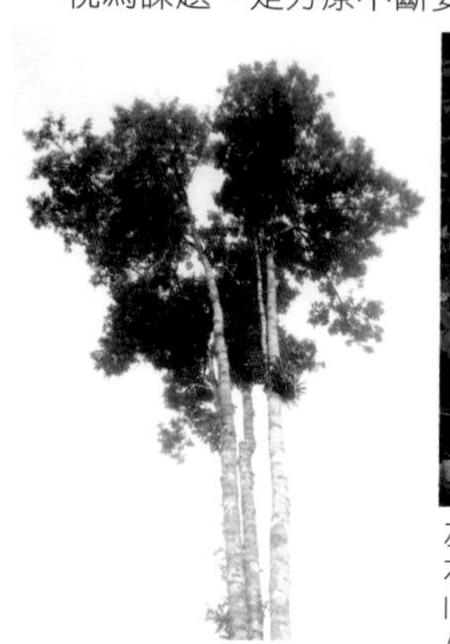

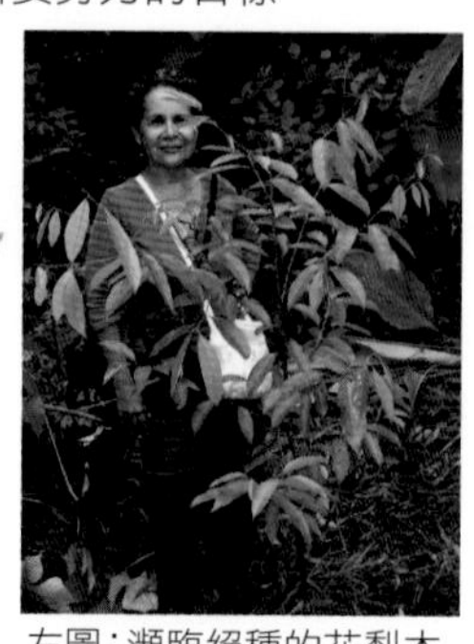

左圖：瀕臨絕種的花梨木
右圖：Instituto de Investigaciones de la Amazonia Peruana(IIAP) 的 Elsa.Rengifo 老師。她對花梨木的植林活動可說不遺餘力。

## 走訪「玫瑰之谷」卡贊勒克

距離首都索菲亞往東約140km、人口5萬的小城市卡贊勒克，在兩座山脈的包圍下，這裡得以保持適當的濕度和日照，因此成功打響了「保加利亞玫瑰」的招牌，以芳香成分豐富、蠟質含量稀少的高級精油享譽全世界。保加利亞在2007年加入歐盟，玫瑰產業也展開了新的經營型態。不過，無論時代如何變遷，擁有悠久歷史的傳統至今依然保存。那就是為了感謝每一年的收成，同時祈求明年也能豐收的「玫瑰節」。這項祭典在每年6月初舉辦，村民除了身穿傳統的民族服飾，進行採玫瑰、灑玫瑰水的儀式，也會表演他們的傳統舞蹈。

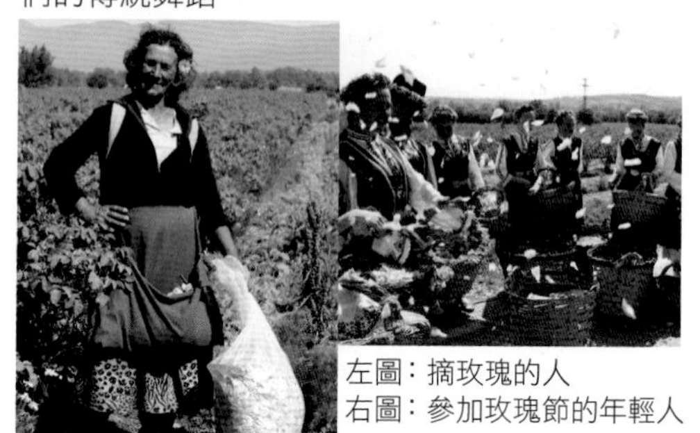

左圖：摘玫瑰的人
右圖：參加玫瑰節的年輕人

## 日本的精油生產與北見的薄荷

很久以前日本也曾經生產精油。大約在明治30年，北海道開始栽培薄荷草Mentha arvensis，並以蒸餾法萃取精油。雖然曾造就一段生產量高居世界第一的榮景，但是在海外的競爭下，失去了領先的地位。

由田中筱松先生設計的田中蒸餾器，以樹齡超過200年的蝦夷松製作，是大幅提高薄荷油生產量的劃時代傑作。目前已經不再使用，展示於北見市的薄荷紀念館，供後世景仰。

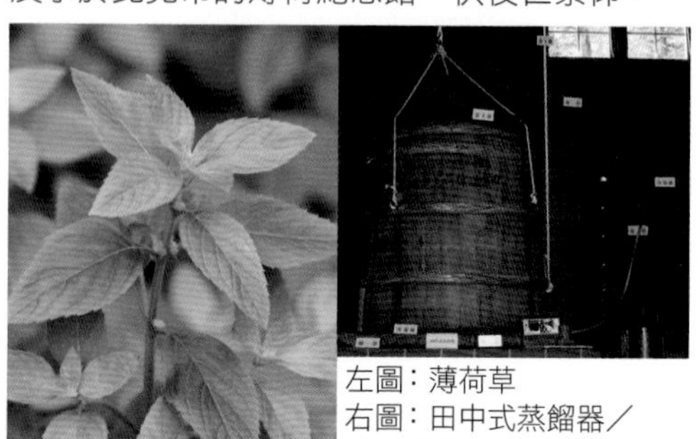

左圖：薄荷草
右圖：田中式蒸餾器／北見薄荷紀念館

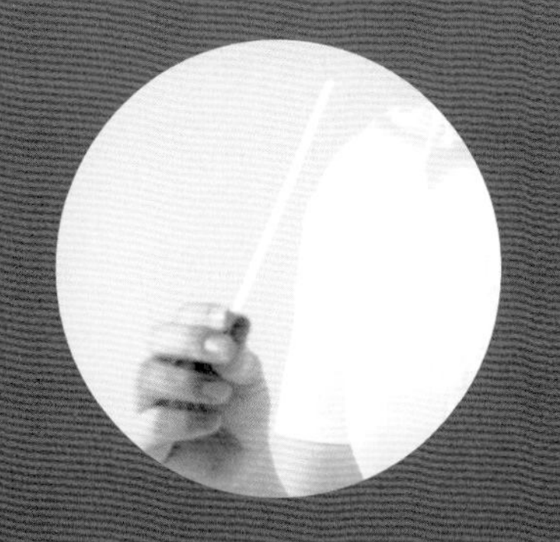

# *PART* 1

# 芳香療法的基本知識

芳香療法是從植物萃取而出的精油，
和人手按摩結合下的產物。
雖然有少數較為艱澀的專業部分，
但接下來會以照片和插圖的輔助，
為大家解說必備的芳療基本知識。

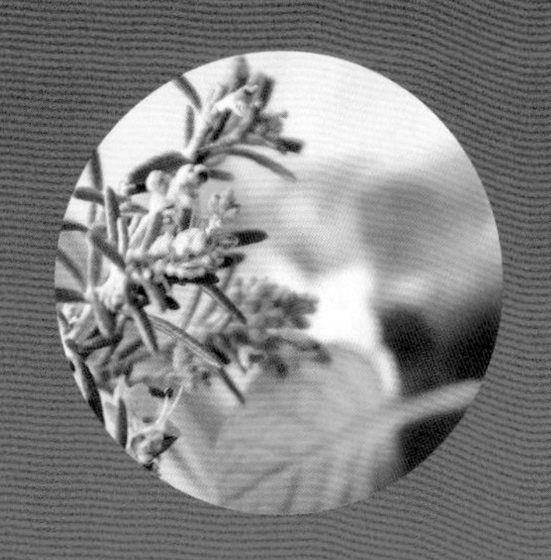

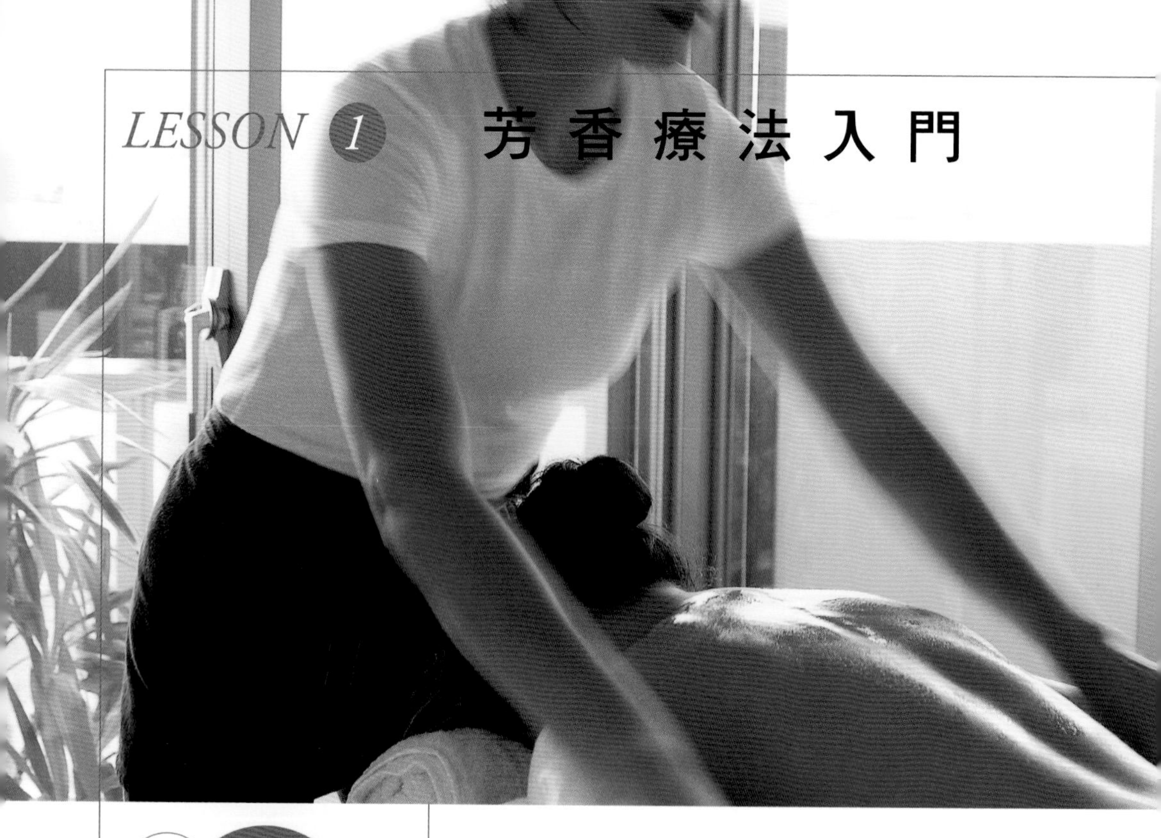

# LESSON 1 芳香療法入門

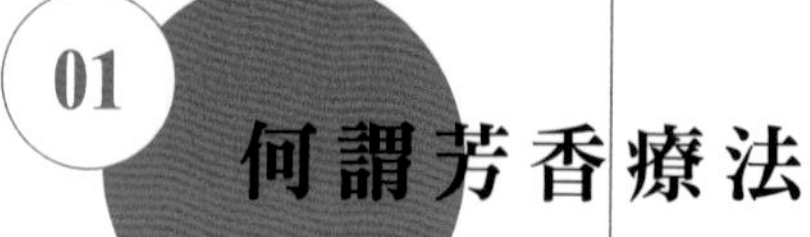

## 01 何謂芳香療法

### 運用香味的療法（Therapy）

所謂的芳香療法，是一種利用植物的香氣（精油），以減緩身心的不適或維持身體健康的療法。也稱為「香薰療法」。近年來，除了坊間的芳療館，將之當作代替療法實行的醫院也增加了。

我想，就算沒聽過「芳香療法」這四個字，應該知道日本人在冬至習慣喝「柚子茶」、5月洗「菖浦浴」吧？上述兩者，其實正是日本自古流傳下來的一種芳香療法。

事實上，芳香療法除了以基底油（植物油）稀釋從植物萃取出來的芳香物質「精油」進行療程（按摩），也包含藉由香味的擴散、吸入等方式，達到整頓身心的目的。

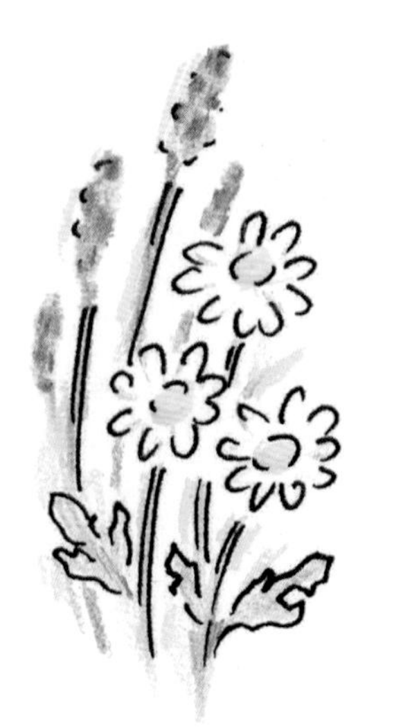

## 新舊兼容的芳香療法

雖說到了20世紀才發展出芳香療法現有的型態，不過古人很早就知道「香味擁有的力量」，也懂得將各種芳香植物運用在治療和儀式。距今約5萬年前的伊拉克北部沙尼達爾遺址出土的尼安德塔人墳墓中，從墓穴的土堆裡挖掘出了大量的花粉。或許他們也和我們一樣，用鮮花表達對往生者的追悼之意。

不論時代如何變遷，人與植物永遠共存。在醫學、藥學、香水等領域的歷史中，我們也可以直接見證芳香療法的變遷。

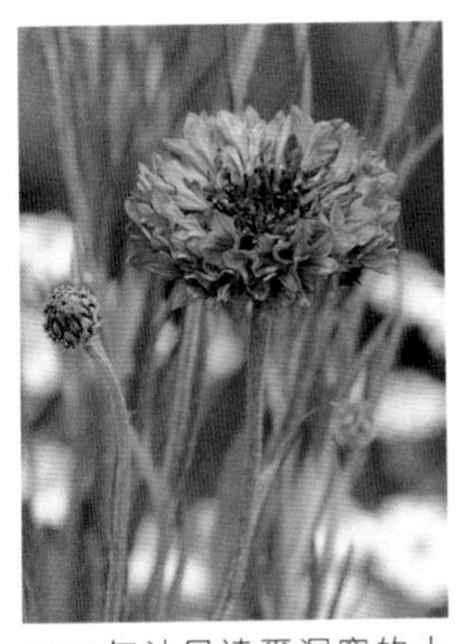

1968年沙尼達爾洞窟的土壤中發現花粉的其中一種植物，矢車菊的花。其他還有發現高山蓍、蜀葵等數種植物的花粉。

## 芳療之父：蓋特佛賽

芳療（Aromatherapy）一詞是由法語的「aroma：香味」和「thérapie：療法」所組成的造語。創造這詞彙的是法國的化學家蓋特佛賽（1881～1950）。

1910年，他在研究室遭到嚴重燒傷；雖然馬上接受治療，但復原的情況並不理想。結果他靈機一動，把薰衣草精油塗抹在出現壞疽的傷口。沒想到傷口出乎意料的迅速癒合；於是他自此投入將精油用於治療的研究，並且也預言精油療法日後會大為活躍。他在1937年，於法國出版了 *"AROMATHÉRAPIE"* 這本著作。

## 利用精油力量的尚．瓦涅博士

尚．瓦涅博士（1920～95年）是一位法國的醫生，他在第二次世界大戰中，使用精油替受傷的士兵們治療，得到了良好的成效。他在卸下軍醫的身分以後，開始寫書。他在1964年出版的 *"AROMATHÉRAPIE"* ，讓眾多醫師和藥劑師了解到經臨床經驗證實的精油藥理作用。在博士研究的帶動下，法國和比利時的醫學界，也發展出芳療的領域，也有讓患者內服精油的療法。

### 香味在美容方面的應用

生於奧地利的瑪格莉特・摩利（1895～1968年），克服了早年與丈夫和孩子死別的喪親之痛以後，取得了護理師的資格，後來在1930年代與外科醫生摩利再婚。夫婦兩人都學習了順勢療法、針灸等替代療法，也開創了順勢芳療的新領域。意即把香味應用於美容方面，藉此達到恢復身心平衡、回春與保持健康等目的。

順勢芳療依照每一位顧客的個性、症狀與需求，選擇最佳精油的模式；沿著脊柱給予刺激，同時按摩所帶來的舒適感和效果，廣受客戶支持。它所使用的方法，目前被視為傳統的芳療手法，依然沿用至今。1961年出版的 *"Le Capital-Jeunesse"*，至今已被奉為經典，擁有廣大讀者。摩利夫人去世之後，她的嫡傳弟子們也繼承她的遺志，培育出多位芳療師。

### 芳療的先驅：羅伯・滴莎蘭德

羅伯・滴莎蘭德除了參考蓋特佛賽與尚・瓦涅博士的著作，也從古埃及、古希臘・古羅馬時代的醫學、中國醫學、阿育吠陀、順勢療法、藥草療法等各種相關文獻，針對它們是否使用精油進行治療，進行深入的研究；並從1960年代後期，正式付諸實踐。

1977年，彙整了芳療原理和精油用法的 *"The Art of Aromatherapy"* 出版了。這也是他的處女作。1985年，這本書由Fragrance Journal公司在英國出版。本書不但成為帶動日本吹起一股芳療風潮的推手，也被翻譯成10種以上的外語，目前也不斷再版。除此之外，羅伯・滴莎蘭德也開辦了The Tisserand institute，作為芳療師的培育機構，在推動芳療的普及上不遺餘力。

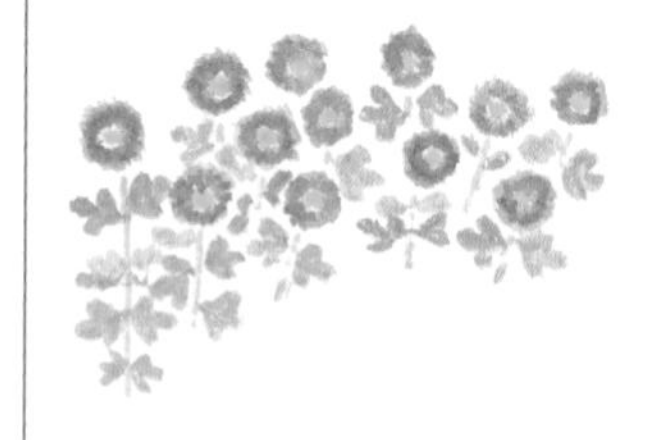

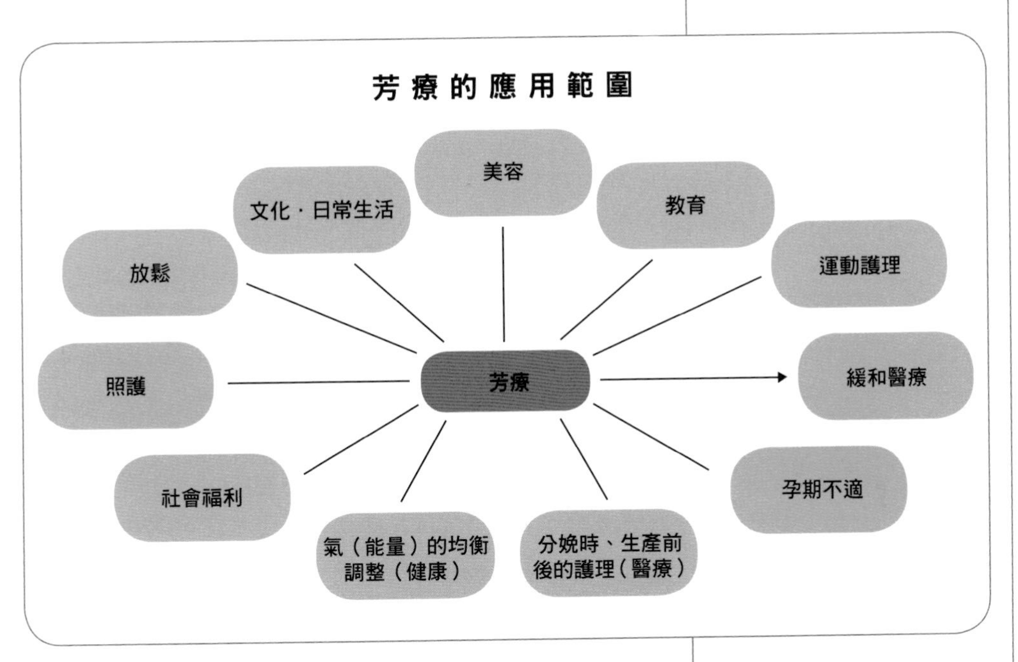
芳療的應用範圍
美容
文化・日常生活
教育
放鬆
運動護理
照護
芳療
緩和醫療
社會福利
孕期不適
氣（能量）的均衡調整（健康）
分娩時、生產前後的護理（醫療）

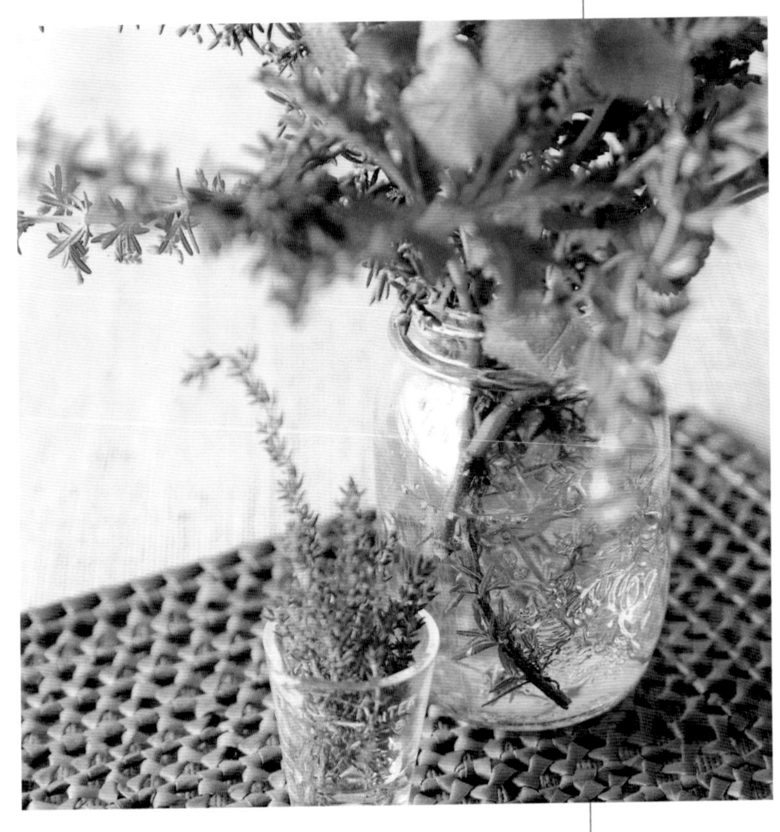

## 02 全世界植物療法的歷史

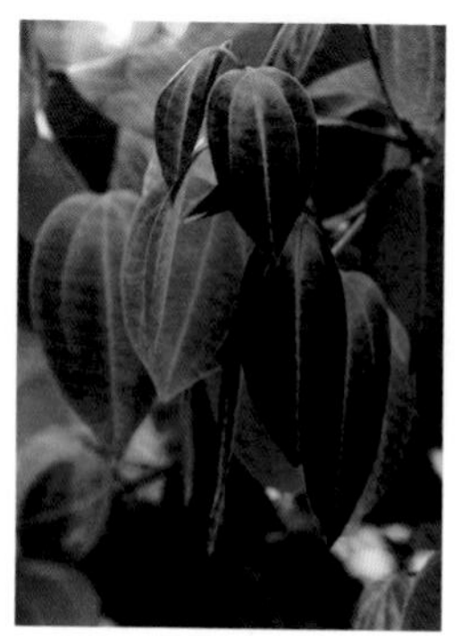

錫蘭肉桂。剝下樹皮的外皮再經過乾燥，就是肉桂棒。

### 美索不達米亞

底格里斯河、幼發拉底河流經的肥沃地區，大約從西元前6500年開始，歷經了2000年的歲月，從狩獵文化正式進入農耕文化。到了西元前4000年，已經發展為全世界最古老的文明。寫著藥品的處方、祈禱文字的黏土板或素燒蒸餾器的原型等都已經出土。當時，醫術與占星術、咒術的關係密不可分，治療之前必須先進行焚香、唸咒。

罌粟、莨菪、亞歷山大決明、肉桂、乳香、沒藥等，都是當時應用在浸膏、軟膏、薰香、香油、沐浴等方面的芳香植物，蜂蜜、橄欖油、麻油、葡萄酒、牛奶等則當作基材使用。

### 全世界植物療法的歷史地圖

美國本土的藥草療法
黑海
古代希臘醫學
古代羅馬醫學
古代阿拉伯醫學
伊斯蘭傳統醫學
古代埃及醫學
美索不達米亞的醫術
阿育吠陀醫學
中醫學（漢方）
日本漢方
中南半島醫學
南美原住民的藥草療法
澳洲原住民的藥草療法

## 古埃及

大約在西元前4000～3500年，孕育於尼羅河流域的埃及文明，已懂得在醫術、咒術、化妝、製作木乃伊等方面借助芳香植物的力量。流傳至今的壁畫上，也出現了頭頂放著圓錐形香料軟膏的貴婦。

如同「香水」Perfume的語源由拉丁語的Per（透過～）和fumum（煙）組合而成，古埃及人在儀式中把沒藥和乳香的樹脂當作焚香，獻給神明。因為他們認為人可以透過芳香的煙氣與神溝通。

被視為貴重物品的香料原本僅限於王室和神職人員使用，但到了西元前1000年左右，也開始普及於一般民眾之間。

據說，喜愛姬妃（Kyphi。混合16種物質的香精）、玫瑰、麝香的埃及豔后克利奧佩特拉（西元前69～30）也巧妙地運用了香味的力量，進而撼動了世界歷史的發展。

## 古羅馬．古希臘

埃及的香氛文化，也流傳到希臘、羅馬。香氛從這個時代開始，和咒術、醫學作出明顯的區分。被稱為「醫學之父」的希波克拉底（西元前460～370），是一位出生於科斯島的醫生，他在治療上大力使用「ARŌMA（Aroma）：芳香植物」，除了闡述「diaita：飲食療法」的重要性，也積極推廣配合季節和體質的飲食方式、使用芳香植物入浴和蒸薰、按摩。希波克拉底和後述的狄奧佛拉斯塔、迪奧斯科里斯、蓋倫等人的中心思想，也成為歐洲的植物療法和芳香療法的起源。

狄奧佛拉斯塔（西元前370～288）是亞里斯多德的弟子，著有《植物誌》，被後世尊稱為「植物學之父」。迪奧斯克里德斯（40～90年）以軍醫的身分周遊各國，著有《藥物誌：Materia Medica》。在往後幾千年的歲月裡，本書一直是重要的藥學典籍。當中記載的植物多達600種。

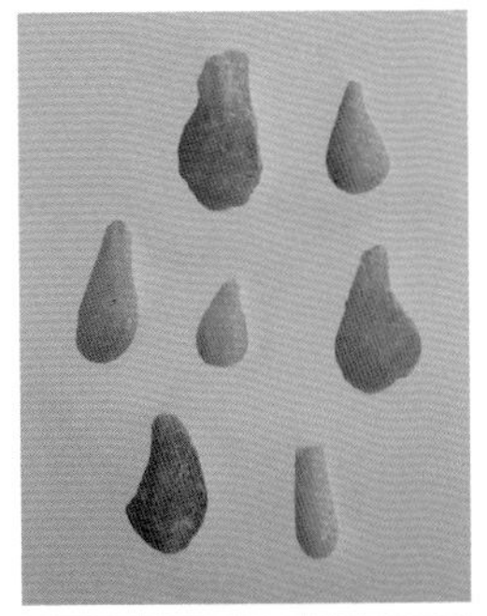

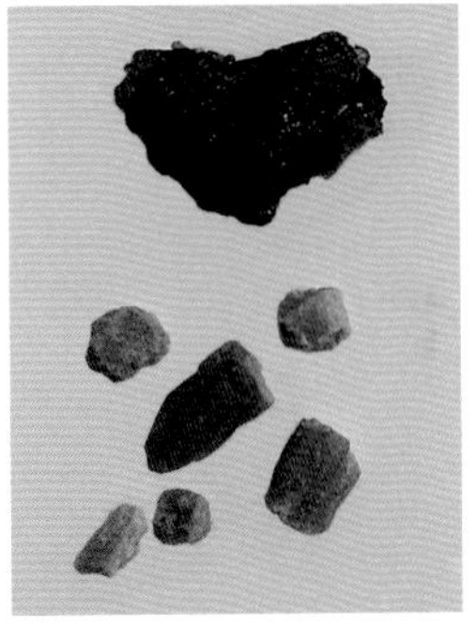

上圖．從橄欖科、Boswellia屬的樹幹所滲出的樹脂，會形成淡黃色～乳白色的水滴形固體。稱為乳香。目前在葉門、阿曼仍被作為焚香之用。
下圖．沒藥的樹脂呈紅褐色的塊狀（上）。安息香是野茉莉科、Styrax屬的樹木樹脂（下）。兩者都可用於儀式，或當作藥物使用。

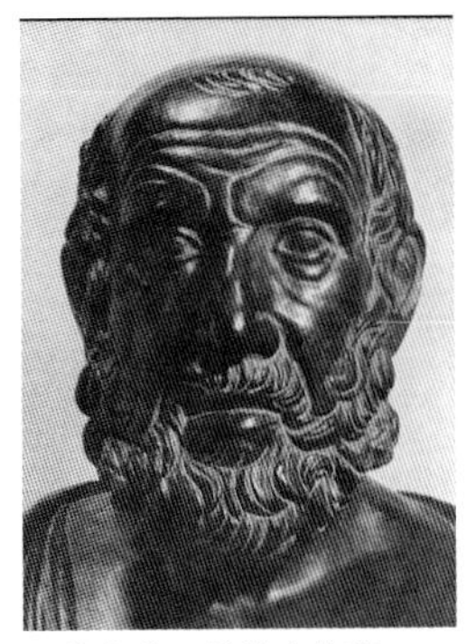

醫學之父：希波克拉底
節錄於希波克拉底全集箴言「生命短暫，藝術長存。機會稍縱即逝，實驗毫不可靠，判斷何其困難」。（資料提供：明治藥科大學名譽教授——大槻真一郎先生）

## 古代伊斯蘭

對香料的使用毫不手軟、曾經繁盛一時的羅馬終究走向衰退，在西元395年分裂成東西兩部分；但不久之後，西羅馬帝國便在西元467年滅亡了。昔日繁華的城鎮淪為廢墟；不論在物質、精神、文化方面，歐洲都陷入了停滯。

相對的，位於東方的阿拉伯，不但發明了製紙、印刷、火藥等新技術，在宗教、哲學、科學也開創出獨樹一格的發展。希波克拉底、迪奧斯科里斯等人的醫學典籍都被翻譯成阿拉伯文，並與阿拉伯的醫學和煉金術融合，進一步發揚光大。傳至今天的「伊斯蘭傳統醫學」，依然保留了部分當時的研究成果。企圖把賤金屬變為黃金，不斷尋求長生不老藥的煉金師們，姑且不論是否達成了最終目的，但他們確實在化學．藥學的發展上留下一定的貢獻。

在10世紀左右以完成了「水蒸氣蒸餾法」而揚名的醫師兼鍊金術師．哲學家阿維森納（980～1037年左右。又稱伊本．西納），成功的萃取出玫瑰精油；其著作《醫學典範》，在16～17世紀成為縱橫醫界的醫學寶典，被當作醫學院的教科書。

論及香水的歷史時，也不可忽略鍊金術發明了酒精這項成就。混合精油與酒精的「阿拉伯香水」，和以往混合動物或魚類油脂、葡萄酒的香水不同，能夠發揮出植物最純粹的香氣，因此大受歡迎。

## 古代印度

歷史長達5000年之久的阿育吠陀醫學，認為每個人都是由Vata（空間與風）、Pitta（火與水）、Kapha（水與土）這3種朵薩（Dosha）所構成。當這3種元素失衡時，阿格尼（Agni。消化之火）的力量會衰退，造成Ama（未消化物）不斷囤積，最後阻塞體內無數的通路（Stotas），讓身體百病叢生。為了恢復朵薩的平衡，阿育吠陀也使用了大量的芳香植物。

＊何謂朵薩
正如中醫所說的「氣」「血」「水」，阿育吠陀對於體質，也有其獨特的論調。所謂的朵薩，意即體質、身體和心靈狀態相關的三大生命能量，在阿育吠陀醫學中，空間、風、火、水、土為朵薩的 5 大要素。

## 中世紀歐洲

羅馬帝國滅亡以後，歷經了長達500年的「黑暗時代」；直到11世紀以後，總算出現了復興的徵兆。阿拉伯的科學技術、香料、精油、香水、玫瑰水等隨著十字軍東征傳至歐洲，也重新開啟了東西文化交流的管道。

歐洲在12～13世紀也出現了精油的蒸餾所。以阿拉伯語寫成的希波克拉底、迪奧斯科里斯等人的書籍，被翻譯成拉丁文，稱為「手抄本」。南義的小型都市薩雷諾成立了第一所醫學院，也曾經替參加十字軍東征的士兵治療。這所醫學院也完成了詳述各種日常健康保健法的《Regimen sanitatis Salerni（中譯為健康指南）》，享譽後世。這個時代的修道院身兼醫院的功能，製作草藥也是院內的重要工作之一。16世紀以後，植物療法變得相當盛行，從事植物療法的人才輩出。許多當時的本草學書籍也流傳至今。中世紀是黑死病等傳染病肆虐的時代，唯有香水工廠的員工得以倖免。原因很簡單，因為他們整天接觸具備殺菌消毒作用的香料。醫生習慣把波曼德掛在脖子上，並且把洋甘菊、百里香、薰衣草灑在地板上；為了達到消毒的目的，也會焚燒迷迭香、胡椒、乳香。

## 19 世紀～現在

醫學和有機化學的發展從19世紀初期到20世紀，出現長足的進步；從植物單一萃取有效成分的方法、抗生素、疫苗、抗組織胺的藥物、荷爾蒙藥物等陸續被開發，合成藥成為治療的主流。相對的，直接利用精油或植物的療法則走向衰退。但是，隨著藥物副作用和抗藥性的問題叢生，以及生活習慣病和壓力性疾病的患者持續攀升，重視疾病的原因、從醫療的根本尋求最佳治癒之道的古典順勢療法，也逐漸地再度被重視。相信植物（香草）療法、芳療、順勢療法、阿育吠陀、園藝療法和正規醫療並用的機會也會繼續增加。

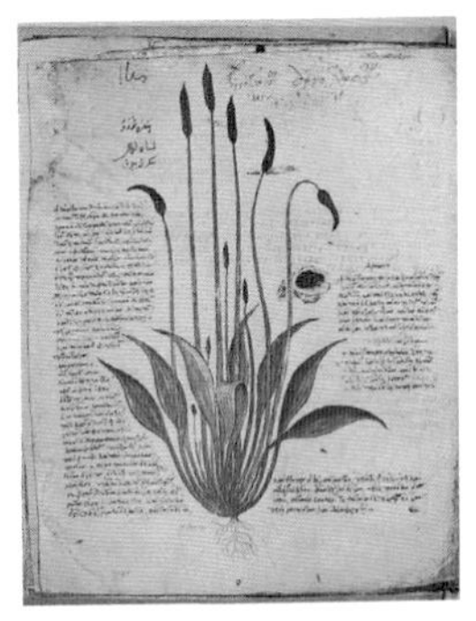

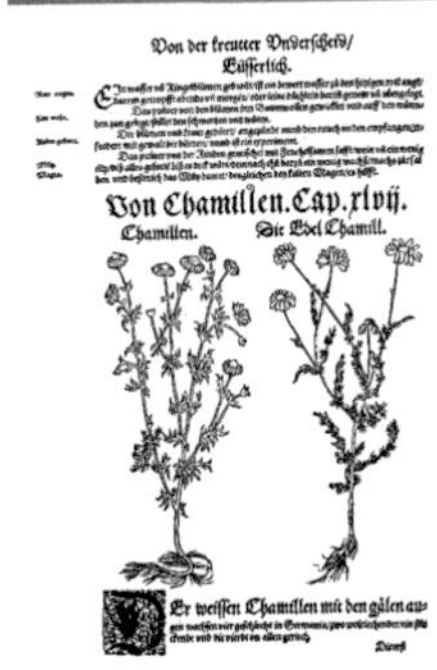


上圖．車前草的植物畫。出自「迪奧斯科里斯的藥物誌維也納手抄本」。以精美的色彩描繪而成。這本著於1世紀的著作，對醫學和藥學的影響直到中世紀。
下圖．洋甘菊的木版畫。出自「H. 波克的本草書」（1577年初版）。全書以古德語寫成。歐洲各地在 16 世紀出版了為數眾多的本草書。
（資料提供：明治藥科大學名譽教授——大槻真一郎先生）

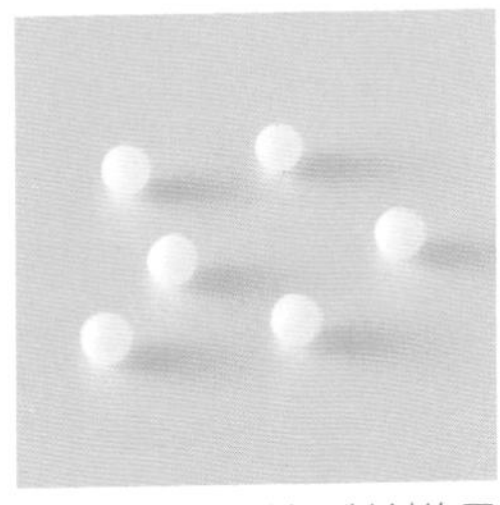

順勢療法的製劑。製劑的原料來源是植物或礦物、動物等。和精油不同，幾乎不含原料物質的成分。

03

# 芳香療法的機制

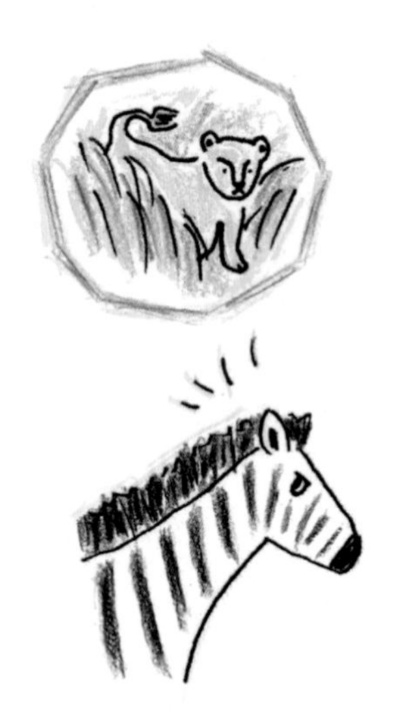

## 原始的感覺系統：嗅覺與觸覺

對動物而言，嗅覺與觸覺都具備無可取代的重要性。連嬰兒都會用全身去接觸形形色色的事物，嗅聞各種味道。這些資訊會下意識的傳到腦部，化為孕育身心的養分。

嗅覺與觸覺在進化的過程中很早就發達了。因為這兩項功能攸關生死，為了延續生命的生殖、捕食、迴避危險等都少不了這兩項感覺。嗅覺與觸覺既可當成護身的武器，也可以用來分辨對方是敵是友，或者食物有無毒性，到底能不能吃。不單是哺乳類，魚類、兩棲類、鳥類也具備嗅覺。我們之所以能夠馬上聞到惡臭、臭氣或腐敗食物的味道，原因在於對身體而言，這是一種出自「這個東西很危險，不要靠近」的本能。另外，當我們想摸看看、想用全身感受現場的氣氛、下意識的伸手去摸、判斷是否該接近眼前的人事物時，都是靠皮膚發揮雷達天線的偵測功能。

雖然電腦、電視等視覺和聽覺的刺激以壓倒性的方式充斥我們的生活，但芳療透過精油按摩，積極的刺激嗅覺與觸覺。或許能藉此喚回我們遺忘已久的感覺。

聞到清爽的香味，能夠睡意全消、藉由舒適的按摩，有效緩和焦慮的情緒，都是拜嗅覺和觸覺這兩項生物最原始的感覺所賜。這些感覺和情感或情緒、記憶、本能行動、智能活動等息息相關。

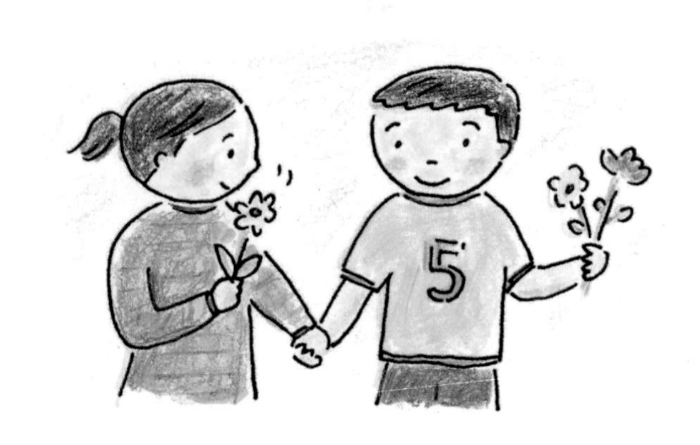

## 腦部有關嗅覺的部位

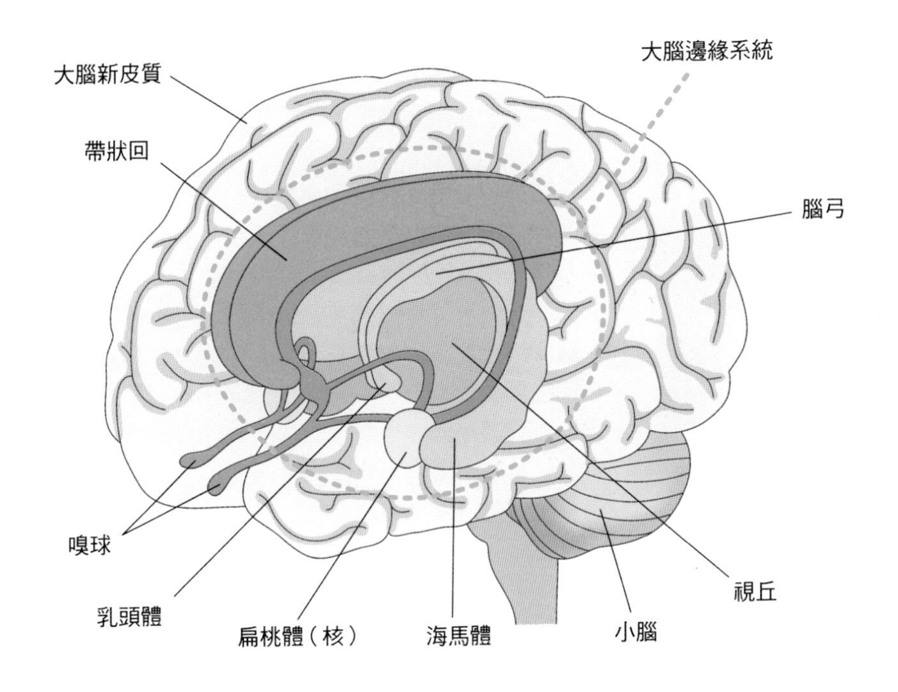


**大腦新皮質**：大腦表面的部位，也叫大腦皮質。掌管知性、理性、創造和智能活動等。

**大腦邊緣系統**：位於腦部內側，包括大腦的舊皮質和海馬體、扁桃體（核）、帶狀回、腦弓等一連串的部分。掌管本能行動、記憶、情緒波動等。

**扁桃體（核）**：愉悅與否、喜怒哀樂等情緒波動的中樞。屬於大腦邊緣系統的一部分。

**海馬體**：記憶的中樞。屬於大腦邊緣系統的一部分。

**嗅球**：位於大腦半球底面，左右各一。最先接收從嗅神經傳送過來的信號。

眼睛或耳朵等感覺器官（接受器）負責接收光或聲音的刺激，經由神經傳至腦部後，才有感覺產生。

嗅覺也不例外。位於鼻腔深處的嗅細胞，接收香味的刺激後，再由嗅神經傳到腦部（詳情參照35頁）。

嗅覺的中樞位於側頭部的偏內側，大腦邊緣系統的扁桃體（核）和海馬體會直接接收信號。因此，相較於先經過視丘、大腦新皮質再進入大腦邊緣系統的視覺或聽覺等其他感覺，嗅覺不但是生物的重要本能，也具備撼動情感的強大力量，而且反應速度很快。

信號最後由位於大腦新皮質的顳葉的嗅覺區處理，它會把接收的訊息和過去的記憶做一比對，確認是何種味道。

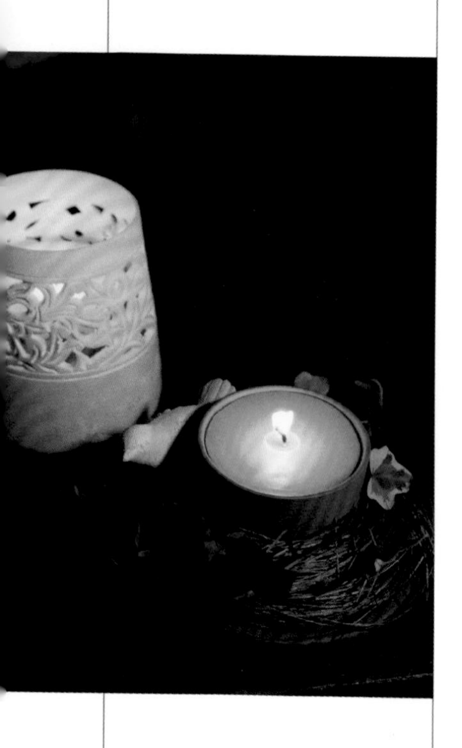

## 香味可以在一瞬間改變身心的狀態

如果要解釋芳療的機制，必須先從嗅覺與腦部構造的關連談起。香味能夠發揮瞬間改變身心狀態的能力。香味的刺激傳送到腦部的時間相當短暫，短到不到0.2秒。而牙痛或身體深處的疼痛，傳送的時間最少是0.9秒。透過上述兩個例子，相信大家都已明白傳送速度之快。

腦部接收香味刺激的部位和感覺愉快、不快的部位距離非常近，所以不難理解香味為什麼能夠左右一個人的心情（情緒波動）。大家是否有過這樣的經驗？聞了好聞的香味後，心情馬上舒坦許多，連煩惱也暫時拋到一邊。根據某項研究報告顯示，在我們的日常生活中，一個星期之內聞到的味道超過2000種。各式各樣的味道，在我們不自覺中影響身體的生理反應和精神狀態。例如：有時候聞到某種味道會分泌口水，或者喚醒沉睡已久的回憶、讓焦躁的心情一掃而空等等。

## 下視丘和腦下垂體

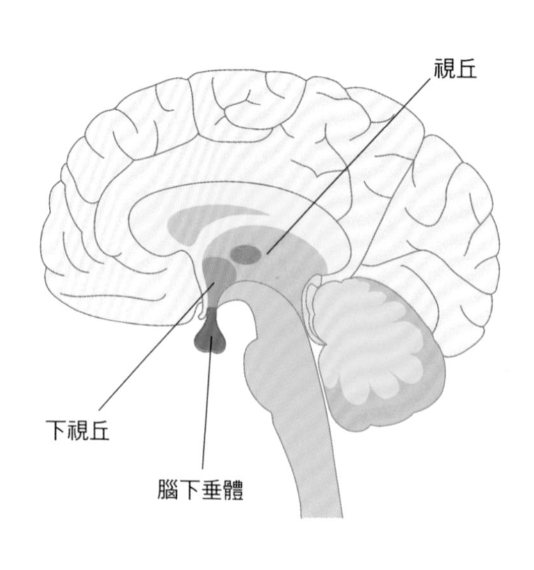


**下視丘和腦下垂體**

下視丘和腦下垂體與芳療的關係十分密切。下視丘是負責調整腸胃、心臟、膀胱等功能的自律神經的中樞。腦下垂體負責分泌調節甲狀腺、卵巢、副腎等其他內分泌器官或身體功能的荷爾蒙。腦下垂體本身的功能則依靠下視丘分泌的荷爾蒙調節。

## 嗅覺的原理

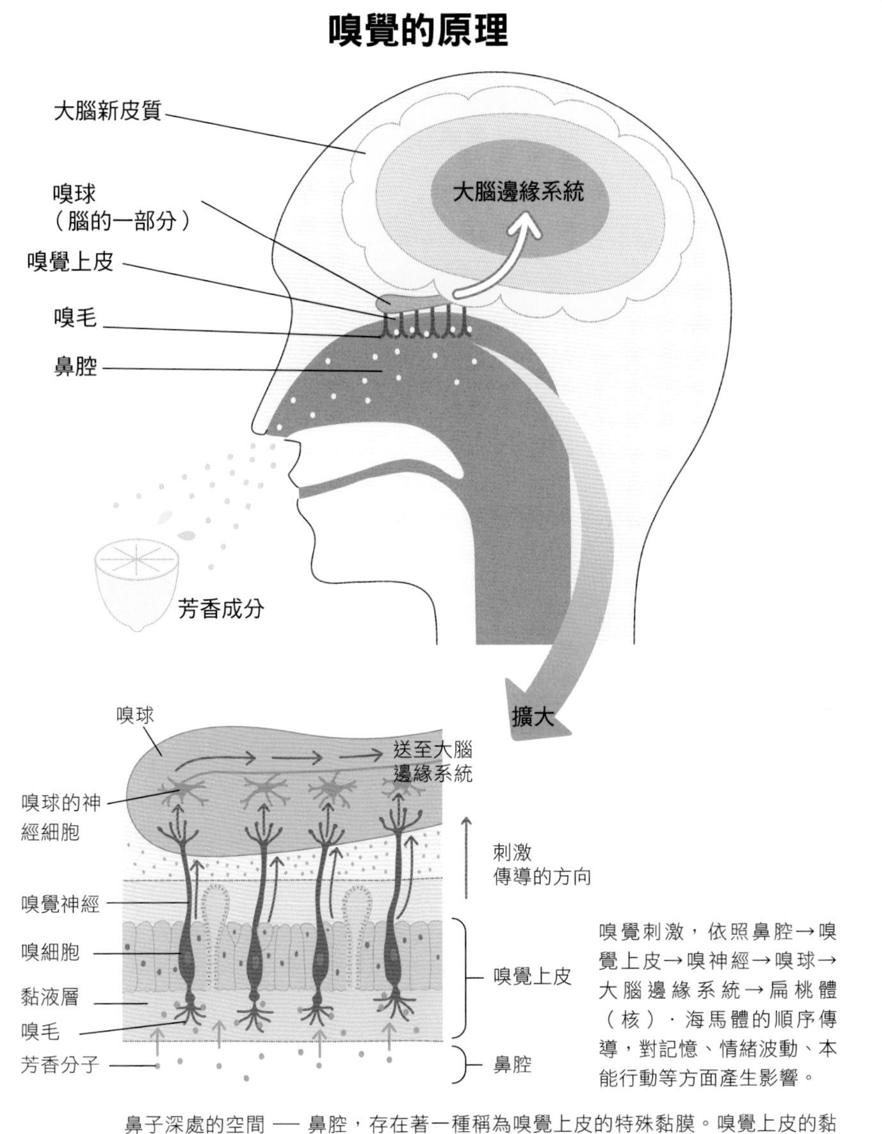


嗅覺刺激，依照鼻腔→嗅覺上皮→嗅神經→嗅球→大腦邊緣系統→扁桃體（核）・海馬體的順序傳導，對記憶、情緒波動、本能行動等方面產生影響。

鼻子深處的空間 — 鼻腔，存在著一種稱為嗅覺上皮的特殊黏膜。嗅覺上皮的黏膜層有嗅毛（嗅覺細胞的前端）露出。從鼻子吸進去的芳香成分被嗅毛接收後，再把這樣的刺激轉換為電氣信號（Impulse），透過嗅球傳導至大腦邊緣系統的扁桃體（核）和海馬體。因此，本能行動（食欲、生殖欲、睡眠欲等）和記憶、喜怒哀樂等情緒波動都會明顯受到嗅覺的影響。因為也會傳導至與大腦邊緣系統和神經之間聯絡緊密的下視丘和大腦新皮質，所以荷爾蒙的分泌和內臟的作用等生理機能、免疫、智能活動也會受到嗅覺的影響。

## 芳療的作用

芳療具備3大作用，分別為對①心理②身體③皮膚產生的作用，能夠對身心同時造成影響。另外對皮膚帶來的美肌效果也頗為值得期待。

| 3 項作用 | |
|---|---|
| 對心理的作用 | 據說嗅聞精油，可促進安多酚、血清素、正腎上腺素等分泌。上述物質皆屬於可以安定情緒並讓人充滿幸福感、提振和鼓舞心情、發揮鎮靜效果的腦內神經傳導物質（腦內啡）。受香味所刺激的大腦邊緣系統、下視丘、腦下垂體等腦中部位，負責掌管情緒波動、記憶、本能行動、食欲、性欲、睡欲、自律神經及內分泌系統的功能。目前已經證實，這些部位很容易受到精神影響；當情緒穩定時，便能順利運作，而且也不容易罹患疾病。所以才要挑選聞起來覺得很舒服，心情感到放鬆的香味。 |
| 對身體的作用 | 目前已得知精油成分除了具備強化免疫系統，讓身體提高對抗病毒和細菌的抵抗力的作用，也有促進血液和淋巴循環、刺激並強化肝腎與胃等器官功能的效果。按摩本身不但可達到上述效果，也有舒緩肌肉緊張、減輕疼痛的作用。所以結合精油與按摩，可發揮相輔相成的雙重效果。 |
| 對皮膚的作用 | 很多精油成分都能夠調理肌膚，發揮保養皮膚的功能。具備殺菌消毒作用的精油也不少，所以也適用面皰調理或促進傷口癒合。嗅聞喜歡的香味，讓心情得到放鬆，不但可達到擴張血管的作用；按摩本身也能促進血液循環，所以對皮膚的新陳代謝助益頗大。另外，與皮膚的狀態和精神息息相關；對皮膚進行溫和的觸覺刺激，除了有助情緒安定，也有提升抗壓性的效果。 |

## 觸碰的效果～接觸所代表的意義～

按摩就是以溫暖的雙手觸壓，它能夠鬆弛僵硬的身體，舒緩頭部的疲勞。很多人應該都有過在按摩的時候不小心睡著的經驗。日文有句話說：「把手放在上面等於治療」；其實「溫柔的撫觸」，本身就是一種治療（療法）。情緒激動時，是不是只要有人輕輕幫你拍背，心情就會平靜下來？觸摸可以傳遞親密感和真摯的情感，即使不用語言，雙方也能夠溝通無礙。

說得仔細一點，皮膚等於是我們自己和外在世界的分界。當皮膚得到按摩，我們也可以藉機重新認識自己，充分感受自我的存在。不論是結束後的餘韻，還是心滿意足的舒適感，都值得靜靜體會，因為這麼做也有助精神保持安定。肌膚相互接觸的感覺，是最能夠讓人體會「當下」這一瞬間的體驗。

要人的意識暫停在「眼前、現在」，是一件非常困難的事。即使告訴自己要靜下心來，思緒也會不由自主的飄到過去或未來；這點也正是造成精神和頭腦疲勞的原因之一。

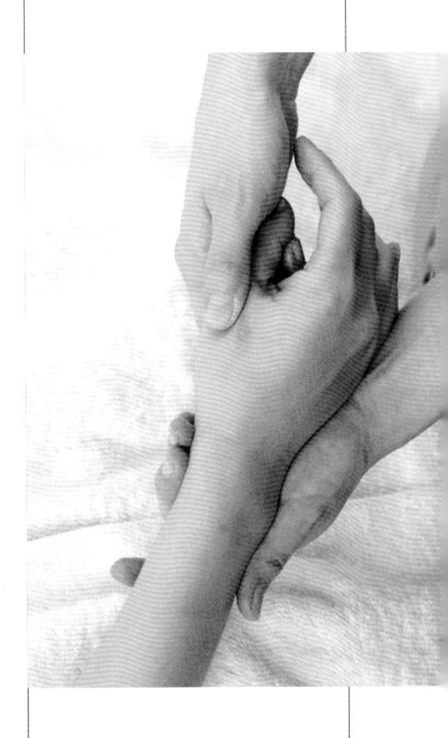

## 由外胚層分化而成的皮膚和腦
## ～皮膚是顯露在外面的腦～

接著我們從演化發生學的角度，探索觸碰為何能夠讓腦部得到休息的道理。

或許下面這句話會讓大家覺得很難理解，不過，事實上觸摸皮膚就等於觸摸腦部。受精卵經過了無數次的細胞分裂，歷經了分化為外胚層、內胚層、中胚層的階段之後，每一個胚層各自分化為心臟、胃腸、皮膚等器官，進而建構完整的身體。這時，外胚層所顯露在外的部分是皮膚，在體內的部分是腦和神經。追根究柢起來，腦和皮膚是出自同源。所以，刺激皮膚，等於間接刺激腦部。

目前已經得知，緩慢、溫和的指壓刺激，能夠使腦部放鬆。但是，倘若肢體接觸伴隨的是恐懼和不安、疼痛的體驗，這樣的回憶會深深烙印在內心深處；據說也有例子顯示腦部的海馬體因而出現萎縮。所以，保持彼此之間的良好互動，讓雙方都感覺舒服最重要。

只要能對皮膚和腦部的關係有所瞭解，相信你在幫別人按摩的時候和看待按摩的眼光，應該也會變得不一樣了。

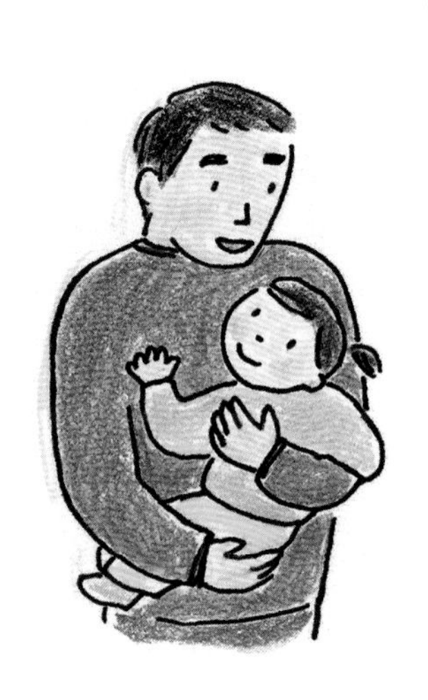

## 疼痛的閘門控制理論和香味・碰觸之間的關係

跌倒或受傷的時候，身體受到的刺激會透過末稍神經傳達到脊髓；位於脊髓的「閘門」打開以後，才會傳達到腦。直到進行到這一步，才有「痛覺」產生。目前的科學已經掌握了感覺疼痛的機制，知道它與香味、觸碰和情感都有關係。

不安、恐懼的情緒會使脊髓的「閘門」大開，讓疼痛加劇。而且長期持續的疼痛，不但導致交感神經緊張，甚至還會製造出新的致痛物質。

相對的，喜悅或興致勃勃的心情、溫柔的撫摸或搓揉等觸覺刺激，可以關閉脊髓的「閘門」，幫助疼痛減輕。「我幫你呼呼就不痛了」這句話之所以能產生效果，必須歸功於言語和觸摸的撫慰力量，促成脊髓的「閘門」關閉。

關閉脊髓的「閘門」使疼痛獲得舒緩的理論稱為「疼痛的閘門控制理論」。手指頭被割到、被針刺到等此類瞬間產生的銳利疼痛，因為信號傳導的速度很快，閘門通常來不及關閉；但慢性、遲緩的疼痛信號，傳導至腦部的速度很慢，比較容易藉由肢體接觸或香味的刺激封鎖。而且，嗅聞喜歡的香味或進行肢體接觸，可以促進具備鎮痛作用的神經傳導物質（腦內啡）的分泌。這就是為什麼芳療在調合精油時，會盡量調配成使用者喜歡的味道。

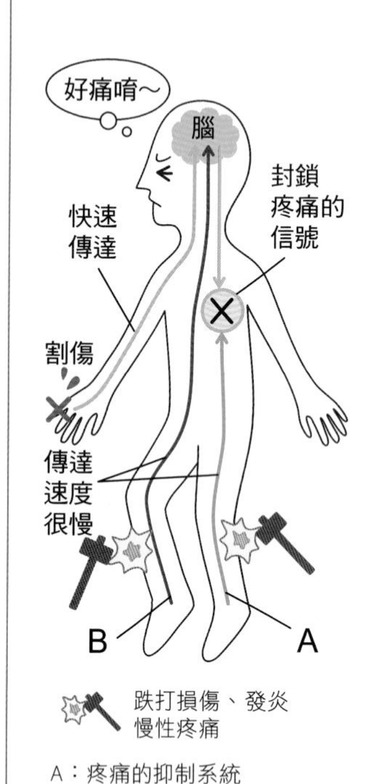

跌打損傷、發炎
慢性疼痛

A：疼痛的抑制系統
B：疼痛的增強系統
（參照下圖）

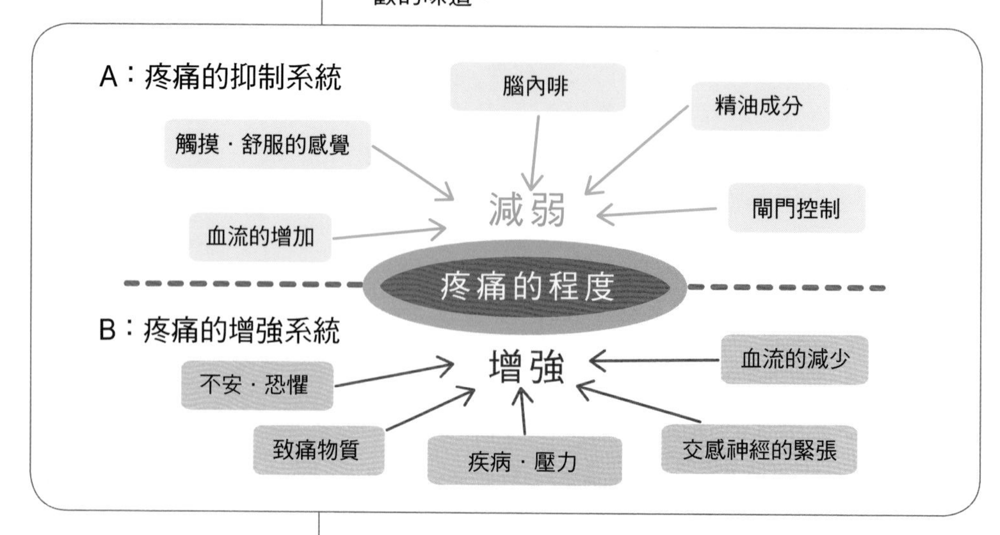

## 按摩油要這樣抹！

進入通體舒暢的精油按摩之前，先抹上按摩油是很重要的程序。
請牢記正確的方法喔。

①調配按摩油。

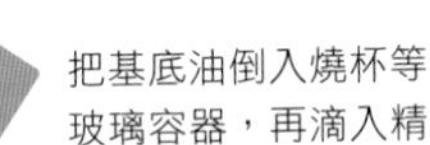

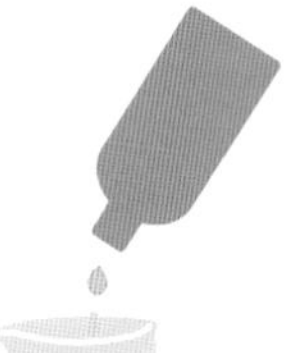

把基底油倒入燒杯等玻璃容器，再滴入精油，攪拌均勻。

②把油倒在手上，抹勻。

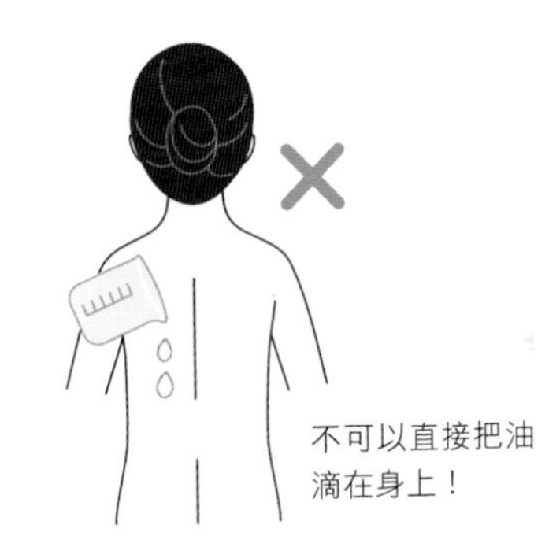

不可以直接把油滴在身上！

③把油塗抹在身上。

身體

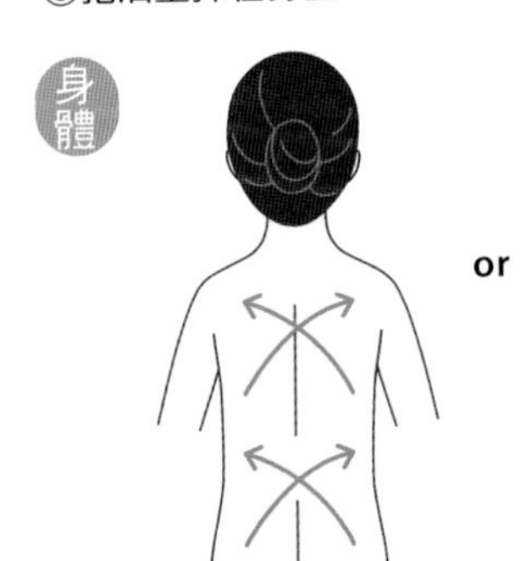


左右手交叉大幅往前推

or

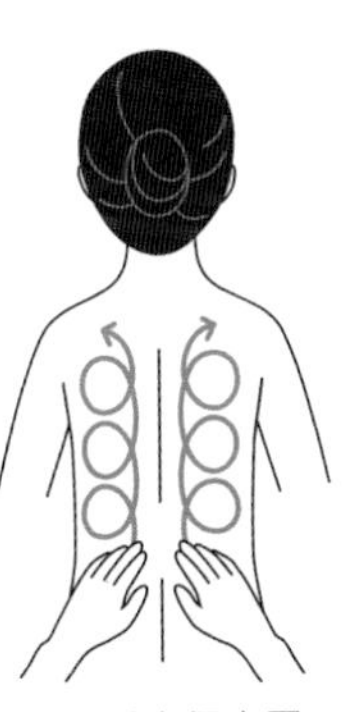

用兩手畫個大圓

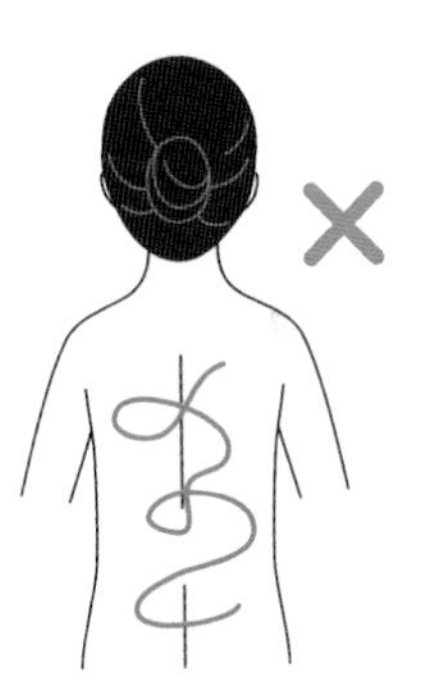

手的動作要有規律，不可亂畫一通！

腿

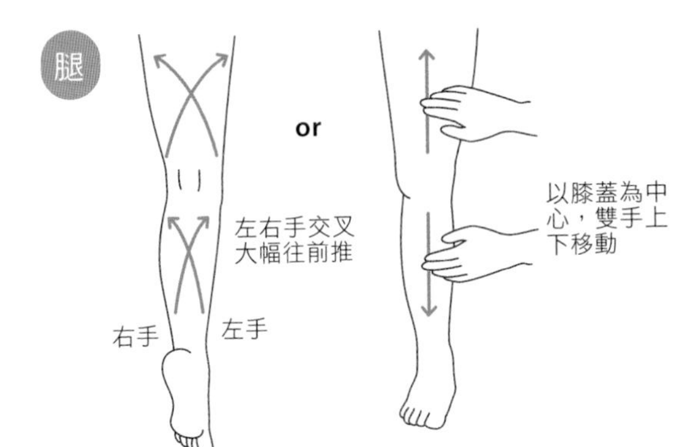


每一個按摩的部位都要抹上按摩油。重點是手掌緊貼肌膚，大幅移動。

# LESSON 2 精油 Essential Oil

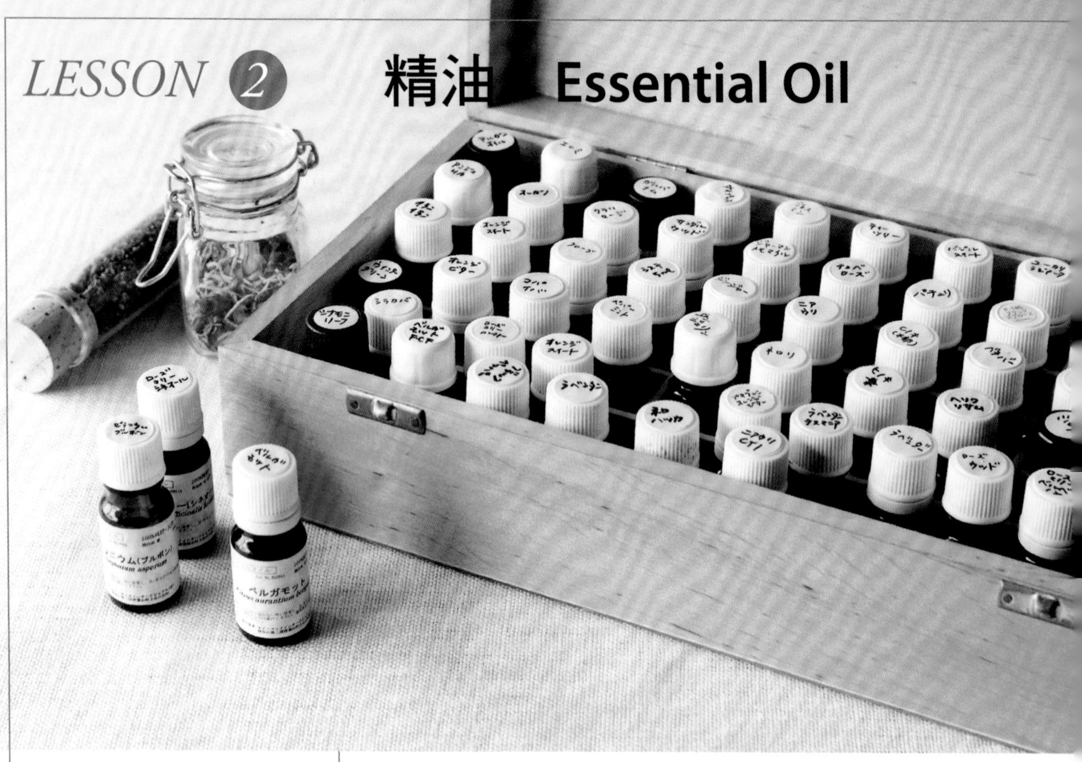

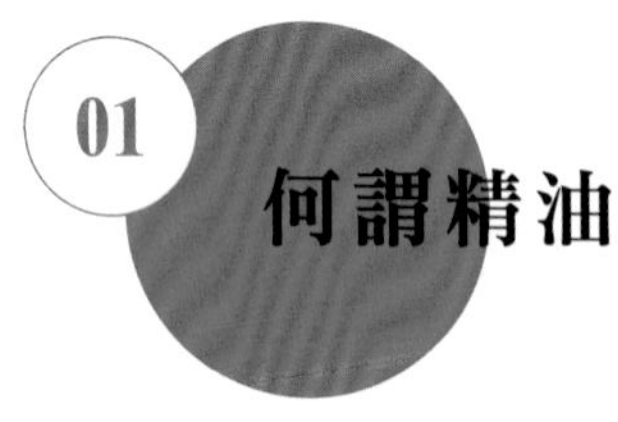

## 01 何謂精油

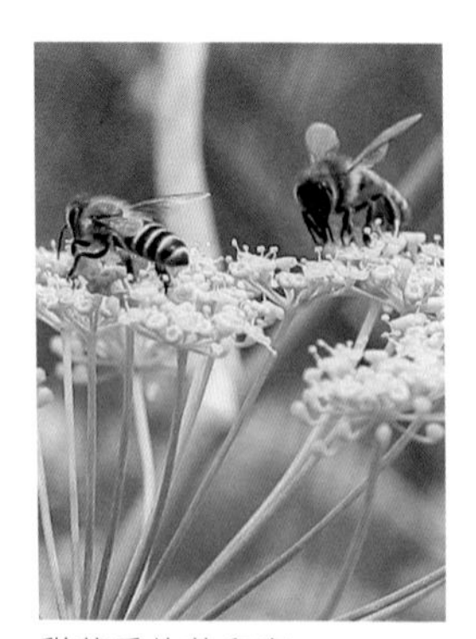

甜茴香的花和蜜蜂

### 芳香植物：Herb

首先，請你在腦中列舉出聞起來有香味的植物。除了庭院的玫瑰、桂花、瑞香、山椒、日本柚子，用於料理的迷迭香、胡椒、紫蘇等也算在內。這些有香味的草木被稱為香草植物、芳香植物或藥用植物。很久以前在拉丁文則被稱為Herba。日本除了自古固有的和漢藥，也透過江戶時代的荷蘭醫學和明治時代的德國醫學引進了芳香植物。

### 香味的真面目：精油

植物散發出來的香味，其實是「精油」這項物質。精油是數種芳香成分的混合體，每一種成分各具備不同的藥理作用。

在眾多的芳香植物當中，唯有符合成本考量和商業需求的種類，才會成為萃取出精油的原料。目前在市面上能夠取得的精油種類多達200種。

## 二次代謝：製作精油的特殊作用

所有的植物都會進行利用從根部吸上來的水（$H_2O$）、陽光、空氣中的二氧化碳（$CO_2$），製作生長所需的葡萄糖（$C_6H_{12}O_6$）和氧氣（$O_2$），也就是「光合作用：一次代謝」；但是，能夠當作嗜好品或醫藥品原料、植物資源的植物，還會進行所謂的「二次代謝」。例如：香草植物類的精油、咖啡豆和茶的咖啡因、橡膠樹的橡膠、柿子的澀味（單寧酸）、香菸的尼古丁、烏頭、金雞納樹、印度蛇木、罌粟等生物鹼，都屬於二次代謝的產物，也是此項植物特有的物質。

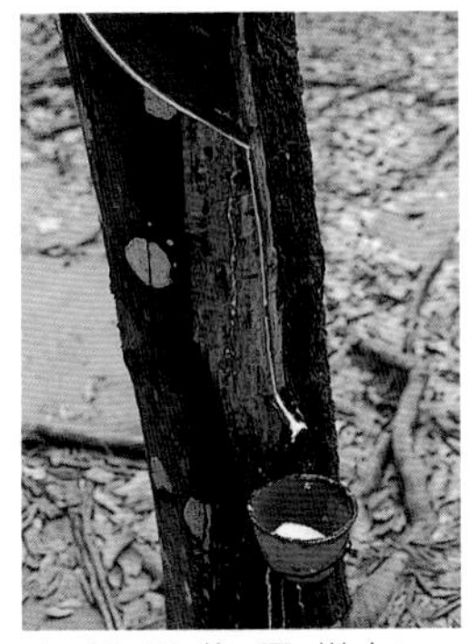

在巴西橡膠樹（Hevea brasiliensis）的樹皮割出半螺旋狀的傷口，目的是收集乳汁（Latex），作為天然橡膠的原料。橡膠是製造輪胎時不可缺少的材料。

## 儲存精油的組織

精油被儲存在一些奇特的組織裡，包括腺毛、油胞、油道、油室等。至於這些組織的所在位置，因植物的種類而異。例如：紫蘇科的植物在葉片的表面、繖形花科在莖內、薑科植物在根莖內、芸香科的柑橘類植物位於果皮。

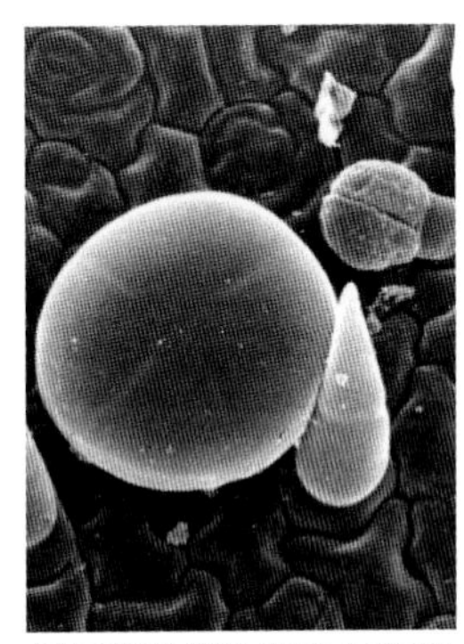

電子顯微鏡底下的紫蘇葉片表面。位於中央的大型球狀腺毛，是儲存精油的地方。右斜上方的腺毛尚處於成長階段，所以儲存的精油還不多。

## 精油對植物的作用

植物為什麼要製造精油？關於這個問題的解答是眾說紛紜；不過，植物無法像動物一樣移動，終其一生只能在生根處存活，因此精油被視為是一種確保後代能繼續繁衍的防衛武器。例如精油在空氣揮發後，能發揮預防病毒與細菌感染的功效；也能藉由香味吸引昆蟲，幫助授粉的進行。另外，植物也會分泌草食動物和昆蟲厭惡的氣味或毒液來保護自己。

### 精油的特性

①難溶於水。
②易溶於酒精和油脂。
③屬於揮發性的芳香物質。擁有強烈香氣，馬上就會揮發到空氣中。
④主要成分有烴類、酒精類、醛基、酯類等有機化合物。
⑤分子量小。
⑥具備各種藥理作用。
⑦精油成分在光、熱、氧氣的影響下會產生變化並劣化。

### 精油對植物的作用

①引誘和驅除昆蟲
②預防被捕食
③預防受到細菌或病毒的感染
④使傷口癒合
⑤抑制其他植物的成長、發芽
⑥預防乾燥
⑦保持植物體內的生理活性

## 02 精油的萃取

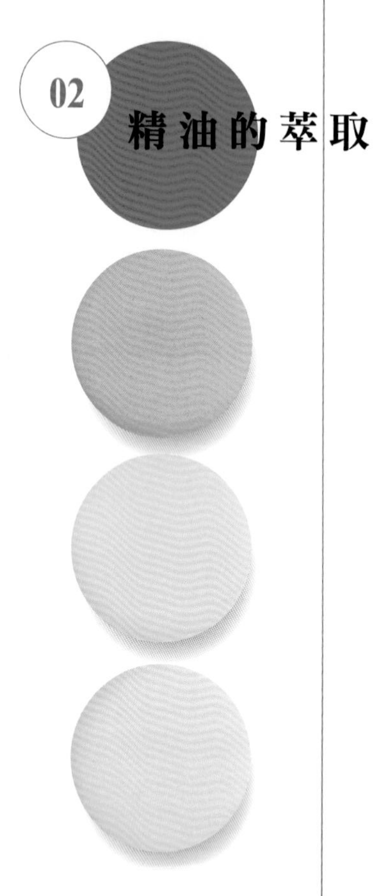

從上而下依序是柑橘、橙花、苦橙葉。即使是從同一種植物萃取的精油，每個部位（果皮、花、葉）所萃取出來的精油也各不相同。

### 精油和萃取方式的關係

萃取精油時，會利用壓榨或蒸餾等特殊的方法。植物中的精油含量平均是1～1.5%。有些植物的含量更低，僅有0.01～0.02%。

芳香成分和精油量依植物的部位而異，因此，精油的生產量（收油率）、香味、作用、價格會隨著萃取的部位和方式改變。舉例而言，從橘子樹可以萃取出橙花、柑橘、苦橙葉3種精油；其中價格最昂貴的是從花朵萃取出的橙花精油。原因是收油率不但低，原料的需求量也相當可觀。另外，從玫瑰可萃取出奧圖玫瑰精油和摩洛哥玫瑰精油。奧圖玫瑰精油的定義是，以大馬士革的玫瑰為原料，用水蒸氣蒸餾法萃取而成的精油。

相對的，以有機溶劑法從大馬士革和千葉玫瑰（Centifolia Rose）萃取而成的精油，稱為摩洛哥玫瑰精油。一般而言，市面上的摩洛哥玫瑰精油多以千葉玫瑰為原料。

因此，即使是相同的原料，除了芳香成分的種類和比例會隨著萃取方式改變，連香味也會不同。

### 從大馬士革玫瑰萃取的 2 種精油

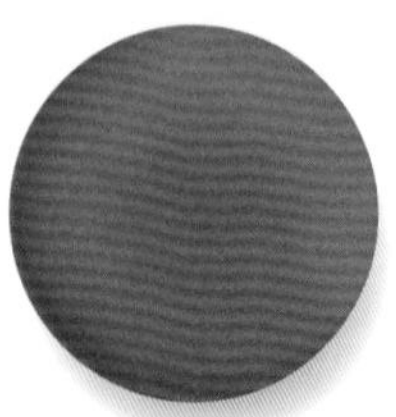

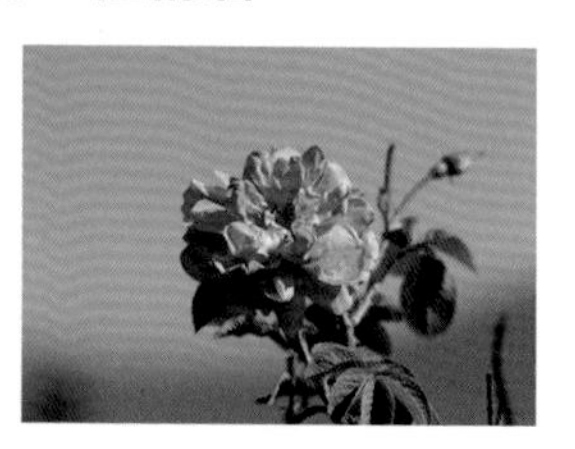

從大馬士革玫瑰（右）萃取出來的奧圖玫瑰精油（左），和摩洛哥玫瑰精油（中央）。以不同的方式萃取，除了精油的色澤略有出入，連香味和成分也不一樣。

## 有關化學種

即使是相同品種的稻米、橘子或葡萄酒，風味也常常會依照收成年分或產地而有差異。這個原則也適用以農作品加工而成的精油。

精油的香味，會受到氣溫、土壤的品質、日照條件等原料植物的栽培環境所影響，每年都會出現些微的變化。若是差異的幅度過大，對芳療的效果也會產生影響，所以化學種（Chemotype）被視為另一種不同的精油，但就植物學的角度而言，確實屬於同一品種。

迷迭香、百里香、白花綠千層等精油都有化學種。一樣都是迷迭香（Rosmarinus officinalis），卻可依照產地各分為樟腦味、馬鞭草味、桉油味特別強烈的種類。這時，便會在學名之後加註成分名，以區分出不同的類型。

## 不論是人工栽培或野生種，香味都會隨著採收季節而出現變化

屬於天然物質的精油，品質會受到蒸餾條件、原料植物的生長環境、栽培方式、收穫季節等眾多因素左右。一般而言，香草都是利用從快要開花或半開，一直到開了七分左右這段時間採收，因為這段時間的精油含量最高。採收後，有些生鮮的香草會直接被萃取出精油，或者先經過陰乾乾燥。果實的香味，也會依成熟與否而出現差異。所以有時即使是同一品種，卻會依照採收的季節、蒸餾方式的不同，被視為不同種類的精油販售。

有時，生產地的海拔也會影響精油的香味。以大多栽培於海拔800～1600公尺的薰衣草（Lavandula angustifolia）為例，其主要成分──乙酸沉香酯的含量會隨著海拔升高而增加；除了香味會帶有甘甜味，鎮靜效果也隨之增強。另外，即使處於相同海拔，以人工大量栽培的薰衣草精油，和手工採收而成的野生薰衣草精油相比，兩者的香味會出現很大的差異。生長於1600～1800公尺的高山地區的野生薰衣草，其香味所擁有的強大力量，非一般大規模栽培的薰衣草可比擬，而且也彷彿展現了它們屹立於荒土中、堅忍不拔的姿態。

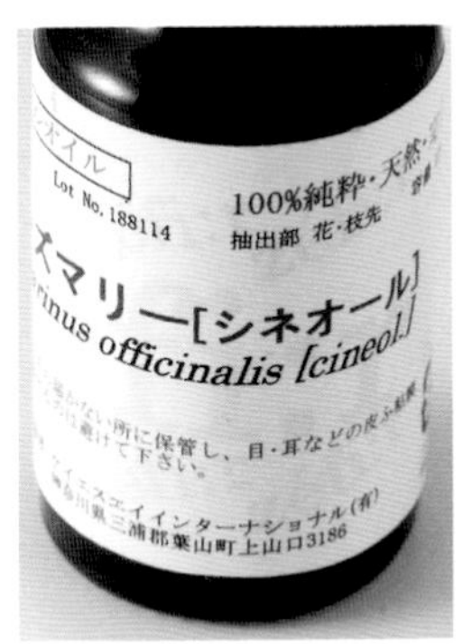


迷迭香精油有樟腦、馬鞭草酮、桉油醇這3種化學種。各自表記為Rosmarinus officinalis〔campher.〕、Rosmarinus officinalis〔verbenon.〕、Rosmarinus officinalis〔cineol.〕等。（根據廠牌的不同會有出入）。雖然它們擁有共通的學名，但主要成分各不相同。上方的照片是桉油醇型。有時在成分名之前會用ct.表記。ct.是化學種的意思。

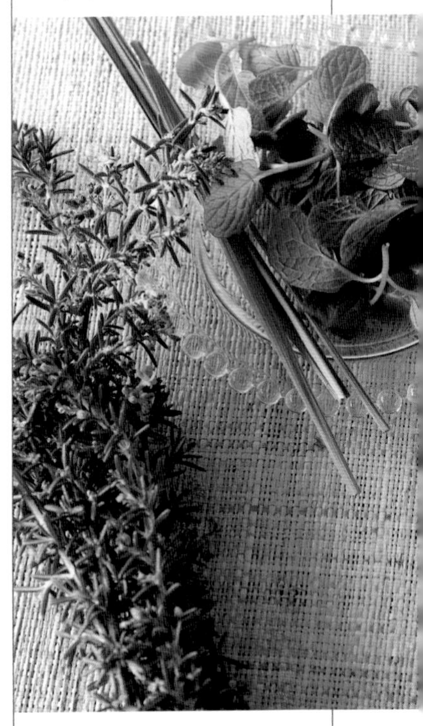

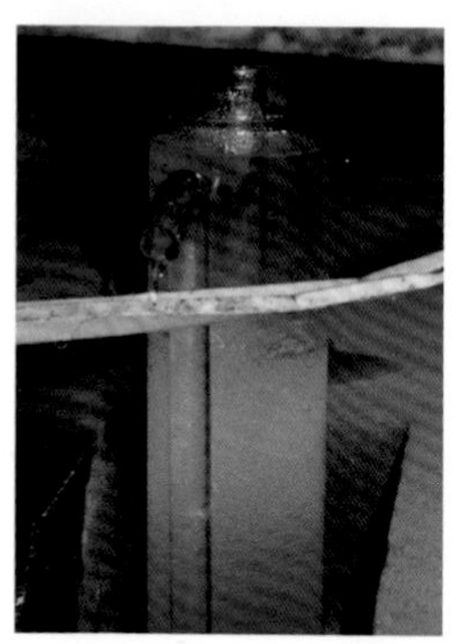

水蒸氣蒸餾法的最後階段。照片攝於馬達加斯加，當地的作法是從 Ravintsara 樹萃取出羅文莎葉的精油和花水。共分為兩層，黃褐色的上層部分是精油，下層是花水。

## 精油的主要萃取方法

### ①水蒸氣蒸餾法

是萃取精油最普遍的方式，幾乎所有的植物都使用這個方法。作法是把原料植物放入大鍋內，灌入水蒸氣加熱。簡單來說，等於用一個巨大的蒸籠把植物蒸熟。水蒸氣的熱度可破壞儲存精油的細胞，釋出並揮發其中的精油。這些氣化後，集中於鍋爐頂部的精油蒸氣和水蒸氣，會在通過冷卻管的過程中被冷卻，還原成液體；到了最後階段，形成精油與水分離、浮出表面的狀態。下層的水其實也殘留著少許精油，被稱為花水，可當作化妝水使用或飲用。

原理說穿了很簡單，但操作上需要熟練的技巧，因為每種植物適合的時間、溫度、壓力等蒸餾條件都不一樣。譬如說，如果是以高溫、高壓在短時間內一口氣完成的蒸餾，那麼得到的精油不但不含有揮發速度慢的有效成分，連香味和品質也大打折扣。下方插圖即是水蒸氣蒸餾法。另外也有把水和植物倒進鍋內，直接加熱的水蒸氣蒸餾法；例如玫瑰等花類精油，便是利用此法萃出。

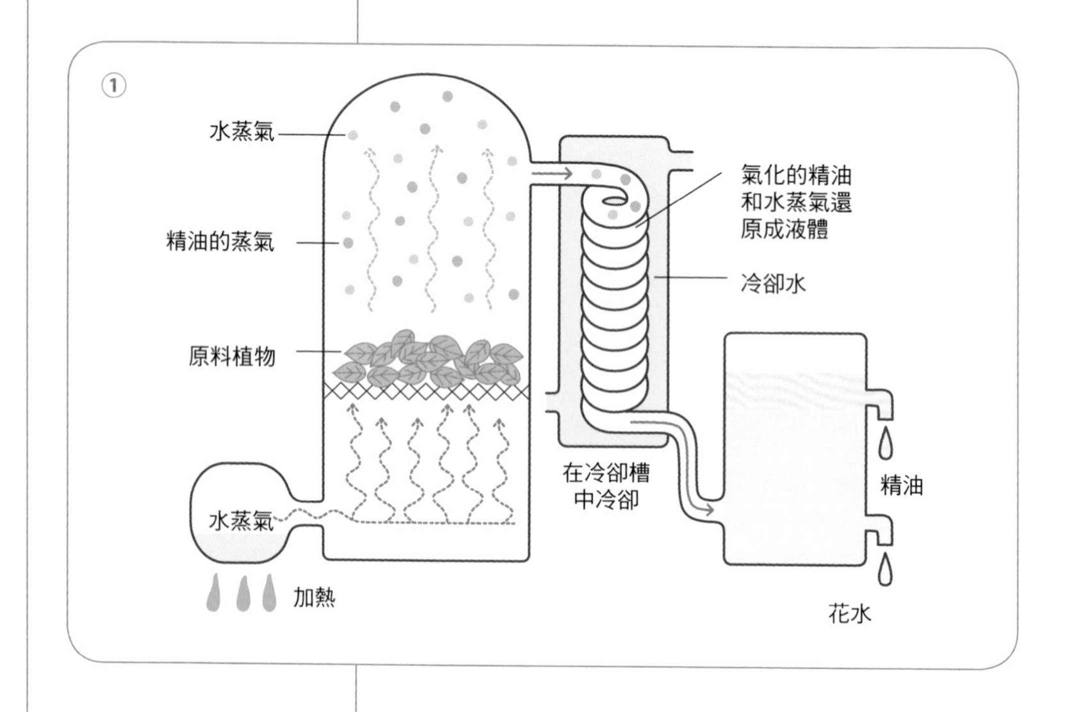

②有機溶劑萃取法

以溶劑萃取出茉莉、玫瑰、夜來香、乳香等花或樹脂的芳香成分的方法。作法是把原料植物浸泡於石油醚或正己烷等有機溶劑，再使溶劑蒸發，最後留下浸膏（Concrete）。接著把浸膏混於酒精，單獨萃取出芳香成分。最後去除酒精，留下的精製品稱為「原精（Absolute）」。以樹脂為原料的又稱「Resinoid」。

如果採用有機溶劑法，可以稍微增加用水蒸氣蒸餾法不易萃取的成分和色素、蠟成分的含量。

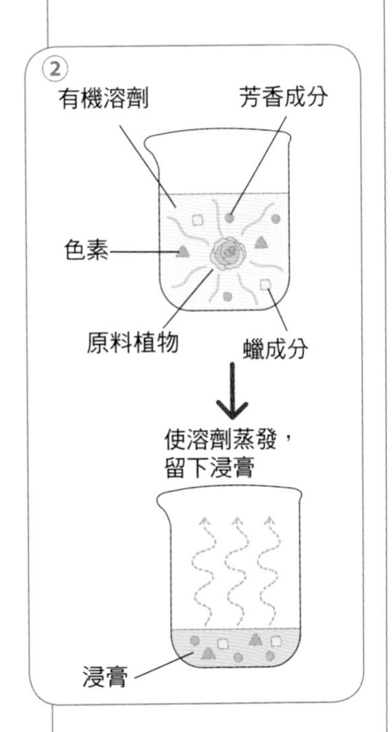


③脂吸法（Enfleurage）

利用動物油脂（牛油、豬油）吸附芳香成分的傳統方法。這幾年已經很少採用這個方式。

作法是把油脂塗抹在周圍加了木框的玻璃板（Chassis），兩面都要塗，再用梳子刷出溝槽。接著把茉莉或夜來香仔細鋪滿玻璃板。整個吸取芳香成分的過程需要3週～1個月，當中也必須以手工作業的方式更換新鮮的花朵。飽吸芳香成分的油脂稱為「香膏(Pomade)」。

接著把香膏混入酒精，萃取出芳香成分。最後去除酒精，留下的精製品也稱作「原精」。為了和溶劑萃取區分，有時也稱為「Chassis原精」。

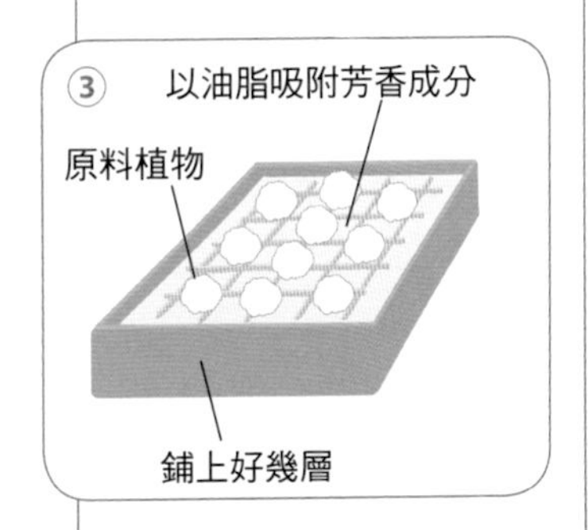


④壓榨法

壓榨柑橘類果實的果皮，以萃取出芳香成分的方法。沒有經過加熱，能夠直接萃出自然的香味。

以壓榨法萃取出的物質，正確說來並不是「精油」，而是「萃取液」。為了得到高品質的萃取液，會先將果皮與果肉分開，單獨壓榨果皮。

古早時代除了用手壓擠果皮、用海綿吸附果皮汁液，也使用內側充滿很多尖銳的釘子、類似漏斗的道具，把果實按壓在上來收集果汁，最後再將浮於表面的萃取液分離出來。此法稱為手工釘刺法（Ecuelle a piquer）法。

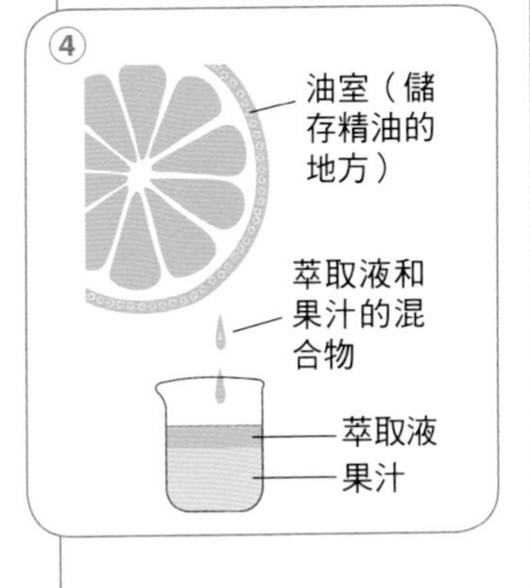

# 03 精油的作用與吸收、代謝過程

## 精油具備的廣泛作用

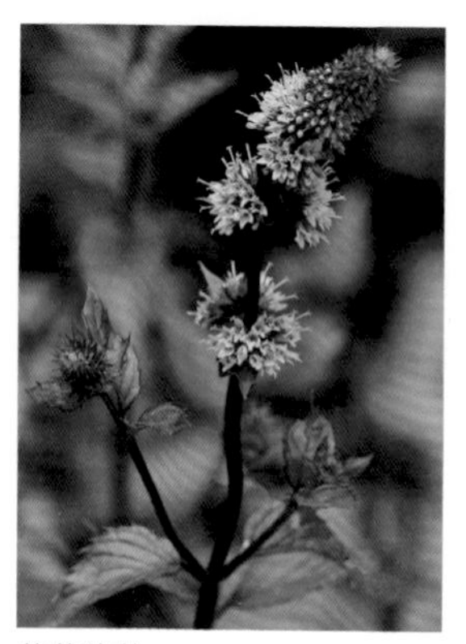
薄荷的花

芳療之所以備受注目，想必精油所具備的廣泛作用一定佔了很大的因素。有時候針對某項目調配了精油，結果得到的收穫並不只一種。例如原本的目的只是單純的室內芳香劑，但因為使用的是天然精油，結果身心在不知不覺中也受到正面的影響。

下頁從精油具備的多數作用之中，介紹最主要的作用和作用的效果。

## 精油的抗感染作用

香芹酚、麝香草酚、丁香酚、L-薄荷醇、對傘花烴、香葉醇、芳樟醇、松油醇、檸檬烯、α-蒎烯、1,8-桉油醇、4-松油醇等精油成分，都已證實具備抑制細菌和病毒、真菌（黴菌）繁殖的作用，對預防感染疾病有一定的功效。

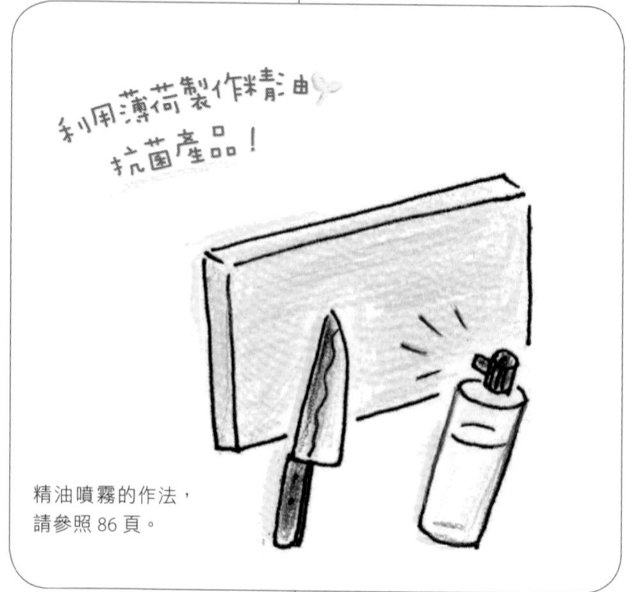

精油噴霧的作法，請參照 86 頁。

薄荷精油與其主要成分L-薄荷醇，具備抑制病原性大腸菌O-157的效果。薄荷可應用在廚房及衛浴用品、口香糖等，味道大家都很熟悉。適合搭配的精油包括檸檬、尤加利、茶樹、薰衣草等。建議大家可利用這些精油，製作可發揮抗菌功效的芳療小物。

## 精油的主要作用

抗菌作用：抑制細菌繁殖，預防感染

抗病毒作用：抑制病毒繁殖，預防感染

抗真菌作用：抑制真菌繁殖，預防感染

去痰作用：促使痰液排出

溶解黏液作用／抗鼻黏膜炎作用：溶解體內過多的黏液，並促使其排出

止咳作用：止咳

強壯提振作用：刺激並提高體內機能

免疫強化作用：提高免疫機能和身體的防禦能力

鎮靜作用：鎮定中樞神經，讓情緒保持平穩

抗壓力作用：提高抗壓性

抗不安／抗憂鬱作用：緩和不安的情緒，提振情緒

自律神經調整作用：改善自律神經失調

強化神經：刺激並強化神經，增添活力

安定精神：安定不穩定的精神狀態

提高幸福感作用：提高幸福感，保持愉悅的心情

振奮精神作用：放鬆情緒，提振精神

提神醒腦作用：刺激腦部活動，有助思緒清晰

催情作用：放鬆舒緩，提高性慾

加溫作用／發紅作用：擴張血管，溫熱局部

促進血液循環作用：促進血液的循環

去除氣血鬱滯作用：促進滯留的體液（血液、淋巴液等）循環

溶解脂肪：有助體內脂肪燃燒

解毒作用：幫助體內的老舊廢物排出

抗痙攣作用、鎮攣作用：停止痙攣

肌肉鬆弛作用：放鬆緊張的肌肉

鎮痛作用：減緩疼痛

麻醉作用：減緩局部疼痛

抗發炎作用：改善發炎症狀

減緩搔癢作用：緩和搔癢感

抗過敏作用：減緩過敏症狀

促進結疤作用：幫助肉芽組織形成

傷口癒合作用：加速傷口癒合

皮膚細胞活化作用：促進細胞的新陳代謝

皮膚軟化作用：軟化變硬的皮膚

收斂作用：緊實皮膚和組織

降血壓作用：使血壓降低

提高血壓作用：使血壓上升

調整皮脂分泌：調整過剩或不足的皮脂分泌

促進消化作用：促進胃腸的蠕動和消化液的分泌，幫助消化

強化肝臟：強壯肝臟，並提高肝功能

促進膽汁分泌作用：促進膽汁分泌

健胃作用：強健胃部，提高其功能

輕瀉作用：提高大腸的蠕動，促進排便

溶出結石作用：溶解結石

幫助排氣作用：促進囤積體內的氣體排出

類似雌激素的作用：類似女性荷爾蒙的作用

類似可體松作用：類似腎上腺皮質激素的作用

調節荷爾蒙作用：平衡荷爾蒙分泌

通經作用：催經

驅蟲作用：驅除腸內的寄生蟲

昆蟲忌避作用：使蚊類等昆蟲不會靠近

刺激皮膚．黏膜作用：刺激皮膚和黏膜，導致發炎、發紅等情況產生

神經毒性：損害腦部和神經

肝毒性：損害肝臟機能

腎毒性：損害腎臟機能

過敏性：引起過敏反應。有時少量使用也會引發過敏。

光毒性：提高對紫外線的敏感性，誘發發紅、斑點、發炎等現象產生

## 精油的吸收途徑和排出為止的流程

所謂的芳香療法，意即藉由薰香和按摩，讓身體吸收精油成分，以達到維持身心健康的效果。那麼，精油成分是如何被身體吸收和排出呢？以下為大家詳細說明。

| 4 個吸收途徑 | |
|---|---|
| **經由皮膚吸收** | 精油的分子量很小，所以很容易滲透皮膚的內部。一部分會透過毛細孔、汗腺、皮脂腺等吸收，另外一部分會藉由溶於皮脂膜或皮膚內部的脂質之形態進行滲透。透過位於皮膚真皮層的微血管和淋巴管進入體內的精油成分，隨著血液循環輸送到全身各處，進而作用於各組織和器官。 |
| **經由呼吸器官吸收** | 部分精油成分從鼻子、氣管、支氣管、肺部黏膜，和空氣一起吸入體內；有些部分則利用肺泡進行氣體交換時，透過微血管進入血液，再隨著血液送至全身。 |
| **經由口部吸收** | 這種方法的吸收量相當高，如果在家裡進行，風險頗高。在醫學芳香療法的領域，有時會把精油和專用的稀釋基材混合後讓患者內服。 |
| **經由直腸．陰道吸收** | 方法是製作成肛門或陰道塞劑，讓精油成分從直腸或陰道被體內吸收。但這種方法不適合在家自行使用。因為如果使用不當，黏膜部分會產生相當嚴重的刺激和疼痛。 |

（注意）請勿自行嘗試經由口部、直腸．陰道的精油吸收方式。

## 精油的代謝過程

精油在體內各處循環，送至腎臟和肝臟時，進行解毒和代謝；最後從尿、糞便、吐氣和汗水排出體外。精油的排出和吸收同等重要，因為一直囤積於體內並非好事。因此，請多在日常生活中，養成盡可能透過泡澡、泡腳溫熱身體，以達到加速血液循環、流汗的效果，以及多喝熱飲的習慣，讓精油完成重要的工作之後，能夠順利被排出體外。

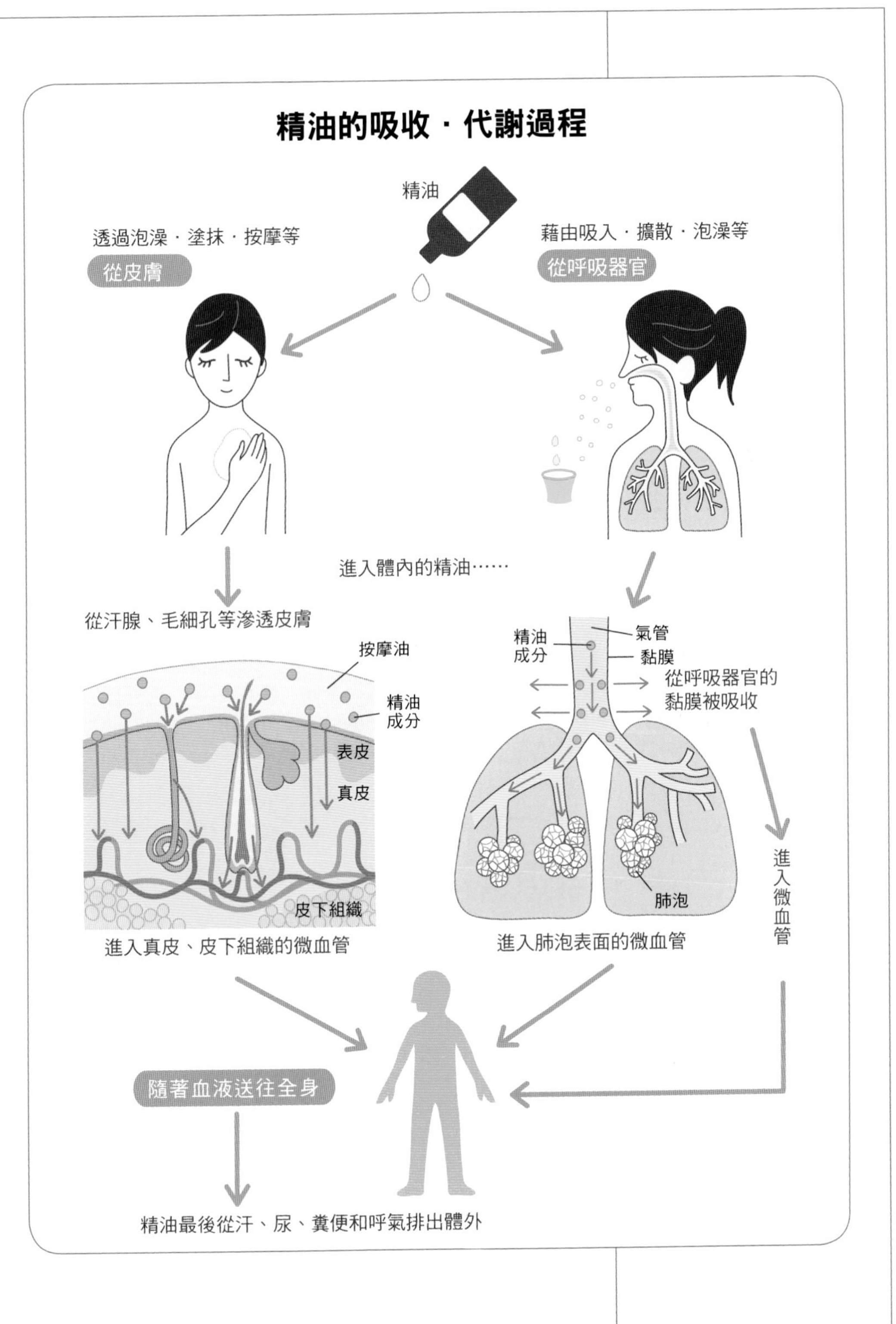
精油的吸收・代謝過程
精油
透過泡澡・塗抹・按摩等
從皮膚
藉由吸入・擴散・泡澡等
從呼吸器官
進入體內的精油……
從汗腺、毛細孔等滲透皮膚
按摩油
精油
成分
表皮
真皮
皮下組織
進入真皮、皮下組織的微血管
精油
成分
氣管
黏膜
從呼吸器官的
黏膜被吸收
肺泡
進入肺泡表面的微血管
進入微血管
隨著血液送往全身
精油最後從汗、尿、糞便和呼氣排出體外

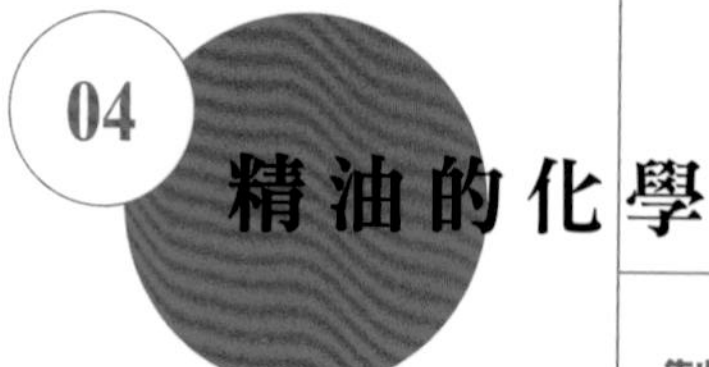

# 04 精油的化學

監修：三上杏平

## 製造出精油的 3 種元素

精油是各種芳香成分的混合體。主要是碳C、氫H、氧O這3種元素的結合；但稍許不同的排列方式，即可產生各種不同的香味。由於對某些人而言，化學可能是以往較少接觸的領域，接著為大家介紹必備的化學知識，以確保能在安全、有效的情況下進行芳療。

## 精油成分與香味族群

大多數的精油成分，皆屬於萜烯類（Terpene）化合物或類萜（Terpenoid）化合物。尤其是只由氫H和碳C構成烴類，是許多精油共有的成分。單萜烯（Monoterpenes）的分子式是$C_{10}H_{16}$；倍半萜烯是$C_{15}H_{24}$，兩者分子量比較小，特徵是容易被皮膚吸收。烴類產生變化後，可製造出醇類、苯酚類等。精油成分依照碳原子與氫原子的排列與結合的官能基，可分類成幾種香味的族群。除了每個族群共通的作用，每一種個別成分也具備特定的藥理作用。

從下頁開始，以列表的方式整理出較具代表性的種類。眾多成分當中，有些作用溫和，能夠安心使用；但也有些成分會帶來預期之外的效果。使用這類成分含量較高的精油時，必須特別注意；另外，如果使用者是嬰幼兒、孕婦、高齡者、動物，也必須格外當心。最好事先把含有神經毒性、肝毒性、腎毒性、光毒性，以及會刺激皮膚或黏膜的族群名稱和成分名稱、含量高的精油，依照含量多寡，事先整理出來。

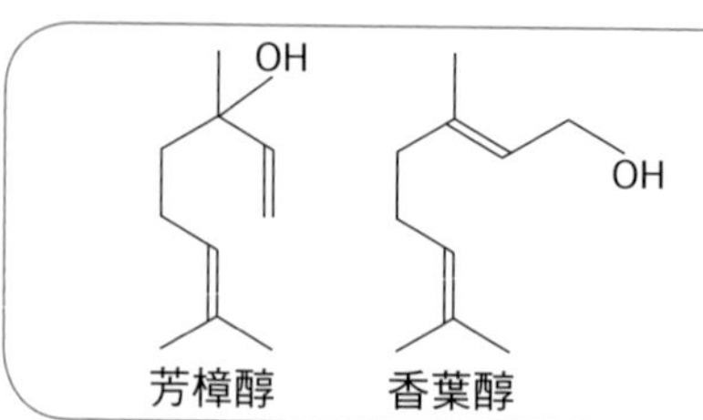


芳樟醇和香葉醇的結構式都是$C_{10}H_{18}O$。雖然構成的原子種類和數量相同，但結構卻如左圖顯示各異。香味會隨著結合方式的不同而改變。

**化學的基礎①「化學鍵」**

原子互相結合時，彼此的鍵數是固定的。

| 氧 | 氫 | 碳 |
|---|---|---|
| —O— | H— | —C— |
| 2個 | 1個 | 4個 |

**化學的基礎②「化學式」**

購成精油成分的原子種類和結合方式皆一目瞭然。也可透過化學式預想該物質的性質。

$CH_3$ / C / $_2HC$ CH / $_2HC$ $CH_2$ / CH / C / $_3HC$ $CH_2$

一般的寫法會省略 C 和 H

檸檬烯的（$C_{10}H_{16}$）的結構式

## 精油成分的族群

| 成分的族群名稱 | 主要成分名稱 | 族群的主要效能 | 注意事項、其他 |
|---|---|---|---|
| **單萜烯類**<br>Monoterpenes<br>名稱的結尾通常是ene。以柳橙、檸檬、歐洲赤松、絲柏等柑橘類果皮和針葉樹的精油，含量特別豐富。 | 莰烯、α-蒎烯、β-蒎烯、γ-松油烯、對傘花烴、水芹烯、β-月桂烯、檸檬烯、β-3-蒈烯 | 存在於多數精油。特徵包括優異的抗菌·抗病毒·抗發炎性、去除氣血鬱滯、促進血液循環作用等。另外還有類腎上腺皮質激素作用、去痰、止咳、強健活化、提升免疫力等功效。 | 高濃度的使用對皮膚會造成刺激。揮發性強。反應性高，氧化速度極快。如有變質，會成為刺激皮膚的元凶，所以必須放在陰涼處保存，並盡早使用完畢。 |
| **倍半萜烯類**<br>Seequiterpenes<br>含量豐富的精油包括德國洋甘菊、北非雪松、廣藿香、黑胡椒。即使同屬倍半萜烯類，鎮靜和強壯刺激等作用傾向會依成分而異。 | 天藍烴、β-石竹烯、薑黃烯、大根香葉烯D、薑烯、柏木烯、廣藿香烯、雪松烯、沒藥烯、金合歡烯 | 具備優異的抗發炎力、抗組織胺、止癢、抗過敏等作用。另外還有鎮痛、抗痙攣、強健活化、降血壓、去除氣血鬱滯等效果。抗菌、抗病毒作用和單萜烯類相比稍弱。 | 容易氧化。此族群的成分，聞起來香味很濃。調配時只需少量便以足夠。<br>☆屬於多數擁有特殊作用成分的族群，所以必須仔細確認。 |
| **單萜醇類**<br>Monoterpenols<br>名稱的結尾都是ol。含量較多的種類有花梨木、玫瑰草、天竺葵、薰衣草等香草類精油。 | 香葉醇、香茅醇、側柏醇、松油烯-4-醇、α-松油醇、橙花醇、L-薄荷醇、芳樟醇（沉香醇）、薰衣草醇 | 烴和羥基的結合。具備優異的抗菌、抗病毒作用。另外也有抗真菌、強化免疫力、強壯刺激、強化神經、鎮靜、提振精神、驅蟲等作用。<br>＊左旋體的單萜烯類幾乎都具備鎮靜作用。 | 多數含有此類成分的精油，對肌膚較為溫和，毒性也較弱。適合嬰幼兒和長者使用。<br>＊香葉醇具備皮膚軟化、恢復皮膚彈性作用。 |
| **雙萜醇類**<br>Diterpenols<br>含有此成分的精油種類不多，所以很容易記。較具代表性的包括快樂鼠尾草、茉莉、岩玫瑰。 | 香紫蘇醇、植醇、邁諾醇 | 具備類似雌激素的作用。另外也有強壯刺激、去除瘀血等功效。<br>＊有些精油具備特有的作用，例如岩玫瑰的止血作用。 | 香紫蘇醇、邁諾醇的化學構造和雌激素相似。接受荷爾蒙藥物治療時，請先向專業人員諮詢如何使用含有此類成分的精油。 |

## 精油成分的族群

| 成分的族群名稱 | 主要成分名稱 | 族群的主要效能 | 注意事項、其他 |
|---|---|---|---|
| 倍半萜醇類<br>Seequiterpenols<br>名稱的結尾都是 ol。檀香、絲柏、綠花白千層等樹木的木質部和葉片精油，以及德國洋甘菊、廣藿香、胡蘿蔔籽等部分的香草類精油含量較多。 | 杜松醇、胡蘿蔔醇、檀香醇、雪松醇、橙花醇、金合歡醇、沒藥醇、纈草萘烯醇、廣藿香醇、綠花白千層醇 | 具備優異的強壯刺激、強化免疫力、去除氣血鬱滯、抗發炎、抗過敏等作用。抗菌、抗病毒的效果比單萜醇類稍弱。<br>＊胡蘿蔔醇有促進肝細胞再生的作用，綠花白千層醇可發揮類雌激素作用。 | 比較而言，算是毒性較低、不刺激皮膚的族群。含有此類成分較多的精油，適合幼童和高齡者使用。<br>☆這個族群具備不少特殊作用的成分，必須確認清楚。 |
| 酮類<br>Ketones<br>名稱大多以 one 結尾。酮類的危險程度依種類而異。鼠尾草、唇萼薄荷、苦艾含有大量的側柏酮和胡薄荷酮，屬於肝毒性和神經毒性特別強的精油。 | 雪松酮、樟腦、香芹酮、側柏酮、圓柚酮、胡椒酮、松樟酮、胡薄荷酮、小茴香酮、馬鞭草酮、薄荷酮、順式茉莉酮 | 帶有羰基。具備優異的溶解黏液、去痰、強化免疫力、溶解脂肪、鎮痛、促進膽汁分泌、促進結疤、通經作用。具神經毒性和肝毒性。 | 不可以高濃度、長期使用。具備肝毒性和神經毒性，癲癇患者、孕婦、哺乳中的婦女、乳幼兒皆不可使用。<br>＊雖然並非所有的酮類都具有毒性，但還是以低濃度使用為宜。尤其是使用側柏酮和胡薄荷酮時更要小心。<br>☆這個族群具備不少特殊作用的成分，必須確認清楚。 |
| 醛類<br>Aldehydes<br>屬於用法需要特別當心的族群。一開始要記住有哪些精油含有大量的醛類。 | 香茅醛、香葉醛、橙花醛、肉桂醛、茴香醛、苯甲醛<br>＊香葉醛和橙花醛的混合體稱為檸檬醛。香葉醛和橙花醛的比例依植物種類而異。 | 帶有醛基。可發揮抗菌、抗病毒、抗真菌、抗發炎、鎮痛、降血壓、鎮靜、退燒、促進消化等作用。對黏膜和皮膚會造成強烈刺激，肝毒性強。<br>＊香茅醛防蚊的效果尤其出色。 | 不可以高濃度、長期使用。以原液塗抹會傷害肌膚。必須低濃度．短時間使用。<br>醛類的反應性高，如果保存狀態不當，很快就會氧化變質，會造成皮膚刺激或引起過敏。 |
| 苯酚類<br>Phenols<br>這個族群的羥基直接和苯環結合，所以味道和作用都比較強烈。和醛類、酮類一樣，一開始要記住有哪些精油的含量較多。 | 丁香酚、香芹酚、麝香草酚<br>（化學式圖：苯環；OH（羥基））<br>**麝香草酚的化學式** | 和醇類一樣帶有羥基，但性質並不相同。是精油之中，抗菌、抗病毒、抗真菌作用最強的成分。會刺激黏膜和皮膚，肝毒性也強。另外也具備鎮痛、麻醉、強化免疫力、強壯神經、驅蟲等作用。 | 不可以高濃度、長期使用。以原液塗抹會傷害肌膚。必須低濃度．短時間使用。<br>＊苯酚類含量豐富的植物包括麝香草酚百里香、丁香、牛至、肉桂（葉）。 |

## 精油成分的族群

| 成分的族群名稱 | 主要成分名稱 | 族群的主要效能 | 注意事項、其他 |
|---|---|---|---|
| **酚醚類**<br>Phenyl methyl ethers<br>這個族群的成分和苯酚類一樣要注意使用方法。含量較多的植物包括大茴香、黃樟、龍蒿、小茴香、肉豆蔻、熱帶羅勒等。 | 茴香腦、黃樟素、甲基丁香酚、甲基醚蔞葉酚（別名：艾蒿腦）、肉豆蔻醚 | 酚和醚結合的族群。具有神經毒性、肝毒性。具備鎮痛、抗痙攣、肌肉鬆弛、類雌激素作用。抗菌、抗病毒、抗真菌的作用，遠不及苯酚類。 | 不可以高濃度、長期使用。必須低濃度．短時間使用。<br>＊含有大量茴香腦的大茴香和小茴香，使用上需特別注意。<br>＊芳療不使用具有致癌性的黃樟素，以及含有大量會產生幻覺的肉豆蔻醚的精油。 |
| **氧化物類**<br>Oxides<br>含於白千層、香桃木、澳洲尤加利、藍膠尤加利等樹木的葉片精油，以及德國洋甘菊、天竺葵、玫瑰等部分香草類精油。 | 1,8- 桉油醇、甜沒藥烯氧化物、甜沒藥醇氧化物、芳樟醇氧化物、玫瑰醚、驅蛔素 | 具備優異的去痰、抗黏膜炎、溶解黏液作用。另外也有強化免疫力、抗菌、抗病毒、驅蟲、抗發炎等作用。 | 此族群含量高的精油，具備強烈的刺激性，所以嬰幼兒不可使用。澳洲尤加利、香桃木等部分精油不在此限。<br>＊驅蛔素含量高的精油，對皮膚會造成強烈刺激，神經毒性和肝毒性也強。不會運用於芳療。 |
| **酯類**<br>Esters<br>特徵是帶有甜蜜的果香味。花類精油的含量豐富。名稱大多有酸這個字。是醇類和酸反應下的產物。有機酸＋醇→酯＋水。 | 當歸異丁酯、苯甲酸苄酯、胺基苯甲酸甲酯、乙酸香葉酯、乙酸苄酯、乙酸龍腦酯、乙酸沉香酯、水楊酸甲酯 | 特徵是能夠發揮良好的鎮靜、鎮痛、抗發炎、鬆弛肌肉、抗痙攣作用。另外也有抗菌、抗病毒、抗真菌、強壯刺激、降血壓等效果。<br>＊乙酸苄酯具備振奮精神的作用。<br>＊水楊酸甲酯對皮膚的刺激性強。具備類似阿斯匹林的作用。 | 除了水楊酸甲酯，其他皆屬於作用穩定、毒性低的成分。可以安心使用。<br>＊變得不新鮮的酯類，會被分解為醇類和酸，從精油中逐漸減少。<br>☆這個族群具備不少特殊作用的成分，必須確認清楚。 |
| **內酯類**<br>Lactones<br>分子量大，所以用水蒸氣蒸餾法萃取的精油，幾乎不含內酯類。含於以壓榨法所得的柑橘精油和部分植物的原精。 | 香豆素、茉莉內酯、呋喃香豆素類〔呋喃香豆素（又名補骨脂內酯）佛手柑內酯、佛手柑素、佛手酚、花椒毒素、白芷素、歐前胡素〕 | 香豆素和呋喃香豆素都屬於內酯類，前者具有肝毒性，後者具備光毒性。另外可發揮降血壓、鎮靜、振奮精神、抗真菌、抗病毒、溶解脂肪、溶解黏液等效果。 | 塗抹後，避免曝曬在強烈的紫外線下。<br>＊尤其以佛手柑和芸香的光毒性特強。<br>＊光毒性：對紫外線會產生反應，可能誘發皮膚的黑斑、發紅、皮膚癌。許多芸香科或繖形花科的植物精油都有此特性。 |

# LESSON 3 芳香療法的實踐

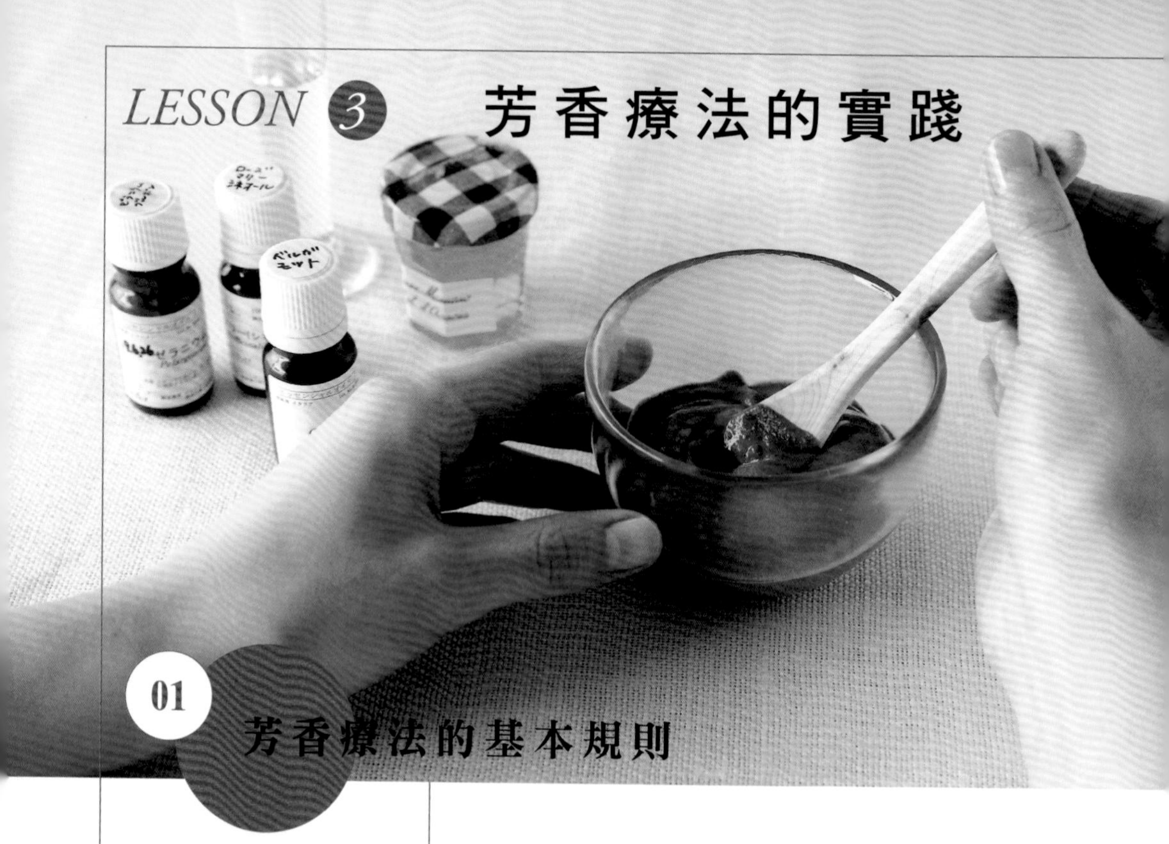

## 01 芳香療法的基本規則

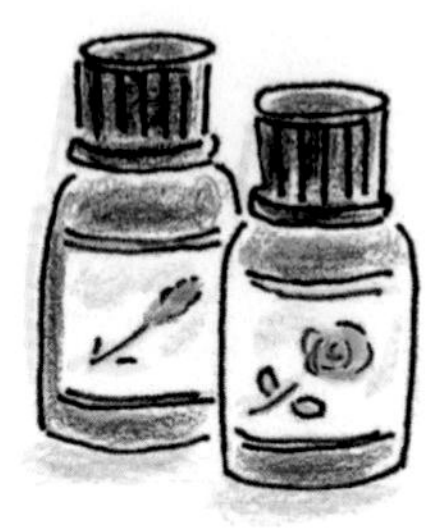


### 絕對必須嚴守的精油使用規則

雖說精油是從植物萃取而成的天然物質，但也並非100%毫無危險性。和存在於植物的時候相比，精油的成分大約是70～100倍的濃縮，含有很強的效力。所以隨著身體狀況、體質或使用方式的差異，也可能造成皮膚炎、發癢或刺激過強。

精油的原液不可直接塗抹或飲用、基本上不可讓嬰兒使用精油等是最基本的原則，請大家務必在這兩大前提下，充分享受芳療的樂趣。另外，請記住：精油可說是一種很容易受損的脆弱物質；香味在萃取後會逐漸出現變化、變質，所以請在開封1年內使用完畢。

### 嘗試新的精油之前

為了能掌握情況，在使用新的精油之前，請先完成①②的測試。請避開月經來臨前等肌膚敏感的時期。至於正式的貼布測試，請先諮詢皮膚科醫師。

①先把調合精油用的基底油抹於手腕內側，確認有無異狀（塗抹後及1～2天後）。
②將2滴精油滴入5ml的基底油①稀釋後，塗抹在手腕內側，確認有無異狀（塗抹後及1～2天後）。

如果發炎、發癢、起疹子，可以將精油的滴數減至配方的一半以下，或者改用其他具備同樣功效的精油。

## 精油的使用方法

①不要搖晃精油瓶，而是慢慢傾斜，讓精油從瓶口慢慢滴出。（1滴精油通常是0.03～0.05ml）。
②原則上不可內服。（因為會刺激黏膜和消化道等，對身體影響很大）。
③如果用於塗抹肌膚，一定要先以基底油（植物油）稀釋。
④屬於敏感性膚質或者會過敏的人，使用前必須先進行貼布測試。
⑤用於嬰幼兒、寵物、孕婦、癲癇患者時，請務必確認有哪些不可使用的種類。
⑥身體會逐漸習慣精油的作用，所以一段時間（大約1～2個月）後要變更精油的配方。
⑦如果使用光毒性精油（芸香科・繖型科）之後曝曬於日光之下，皮膚有可能會長出黑斑。尤其要注意佛手柑精油。
⑧高濃度的精油對眼睛、鼻子、嘴巴、陰道和肛門等黏膜部分會造成刺激，必須特別注意。若手部沾染精油，請勿揉眼睛。
⑨事先決定好1天使用的精油滴數。（以成人而言，大約是6～7滴）。

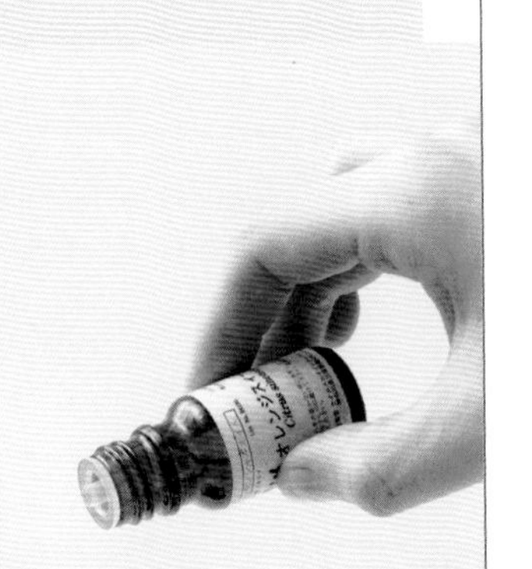

## 購買精油時的注意事項

①確認原料植物的學名、栽培方式（野生、有機栽培等）、萃取部位、萃取方法、原產地等資訊。
②沒有添加或去除成分、未經加工的100%純天然精油。
③精油的品質會因光、熱、空氣等因素變質，所以請購買裝入遮光瓶的精油。
④如要購買的精油有化學型（Chemo Type），必須確認是否為化學型。
⑤香薰油（Pot-pourrio）和香精油（Fragrance Oil）都不是精油，請辨識清楚。

## 精油的保存和管理

①請將精油放入盒內收好，並置於陰涼處，避免日光直射和潮濕。
②開封後，請於1年之內使用完畢。每種精油的保存期限都不同，有些不到半年，有些可存放2～3年。
③請放置在孩童無法拿取的地方保管。
④加入基底油混合的精油，必須在1～2個月內使用完畢。
⑤塑膠容器和橡膠滴管有可能會被精油溶解。
⑥精油是易燃物質。請小心勿釀成火災。

## 芳療時必須注意的事項

基於當事者的健康狀態和精油的特性，也會遇到無法進行芳療的時候。尤其是懷孕時期或生產後、皮膚狀況不佳、生病等時候，對精油的使用方法更應特別謹慎。

PART3的「精油指南」會詳細說明注意事項，而下頁的表，則是列舉出需要特別注意的精油種類（也包括了「精油指南」沒有介紹的精油）。如果有不明白之處，不妨在使用前向醫生或芳療師諮詢。

### 生產前後的芳療

| | |
|---|---|
| **懷孕中的芳療** | 懷孕初期應停止使用精油；即使等到懷孕進入穩定期，還是不可使用會刺激子宮或毒性較強的精油。建議以柑橘類精油為主，用於薰香、泡澡。孕期中的皮膚容易變得敏感，所以只要一直維持低濃度即可。等到孕期進入 37 週，可以使用的精油（參照 246 頁）會增加不少。 |
| **哺乳中的芳療** | 這時正值寶寶記憶母親味道的時期，所以哺乳期間或生產完畢的短時間內，最好暫停使用精油，或者改用相當低的濃度。強烈的香味，對寶寶可能會造成過度的刺激，或者妨礙睡眠。另外，如果把精油或基底油用於乳頭護理，記得在哺乳前輕輕擦拭乾淨。 |

### 對天然精油的堅持

芳療用的是成分完全沒有經過增減加工，一直保持萃取後狀態的純天然精油。用意是為了不破壞精油成分在相互作用下產生的絕妙效果。天然精油當中的成分可抑制有害作用，各成分之間也會產生協同作用，發揮更大的效果。

舉例而言，枸櫞酸若被單獨分離出來，是一種對皮膚刺激很強的單一成分，但存在於檸檬精油或檸檬草精油時，其刺激性會被其他成分抵銷，減弱。即使現今的技術再為發達，仍無法100%重現出天然精油的香味。這些無法一一分析的微量成分，讓精油的香味呈現出獨特的個性和深度；這點對治療也帶來了正面的影響。

| 芳香療法的禁忌 | |
|---|---|
| **高血壓** | 薄荷、藍膠尤加利、迷迭香 |
| **癲癇** | 雪松（北非、維吉尼亞）、鼠尾草、牛膝草、小茴香、薄荷、西洋耆草、薄荷尤加利、迷迭香（樟腦、馬鞭草酮） |
| **嬰幼兒** | 雪松（北非、維吉尼亞）、肉桂（葉、樹皮、原生種）、鼠尾草、熱帶羅勒、牛膝草、小茴香、岩蘭草、薄荷、西洋耆草、藍膠尤加利、薰衣草、西班牙薰衣草、迷迭香（樟腦、馬鞭草酮） |
| **腎臟疾病** | 杜松、小茴香、黑胡椒 |
| **懷孕初期** | 原則上禁止使用精油。尤其是下列精油：洋甘菊（德國・羅馬）、薰衣草、玫瑰，另外也請參照「精油指南」。 |
| **懷孕中期・後期** | 歐白芷、胡蘿蔔籽、快樂鼠尾草、丁香、雪松（北非、維吉尼亞）、杜松、茉莉、肉桂、鼠尾草、桉油醇綠花白千層、麝香草酚百里香、熱帶羅勒、玫瑰草、牛膝草、小茴香、薄荷、香蜂草、西洋耆草、尤加利（藍膠、檸檬）、西班牙薰衣草、檸檬草、迷迭香（樟腦、馬鞭草酮） |
| **哺乳中** | 北非雪松、肉桂（葉、樹皮、原生種）、鼠尾草、熱帶羅勒、牛膝草、小茴香、薄荷、西洋耆草、迷迭香（樟腦、馬鞭草酮） |
| **喝酒時** | 快樂鼠尾草 |
| **高濃度的使用** | 依蘭、快樂洲赤松、丁香、絲柏、茉莉、生薑、黑胡椒、薄荷、香蜂草、西洋耆草、尤加利（藍膠、檸檬）、檸檬草、迷迭香（樟腦、桉油醇、馬鞭草酮） |
| **希望精神集中時** | 依蘭、快樂鼠尾草、茉莉、橙花、苦橙葉、馬鬱蘭 |
| **光毒性水** | 歐白芷、柳橙、葡萄柚、佛手柑、橘子、日本柚子、檸檬 |
| **敏感性肌膚** | 牛至、丁香、絲柏、肉桂（葉、樹皮、原生種）、杜松、生薑、百里香（尤其是麝香草酚、對傘花烴）、茶樹 |

**＊呋喃香豆素和光毒性**

歐白芷、佛手柑（果皮）、柑橘（果皮）等精油，如果塗抹於皮膚後日曬，有可能會造成發炎或發紅、黑斑形成。呋喃香豆素類的佛手柑素、佛手柑內酯等精油成分，對紫外線會產生反應，一般稱為光毒性。

混合高濃度（10～25%）的精油製作香水時，香料公司或化妝品公司會使用已去除呋喃香豆素類的精油（FCF ＊）；但以芳療而言，去除了呋喃香豆素類的精油，成分和最原始的狀態已有不同，所以有些芳療師並不使用。

＊ FCF：Furocoumarins free 的簡稱。

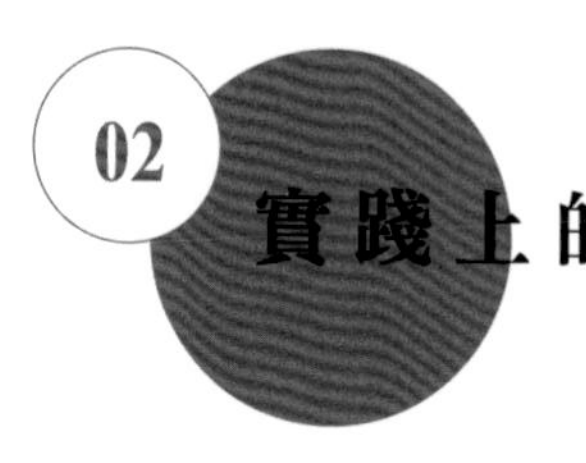

# 02 實踐上的基礎知識

## 用來稀釋精油的基材

精油的原液不能直接塗抹於肌膚，必須先以基底油（植物油）等稀釋後才能使用。稀釋用的基材稱為Carrier。之所以有此稱呼，原因在於基材被視為把精油「運送到體內的工具：carry＝carrier」。可當作基材的物質除了植物油（參照162頁），還包括無水酒精、黏土、天然鹽、蜂蜜、蜜蠟、無香料乳霜、凝膠、芳香蒸餾水等，種類繁多（參照72頁）。

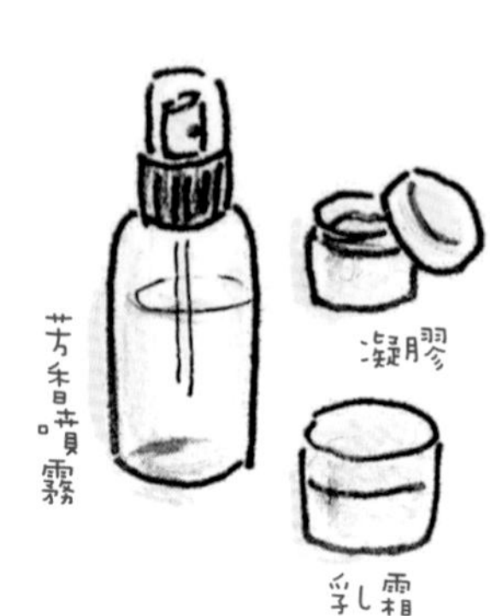


乳霜、凝膠、芳香噴霧外出時也可以派上用場。

## 選擇基材的基本原則

想必大家都知道，將精油和植物油混合後搭配按摩，是芳香療法的主要方法之一；但如果人在公司想要稍微轉換心情的時候，不可能達到和在自家時同樣的程度。遇到這種時候，建議大家使用能夠迅速吸收、不黏膩的凝膠或乳霜。

掌握了基材的特性之後，接著請配合使用的場合靈活運用。

| 選擇基材的重點 | |
| --- | --- |
| **充分發揮基材的特性** | 每一種基材對皮膚的滲透性、滑順感、使用感、含有的有效成分都不相同。請依照膚質和使用目的區分使用。 |
| **利用隨手可得的素材** | 許多身邊現有的自然素材也能搭配精油使用。例如：蜂蜜、天然鹽、小蘇打粉等，相當方便。而庭園裡的香草食物雖然不能當作基材，也可以應用於精油小物製作。 |
| **選擇價格平實的基材** | 若選擇價格昂貴或者不易取得的材料，很難落實於每天的日常生活。還是選擇只要在自家附近的藥房就能買得到的材料吧。 |

## 能夠讓精油充分發揮功效的基材條件

①如果是植物油，必須由低溫壓榨所萃取而成，同時具備良好的延展性和滲透力。
②基材本身要含有對肌膚和身體有益的成分，營養價值高。
③不含香料、添加物等。
④新鮮的品質。如果把過期、已經氧化的基材塗抹在肌膚上，容易造成刺激和過敏。
⑤易於使精油溶解、混合。

### 精油的稀釋濃度

芳香療法把該在一定數量的基材裡，加入多少精油的比例稱為稀釋濃度。例如在30ml的植物油裡加入30滴精油時，稀釋濃度為5%。以這個濃度而言，雖然對局部塗抹時沒有問題，但一般並不會用來進行全身按摩。因為這麼高的濃度對身體會造成負擔，也會使皮膚感覺過於刺激。決定濃度時，請依照芳療的對象和塗抹部位、膚質等條件，進行適當的稀釋（參照60頁）。依照基材的量加入1～2%的精油，是一般基本的作法，但如果用於敏感性肌膚的人、患有疾病的人、長期用藥的人、小孩子、寵物，最好把濃度調得再淡一點。

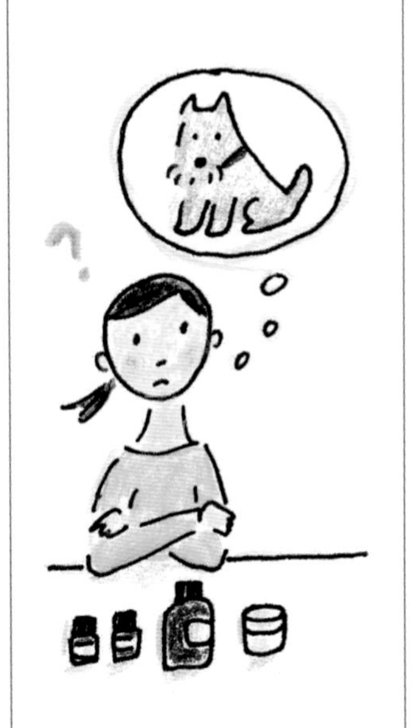

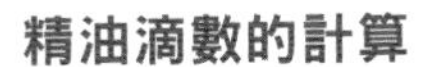

### 精油滴數的計算

基材的量和稀釋濃度決定好之後，下一步是計算實際的滴數。雖然因精油的種類多少會有出入，不過1滴精油大約是0.03～0.05ml。掌握這點以後，就可以利用下列的算式求出精油的滴數。

**希望以植物油 50ml 製作濃度 2%的調合精油時的計算方法**

算出相當於 50ml 植物油的 2%的精油量。

**50（ml）×0.02（2%）＝1（ml）**

換算出 1ml 精油有幾滴。

**1（ml）÷0.05（ml）＝20（滴）**

※1 滴精油以 0.05ml 計算

**最後得出若加入 20 滴精油，濃度就是 2%的結果**

| 稀釋濃度／基材的份量 | 0.1% | 0.5% | 1% | 1.5% | 2% | 2.5% | 5% |
|---|---|---|---|---|---|---|---|
| 5ml | 0.1 | 0.5 | 1 | 1.5 | 2 | 2.5 | 5 |
| 10ml | 0.2 | 1 | 2 | 3 | 4 | 5 | 10 |
| 30ml | 0.6 | 3 | 6 | 9 | 12 | 15 | 30 |

（單位：滴）

要精確量出 0.1 ～ 0.5 滴很難，所以可用其他方式代替。例如 0.5 滴，可先用極少量（1 茶匙以內）的植物油稀釋 1 滴精油，再把 1/2 的份量倒入有刻度的容器，最後用基底油補足到所需份量的刻度。這樣就等於加入 0.5 滴精油。雖然稀釋濃度並不精確，還是可以當作參考的標準。

## 居家使用時建議的稀釋濃度

| | | | |
|---|---|---|---|
| 以一般的成人而言 | FACE | 臉部按摩→混入份量為基材量的 0.1 ～ 1%的精油。 | |
| | BODY | 全身按摩→混入份量為基材量的 1.0 ～ 2.0%的精油。 | |
| | BODY | 局部按摩→混入份量為基材量的 2.0 ～ 2.5%的精油。 | |
| | BODY | 局部塗抹→混入份量為基材量的 3 ～ 5%的精油。 | |
| 非一般的成人而言 | 未滿1 歲 | →以藥酒、香草茶、花水為主 | 基本上不使用精油。頂多在房間擴香，注意不要讓嬰兒的皮膚或身體受到刺激。藥酒以金盞花、德國洋甘菊為主。 |
| | 1~3 歲 | →以藥酒、花水、藥草茶為主，搭配少量的右方精油 | 使用的精油以薰衣草、羅馬洋甘菊、茶樹為主。稀釋濃度為 0.1 ～ 0.2%。 |
| | 3~7 歲 | →以藥酒、花水、藥草茶和少量的右方精油為主 | 可使用的精油種類，和 3 歲以下相同。3 ～ 5 歲的稀釋濃度為 0.2 ～ 0.5%、5 ～ 7 歲為 0.5 ～ 1%。如果是第一次使用，在 30ml 的基材滴入 2 ～ 3 滴即可。 |
| | 7~12 歲 | →可以使用精油，除了禁忌的種類以外 | 稀釋濃度約為 0.5 ～ 1%，是一般成人的 1/3 ～ 1/2 以下。確認有哪些精油不可使用。 |
| | 65 歲以上 | →可以使用精油，除了禁忌的種類以外 | 年紀大的人，必須降低精油的濃度，適合調整為一般成人的 1/2 左右。確認有哪些是血壓過高或過低、罹患慢性疾病的人不可使用的精油。 |

## 日常生活中的實踐方法

接下來介紹精油按摩、精油浴、吸入等可以在日常生活中進行的方法。精油使用過量，對效果並無提升。請熟悉基本用法，適量使用。

## 香味的擴散（碗、精油燈、擴香儀、精油風扇）

可以達到的效果包括室內空氣的殺菌、淨化和抒壓。在裝了熱水的碗內滴幾滴精油的方法雖然簡單，但使用插電式的精油燈或擴香儀，也是不錯的選擇。

使用以蠟燭加熱的精油燈時，一定要留意放置的場地，也不可讓精油乾燒，以免釀成火災事故。如果加熱過度，精油的香味也可能出現變化。

## 吸入（臉盆、碗、杯等）

用途包括精油成分的吸收、轉換心情、喉嚨或鼻子的護理、臉部保養等。精油成分可透過鼻子、肺部黏膜、肺部的微血管等進入體內。

遇到感冒流行季節，或者臉上出現面皰、乾裂等惱人狀況時，請務必試試看。

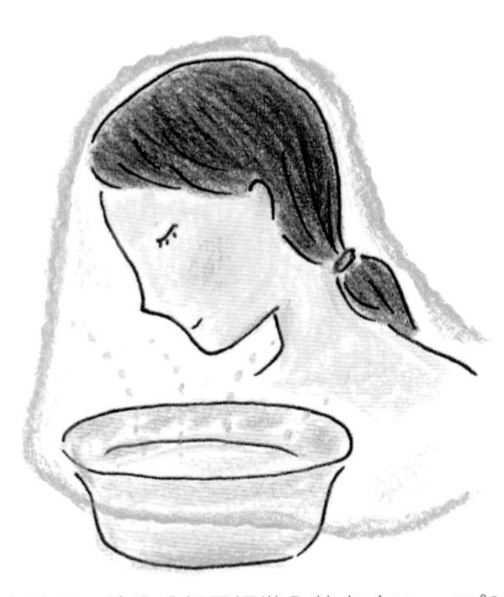

在碗公、臉盆或杯子裡裝入熱水（70～80℃），再滴入精油1～4滴（杯子的話滴1～2滴），隨著裊裊升起的水蒸氣，同時吸入精油（約5分鐘）。用條毛巾包覆頭部和容器，效果更好。
注意事項：雙眼務必闔上。因為精油的成分有可能會刺激眼睛的黏膜。

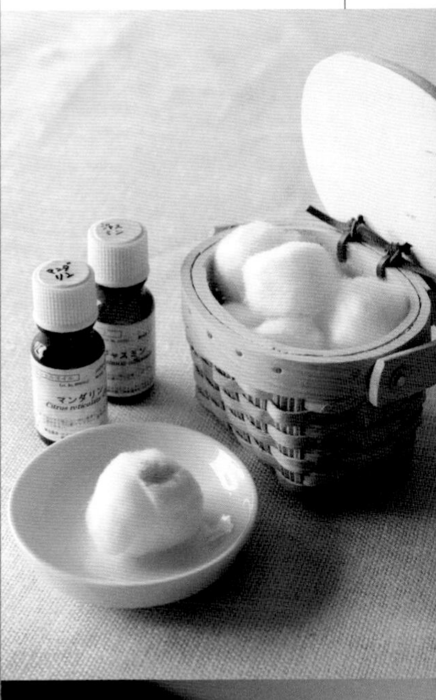



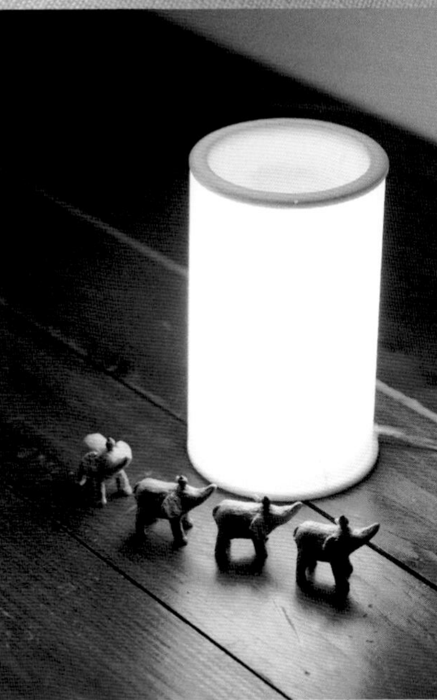

即使只是在棉花球滴上幾滴精油，也散發出陣陣香味（上）。有了精油燈，就能輕鬆進入芳香的世界恣意享受（下）。

## 精油泡澡

精油泡澡可以讓身體吸收精油的成分和鬆弛肌肉，也有改善身體僵硬和抒壓的效果。等於比一般的泡澡，增加了芳療的效果。用法相當簡單，只要在浴缸裡滴進幾滴精油，就可以泡澡了。在毛細孔張開、血液循環變好的情況下，皮膚對精油的吸收率也隨之提高，身體也在呼吸的同時吸收精油。建議大家可依照自己的膚質或喜好，在精油加入天然鹽、乳化劑、黏土等基底材，製作成各種入浴劑（參照76頁）。如果要和家人一起泡澡，除了配合對方對香味的偏好，也別忘了把身體狀況考慮進去喔。

另外，精油的特性是不耐濕氣和高溫，所以請不要放在浴室保存，以免變質。

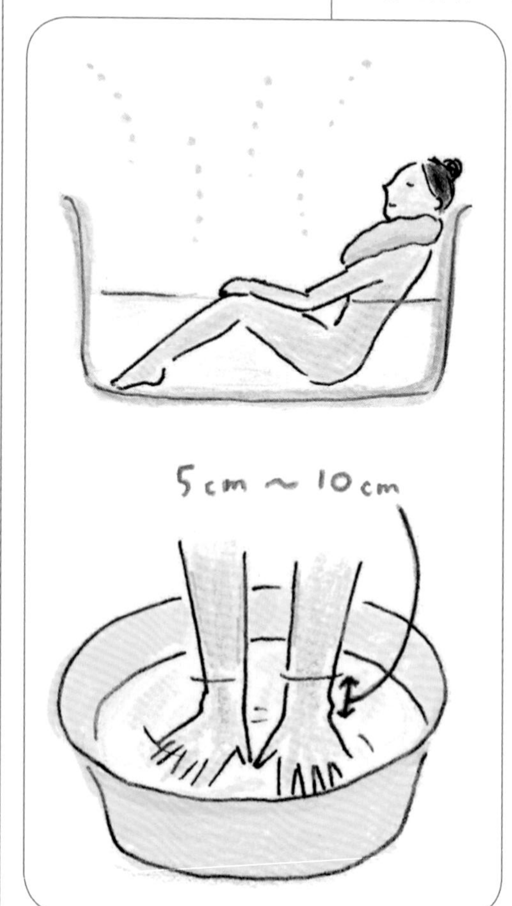


①泡澡

以一般家庭的浴缸（300～400公升）而言，每一次泡澡所需的精油大約是6滴。精油如果加得太多，肌膚會感覺刺激。不論使用哪一種精油，記得一開始只先滴入1～2滴試試看。尤其是選用薄荷、檸檬草、柑橘類、絲柏、杜松等對皮膚稍嫌刺激的精油時，精油量更需要控制得當。採用胸部以下的半身浴也有很好的效果。如果把水溫調成微溫狀態，不會對心臟造成負擔，所以可以泡得久一點。另外，在泡澡前喝杯水；或者在泡澡時在嘴裡含一口水，都有促進排汗的作用。

②局部入浴（手浴、足浴）

建議身體末梢冰冷或體溫過低的人試試看。只需滴入2～3滴便以足夠，重點是水溫要保持同樣的熱度約15分鐘。所以必須準備裝了熱水的水壺，以便水溫下降時能迅速補充。

## 貼布（溫、涼）

目的是舒緩疼痛、腫脹、僵硬和疲勞。涼貼布用於受傷後的第一時間和發炎，溫貼布用於肩膀僵硬、腰痛、生理痛等。用保鮮膜和乾毛巾包覆在溫貼布上，可以延長溫熱的時間。

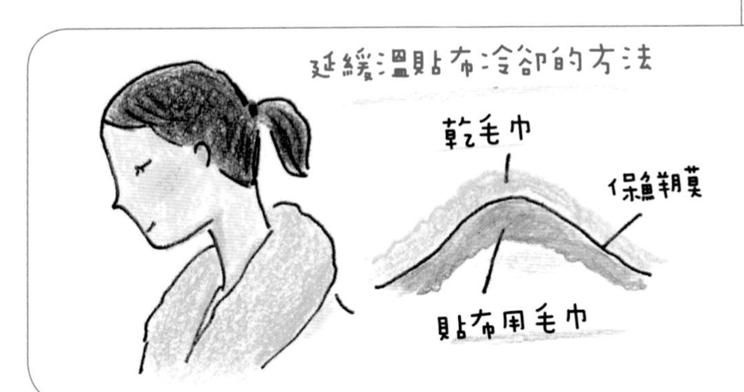


準備一個臉盆，裝入稍燙的水（溫貼布）或冰水（涼貼布）。接著依照使用目的選擇合適的精油，滴入臉盆2～3滴。將毛巾放入臉盆時，順便舀起浮於表面的精油。擰乾後，敷於患部。如此反覆數次。

## 精油按摩（芳香按摩）

透過精油按摩，可以達到舒緩肌肉僵硬、放鬆、刺激身心和增強體力等效果。如果全身進行，精油的吸收量會比其他方法更多。1天建議使用的精油量最好不要超過6～7滴；如果用於身體，大約需準備10～20ml的基材；臉部的話，大約是5～10ml。不包括臉部、只針對某些部位進行重點式進行塗抹的話，也可以把精油的濃度稀釋成3～5%。

稀釋濃度的標準是身體1～2%、臉部、敏感膚質的身體是0.1～1%（1%是10ml的植物油對精油2滴）。

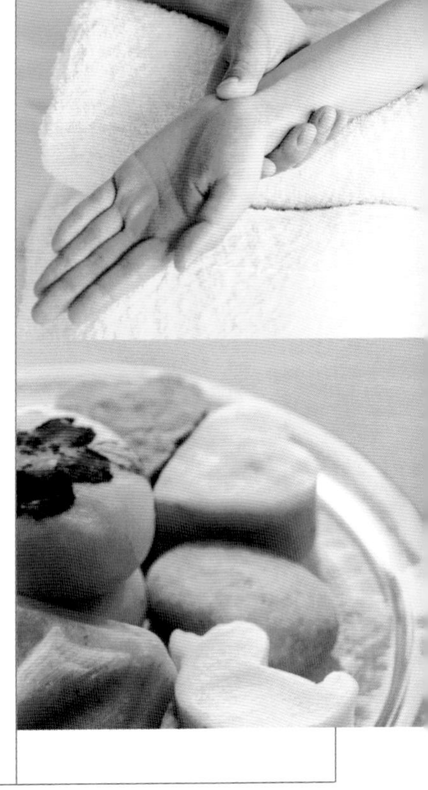

## 精油小物（參照 76 頁）

只要掌握原則，大家也可以透過許多簡單的方式，將精油在日常的生活中發揮得淋漓盡致。包括肥皂、洗髮精、潤絲精、化妝水、護手霜、空氣清淨劑等，都可以運用精油和其他天然素材製作。

讓芳香療法成為生活中的一部分以後，漸漸地身心都會越來越健康。

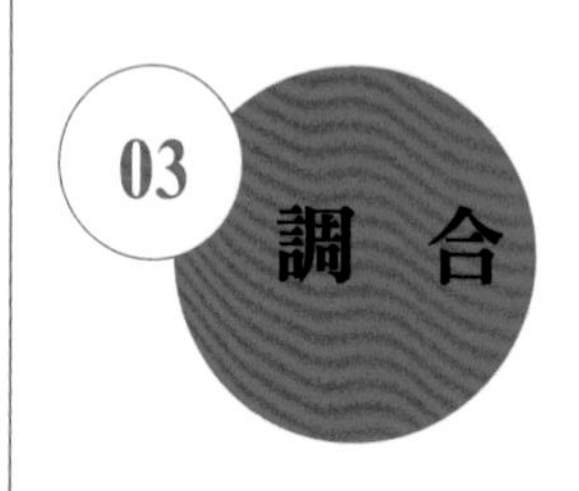


## 基礎篇：調合前要決定好目的

我很建議大家嘗試調合2種以上的精油，因為可以達到相輔相成的效果。混合2種或3種香味，可以共同譜出妙不可言的香味協奏曲。一瓶精心調配而成的複方精油，有助恢復身心的平衡。

如果冀望調配能帶來精神方面的改善，要添加使用者喜歡的香味。聞起來覺得很舒服的味道，就像一把開啟我們內在層面的鑰匙。相信它可以讓我們放下內心的重擔，不必虛擲力氣，並且找回原本的自我。

出於本能選擇自己所需的食物和場所，是動物與生俱來的能力。我們也一定具備能夠配合身心的要求，做出正確選擇的能力。雖然理由並不清楚，但是有些香味的確讓我們深深受到吸引，不是嗎？相反的，不可思議的是，聞到已經派不上用場、太過熟悉、還沒有做好準備要利用等精油的味道時，心裡下意識的會產生一股排斥感。

精油筆記本
要不要擁有一本自己專屬的精油筆記本呢？除了記錄精油的調配比例和配方，也可以寫下你對精油產品的使用心得或隨時想到的靈感，讓你的精油生活更添精彩。

**調合的步驟**

①決定目的。
②閉上眼睛，一一聞過在候選名單上的精油，再選出主要的精油。
③選擇作用和主要精油相似或具備輔助作用的精油。
④決定使用基材的種類、數量和濃度，調合 2 ～ 4 種精油。

## 決定調合的目的

考慮該如何調配的時候，第一重要的是掌握使用者當下的狀態。首先想想最想改善的是哪一方面的問題。仔細確認症狀出現的狀態和原因。

和想得到放鬆、提振精神這類籠統、空泛的目的相比，能夠明確指出想要使用的時機、對象是誰、希望情緒能得到何種舒緩等具體內容，可以節省挑選精油的時間。

另外，如果想減輕「肩膀僵硬」的情形，首先可以從溫熱身體等身體層面著手；或者從精神層面出發，選擇能夠舒緩壓力和精神緊張的精油配方，以達到改善肩膀僵硬的目的。因為精神和身體兩方面，一定會互相影響，既可以同時將兩者納入考量，也可以從單一面下手。

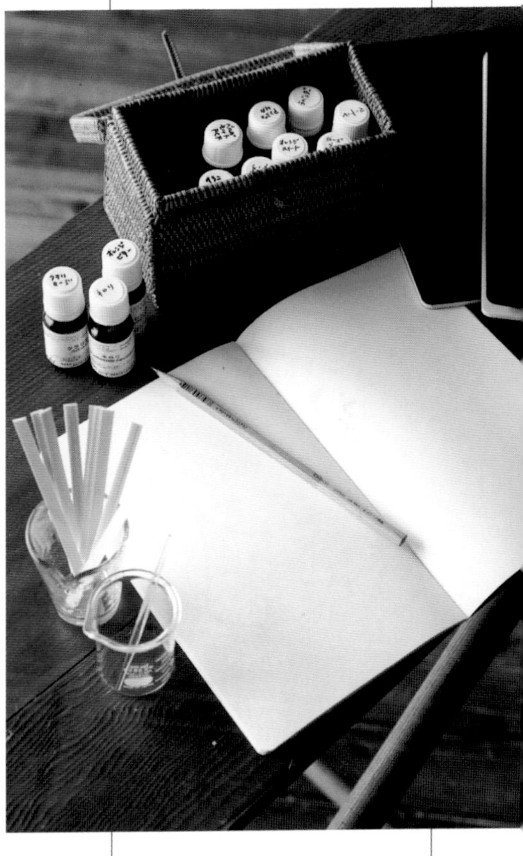

## 挑出幾種候選的精油

目的決定好以後，請參考「精油指南」（109～161頁），挑選出一種吧。請不要有太多顧忌，以免遲遲無法踏出最開始的第一步。

首先，從你對調合精油的訴求，找出關鍵字來。以剛才提到的「肩膀僵硬」為例，如果是因為背負重物；或者在全神貫注下，長時間保持同一姿勢工作所造成的肩膀僵硬，那麼，能夠促進血液循環，舒緩肌肉緊張的迷迭香或檸檬草精油等，自然會進入候選名單。

相對的，如果是情緒緊張所導致的肩膀僵硬，具備安神和放鬆效果的洋甘菊、橙花、花梨木等能夠對精神面產生作用的精油，應該都是不錯的選項。或者選擇能舒緩身心緊張的馬鬱蘭或薰衣草精油，也可以達到類似的效果。

接著選出作用類似主要精油，或者具備輔助作用的精油。至於參考的依據，就是每一種精油所含有的成分和成分比。除此之外，依照自己的直覺，選擇聞起來覺得很舒服的香味，也能得到滿意的結果。聞香的時候，請同時想像著煩惱全都一掃而空。相信這個動作一定能為你帶來啟發，讓你找到中意的香味。

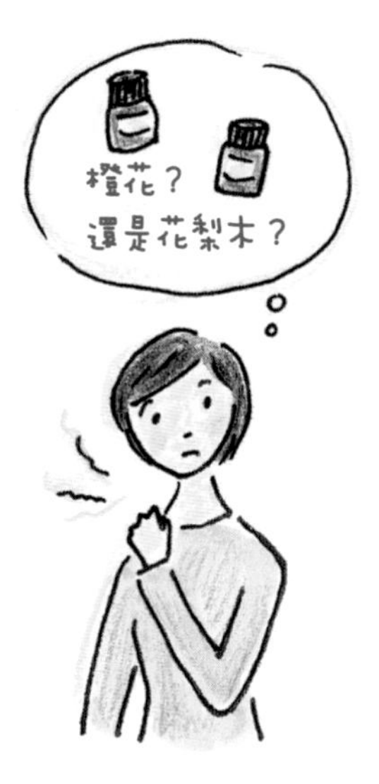

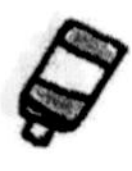

直覺

香味的調性

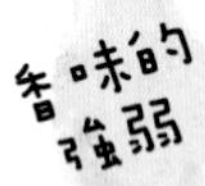


效能

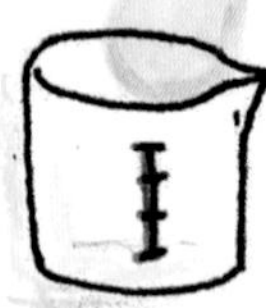

## 高級篇：調配出讓人覺得很好聞的配方

正如「一粒老鼠屎壞了一鍋粥」這句話，有時候不過只加了1滴精油，卻可能造成整體的印象走樣，讓味道和預期出現很大的出入……。香味對芳療而言是攸關成敗的重要因素，所以調配出聞起來心曠神怡的香味，自然非常重要。

為了讓大家在調配精油時，能夠更加得心應手，接著介紹幾項實用的調香基礎知識。使用調配比例得當、聞起來很舒服的味道，可以提高療癒的效果。調配時，必須把精油成分的效能、直覺、香味的強弱、香味的調性等眾多因素也列入考量。

### ①精油之間的混合比例

味道和效果皆強、辨識度高的精油，以及具備毒性或會刺激皮膚的精油，唯有先稀釋成合適的濃度，才能發揮撫慰的作用。加入的滴數太多，不但可能引起某些困擾，也會蓋過其他精油的味道。所以，請務必同時參考「精油指南」（109～161頁）的Blend Factor (B.F.)。

**Blend Factor**

所謂的 Blend Factor（B.F.），可以把它定義成混合 3 種以上的精油時，每一種精油的添加比例。並不是實際加入基材的精油滴數。舉例而言，若混合 B.F.1、B.F.3、B.F.7 這 3 種精油，意思是預定加入基材的精油總滴數，必須用 1：3：7 的比例分配。本書把只需 1 滴就能帶來強烈作用或味道強烈、大量使用會產生刺激皮膚或神經毒性的風險的精油，設定為 B.F.1 或 B.F.2。混合 B.F. 都很低的精油時，必須先把原本設定的稀釋濃度再調淡 2～3 成，減少精油的總滴數。揮發速度愈快、作用穩定的精油，B.F. 也愈高。一開始先記住 B.F. 數值明顯較小和較大的精油。

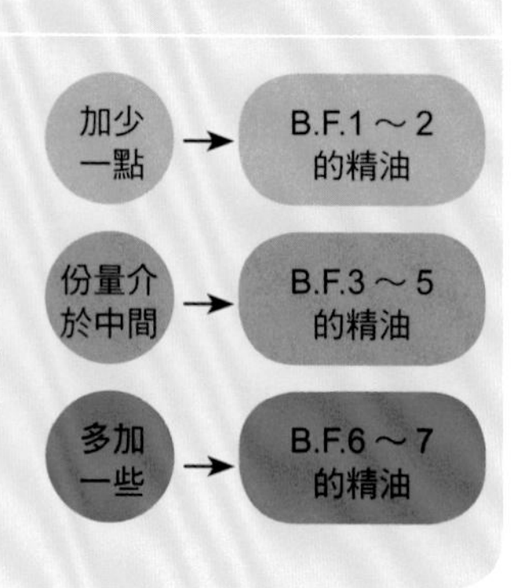


### ②香味的調性

精油在空氣中揮發的速度都不一樣，各有其揮發度。分子量愈小、成分愈輕的揮發速度愈快，成分愈重的愈慢。把調合精油擦在肌膚上，最先揮發的是揮發速度快的成分。揮發速度慢的成分會逐漸和體味融為一體，留下淡淡的味道。

## 前調：中調：後調＝2：2：1

調配精油的時候，考量精油的揮發度，以良好的比例分配揮發速度快的和揮發速度慢的種類，也是很重要的技巧。這麼一來，一開始出現的前調便決定了香味給人的印象，等於是整體的亮點。之後，隨著中調、後調的出現，香味也逐漸轉變；這一段經過，應該也堪稱是聞香的一種樂趣吧。

基本上，可以把前調：中調：後調＝2：2：1當作參考的比例。如果只用前調精油調配，一開始雖然會留下強烈的印象，但香味並不持久。不過，加入幾滴揮發性慢的精油，可以提高前調的持久度。

舉例而言：如果混合佛手柑、柳橙、檸檬這3種精油，因為它們都屬於前調，香味很快就會消失。但是，加入中調的苦橙葉和後調的乳香，不但有助層次感的提升，香味也能夠維持得更久。

前調
塗抹後馬上揮發的香味
中調
中段的香味（又稱為核心調）
後調
最後揮發的香味。最後剩下的香味


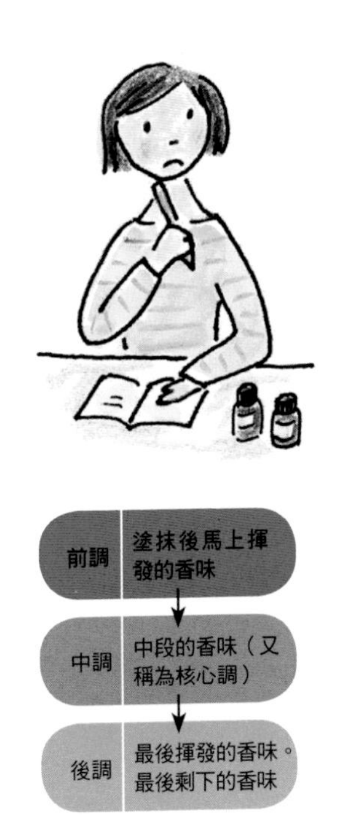

| | | |
|---|---|---|
| 前調 | 揮發速度最快，屬於塗抹後，「第一個跑出來」的味道。香味可持續10～30分鐘。給人的感覺很強烈，所以調香時如果不加，第一印象會顯得薄弱。柑橘類、草或葉類精油多屬於前調。 | 柳橙、葡萄柚、杜松、茶樹、綠花白千層、玫瑰草、薄荷、佛手柑、香桃木、橘子、尤加利、日本柚子、薰衣草、檸檬、檸檬草、迷迭香 |
| 中調 | 香味持續的時間從30分鐘到2個小時。中調堪稱調香的核心。因為香水的配方，原先就是設計成在塗抹2小時後，散發最主要訴求的香味。玫瑰或茉莉等花類精油，幾乎都屬於中調或中後調。 | 依蘭、歐洲赤松、洋甘菊、小豆蔻、快樂鼠尾草、丁香、生薑、茉莉、天竺葵、沉香醇百里香、橙花、苦橙葉、熱帶羅勒、黑胡椒、馬鬱蘭、香蜂草、西洋蓍草、岩玫瑰、玫瑰原精、花梨木 |
| 後調 | 揮發速度最慢，可持續2小時到半天。甚至過了2～3天也可能還聞得到。可以當作香味的保留劑，延長香味整體的持續時間，所以至少得添加一種。木質香或橡苔香、樹脂香都屬於後調。雖然乳香略接近中調，但其他精油都屬於厚重感十足的後調。 | 歐白芷、橡苔、檀香、北非雪松、廣藿香、檜木（樹幹）、乳香、岩蘭草、安息香、沒藥 |

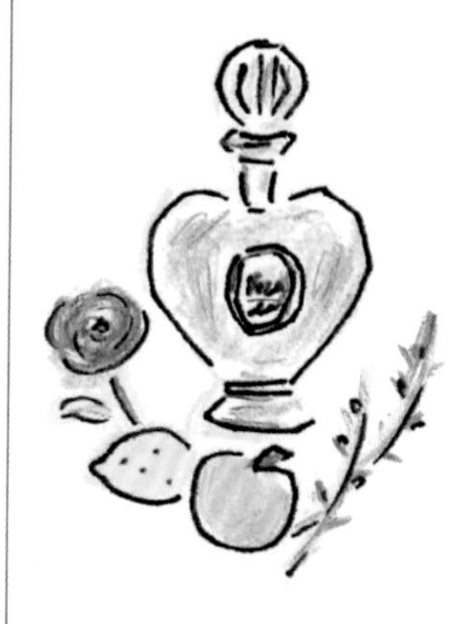

## 整體的香味調性

依照香料的種類和揮發順序，每一種的調香都會產生其獨一無二的特性（香調）。在香水的世界中，可依照不同的香調類型，分成好幾個族群。你對想調配出什麼樣的香味有概念嗎？除了柑橘調、香草調；還有在寒冷的季節裡，只需添加少許，就能帶來暖意的香辛調等。加一點調性異於主調的香味，好發揮畫龍點睛的效果，也是調香的技巧之一。以下列舉出只使用精油，也能簡單重現的基本族群。

**花香調**

正如其名，這個族群像花一樣，給人優雅華麗的印象。通常是茉莉、玫瑰等花香，搭配檀香或花梨木的木質調香味。單花（Single Flower）型香水是指香水的原料以單一花香為主調；Bouquet 是法文，意思是花束，指的是調合了 2 種以上花香的香水。

**木質調**

廣藿香和檀香，同時兼具木質調和樹脂調的特色。雪松、檜木都屬於讓人聯想到鉛筆的木質調。絲柏和歐洲赤松比較接近森林的感覺。岩蘭草屬於帶有土腥味的厚重木質調，也兼具土質調的香味。

**香草調**

小茴香、快樂鼠尾草、薰衣草、尤加利、迷迭香、熱帶羅勒等香草類的香味。只要混合含有芳樟醇、1,8- 桉油醇、萜烯、樟腦、甲基醚蔞葉酚等成分含量高的精油，就成了香草調。

**柑苔調**

名稱源自於地中海的塞普勒斯島，是一種很古典的香調。兼具清新與沉穩的特質，散發著一股有如原始森林的土腥味。香氣獨特，帶有少許甜味。以地中海產的柳橙、佛手柑、玫瑰等柑橘類和花類精油，搭配橡苔（苔類）、廣藿香、雪松、絲柏所調合而成。

**東方調**

洋溢著一股神祕的東方風情。樹脂的煙燻甜味，除了厚重的感覺，也深具層次。以花香搭配印度或東南亞、中近東生產的香料或乳香、沒藥、安息香等樹脂、檀香、檜木、廣藿香等調配而成。

**柑橘調**

以柳橙和佛手柑為主的柑橘類自然香味。符合青春洋溢、活潑好動的形象。以柑橘搭配薰衣草、絲柏、杜松等木質或花類香味，一開始即使營造出可愛的感覺，接著也能展現出成熟、穩重的氣氛。

**甜香調**

感覺像香草口味的甜點般，散發著甜蜜的香氣。精油中加入甜橙、橘子、安息香、香草等香味就可產生甜香調。

**辛香調**

包括肉桂、丁香、芫荽、黑胡椒等辛辣、刺激的香味。和其他族群搭配，會形成很獨特的味道。例如搭配花或樹脂，就有濃厚的東方味。

## 香味的強弱

精油的香味也有強弱之分。鑑於有些味道非常強烈的精油，只需少量就能決定整體香味的調性，所以一次先加一滴，再視情況而定。以免整體的味道被香味過於強烈的精油蓋過。

|  |  |
|---|---|
| 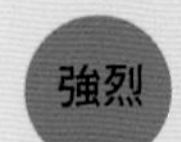 強烈 | 歐白芷、橡苔、松香、小豆蔻、羅馬洋甘菊、德國洋甘菊、丁香、茉莉、肉桂、百里香、廣藿香、熱帶羅勒、纈草、岩蘭草、安息香、香蜂草、西洋蓍草、檸檬尤加利、檸檬草 |
| 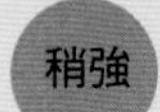 稍強 | 依蘭、快樂鼠尾草、芫荽、北非雪松、生薑、天竺葵、橙花、玫瑰草、檜木、黑胡椒、苦橙葉、小茴香、香桃木、沒藥、迷迭香、尤加利、玫瑰原精、岩玫瑰 |
| 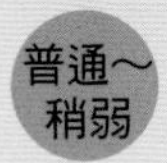 普通～稍弱 | 歐洲赤松、柳橙、葡萄柚、檀香、絲柏、杜松、茶樹、綠花白千層、乳香、佛手柑、薄荷、馬鬱蘭、橘子、日本柚子、薰衣草、檸檬、花梨木 |

### 調合時的注意事項

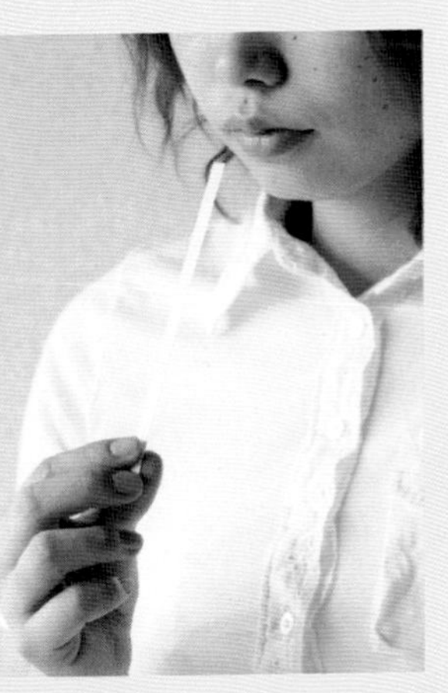

調合精油的時候，也必須把時間點和季節等因素列入考慮。光是能敏感地感受到香味的些微差異，就代表調香的功力已經提升，調配出來的成果也愈臻於完美。

調合精油時少不了試香紙。在試香紙滴 1 滴精油，仔細確認慢慢飄散出來的味道。試香紙在精油專賣店買得到，或者把圖畫紙裁切成長條狀使用也可以。

- 調合精油適合在精神比較集中的上午進行。
- 空腹時對酒精的刺激比較敏感，但是吃太飽，會使腦部運作變得遲鈍。另外，飯後也不適合馬上進行，因為會增加選擇精油的困難度。
- 嗅覺在排卵日的前後會變得銳利，甚至連平常都聞不到的味道都聞得出來。相反的，嗅覺在生理期間常常會變得比較遲鈍。
- 感覺會隨著季節、房間的溫度和濕度、心情出現變化。舉例而言，在冬天喜歡的香味，有時到了濕度高的梅雨季節，卻覺得味道聞了很容易膩。
- 閉上眼睛、腦中放空，只專注在眼前的香味吧。

## column 1 脈輪和芳療

有些人認為人體的能量各有出入口，稱之為脈輪（Chakra）。如同右圖所示，主要的脈輪共有7個，各有其對照的顏色（參照右圖）和聲音，據說也存在於掌心和腳底等處。脈論若處於封閉狀態，與其相關的臟器和內分泌腺、神經等部位的能量進出，也會跟著出現不順。

目前已得知，精油也會對脈輪和靈體產生作用。如果能夠掌握精油的來源植物，其色彩和形狀、栽培環境、精油的顏色及萃取部位等，分別和哪個脈輪共鳴，等於替芳療的進行提供了強而有力的線索。

至於分別和每個脈輪所對應的精油，雖然眾說紛紜，在此為大家介紹我個人覺得有效的看法，請大家不妨參考看看。另外，從109頁開始的「精油指南」，也會提及透過精油按摩，對脈輪所造成的影響。

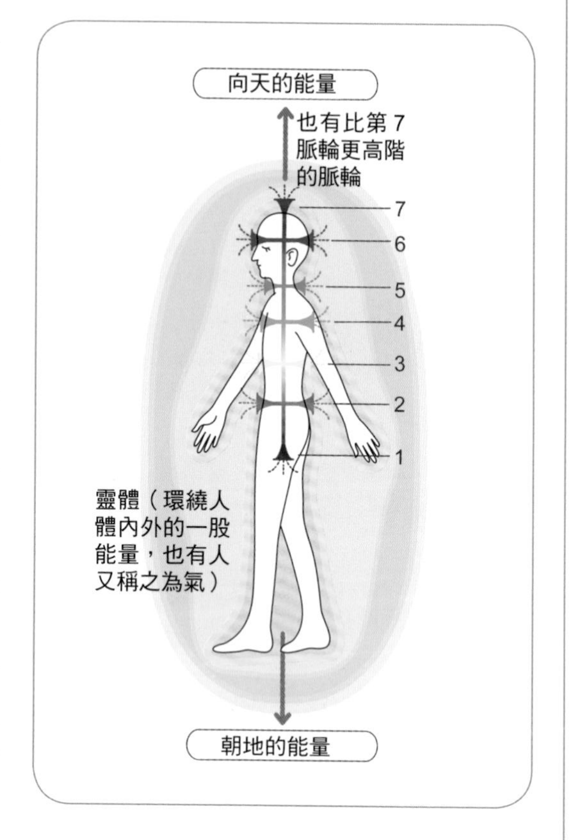


| 脈輪 | 位置 | 作用 | 對應的精油 |
|---|---|---|---|
| 第1脈輪 | 尾骨和性器之間 | 生存、生命力 | 生薑、岩蘭草、廣藿香、沒藥 |
| 第2脈輪 | 肚臍往下2～3cm之處 | 生殖、免疫力、創造 | 柳橙、小豆蔻、茉莉、橙花、玫瑰 |
| 第3脈輪 | 心窩 | 感情、想法、自尊心 | 黑胡椒、岩蘭草、橘子、薰衣草 |
| 第4脈輪 | 胸部的中心 | 愛情、和協 | 苦橙葉、佛手柑、香蜂草、玫瑰 |
| 第5脈輪 | 喉嚨 | 表現、溝通 | 洋甘菊（德國、羅馬）、尤加利、沒藥 |
| 第6脈輪 | 眉間 | 直覺、思考、發覺 | 杜松、薄荷、迷迭香 |
| 第7脈輪 | 頭頂部 | 人生的目的、精神性 | 茉莉、橙花、薰衣草、玫瑰 |

與高階脈輪對應的精油：橙花、薰衣草、迷迭香
對高位置和低位置的脈輪產生作用，使能量上下流通的精油：歐白芷、檀香、雪松、檜木、乳香、花梨木

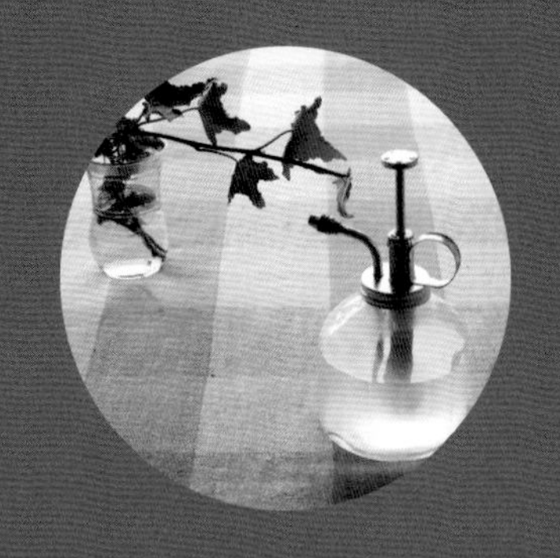

# *PART* 2

## 芳療自我護理的基本指南

除了單純享受精油的香味，你有沒有興趣也動手 DIY 化妝水或香皂等保養品呢？
PART2 會詳細介紹精油小物的製作方法和使用精油按摩的方式。
歡迎加入精油生活的行列。

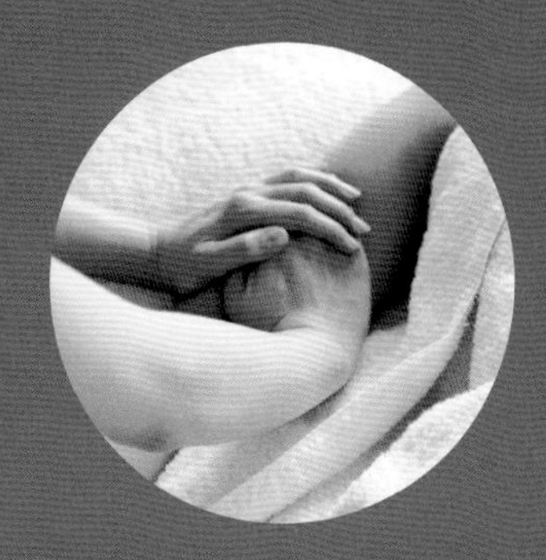

# LESSON 1

# 必備的材料和各種道具

## 基材和材料

將芳療帶進生活，把它當作維持全家健康和抒壓的好方法。運用方式有很多，只要更換搭配的基材，即使是同一種精油，使用起來的感覺也會大不相同。所以依照用途和個別狀況巧妙搭配，更能明顯地感受到精油的效用。

### 乳果木油（乳果油）

**用途** 護手霜、護唇膏等。

**保存** 存放於陰涼處，避免接觸濕氣。

**購買地點** 精油專賣店

＊最好選擇無香料、添加物愈少愈好的種類。

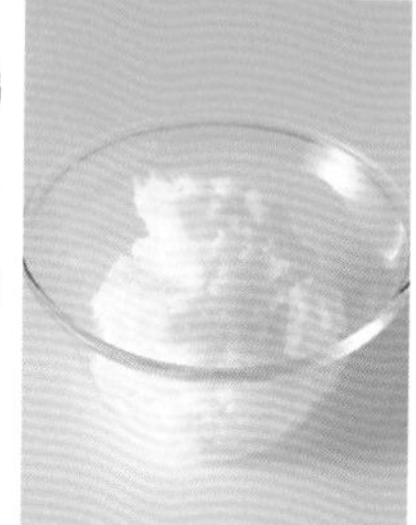

### 凝膠基材（包含蘆薈膠）

**用途** 感冒專用凝膠．蚊蟲叮咬用凝膠等芳香凝膠。

**保存** 存放於陰涼處，避免接觸濕氣。

**購買地點** 精油專賣店

＊最好選擇無香料的凝膠，而且添加物愈少愈好。

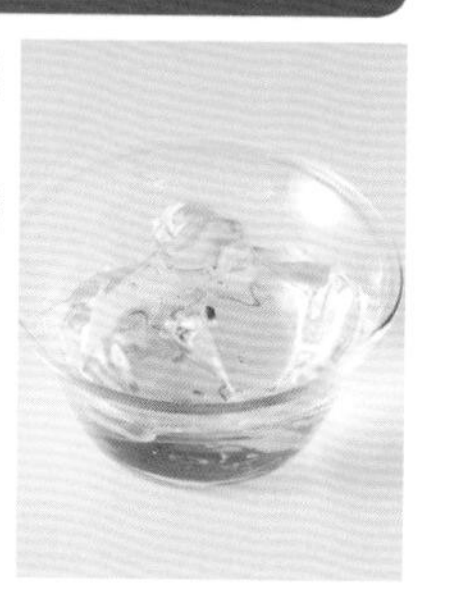

### 黏土

**用途** 潔牙粉、面膜、泡澡劑、貼布、頭皮護理、化妝水、肥皂等。

**保存** 避免接觸濕氣，需放置於密封容器保存。

**購買地點** 精油專賣店

＊黏土有高嶺土、蒙脫石、摩洛哥黏土等數種，每一種的吸附力和吸收力各不相同。

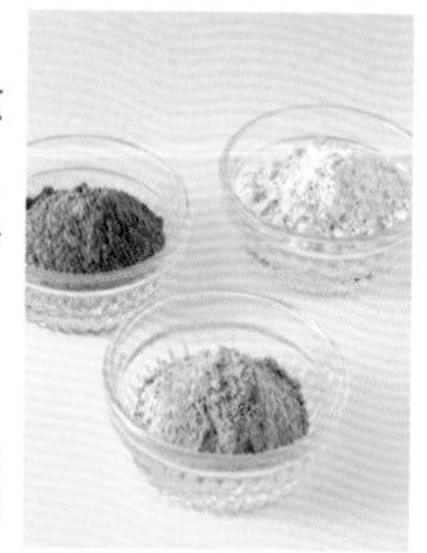

### 乾燥香草

**用途** 浴鹽、波曼德、肥皂、藥酒、入浴劑等材料。

**保存** 避免接觸濕氣，需放置於密封容器保存。

**購買地點** 精油專賣店、有機商店

＊製作精油小物時所需要的乾燥香草，要選購用來泡香草茶的種類。

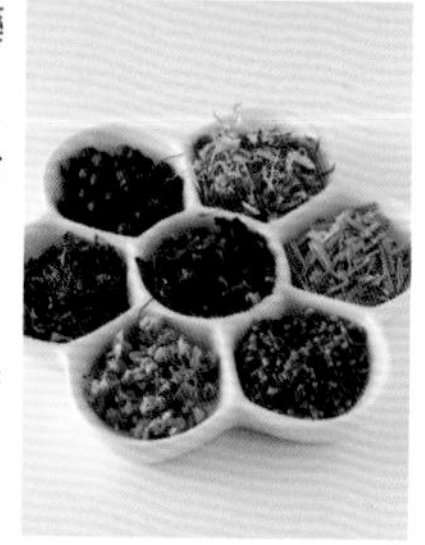

### 天然鹽

**用途** 浴鹽（入浴劑）、身體按摩去角質、潔牙粉等。

**保存** 避免接觸濕氣，需放置於密封容器保存。

**購買地點** 自然食品店

＊如果是用來製作潔牙粉或按摩去角質產品，使用顆粒細一點的天然鹽，觸感比較溫和。

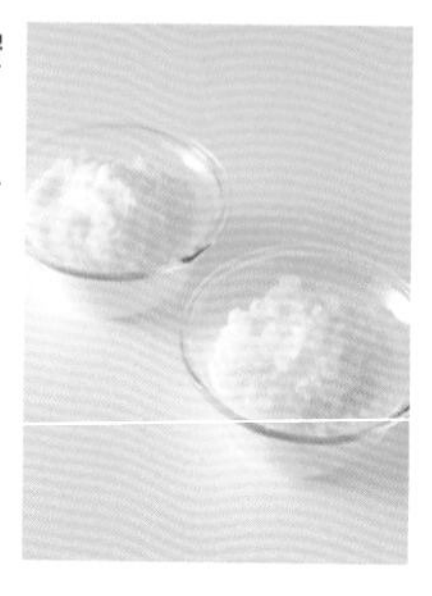

### 蜜蠟

**用途** 軟膏．護手霜、護唇膏、香膏等。

**保存** 避免接觸濕氣，需放置於密封容器保存。

**購買地點** 精油專賣店

＊分成經過除臭．漂白處理的白色蜜蠟和未精製的黃色蜜蠟。黃色蜜蠟還殘留著些許的蜂蜜香味。

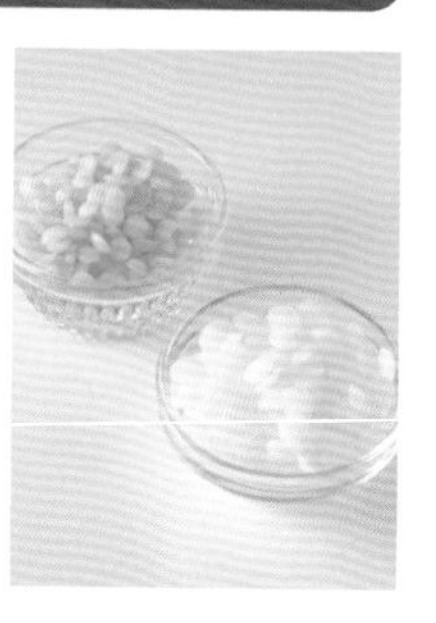

## 基底油（植物油）

用途　按摩油、乳霜等。

保存　存放於陰涼處。

購買地點　精油專賣店

＊詳情請參閱 P162 ～ 172 的介紹。

## 水（礦泉水、蒸餾水）

用途　空氣清新劑、漱口水、香水、化妝水、藥酒等。

保存　存放於陰涼處。

購買地點　便利商店、食品材料行等

＊如果使用硬度高的礦泉水，有時會產生沉澱物。

## 乳化蠟（植物性乳化劑）

用途　軟膏、護手霜、乳液等。

保存　避免接觸濕氣，需放置於密封容器保存。

購買地點　精油專賣店

＊使用添加此基材的精油產品後，如果馬上觸碰到水，感覺會變得滑滑的。

## 無添加肥皂（純肥皂99%、無香料）

用途　精油（香草）皂。

保存　放置於乾燥處。

購買地點　藥房、有機商店等

＊分成固狀、粉狀和粒狀。精油最適合搭配沒有添加乙二胺四乙酸（EDTA）和香料等添加物的純肥皂。

## 乳化劑（精油稀釋劑）

用途　化妝水、漱口藥水、入浴劑等（讓精油容易溶於水）

保存　存放於陰涼處。

購買地點　精油專賣店

＊使用的感覺依使用材料如卵磷脂、酒精等而異，所以需要以產品的特性區分使用。價格也依照廠牌、乳化劑的種類而異。

## 無水酒精

用途　漱口水、香水、化妝水、空氣清淨劑、藥酒等。也可以當作防腐劑。

保存　避免高溫．溼氣．日光直射，須存放於陰涼處。

購買地點　藥房

＊製作香水以外的產品時，如果手邊沒有無水酒精，可以用酒精濃度 35 ～ 40%的白蘭地、伏特加、白酒（蒸餾酒）代替。

## 檸檬酸

用途　化妝水、潤絲精、發泡入浴劑、掃除用清潔劑等。

保存　避免接觸濕氣，需放置於密封容器保存。

購買地點　藥房、食品材料行

## 水果醋（杏子、蘋果、葡萄等）

用途　化妝水、潤絲精等。

保存　存放於陰涼處，避免接觸濕氣。

購買地點　有機商店、食品材料行等

＊不喜歡醋味的人，可以用檸檬酸代替。

## 甘油

用途　當作保溼劑使用。化妝水、潔牙粉等。

保存　避免高溫、溼氣、日光直射，須存放於陰涼處。

購買地點　藥房

## 小蘇打粉（碳酸氫鈉）

用途　發泡性的入浴劑、潔牙粉、清潔、除臭劑等。

保存　避免接觸濕氣，需放置於密封容器保存。

購買地點　藥房、食品材料行等

＊如果要製作成潔牙粉，最好在藥房購買粉末細小的小蘇打粉。

### 蜂蜜

用途　精油蜂蜜、面膜、咳嗽糖漿等。
保存　避免接觸濕氣，需放置於密封容器保存。
購買地點　烘焙材料行、食品材料行等

### 無香料洗髮精、潤絲精、沐浴乳

用途　精油洗髮精、潤絲精、沐浴乳。
保存　避免接觸濕氣，需放置於密封容器保存。
購買地點　精油專賣店、有機商店

### 無香料乳霜、卸妝乳、乳液

用途　護手霜、乳液、卸妝乳等。
保存　避免接觸濕氣，需放置於密封容器保存。
購買地點　精油專賣店、有機商店

### 粉類（米粉、玉米粉、市售的嬰兒爽身粉）

用途　爽足粉、香氛粉。
保存　避免接觸濕氣，需放置於密封容器保存。
購買地點　烘焙材料行、藥房

### 花水（Flower Water）

用途　漱口藥水、調理水、乳霜、面膜、化妝水等。
保存　存放於陰涼處，避免接觸濕氣。
購買地點　精油專賣店、藥房

### 抹茶粉

用途　浴鹽、肥皂、藥酒、入浴劑等材料。
保存　避免接觸濕氣，需放置於密封容器保存。
購買地點　烘焙材料行、茶行、有機商店

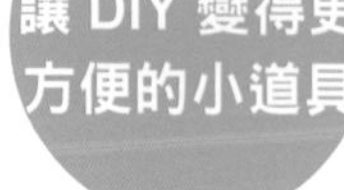

## 讓 DIY 變得更方便的小道具

**毛巾等直接接觸皮膚的用品，大約使用 3 個月，聞起來就有一股基底油的氧化臭味。所以最好準備芳療專用的用品。**
**用於手浴或足浴的臉盆或水桶，盡量選擇大一點的尺寸。尤其是足浴用的容器，容量要足夠泡到小腿肚的一半。**

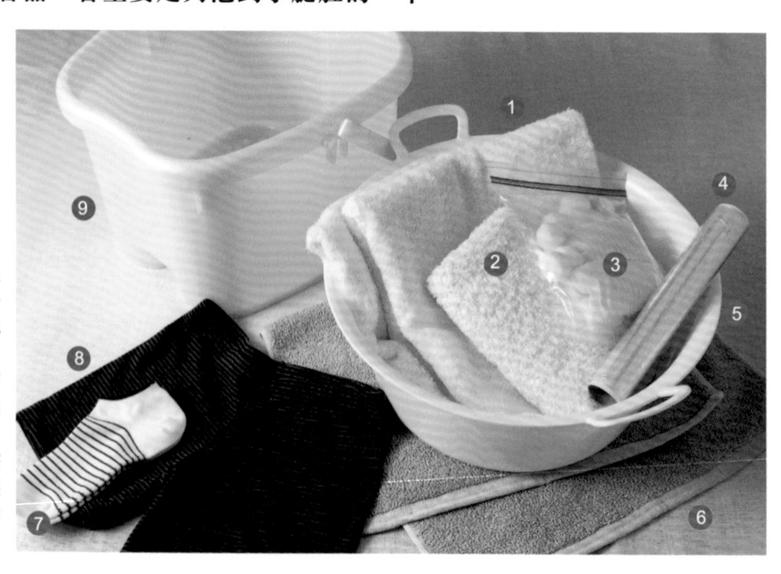


①浴巾（4～5條）
②毛巾（1～2條）
③化妝棉④保鮮膜
⑤臉盆⑥浴室踏墊
⑦襪子⑧短褲⑨水桶

④保鮮膜，主要是用於敷上黏土護髮膜後，需靜置 3～5 分鐘的時候。改用浴帽也可以。
⑦襪子，在按摩腳底後穿上，這樣才不會把地板弄得黏黏的。
⑨水桶，即使不是專為足浴設計的桶子也沒關係，只要雙腿放入時，能夠讓小腿的一半泡在熱水就可以了。

## 製作精油小物的器具

**有很多器具從廚房裡拿就有，而且也不必擔心若沒有湊齊所有道具，就無法製作的問題。倒是用來裝產品的瓶瓶罐罐，如果能多準備幾種尺寸會很方便。**

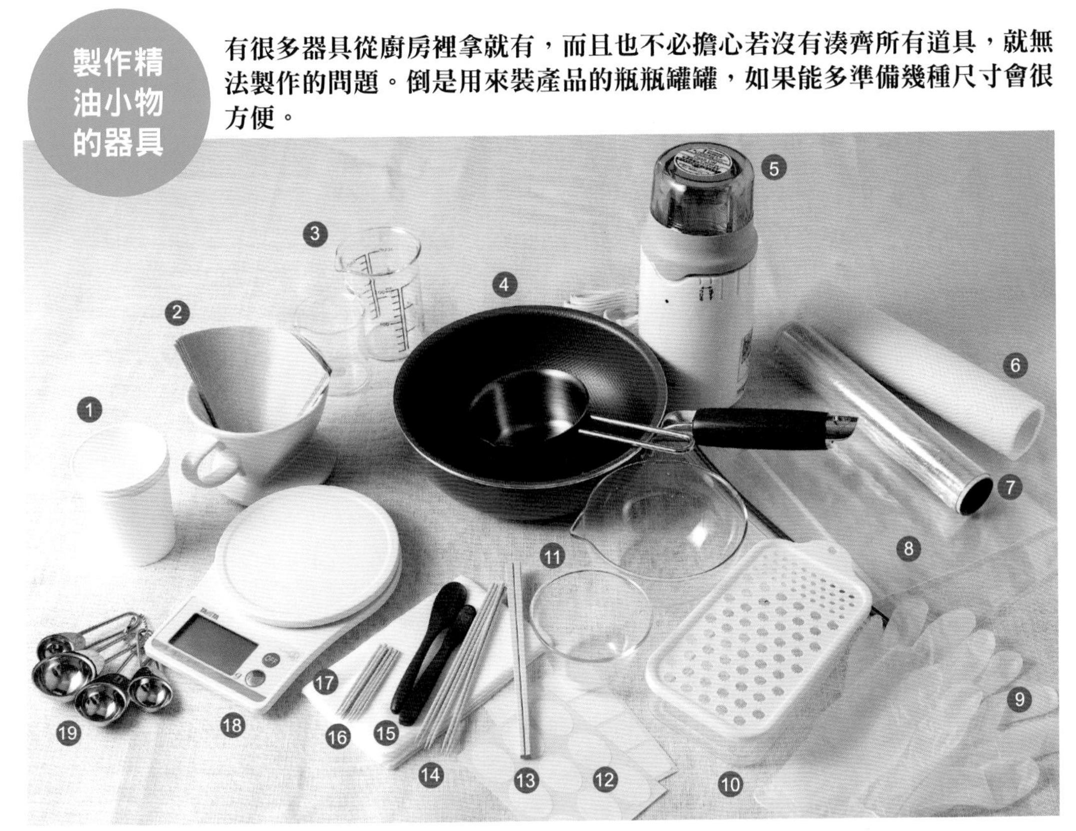

①紙杯②咖啡濾紙、咖啡濾杯③燒杯或玻璃量杯④小鍋、平底鍋等⑤研磨器⑥廚房紙巾⑦保鮮膜⑧夾鏈袋⑨橡膠手套⑩磨泥板（非金屬材質）⑪耐熱性玻璃小皿或玻璃碗⑫標籤貼紙⑬免洗筷⑭竹籤⑮木杓⑯牙籤⑰消毒紗布⑱磅秤⑲量匙　其他：面紙、橡皮筋等。

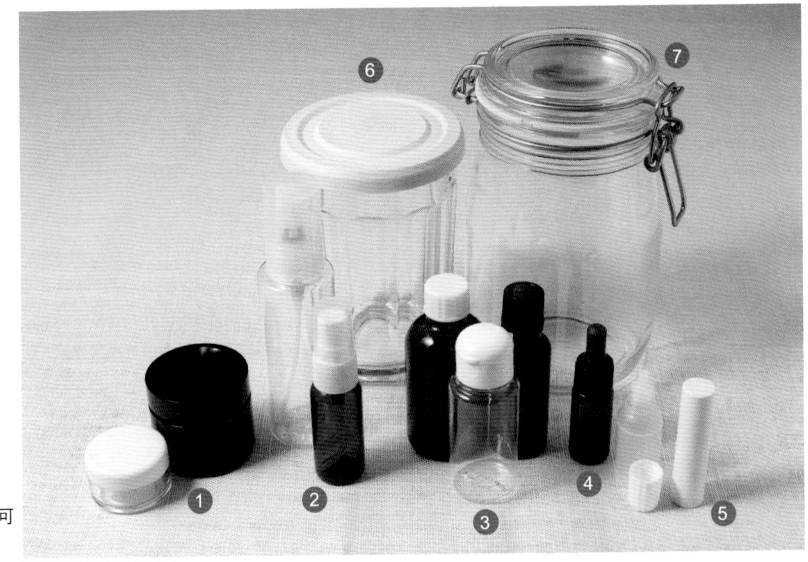

**容器類**

①乳霜容器
②噴霧容器
③罐裝容器
④滴瓶
⑤護唇膏容器
⑥玻璃製廣口瓶
⑦玻璃製附蓋密封罐

容器分為玻璃和塑膠材質，可依照用途搭配使用。

LESSON 2

# 基本的精油小物

動手試試看吧

**PART4 所介紹的「各種症狀的自我護理指南」中的配方，和本章介紹的作法基本上相同。所有的原料都是天然的素材和精油。對有心 DIY 各種可運用在生活中，又不傷肌膚的精油小物的人，想必有很高的參考價值。**

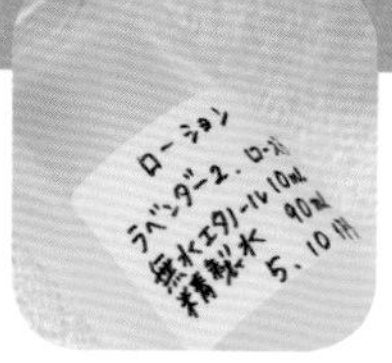

把配方和製作日期寫在標籤貼紙，再貼在容器上。

## 入浴劑

直接把精油滴進熱水裡，雖然也能夠享受精油泡澡，但把精油混於天然鹽或小蘇打粉、乳化劑、基底油、蜂蜜，就成了更加享受的入浴劑。想達到溫熱身體的效果時，試著把精油混入天然鹽、黏土、小蘇打粉等。如果想加強保濕效果，蜂蜜和基底油無疑是最佳選擇。乳化劑的效果是減少精油對皮膚的刺激，很適合高齡者和小嬰兒等膚質比較脆弱的人。

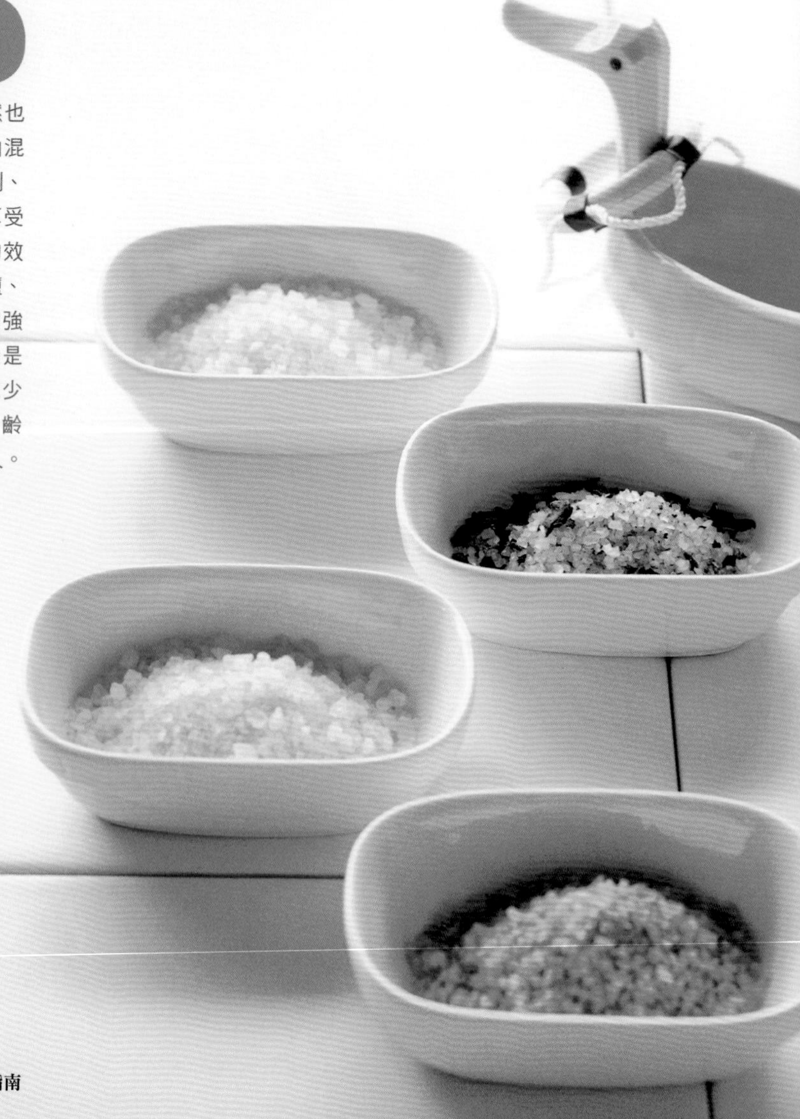

## 基本的浴鹽（1 次份）

尤其適合想要改善冰冷體質的人。在具備發汗、加溫作用的天然鹽當中添加精油。如果添加紅麴色素或柑橘類精油、抹茶粉，就成了粉紅色、黃色、綠色等色彩繽紛的浴鹽。選擇顆粒狀的天然鹽製作，可以嘩啦嘩啦地倒進浴缸，感覺舒暢。而且倒進浴缸不會馬上溶解，可以邊泡邊玩。

### 基本的準備

| 喜歡的精油 3 ～ 4 滴 |
|---|
| 天然鹽 40g |
| 玻璃製小皿、木杓 |
| 湯匙、磅秤 |
| 袋子（保存用容器）、標籤貼紙 |

＊ 2 大匙天然鹽，大約就是 40g。
＊也可以用黏土 10g、蜂蜜 1 大匙、植物油 1 小匙、適量的乳化劑等任何一種代替天然鹽。

### 作法

① 把鹽倒進玻璃小皿，把中央挖低，滴入精油。

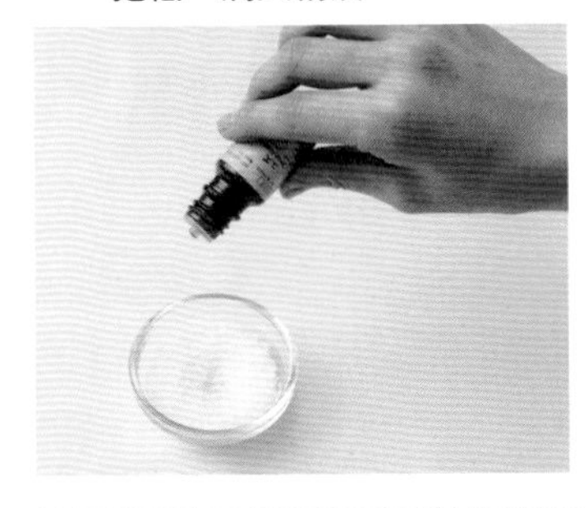

② 用木杓輕輕攪拌，使精油完全滲透天然鹽。

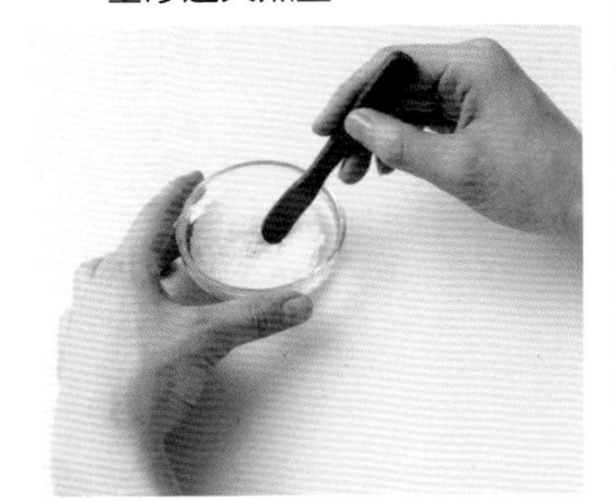

③ 在標籤貼紙寫上製作日期，貼於袋上（容器）。

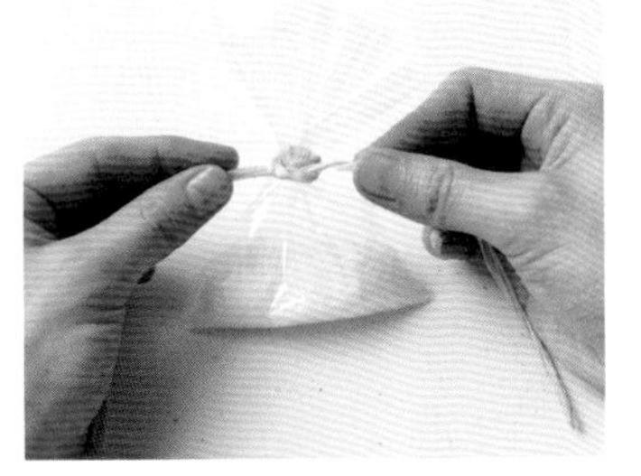

**有關添加精油的滴數**

家用浴缸的話，最多不要超過6滴。滴得太多，可能會造成皮膚刺激；而且香味過強，聞起來反而不舒服。一開始先從1～2滴試起，再逐次增加為3～4滴，慢慢掌握適當的滴數。

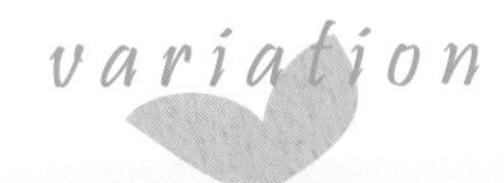


### 彩色浴鹽（5 次份）

以視覺的享受而言，也可以達到放鬆的效果。最好使用顆粒稍大的天然鹽。用抹茶粉或製作紅糟肉的紅麴色素、梔子花色素、香草藥酒等天然素材增添色彩。如果加入日本柚子或橘子精油，不用添加色素也會變成黃色。

**●綠色**

適合搭配抹茶味的包括檜木、日本柚子、月桃等和風精油，還有葡萄柚精油。綠色浴鹽也很適合用於春季的排毒。

配方／葡萄柚 12 滴、杜松 8 滴、抹茶粉約 2 小匙、天然鹽（顆粒狀）200g

**●黃色**

適合用於想徹底休息的夜晚。橘子精油會替浴鹽染上一層淡淡的黃色，看起來很漂亮。

配方／橘子 10 滴、安息香 6 滴、天然鹽（顆粒狀）200g

**●粉紅色**

適合情緒陷入低潮的時候。大力推薦紅麴色素染出來的效果，有如美麗的櫻花。遇到特別的日子，可以用玫瑰精油取代依蘭。

配方／天竺葵 6 滴、花梨木 10 滴、依蘭 3 滴、天然鹽（顆粒狀）200g、紅麴色素數滴

＊一開始先把幾滴紅麴色素滴入天然鹽，攪拌均勻後再加入精油。如果再加入 6 片左右的鹽漬櫻花或乾燥的玫瑰花瓣也不錯。

# 香草皂

介紹如何以市售的無添加肥皂，製作香草皂的簡單方法。除了精油，只要準備黏土、炭粉、蠶絲粉，就可以依照使用者的膚質，製作出合適的手工皂。這裡用的是乾燥的羅馬洋甘菊，適合敏感膚質使用。連小嬰兒也適用。

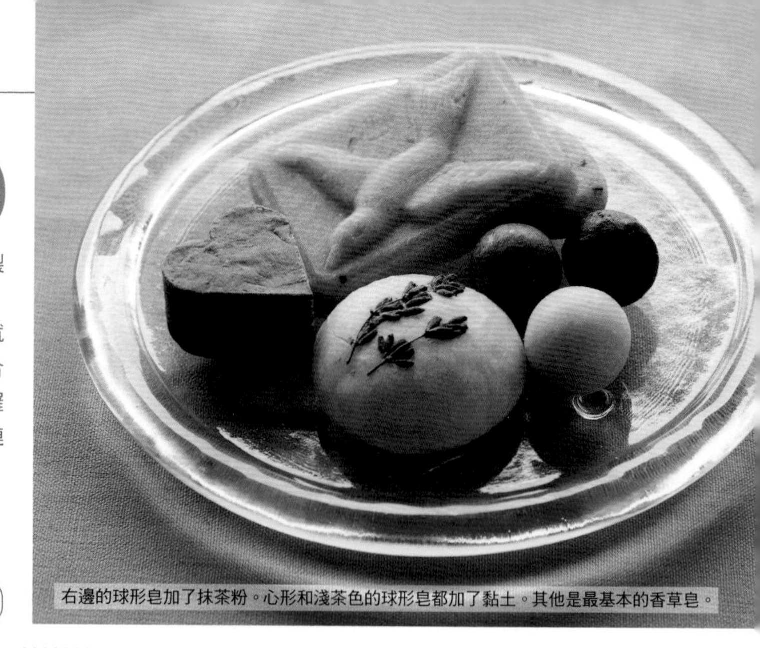

右邊的球形皂加了抹茶粉。心形和淺茶色的球形皂都加了黏土。其他是最基本的香草皂。

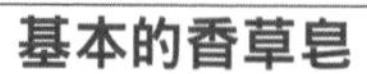

## 基本的香草皂

### 基本的準備

- 無添加肥皂 1 個（約 100g）
- 乾燥的羅馬洋甘菊約 2g（或 1 個茶包的份量）
- 蒸餾水 80ml
- 喜歡的精油 15 滴
- 小鍋子、夾鏈袋（大）1 個
- 磨泥板、量杯

＊乾燥的速度因香皂的大小而異。如果想快一點開始使用，可以把香皂做得小一點。放些乾燥香草當作裝飾也不錯。

### 作法

① 把乾燥的羅馬洋甘菊和蒸餾水倒入小鍋內，熬煮成香草濃縮液。

＊也可以用以蒸餾水稀釋 4 倍的香草藥酒代替香草濃縮液。

② 用磨泥板把1個無添加肥皂刨碎。

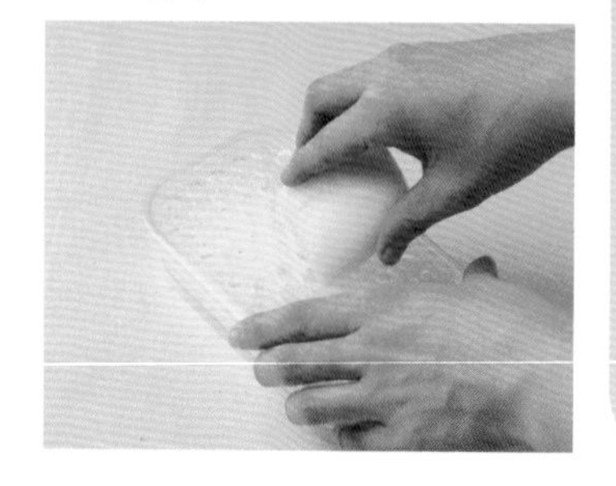

③ 把②放入夾鏈袋，再緩緩加入①（最好是微溫狀態）。如果要混合其他素材（例如抹茶粉或黏土），就在這個時候加入，攪拌均勻。

④ 用手掌將整體搓揉直到變得滑順並融為一體。

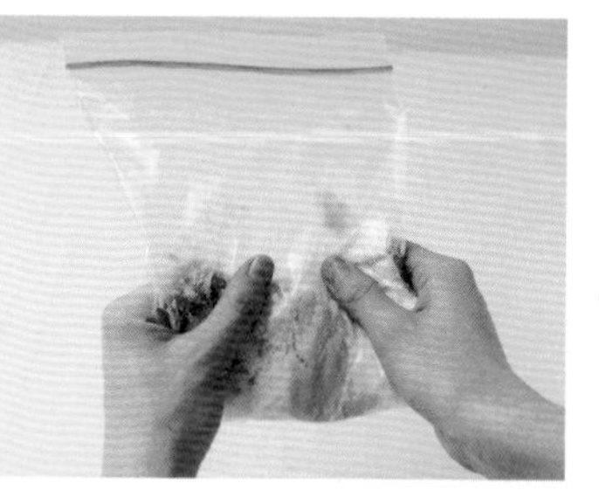

⑤ 等到集結成一大塊，從袋中取出。把中央挖低，滴入精油，再用兩邊包覆住滴入精油的部分，再次搓揉均勻。

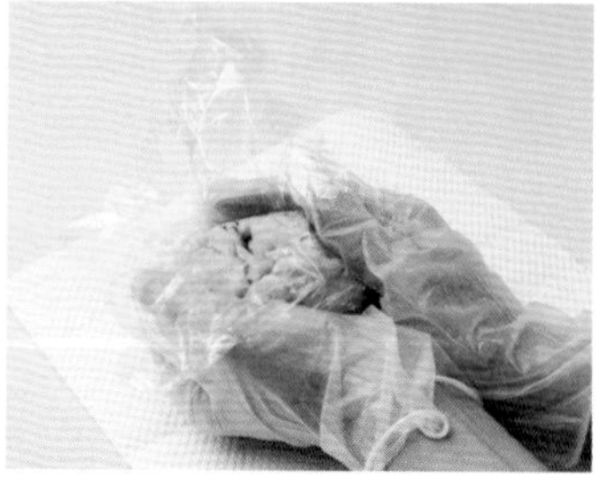

⑥ 整塑成喜歡的造型。放置於陰涼處陰乾約3個星期，乾燥後便完成了。

**利用混入的素材，讓使用感再升級！**

**黏土**……可吸附阻塞於毛細孔的皮脂污垢和老舊角質。提高香草液和精油的滲透效率。也有美白的效果。

**抹茶粉**……可達到清潔皮膚和美白的效果。適合暗沉肌膚和面皰膚質。

**炭粉**……適合皮脂分泌旺盛，覺得鼻翼周圍的黑頭粉刺顯得很礙眼的時候。適合男性使用。

**蜂蜜、黑糖蜜**……維持洗臉後的保濕效果。

**荷荷葩油**……只需加入少量，就可以明顯增加起泡性。保濕效果良好，洗完後，肌膚的觸感有如絲綢般光滑。

**也可以用肥皂粉製作**

如果覺得要把肥皂刨絲很麻煩，不妨改用肥皂純度很高，完全不含任何添加物的肥皂粉製作。

# 化妝水
（化妝水、頭皮調理水）

材料非常簡單，只要準備精油和蒸餾水就可以了。請挑選自己喜歡的香味和適合自己膚質的素材。比起只添加 1 種精油，混合 2 種以上的精油效果更好。

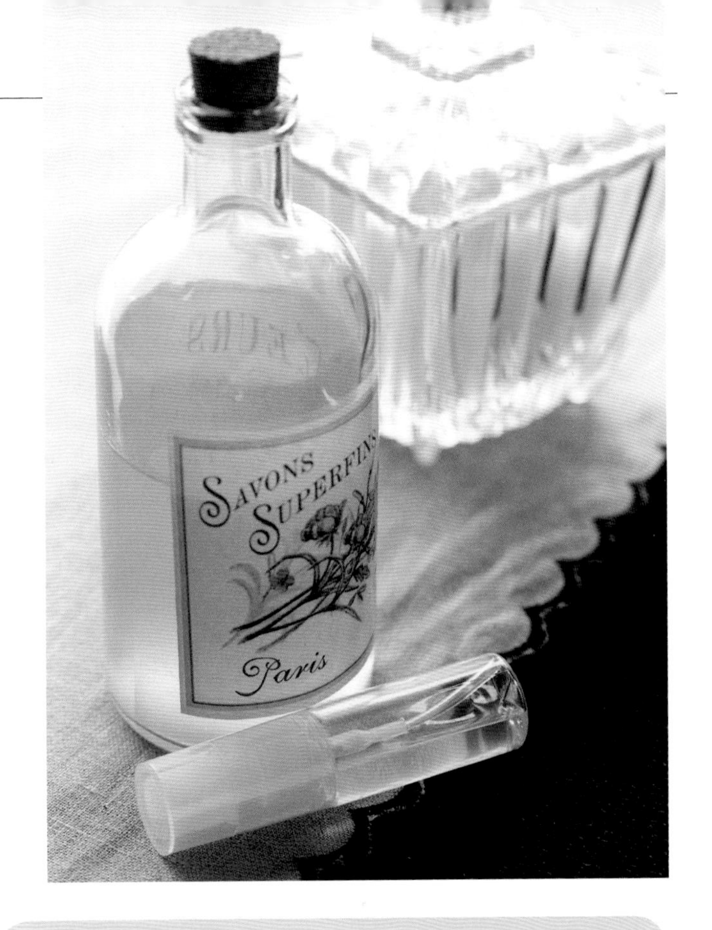


## 基本的化妝水

### 基本的準備

喜歡的精油合計 4 滴以內
無水酒精 10ml
蒸餾水 90ml（也可以用喜歡的花水）
罐裝容器（100ml）、量杯（燒杯）、標籤貼紙

＊敏感膚質的人把無水酒精減少到 6ml 以下，不足的部分用蒸餾水補足，合計 100ml。
＊每次使用前記得先搖勻。
＊保存期限約 1.5～2 個月。

### 作法

① 量好無水酒精的份量，倒入容器。

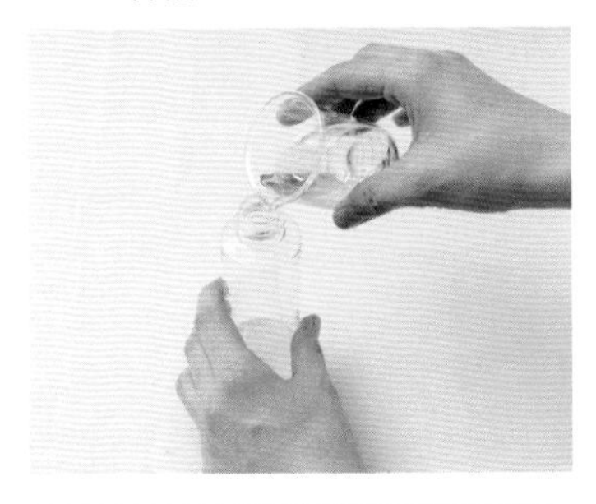

② 加入精油，再拿起容器輕輕搖晃均勻。

③ 在②加入蒸餾水。

④ 上蓋，搖勻就完成了。

⑤ 在標籤貼紙寫上製作日期和配方，貼於瓶身。

**有關精油的調配濃度**
化妝水的濃度一般是 0.5～1%，但如果是第一次使用精油的人，只需在總計 100ml 的基材裡滴入 2 滴（0.1%）～4 滴（0.2%）。使用後，再視個人肌膚的狀況調整濃度。

**配方有必要跟著季節調整嗎？**
遇到乾燥的季節，不妨把蒸餾水調整為 85ml，加入 5ml 具備保濕效果的甘油或荷荷芭油，可以增加使用的滋潤度。
甘油的份量可依照喜好自行增減，不過蒸餾水的份量也必須跟著調整，好讓總量維持 100ml。
如果不使用無水酒精，考慮到保存性的問題，必須把基材換成單純的花水 100ml，再加入 1～2 滴精油就好。也可以用蘋果醋、杏子醋、葡萄醋等水果醋代替無水酒精，製作化妝水。

**適合個別膚質使用的精油**

|  |  |
|---|---|
| 普通膚質 | 天竺葵、玫瑰草、橘子、薰衣草、玫瑰、花梨木 |
| 乾燥膚質 | 羅馬洋甘菊、檀香、天竺葵、乳香、薰衣草 |
| 油性膚質 | 依蘭、杜松、茶樹、佛手柑、檸檬、馬鞭草酮迷迭香 |
| 敏感膚質 | 洋甘菊（羅馬、德國）、薰衣草、玫瑰、花梨木 |
| 頭　皮 | 柳橙、玫瑰草、檜木、薄荷、薰衣草、馬鞭草酮迷迭香、橘子 |

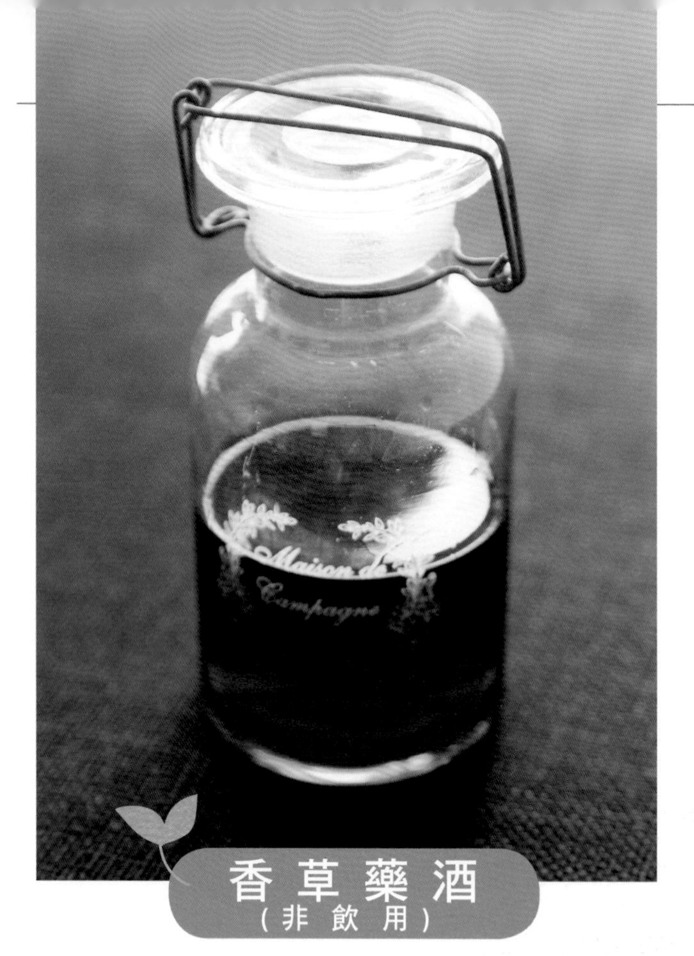

# 香草藥酒
（非飲用）

藥酒是把乾燥的香草浸泡於酒精，所萃取而出的精華液。也稱為酊劑。酊劑的特色是能夠有效地萃取出藥草的有用成分，保存的時間也長。直接倒入浴缸的話，就成了藥草浴。另外，如果用蒸餾水稀釋，可以製作成化妝水；製作乳液、乳霜、香草皂的時候，只要加入藥酒，即使沒有精油，成品也具備相當的效果。若能常備一些，使用起來很方便。

## 基本的香草藥酒

除了可用來舒緩小嬰兒的尿布疹和痱子，對成人的乾性肌膚和皮膚搔癢也能發揮改善作用的萬用藥酒。

### 釀造的程度

雖然依香草的種類而異，基本建議量是單一香草或數種25～30g，浸泡於濃度40%的酒精或伏特加約400ml。酒精的份量必須讓香草完全浸透。當作材料使用的香草，和浸泡用的酒精液比例約1：8～9。

### 基本的準備

德國洋甘菊 12g、薰衣草 8g、金盞花 10g（以上為乾燥香草）

無水酒精 160ml

蒸餾水 240ml

玻璃製廣口瓶、玻璃製密封容器、過濾用容器、研磨器、咖啡濾紙、量杯、磅秤

標籤貼紙

＊為了萃取出香草的有用成分，酒精是必備之物。只用蒸餾水無法完成。如果不使用無水酒精和蒸餾水，可以用 400ml 酒精濃度 35 ～ 40%的伏特加或水果燒酒代替。

＊保存期限約 2 年。

### 作法

① 用研磨機將香草磨碎，再放入玻璃製廣口瓶。倒入無水酒精和蒸餾水，關上瓶蓋。

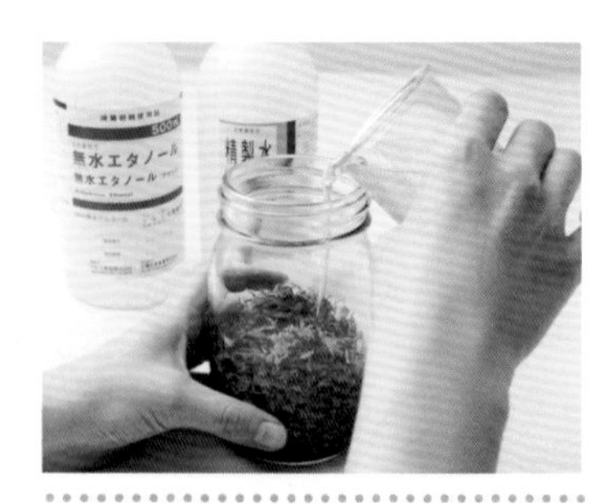


② 把①放在避免日光直射之處，約保存1～3個月，好將香草的精華完整萃出。前3週，記得每天要把瓶子拿起來搖晃，讓香草和酒精水充分混合。

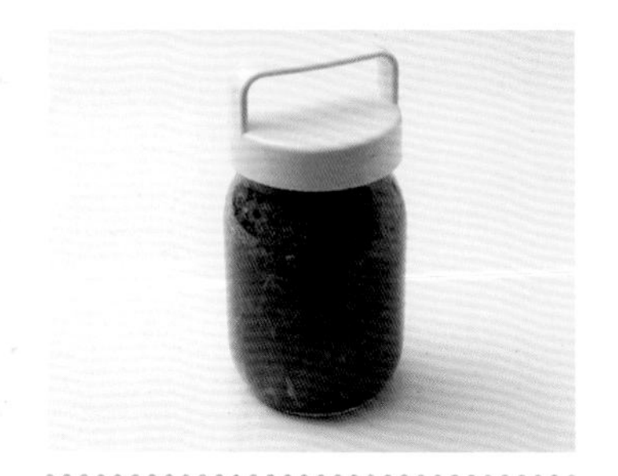

③ 使用咖啡濾紙（或者用廚房紙巾和篩網）過濾②。

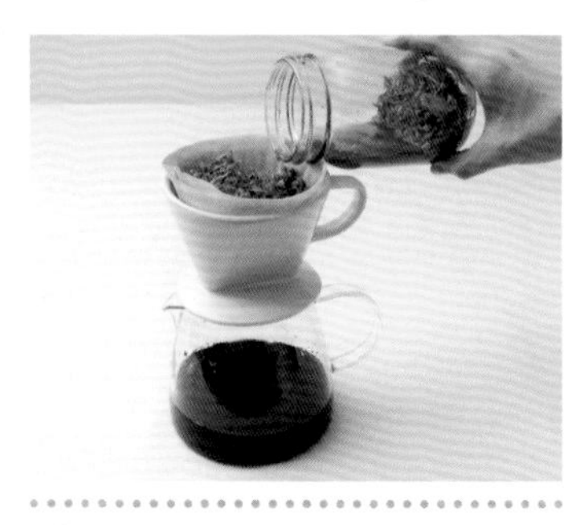

④ 把過濾好的液體移至玻璃製密封容器，貼上寫好配方和日期的標籤。

## 香草藥酒的使用方法

使用香草藥酒之前，必須用蒸餾水或花水稀釋 4 倍（酒精濃度是 10%），接著便可以直接當作頭皮調理水或化妝水。製作黏土面膜或香草皂時，只需加入原液或用水稀釋後的原液，就能讓質感全面提升。

以 15ml 的香草藥酒而言，可用花水 45ml（稀釋 4 倍）／60ml（稀釋 5 倍）／75ml（稀釋 6 倍）

＊不喜歡酒精味的人，建議稀釋 5～6 倍使用（濃度愈淡保存期限也愈短）。另外，把花水或蒸餾水稍微加熱再倒入的話，可以幫助酒精揮發。不過，含有酒精的藥酒，皮膚的吸收效果會比較好。

**●除臭・制汗噴霧**

可以噴在鞋內、絲襪、腋下或脖子等容易出汗的部位。

配方／喜歡的藥酒 20ml、喜歡的精油 3 滴、蒸餾水 40ml（肌膚脆弱、傷口尚未癒合的人是藥酒 10ml、蒸餾水 50ml）／噴霧容器

**●香草乳霜**

只要混於市售的無香料乳霜即可。製作時間約 3 分鐘。

配方／喜歡的藥酒原液 3～5ml、市售的無香料乳霜 30g ／乳霜容器

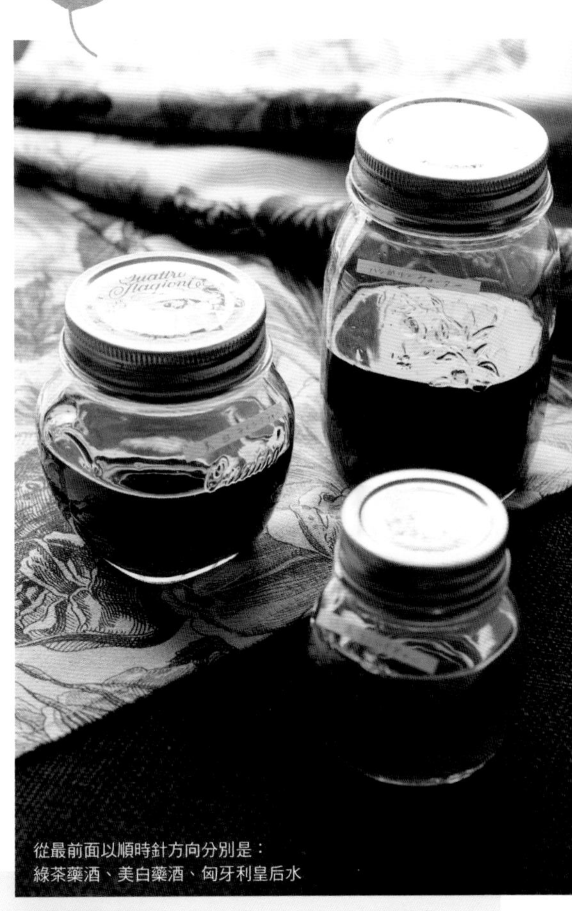

從最前面以順時針方向分別是：
綠茶藥酒、美白藥酒、匈牙利皇后水

*variation*

### 其他的香草藥酒

更換香草的種類和比例，試著挑戰其他藥酒吧。藥酒大約可保存 2 年，又可應用在許多精油小物，使用起來很方便。

**●匈牙利香草藥酒（匈牙利皇后水）**

用於想要徹底清潔油性肌膚的時候。具備使肌膚回春的效果，也有鎮痛的功效。可用原液或稀釋 2 倍的藥酒塗抹在肌肉疼痛之處或痛處，也可以用來搓揉腳底，消除腿部疲勞。

配方／迷迭香 10g、薄荷 10g、玫瑰 8g、橙皮 2g（以上為乾燥香草）、無水酒精 160ml、蒸餾水 240ml

＊把香草醃漬於酒精時，也可以加點精油（滴入 3 滴橙花或柳橙）。保存期限約 2 年。

**●美白香草藥酒**

可預防色素沉澱，促進細胞活化，讓皮膚原有的瑕疵顯得較不明顯。調配時，只要使用容易買得到的香草即可。可應用於曬傷護理的化妝水、面膜、乳霜等美容保養品。

配方／橙花 6g、德國洋甘菊 6g、歐石楠 6g、玫瑰籽 6g（以上為乾燥香草）、無水酒精 160ml、蒸餾水 240ml

＊把香草泡於酒精時，也可以滴入 2 滴薄荷、2 滴迷迭香、3 滴柳橙、3 滴薰衣草等精油。＊保存期限約 2 年。

**●綠茶藥酒**

利用有殺菌消毒、除臭、美白、收斂作用的綠茶。利用蒸餾水稀釋後，就能當作化妝水、殺菌噴霧、漱口水、夏天的舒眠噴霧來使用。

配方／煎茶 40g、無水酒精 160ml、蒸餾水 240ml　當茶葉無法完全浸泡時，可以再多加一點無水酒精和蒸餾水。＊保存期限約 2 年。

# 乳霜・凝膠類

只需利用蜜蠟或凝膠等基材，就能夠簡單製作出軟膏、乳霜和芳香精油凝膠。更換基材或添加的精油種類，即可增添使用上的變化；所以等到應用順手之後，再嘗試各種應用吧。

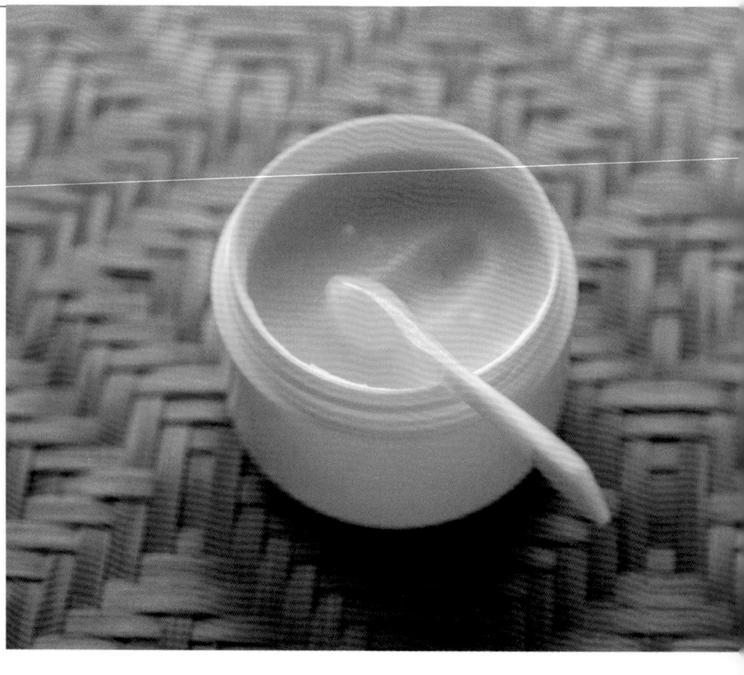

## 基本的蜜蠟軟膏

特徵：可長期保存。遮蓋性強，質地稍硬。

試試取自蜂巢的天然蠟－蜜蠟（Bee's Wax），來製作軟膏吧。只用蜜蠟和植物油製成的軟膏，質地稍硬，但油分含量高；塗抹於肌膚後，不易揮發，和其他乳霜相比，停留在皮膚的時間較長。希望藥用成分能緩緩讓皮膚吸收的時候，蜜蠟軟膏是很合適的選擇。若添加茶樹、薰衣草等精油，就成了萬用軟膏，可用於加速傷口癒合、改善皮膚粗糙、消除蚊蟲叮咬的不適等。

### 基本的準備

- 喜歡的精油 5 ～ 10 滴
- 蜜蠟 5g、荷荷葩油 20ml
- 鍋子、耐熱玻璃碗
- 乳霜容器（容量 30g）
- 竹籤之類的攪拌用品、量杯、磅秤
- 標籤貼紙

＊蜜臘大約加熱到 60℃會開始融化。請小心不要加熱至沸騰。

＊等容器週邊開始凝固，而中心部分還是液體，且表面已經浮出一層薄膜時，就是加入精油的時間點。但加入精油後，很快會開始凝固，所以動作要快。

＊保存期限約 2 個月。

### 作法

① 燒一鍋滾水，在鍋內放入耐熱玻璃容器，倒入蜜蠟和荷荷葩油，隔水加熱至融化。

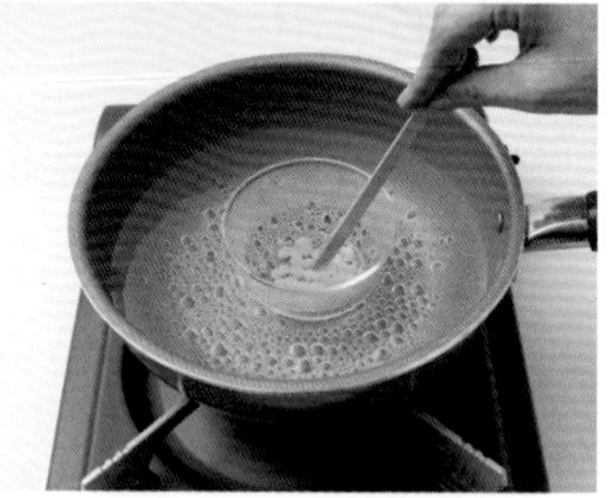

② 將①裝入乳霜容器。

③ 待②的表面出現一層薄膜，而且周圍的部分開始凝固，即加入精油，再以竹籤仔細攪拌。

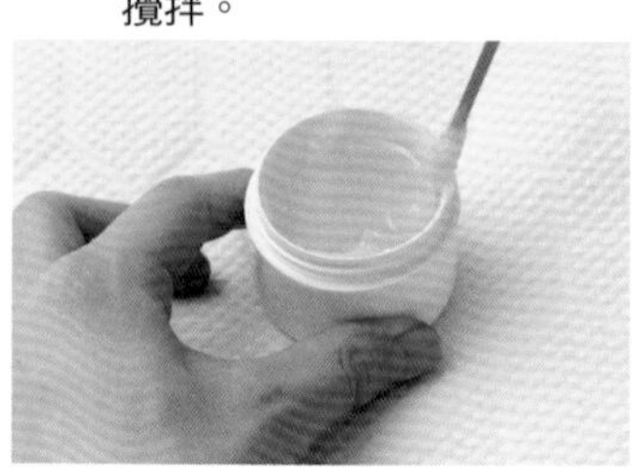

④ 攪拌至一定程度後，拿起整罐軟膏輕敲桌面，以排除軟膏內的空氣。

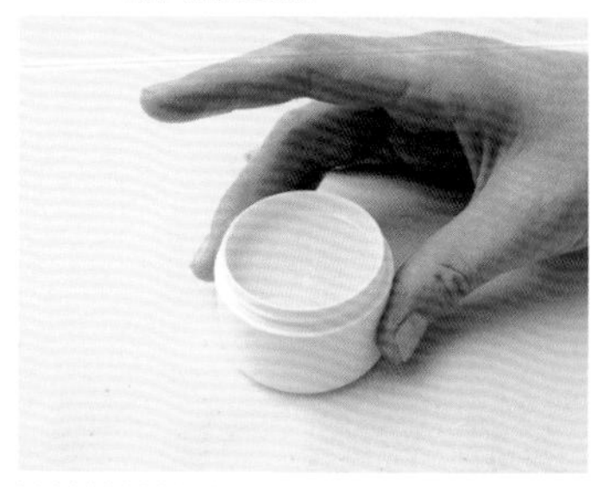

⑤ 確認軟膏已完全冷卻之後，蓋緊瓶蓋。

⑥ 在標籤貼紙寫上配方和製作日期，再貼於容器上。

## 基本的蜜蠟乳霜

特徵：質地柔軟，覆蓋力中等。含有水分。

質地比蜜蠟軟膏柔軟。精油在乳霜完成之後才滴入，不必擔心錯過添加的時機。即使是新手，也能順利完成。很適合用於改善手肘和腳跟的乾燥。

### 基本的準備

| |
|---|
| 喜歡的精油 6～12 滴 |
| 蜜蠟 6g、荷荷芭油 24ml |
| 花水（或者玫瑰水）4ml |
| 鍋子、耐熱玻璃碗、紙杯、乳霜容器（容量 40g）、竹籤、量杯、磅秤 |
| 標籤貼紙 |

＊保存期限約 1 個月。

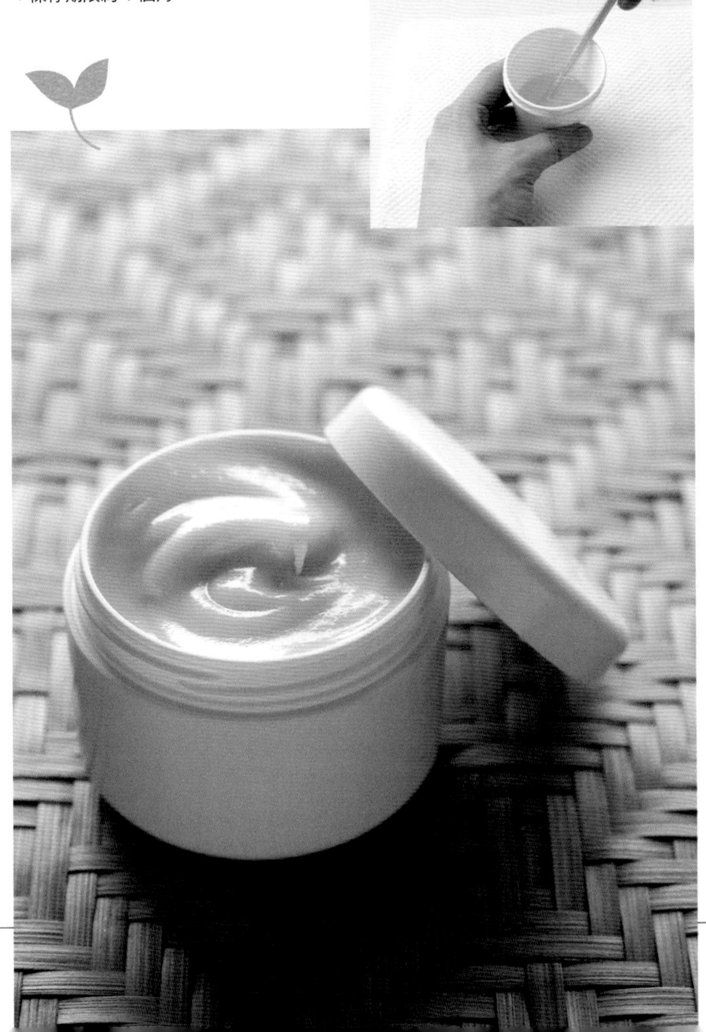

### 作法

① 燒一鍋熱水，把蜜蠟和荷荷芭油倒入耐熱玻璃碗，隔水加熱直到融化。

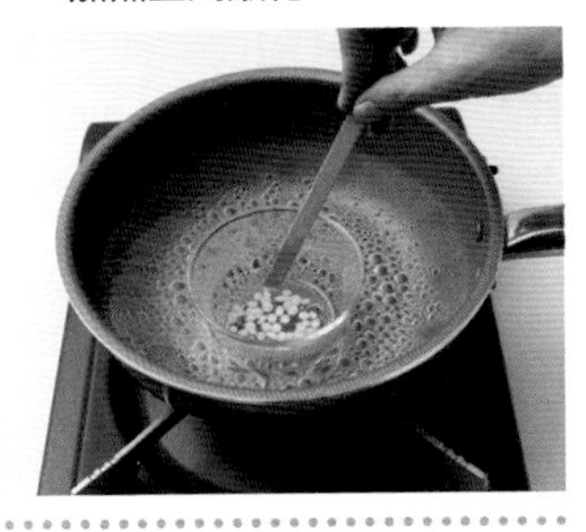

② 把①裝到紙杯，加入花水，用免洗筷不斷攪拌，直到質地轉為偏白的膏狀。

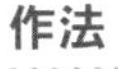

③ 移裝到乳霜容器。滴入精油後，用竹籤攪拌均勻。

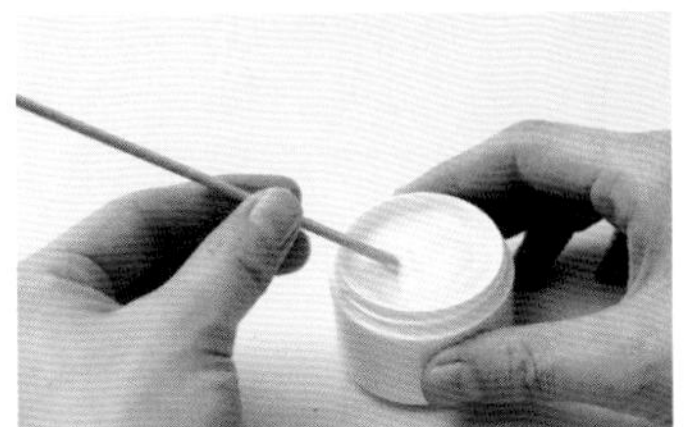

④ 拿起整罐乳霜輕敲桌面，以排除乳霜內的空氣。

⑤ 確認乳霜已完全冷卻之後，蓋緊瓶蓋。

⑥ 在標籤貼紙寫上配方和製作日期，再貼於容器上。

#### 蜜蠟與植物油的比例

乳霜做出來的硬度會隨著氣溫出現變化。所以請自行調整蜜蠟和植物油的比例。

夏季／蜜蠟和植物油的重量比例為1：4（例如：蜜蠟5g、植物油20ml）

冬季／蜜蠟和植物油的重量比例為1：5（例如：蜜蠟5g、植物油25ml）

條狀的護唇膏／蜜蠟和植物油的重量比例為1：3（例如：蜜蠟1g、植物油3ml）

#### 隔水加熱以外的方法

隔水加熱其實比想像中耗時。如果份量只是1～2罐乳霜的份量，在此介紹一個只要1～2分鐘就能夠完成融化作業的方法。把蜜蠟和植物油裝入小鍋子，從距離火源25cm處以小火加熱，融化後，立刻移裝到紙杯。

注意：把小鍋子放在瓦斯爐直接加熱很危險。火焰可能會突然燒起來，釀成火災。所以千萬不可把鍋子放在瓦斯爐直接加熱。

## 基本的乳液乳霜

特徵：水分很多，很容易推開

水和油原本並不相溶，但只要加入乳化蠟，就能完成膏狀的乳霜。水分含量很高，延展性極佳，一推就開。適用於缺水、乾燥的全身肌膚，以及想要大範圍使用於臉部的時候。

### 基本的準備

- 乳化蠟 4g
- 甜杏仁油 15ml
- 蘆薈或玫瑰等花水（蒸餾水也可以）40ml
- 基本的香草藥酒 10ml
- 鍋子、耐熱玻璃碗、手持電動攪拌器、乳霜容器（容量 100g）、量杯、磅秤
- 標籤貼紙

＊手邊如果沒有香草藥酒，可以把花水改 50ml，加入 6 滴喜歡的精油。
乳化蠟的份量請依照喜好自行調整。
＊保存期限約 1 個月。

### 作法

1. 把蘆薈水或玫瑰水（蒸餾水）倒進鍋內，加熱至約為體溫的溫度。再倒入香草藥酒混合。
2. 燒一鍋熱水，把乳化蠟和甜杏仁油倒入耐熱玻璃碗，隔水加熱直到融化。
3. 把①加入②，用手持電動攪拌器攪拌幾分鐘。

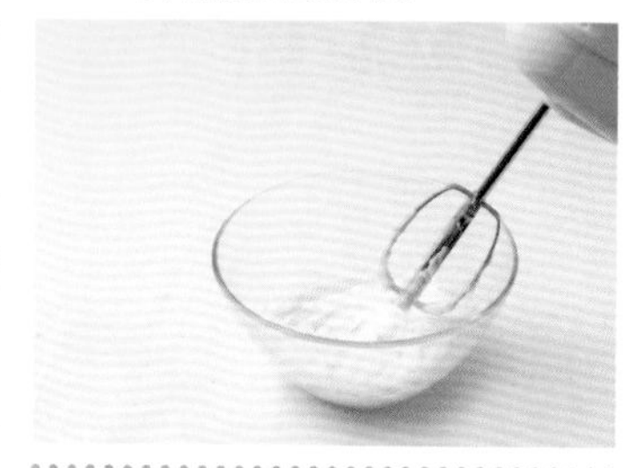

4. 把③移裝到乳霜容器。
5. 在貼標紙寫上配方和製作日期，再貼於容器上。

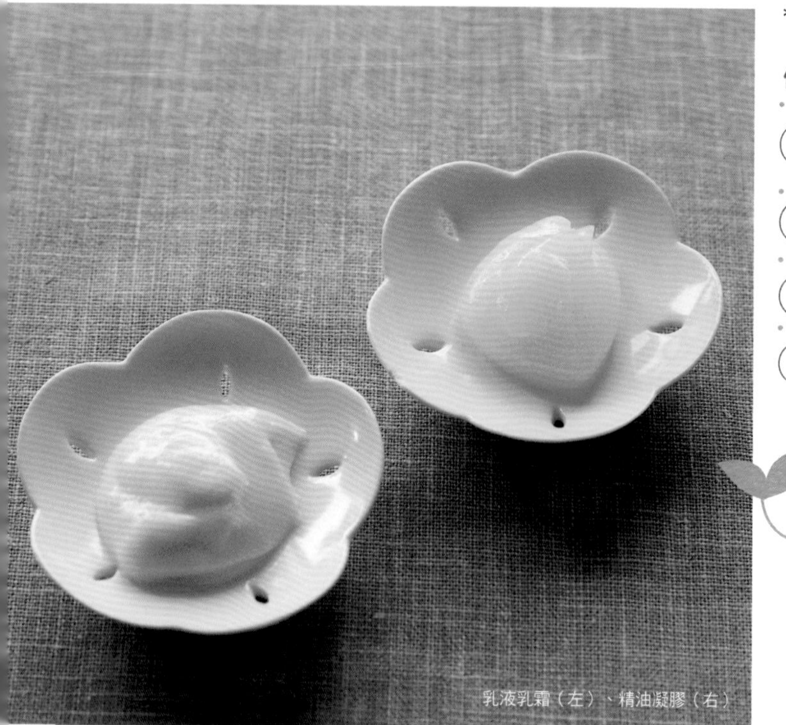

乳液乳霜（左）、精油凝膠（右）

## 基本的精油凝膠

特徵：水分很多，使用後不覺得黏膩。對喜歡保養品的質地愈清爽愈好的人而言，凝膠是個很方便的選擇。因為凝膠屬於水性基材，所以不要使用氧化速度快的植物油。荷荷葩油的滲透性極佳，不但很容易讓皮膚吸收，也適用所有膚質。而且保存期限比其他基底油來得長，值得大力推薦。

### 基本的準備

- 喜歡的精油 6 ～ 10 滴
- 凝膠基材 20g
- 喜歡的花水 3ml
- 荷荷葩油 3ml
- 碗（紙杯）、乳霜容器（容量 30g）、木杓、量杯、磅秤
- 標籤貼紙

＊加入荷荷葩油，可以減少精油對皮膚的刺激，同時延長保濕的時間。
＊請依照凝膠的軟硬度，自行斟酌花水和荷荷葩油的份量。
＊保存期限約 1 個月。

### 作法

1. 將上述基材加入碗內，用木杓等工具攪拌均勻。
2. 滴入精油，繼續攪拌。
3. 移裝到乳霜容器。
4. 在標籤貼紙寫上配方和製作日期，再貼於容器上。

# 黏土面膜

黏土含有豐富的礦物質，是來自大自然的贈禮。敷在皮膚上，可以幫我們吸附多餘的皮脂和毛細孔的深層污垢。晚上敷過面膜的話，隔天一早會覺得比較容易上妝；如果持續敷一段時間，肌膚也會變得晶瑩剔透。黏土的種類很多，例如：白色或粉紅色的高嶺土、綠色的蒙脫石、茶色的摩洛哥黏土等。

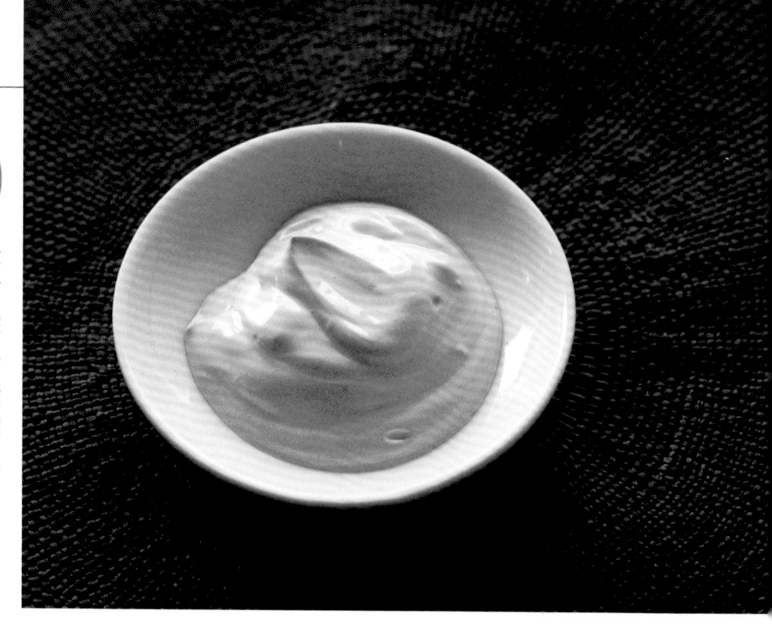

## 基本的黏土面膜（1～2次份）

### 基本的準備

喜歡的黏土 30g
喜歡的精油 1～2 滴
蜂蜜 1/2 小匙
蒸餾水（或花水：橙花水、玫瑰水等）適量
玻璃小皿、木杓（湯匙）

＊敏感性肌膚的人，可以多放一點蒙脫石；油性肌膚的人，適合多加一些高嶺土。
＊如果一次用不完，記得放進密封容器，可冷藏保存 2 個星期。

### variation

●**乾燥肌膚・敏感肌膚的黏土面膜**

在基本黏土面膜的配方裡，添加 1/4～1/2 小匙基底油。

●**美白黏土面膜**

方法 1／在基本黏土面膜的配方裡，添加 1 小匙抹茶粉。

方法 2／將黏土搓揉成形時，添加美白藥酒（81 頁）。以美白藥酒和蒸餾水（花水）為 1：3 的比例混合攪拌。

### 作法

1. 把黏土和蒸餾水（花水）倒進玻璃小皿，仔細攪拌成泥狀。

＊這時請不要用金屬製品攪拌。

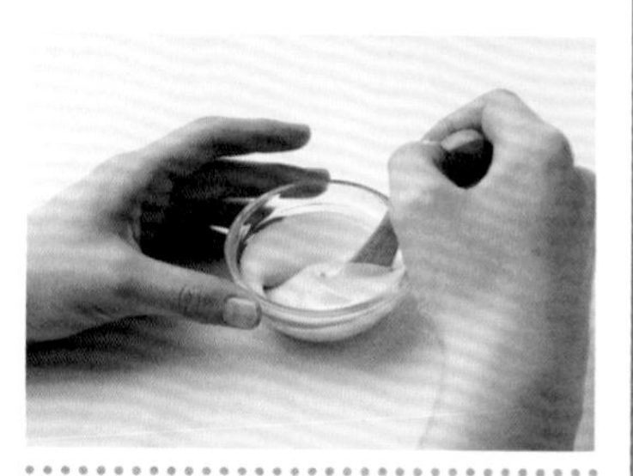

2. 加入精油和蜂蜜，然後繼續攪拌。

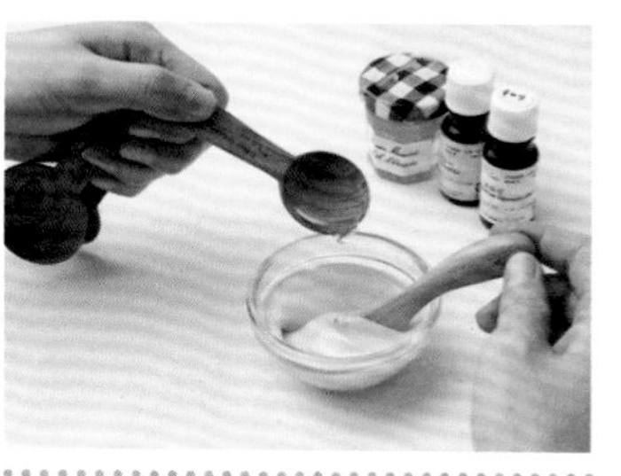

3. 如果不馬上使用，要移放到密封容器，並在容器貼上寫好配方和製作日期的標籤。

### 適合個別膚質使用的精油

**普通膚質**
依蘭、天竺葵、檀香、橘子、薰衣草

**打擊黑斑、暗沉**
柳橙、橙花、廣藿香、薰衣草、檸檬、玫瑰

**活化皮膚細胞**
天竺葵、橙花、玫瑰草、薰衣草、花梨木

**抗老化・美肌**
胡蘿蔔籽、玫瑰、花梨木、岩玫瑰

**乾燥肌膚、敏感肌膚**
羅馬洋甘菊、乳香、薰衣草、花梨木

**面皰肌膚**
茶樹、廣藿香、苦橙葉、香桃木、薰衣草

**黏土面膜的使用方法**
**（洗澡時順便敷臉）**

①卸妝，用溫水把臉洗乾淨。洗面乳的用量要少一點。黏土本身就有去污效果，所以只要稍微清洗即可。如果把臉洗得太乾淨又馬上敷臉，會造成皮脂過度吸附，導致皮膚變得很乾燥，慎防。

②擦乾臉上的水分，把黏土塗於整個臉部，靜待 5～10 分鐘後沖洗乾淨。最合適的時間長短依每個人的膚質而異，所以建議一開始從 5 分鐘試起，再視情況逐漸調整。曬傷或覺得皮膚失去光彩的時候，除了臉部，連脖子和鎖骨一帶也敷上黏土。

③擦上化妝水或乳液調理肌膚。

＊黏土不會阻塞排水孔，可以直接沖掉。早上趕時間的時候或只想在浴室針對T字部位速戰速決的話，只敷 1～2 分鐘也沒關係。

避開眼睛和
嘴巴周圍。
連脖子和鎖骨周圍
都要敷。

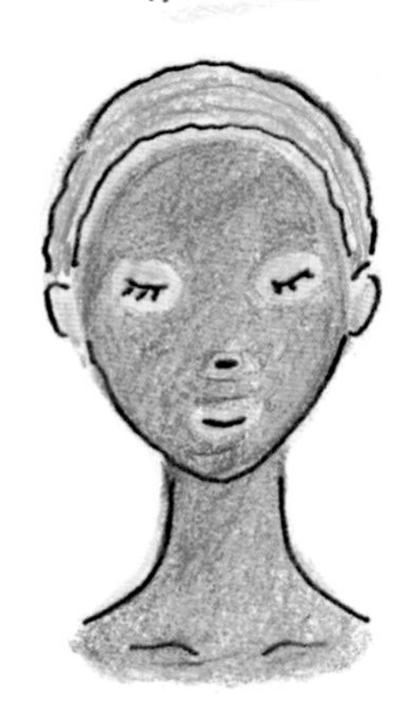

# 精油噴霧

想要走到哪，香到哪；或者想放在某個固定的位置，發揮空氣芳香劑的功能時，精油噴霧是個很方便的選擇。精油的特性之一是易溶解於酒精。只要在藥房購買無水酒精，再加入蒸餾水就可以 DIY 了。如果能配合用途調整精油的種類和酒精濃度，使用起來會很方便；除了當作室內空氣芳香劑、垃圾桶、鞋櫃、鞋子的除臭劑，也可以當成浴廁殺菌用、清潔用噴霧、漱口噴霧使用。

## 基本的精油噴霧

適合噴在室內或窗簾。可依照淨化空氣、殺菌和放鬆精神等目的，調配合適的精油。

### 基本的準備

喜歡的精油 12 滴
無水酒精 10ml
蒸餾水 20ml
噴霧容器（容量 30ml）

＊保存期限約 1.5 個月。

**酒精和精油的濃度**

如果不是直接和皮膚接觸，或者目的是用於殺菌或清潔，酒精濃度大約介於20～40％最合適。一來容易溶解精油，即使噴在窗簾等處，也一下子就揮發了。精油的量也要跟著調整，約佔基材整體的2～4％（每30ml約12～24滴）。

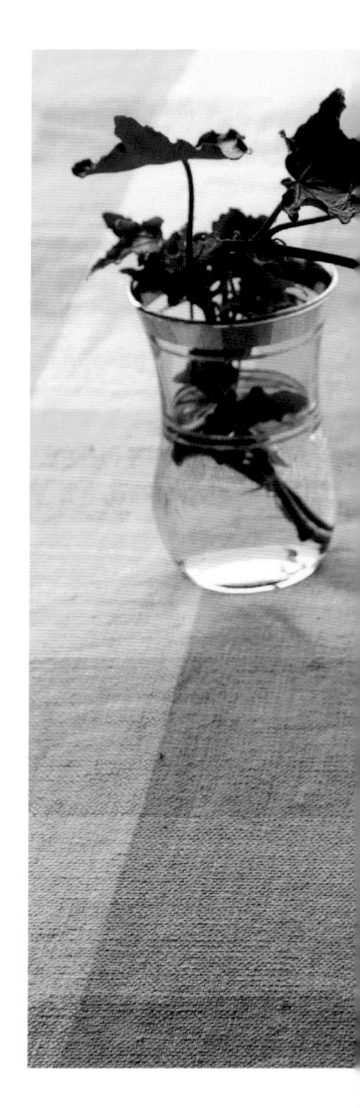

作法

1 把無水酒精倒進噴霧容器。

2 加入精油，稀釋。

3 加入蒸餾水。使用前仔細搖勻。

4 在標籤貼紙寫上配方和製作日期，再貼於容器上。

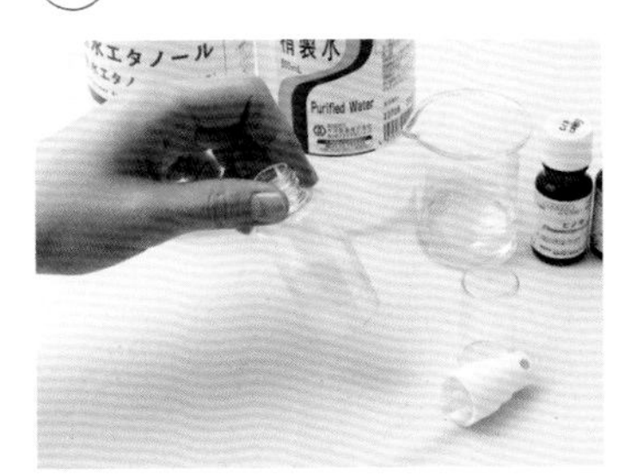


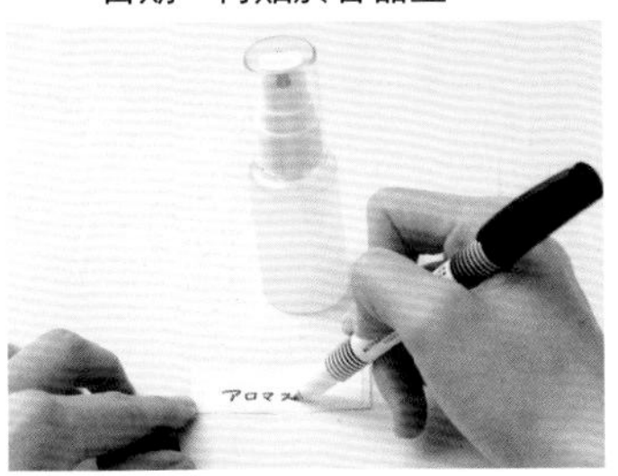

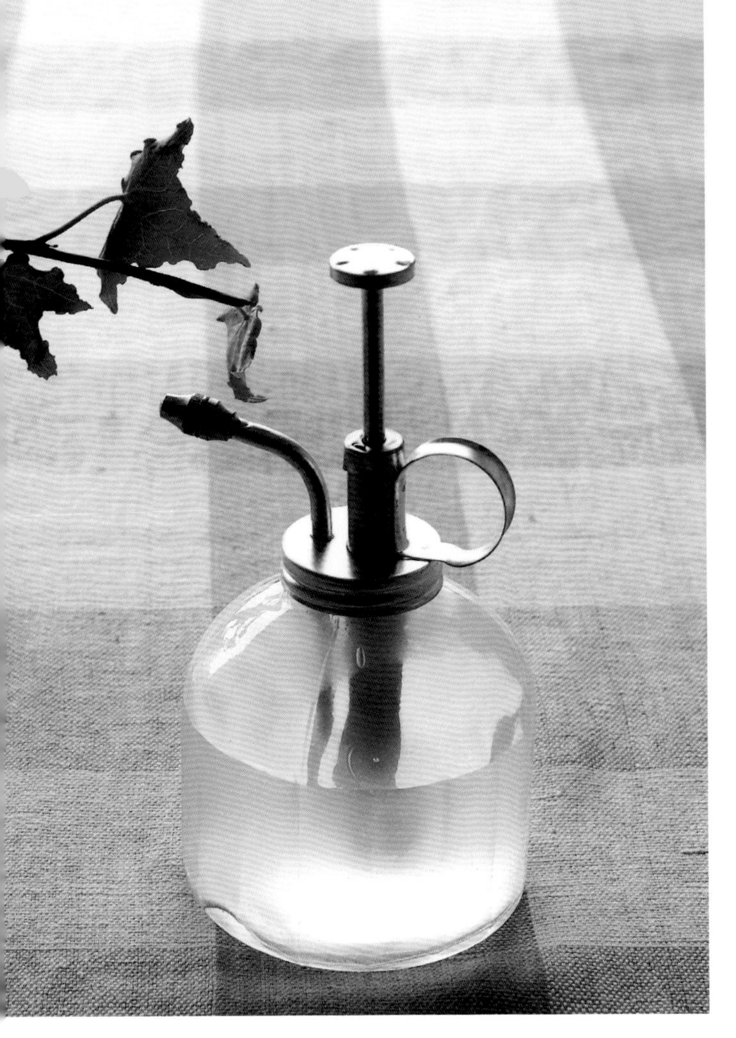

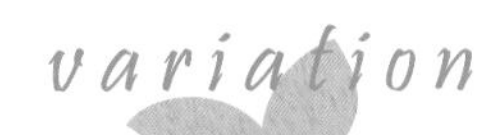


●基本的口腔噴劑

使用可以預防喉嚨疼痛或口臭的精油製作。不過，請使用食品級精油製作。可發揮抗菌、抗病毒作用的檸檬或柳橙、薄荷等柑橘類、香草類、樹葉類精油都是不錯的選擇。記得酒精的濃度不要超過 10%。

配方／喜歡的精油 4 滴、無水酒精 2ml、蒸餾水 18ml、噴霧容器（20ml）

使用方法／使用前必須充分搖勻。接著只要張開嘴，按下噴頭即可，不需要漱口。喉嚨疼痛的時候，也可以朝喉嚨裡面噴。

＊作法參照基本的精油噴霧。
＊保存期限約 2 個星期。

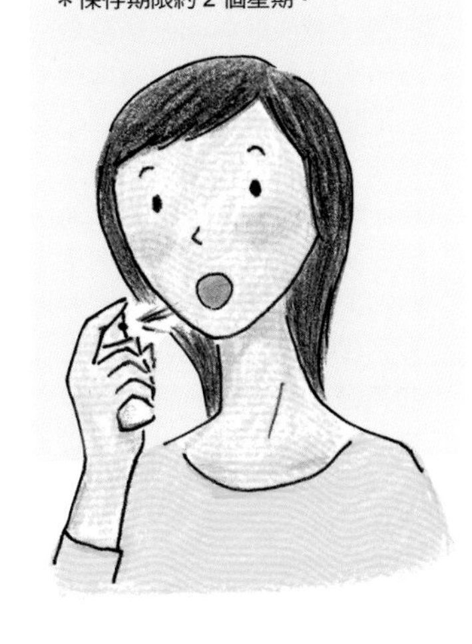

# 古龍水·香水

只要利用荷荷芭油、蜜蠟、無水酒精、蒸餾水等基材，就可調配出獨一無二的手作香氛。依照精油的種類和濃度，可製作香味淡雅的古龍水、味道若有似無的香膏、香味持續時間最久的香水。

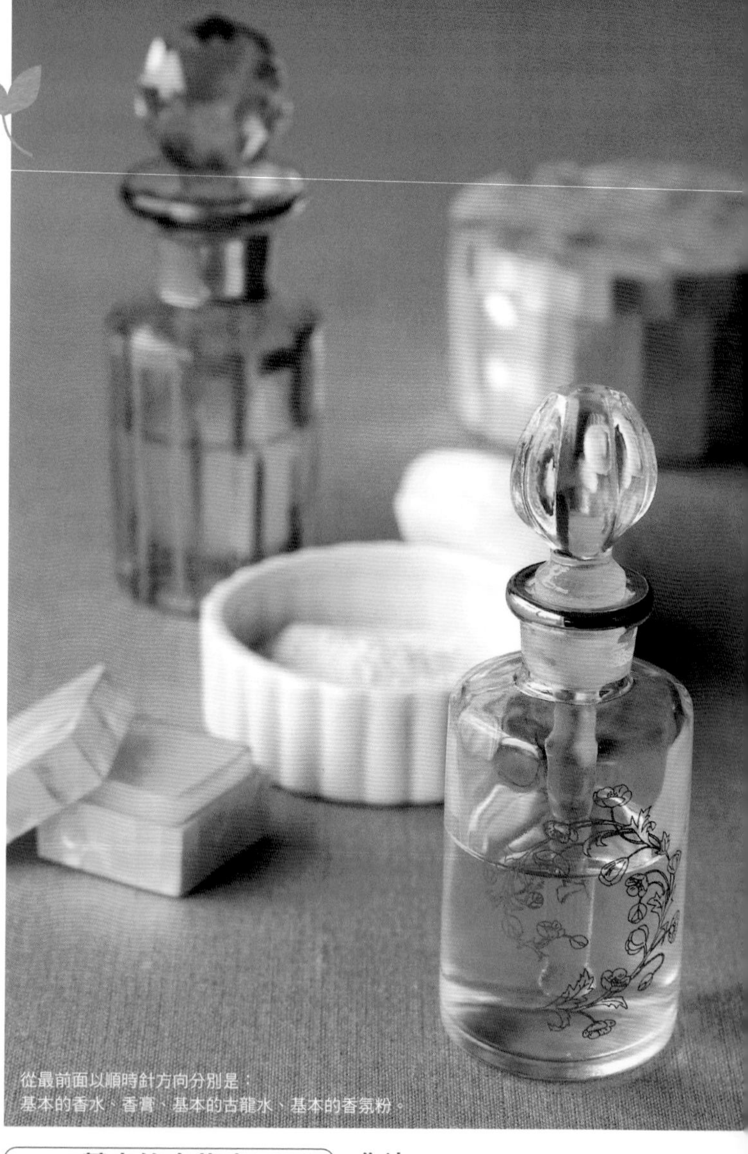

從最前面以順時針方向分別是：
基本的香水、香膏、基本的古龍水、基本的香氛粉。

### 製作香氛小物之前

製作香氛小物之前，當然得先決定要用哪些精油，但遇到調香這類不知從何下手的難題時，不妨按照下列的方法挑選精油。

#### 精油的選擇方式

①首先，在腦海中想像自己想調配出哪種風格的香味。把對香味的敘述用筆寫下來，試著列舉出 5～6 種條件能夠符合的主調精油。

②接著拿出試香紙（或者用切成條狀的圖畫紙），把候選的 5～6 種精油，各滴 1 滴在上面。

③把滴了精油的試香紙排成扇形，拿到鼻子前面，輕輕搧動的同時嗅聞香味。

④確認香味是否符合自己的要求。也可以把主調以外的精油滴在試香紙上，確認有哪些可以加入③，哪些必須刪除。

⑤等到香味的組合已經符合自己的期望，把入選的精油瓶全部拿到面前。再次確認試香紙的香味，同時決定每一種精油的滴數（總滴數請參照各個配方），並用紙筆記錄下來。

＊請參照 64 頁的「調合」內文。

## 基本的古龍水

因為添加了精油，所以質感更加清爽。建議依照季節和心情，更換精油的種類。

### 基本的準備

喜歡的精油數種 15～20 滴
無水酒精 10ml
蒸餾水 20ml
玻璃瓶（容量 30ml）

### 作法

1. 把無水酒精倒入玻璃瓶。
2. 加入精油，稀釋。
3. 加入蒸餾水。使用前需仔細搖勻。

＊保存期限約 2 個月。
＊混合味道清爽的柑橘類、香草類、樹葉類精油都是不錯的搭配選擇。

## 基本的香水

精油香水和市售的香水不同，聞起來雖然沒有濃烈的香味，卻可以依照精油的組合搭配，調配出更深邃、耐人尋味的香味。

### 基本的準備

| 喜歡的精油數種 20～40 滴 |
|---|
| 無水酒精 8ml／蒸餾水 2ml |
| 玻璃瓶（容量 10ml） |

＊作法參照基本的古龍水。
＊除了味道清雅的精油，也可以加入花、樹脂、木質類等味道強烈、厚重的精油，以加強整體的平衡感。如果把基材換成荷荷葩油，香味會出現些許變化。
＊保存期限約 2 個月。

## 基本的香膏

添加蜜蠟製作，屬於塗抹型的固狀香膏。只要在胸口塗抹少許，就能享受迷人的香味。

### 基本的準備

| 喜歡的精油數種 15～20 滴 |
|---|
| 蜜蠟 3g |
| 荷荷葩油 12ml |
| 乳霜容器（容量 20g） |

＊保存期限約 2 個月。
＊作法請參照蜜蠟軟膏（82 頁）。

## 基本的香氛粉

夏天洗完澡或泡澡後，很適合用於足部的保養。質地清爽，在容易流汗的季節讓人愛不釋手。

### 基本的準備

| 喜歡的精油數種 12～15 滴 |
|---|
| 高嶺土 1 大匙 |
| 玉米粉 1 大匙 |
| 瓶子或裝爽身粉的容器 |

### 作法

1. 把高嶺土和玉米粉倒進容器，滴入精油。
2. 充分混合後，每次倒出少量，塗抹於皮膚使用。

＊如果要添加乾燥香草，先用研磨器磨成粉末，接著用濾茶網過濾。過濾後的粉末加 1～2 小匙進入①即可。
＊保存期限約 2 個月。

### 酒精和精油的濃度

古龍水……酒精濃度10～30%、精油濃度是基材份量的2～10%
香水……酒精濃度60～90%、精油濃度是基材份量的15～25%
香膏……精油濃度是5～10%
香氛粉……精油濃度是2～5%

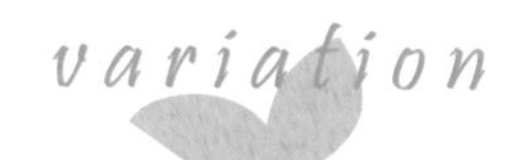


**「戀」香水**

戀愛的種子悄悄地在心中萌芽了……該如何將這份心意傳達給對方呢？遇到這種時候，要不要以香味的力量來推波助瀾呢？下面介紹纖細中帶有誘人甜意，稍微帶點成熟風情的香水。

配方／柳橙 3 滴、檀香 4 滴、依蘭或橙花 3 滴、苦橙葉 1 滴、佛手柑 6 滴、花梨木 3 滴、喜歡的精油 1 滴，每一種基材所調配出來的香味略有不同，所以請從 A、B、C 選擇 1 種。照片是 A 型。喜歡味道縈繞四周的選擇 A，喜歡味道若隱若現的推薦 B 或 C。

A：80%無水酒精水 10ml（水：無水酒精＝1：4）
B：荷荷葩油 10ml
C：蜜蠟 2g、荷荷葩油 8ml

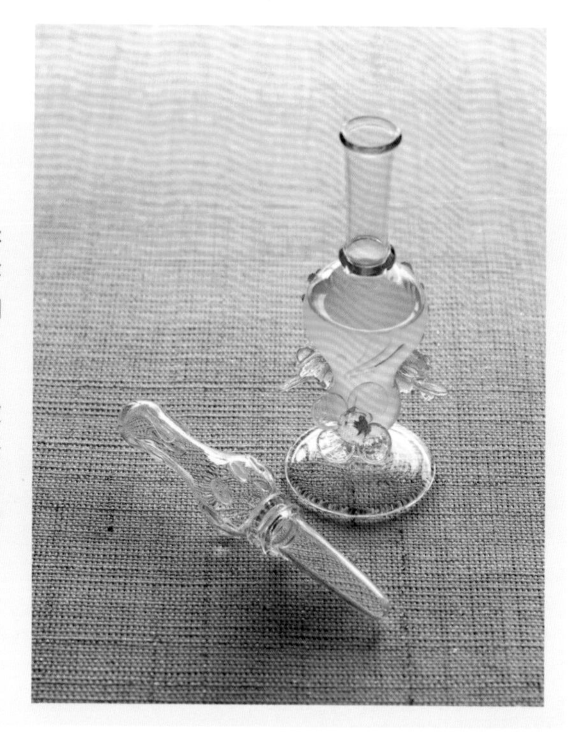

# 超簡單！只要攪拌即可完成的精油小物

只要利用市售的保養品，也能快速完成精油產品。不論是無香料、無添加的沐浴乳和洗髮精、潤絲精，還是護手霜、乳液、卸妝乳、無香料·無添加的液體肥皂清潔劑等，通通加入自己喜歡的精油就完成了。

## 全身用沐浴乳

只要一瓶，臉部、身體和頭髮的清潔全部搞定，真的很方便。記得選擇以肥皂為基底的無香料·無添加的低刺激性沐浴乳。

建議使用精油

柳橙、羅馬洋甘菊、天竺葵、茶樹、花梨木、薰衣草

配方

喜歡的精油總計 10 ～ 15 滴、無香料、無添加的沐浴乳 100ml、喜歡的話可添加荷荷葩油 10 ～ 20ml

＊保存期限約 1 個月。

## 精油洗髮精＆精油潤絲精

除了紫外線的影響，頭髮和頭皮也容易因燙髮、染髮變得更脆弱。把具備保養頭髮和頭皮、生髮效果的精油，加幾滴在洗髮精和潤絲精吧。

建議使用精油

依蘭、柳橙、茶樹、橘子、玫瑰草、薄荷、薰衣草、迷迭香

配方

喜歡的精油總計 10 滴、無香料、無添加的洗髮精／潤絲精 50ml、荷荷葩油 5ml、甘油 5ml

＊如果髮質很乾燥，可以增加荷荷葩油的份量；髮質油膩的話，可以減少一些。

＊保存期限約 1 個月。

## 精油乳液＆卸妝乳

選擇有高度放鬆效果、可幫助護膚的精油加進乳液中。

建議使用精油

羅馬洋甘菊、葡萄柚、檀香、天竺葵、橙花、橘子、薰衣草、玫瑰

配方

喜歡的精油 2 ～ 3 滴、無香料乳液／卸妝乳 100ml（g）

＊保存期限約 2 個月。

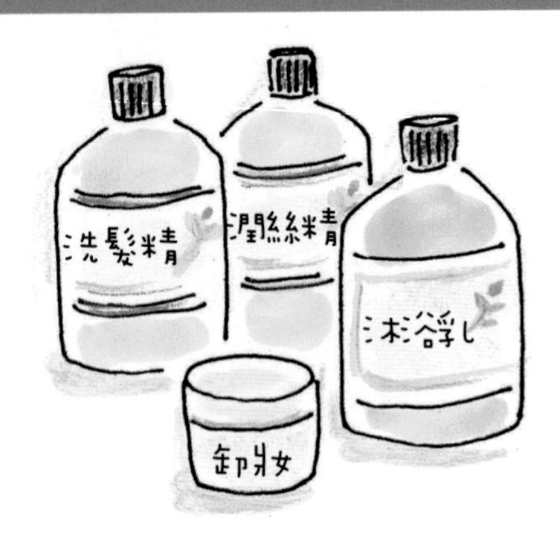


選擇沒有香料等添加物的洗髮精和潤絲精。

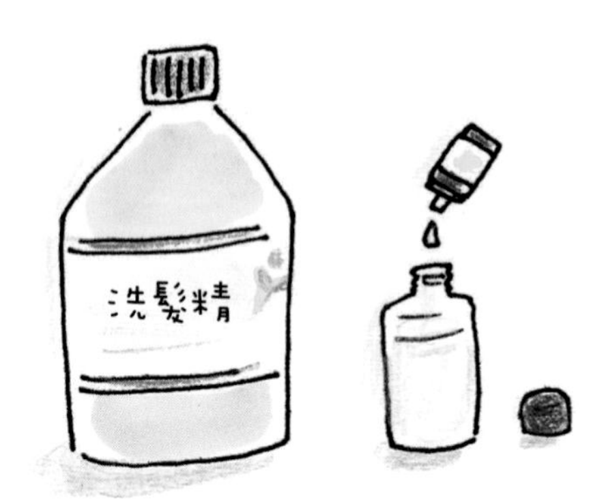


一次只要做出可以在 2 週內使用完畢的份量。即使只有精油，沒有另外添加甘油和荷荷葩油，也能發揮不錯的效果。

## 順髮噴霧

把精油加入具備調理頭皮作用的花水，讓頭髮保持弱酸性，也更好梳理。梳頭髮或吹乾頭髮之前都可以噴。頭髮在睡醒後亂翹時也可以噴。

建議使用精油

檜木、橘子、迷迭香、薰衣草、檸檬

配方

喜歡的精油 2 ～ 3 滴（如果給小朋友使用，建議選擇薰衣草和橘子）、橙花花水或蘆薈花水 100ml

＊如果想要增添潤澤感，可添加荷荷葩油或茶花油 3ml。

＊保存期限約 1 個月。

LESSON 3

# 基本的按摩（精油按摩）

## 按摩之前

按摩，是一種不使用言語的溝通方式。在油脂的加持下，肌膚被人的手接觸時，會感覺更加舒服。不但可以自己單獨進行，家人之間也能互相按摩。按摩的目的之一是使精油滲透體內，所以遇到忙碌的時候，不妨利用洗完澡等血液循環變好時，把按摩油當作保養品，以輕輕劃圓的方式塗抹在身上就 OK 了。

### 按摩之前的注意事項

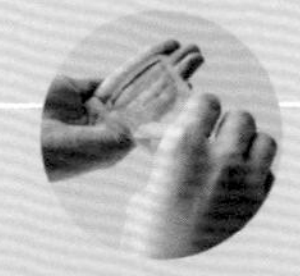

**塗抹按摩油**（參照 39 頁）

按摩之前，首要任務是在所有要按摩的部位塗抹按摩油。首先把按摩油倒在自己的手上，待油稍溫熱，再以兩手均勻抹開。油不能抹得太多，也不能太少。因為抹太多手會滑，變得不容易施壓；太少又會把皮膚摩擦得不舒服。男性的體毛比較濃密，需要較多的用量。若是皮膚乾燥，會迅速吸收油脂，所以要適時補充按摩油。全身的用量約20～25ml，局部約5～10ml。

**毛巾的使用方式**

除了按摩的位置，其他的部位一定要用毛巾蓋起來，以免身體著涼。

**執行的重點**

**方向：**從身體的末梢往中心移動。利用手部揉推，促使體液回到心臟和淋巴結。

**按壓：**一開始用相當於撫摸的力道輕壓→用稍重的力道按壓局部→再次撫摸般的輕壓，結束。

**次數：**基本上一個動作的循環是3～5次，反覆進行。因為重複同樣的動作可以讓人產生安心感，提高放鬆的效果。

**療程的順序：**輕輕搓擦每一個部位，順便暖身。接下來針對特別疲勞的部位，以仔細的手法揉捏。最後再次輕輕搓擦每一個部位，結束。這樣的方式可以讓被按摩者感覺舒服。

**床單和毛巾**

床單和毛巾多少會沾附些油脂。即使洗得再乾淨，有些種類的基底油，使用經過幾個月之後，還是會留下氧化的臭味。選擇荷荷芭油等氧化速度慢的基底油，可以減少異味產生的機率，但最好還是準備芳療專用的毛巾和床單。

**按摩油**

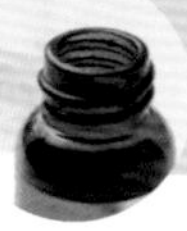

調配出每次剛好能夠用完的份量再理想不過，如果用不完，只要裝入附蓋的容器，存放在避免日光直射的地方，以常溫約可保存2個星期。

## 進行按摩時的注意事項

不論是幫自己或別人按摩，第一步是先做個深呼吸，讓心情平靜下來。每一個部位的按摩時間是5～10分鐘，再長也不要超過15分鐘。不要做到讓對方和自己都覺得疲勞的程度。

冰冷的手會阻礙放鬆。先讓雙手熱起來。也可以把裝著按摩油的容器浸在熱水裡，加溫後再開始按摩。

確認孕婦可使用的精油名單。讓孕婦盡量保持輕鬆的姿勢（半伏臥位。參照246頁），不要趴臥，並且在短時間內完成。即使到了懷孕中期和後期，只要感到腹脹，就要暫緩按摩。

把燈光稍微調暗一些。室溫則配合被按摩者的感覺調節。如果有喜歡的音樂，請當作背景音樂。

過度按壓痛處，可能使疼痛的情況更為惡化，須特別注意。
按摩之後，記得多補充水分，以幫助老舊廢物代謝。

要小朋友一直保持不動很難，所以主要以手掌，進行大面積式的按摩。如果沒有足夠的時間按摩到背部，可針對肚子、腰部、骶骨周圍、腳底這些重點部位按摩。

長者接受按摩以後，有時候會讓累積已久的疲勞一次爆發出來。所以，首先從背部和下肢為主，時間30分鐘以內。如果時間不夠，針對股關節周圍、腹部、腰部、膝蓋內側和膝蓋骨的周圍、腳踝、腳底，以按摩油輕輕搓揉。

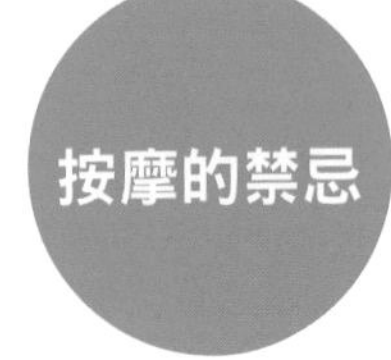


**發生下述情況時，按摩可能會造成身體負擔或導致症狀惡化，所以請絕對不要按摩。**

| | |
|---|---|
| 罹患感染、傳染性疾病時 | 處於極度興奮時 |
| 發燒時 | 皮膚出現很大的傷口時 |
| 骨折、脫臼剛發生之後 | 剛完成預防接種（24 小時以內） |
| 拔牙或受傷流血的時候 | 空腹時和用餐後（1 ～ 2 個小時內） |
| 罹患急性疾病時 | 喝酒後 |
| 身體變得很虛弱時 | 服用強效藥物的時候 |

＊正在服用精神藥物、荷爾蒙藥物、抗癲癇藥等藥物時，請先徵詢專業人士的意見。

## 前製作業

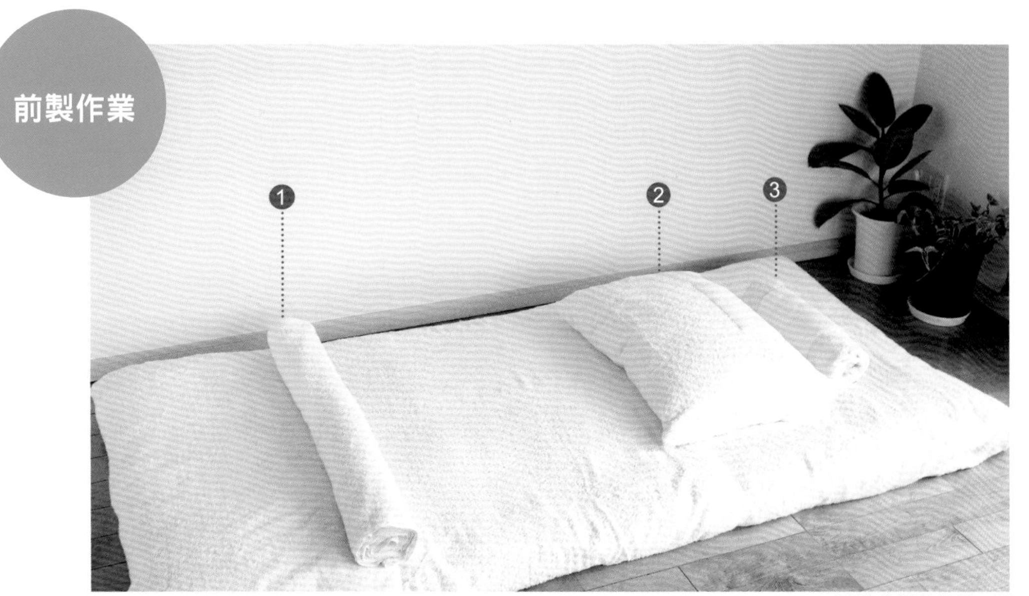


**在床上進行準備**　①足枕②胸部靠墊③枕頭

＊和臉接觸的部分，可以用廚房紙巾包起來

家裡雖然沒有按摩床，但只要利用現成的道具，一樣可以打造舒適的按摩空間。長時間維持同一個姿勢會累，所以要配合對方的身體，調整成最能放鬆的姿勢。雖然不一定非得準備足枕和胸部靠墊，但很多人都覺得有比較舒服。如果是幫自己按摩，盡可能保持輕鬆的姿勢。

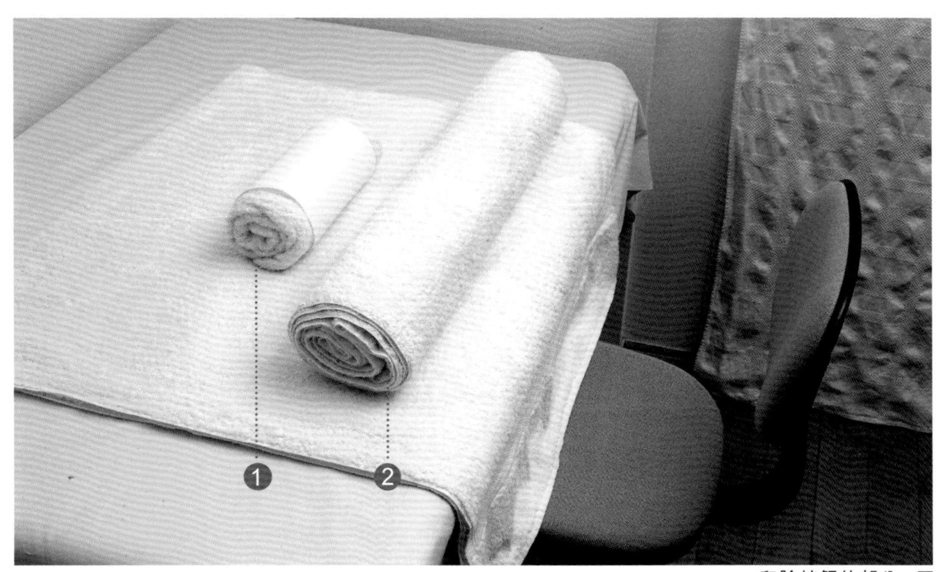


**在餐桌上進行準備**　①枕頭②胸部靠墊

＊和臉接觸的部分，可以用廚房紙巾包起來

在家裡，如果想利用床或墊被當作按摩的場地，準備起來比想像中麻煩。改用餐桌的話，準備比較簡單，可以省事不少。把浴巾和毛巾捲起來，充當胸部靠墊和枕頭。在療程進行之前，用毛巾蓋住肌膚露出的部位，才不會覺得冷。

## 進行按摩的基本手法

**芳療中的按摩，和指壓或整脊不同，最大特徵是節奏緩慢和溫和的刺激。開始的靜止和結尾的輕撫（參照下方）營造出意猶未盡的感覺。按摩的主要技法是「手掌緊貼皮膚，輕輕搓擦」，但也會按壓穴道以促進血液循環、消除僵硬，有時也會加重按摩的力道和揉捏。**

→ 確實出力按壓。 ⇢ 減輕按壓的力道。  總共重複3次。

### 靜止（Holding）

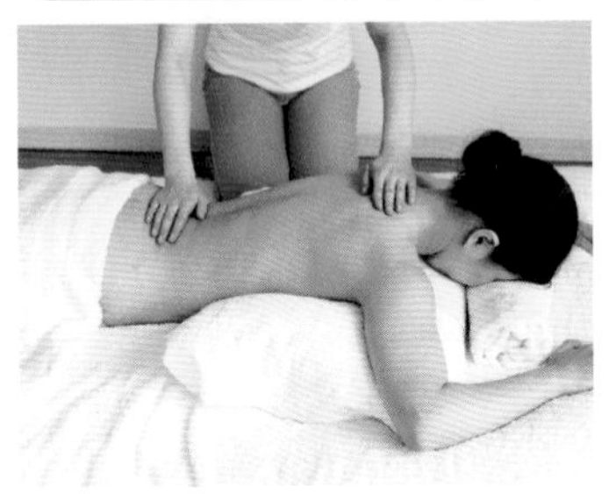

把手放置在皮膚上靜止不動，讓體溫確實傳達的手法。使用靜止法，可以讓對方有安全感，達到放鬆的效果。也可以先把浴巾披在身上再進行。

### 強擦法（Friction）

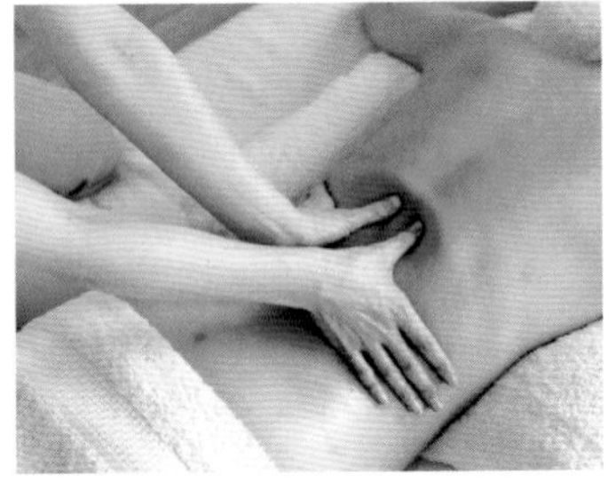

強擦法是以大拇指或大拇指以外的4隻指頭，施以力道重於輕撫法的按摩手法。

### 揉捏法（Kneading）

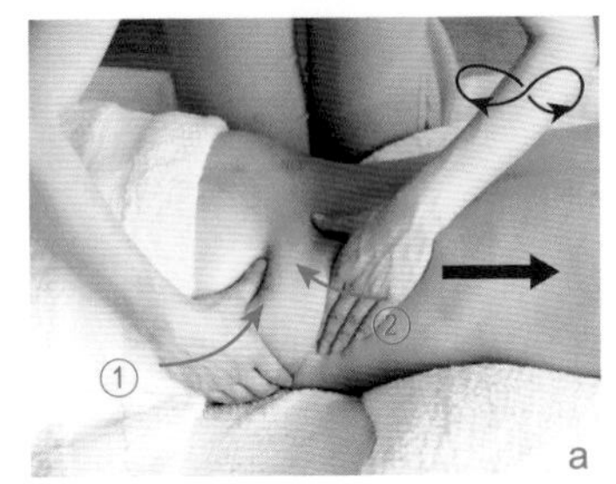


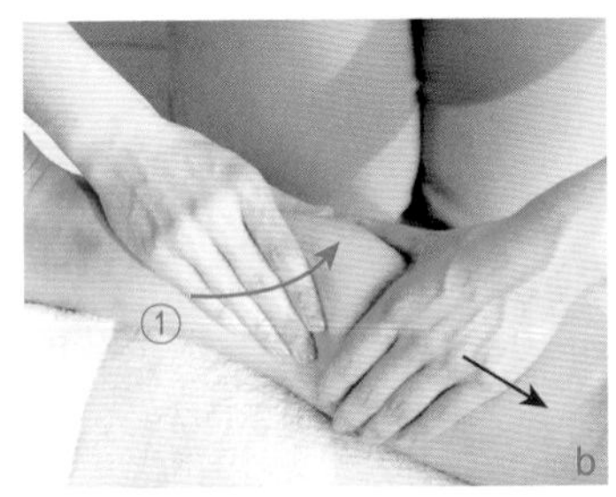


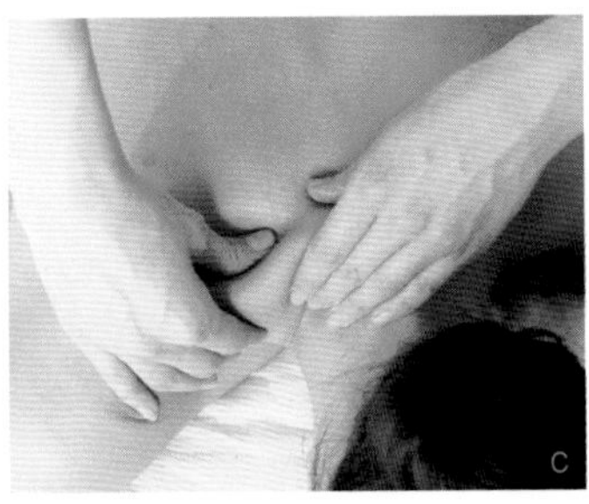


適合部位包括肩膀、側腹、小腿和大腿等。把指尖或手掌緊貼皮膚，輕輕但確實地捏起肌肉。左右手按照①②的順序揉捏。進行①的時候，另外一隻手往後方擰捏（參照b）。

### 輕撫法（Effleurage）

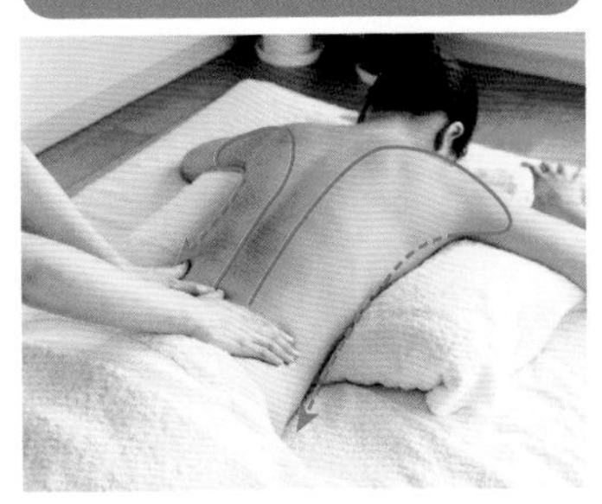

使用頻率最高的手法。把整個手掌緊貼皮膚，微微施壓，輕輕撫擦皮膚表面。此舉有助精油的滲透，不但可溫熱皮膚，也可以促進血液和淋巴液的循環。放慢速度進行，可以提升鎮靜效果，幫助睡眠。稍微加快進行的節奏，可促進身心活絡。進行的方向從末梢往心臟。

### 指節揉按法（Knuckling）

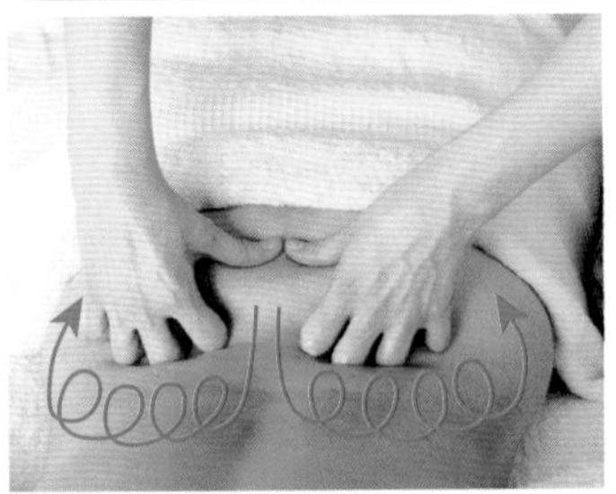

指節揉按法是強擦法的手法之一，主要針對肩膀、腰部、臀部、大腿等部位給予刺激。首先四指彎曲，左右手以畫圈的方式同時在皮膚上滾動。
這個動作可以刺激深層的組織，消除老舊廢物和血液停滯體內的現象，也可以鬆弛僵硬的肌肉。

## 基本的姿勢

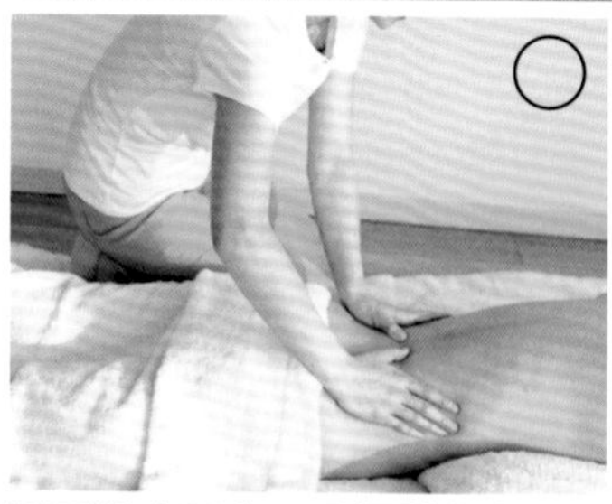

不要過度用力，用輕鬆的方式進行。膝蓋微微彎曲。掌心緊貼著皮膚。

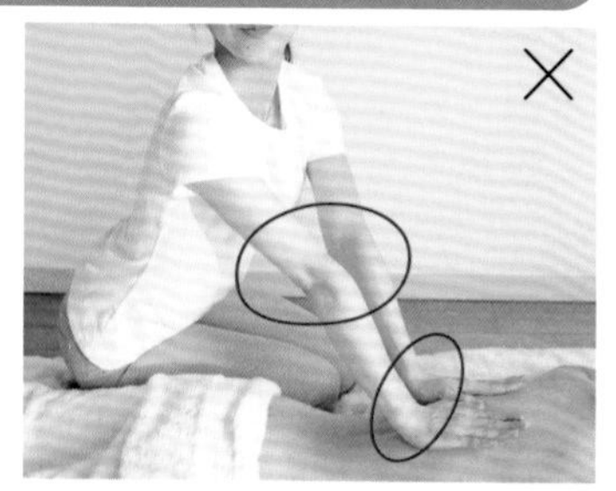

身體扭曲，手臂也硬梆梆的狀態下，無法調節力道的大小。對手腕也會造成負擔。而且，這樣也看不到對方。

## 手部接觸方式、放置方法

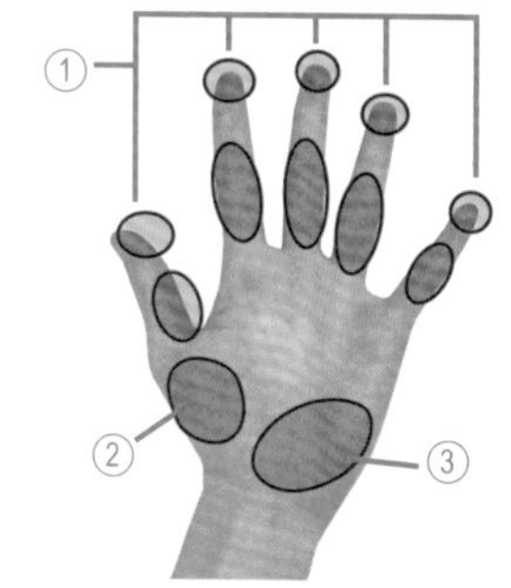


①指腹、②大魚際、③手掌根部有意識的按壓。

以整個手掌緊貼皮膚，而不是只有手掌下方。

指尖如果用力，手指會不自覺抬高，離開按摩對象的身體。

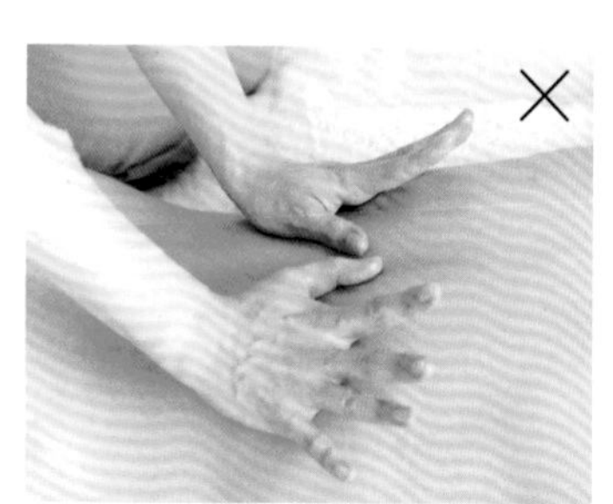

## 在餐桌上進行的基本手法（脖子、肩膀、背部和手臂一部分）

1. 在所有部位抹上按摩油。
2. 輕撫。參考94頁，以手輕撫所有的部位，除了蓋上毛巾的位置以外。不要遺漏了肩膀的關節一帶和手臂。
3. 以強擦法刺激。手沿著肩胛骨內側的線條滑動，以大拇指按壓（a）。也用大拇指輕壓脊椎的兩側（b）。

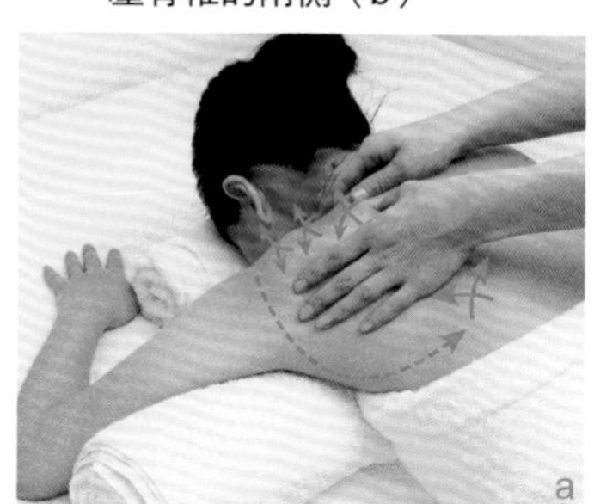


*------部位雙手重疊，從肩膀回到原處。

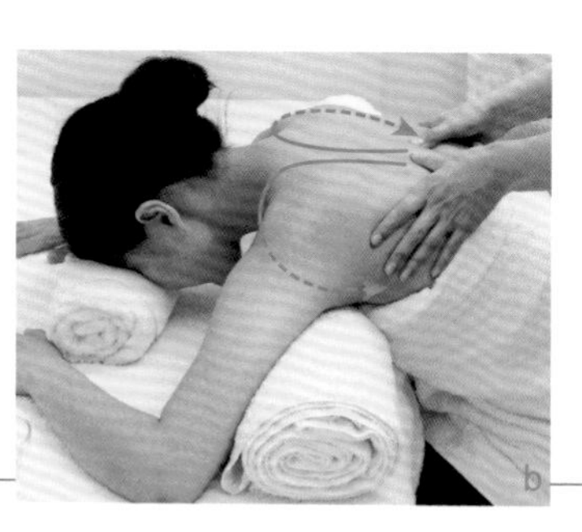


4. 用大拇指和其他4隻指頭輕輕搓揉脖子、雙肩和肩膀手臂的交界處。也可以用揉捏法放鬆肩膀到手臂的肌肉。

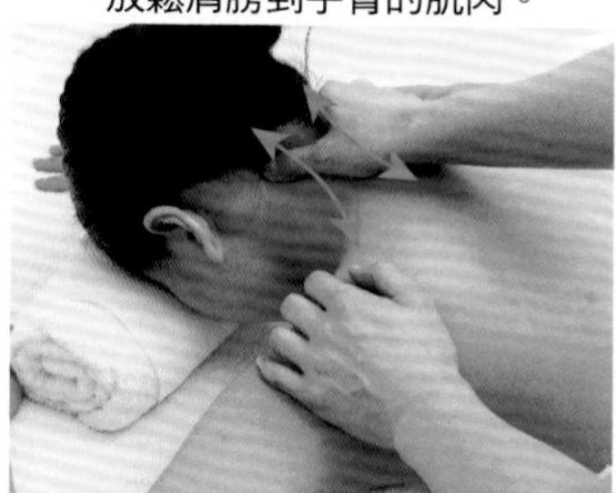

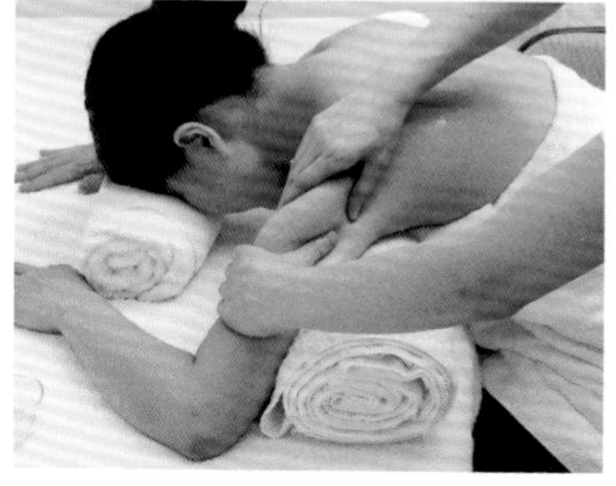

5. 再重複一次②，結束。

**重點**

用靠墊牢牢支撐胸口和腋下，並依照每個人的需求調整合適的高度，讓肩膀和脖子可以完全放鬆。用來頂住額頭和胸口的枕頭，高度可配合對象調整。如果以餐桌為場地，請參照 93 頁。

## 幫別人按摩

**因為會直接觸摸肌膚，所以事前最好先把指甲剪短，並且注意雙手的溫度和有無長繭等，以免造成太冷或粗糙的觸感，並檢查手掌和手指有無傷口及水泡。輕撫是芳療中最常見的手法，即使只是「用手掌撫搓」的動作，也能充分表現出按摩者的狀態，而且被按摩者也感受得到。所以，要是身體覺得不舒服或者覺得提不起興致的時候就改天吧。**

# 背 部

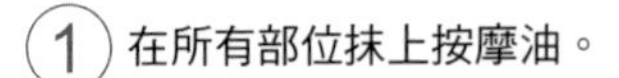

① 在所有部位抹上按摩油。

② 輕撫。手掌緊貼著皮膚，逐漸加重力道，撫擦腰部、脖子到肩膀（a），包覆住肩膀（b）。一定要通過側面再回到腰部（c）。反覆5~10次。

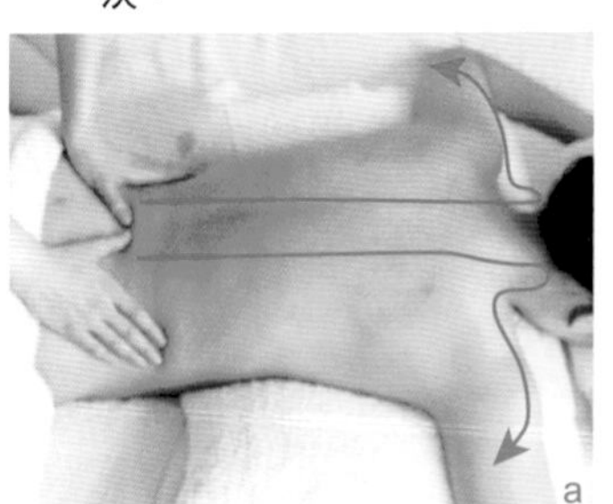


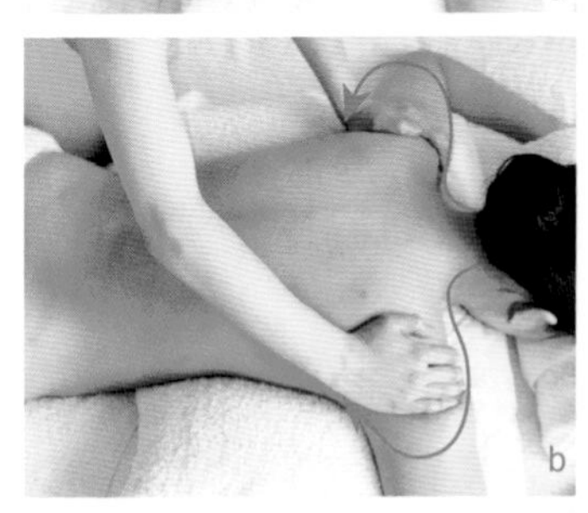


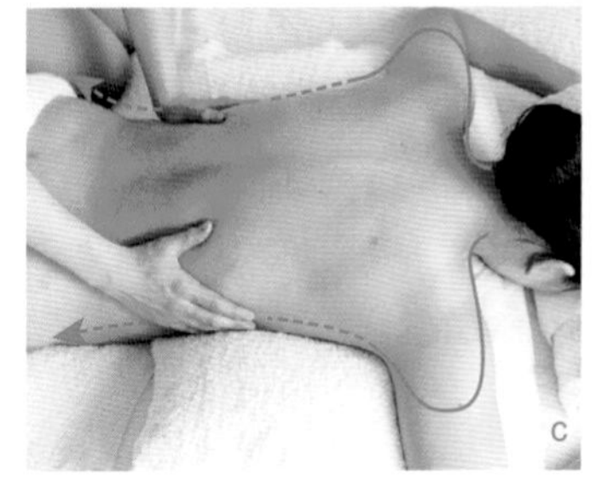


③ 以強擦法刺激。依照下列的a、b、c，各反覆4次。

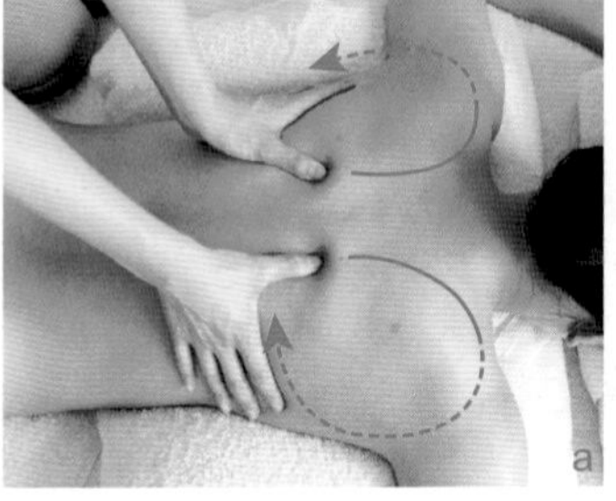


沿肩胛骨內側的線條滑動，以大拇指按壓。從肩膀到腋下的部分，用大拇指以外的4隻指頭輕輕撫擦。

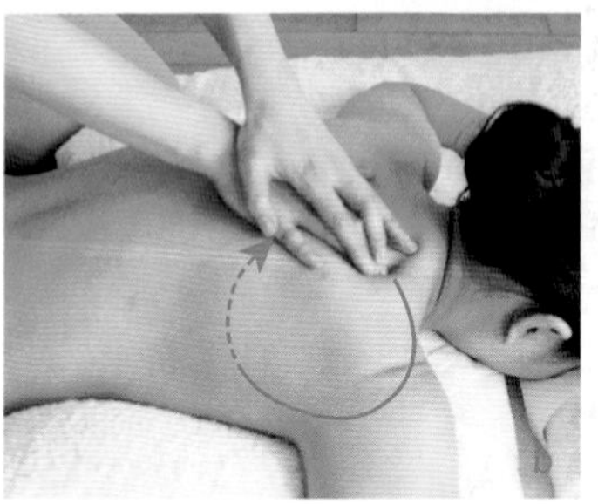

雙手重疊，以中指針對肩胛骨周圍按壓4圈。從肩膀到腋下也要確實按壓。

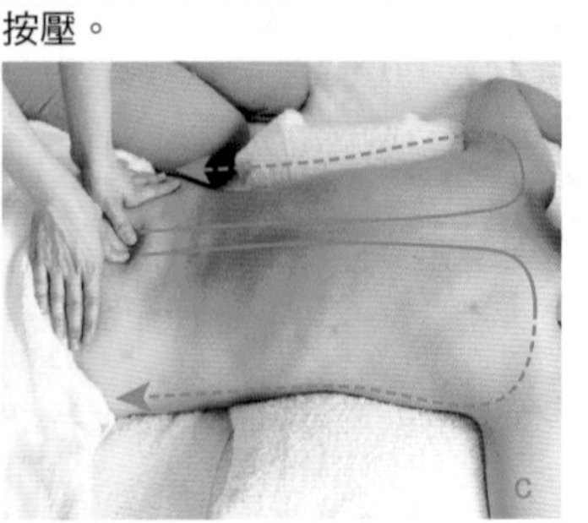


大拇指沿著脊椎從骶骨滑動到脖子下方。

＊輕輕刺激位於脊椎側邊的神經，可以達到調整身心的效果。

④ 雙手握拳，用指關節的平坦面輕輕摩擦頸椎的兩側。

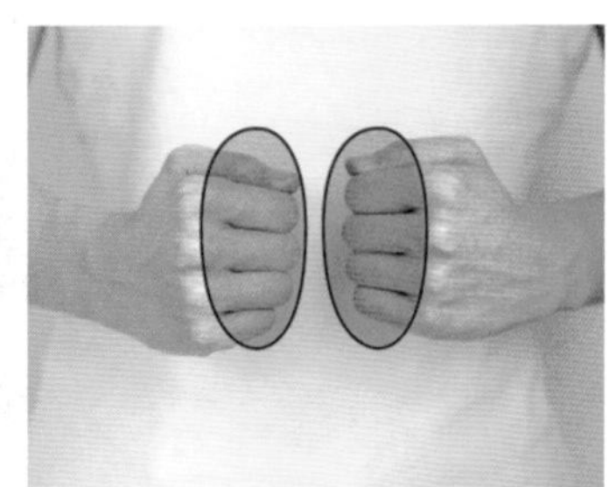

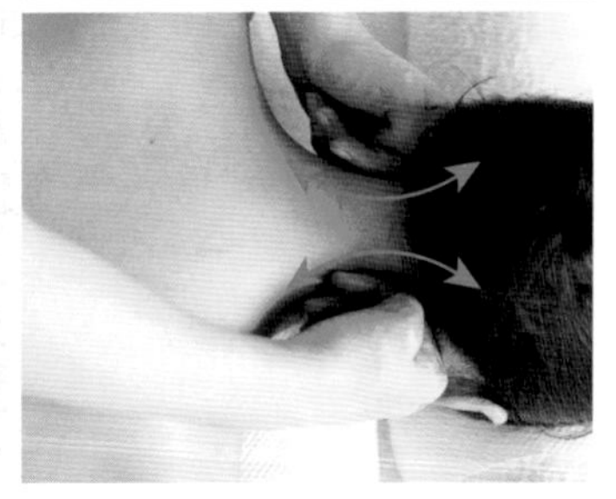

＊不僅是髮際，連脖子後方的凹陷處也要充分按摩。

⑤ 再重複一次②，結束。

**重點**

如果肩膀僵硬得很厲害，結束③以後，使用揉捏法，用大拇指和其他 4 隻指頭捏揉肩頭到脖子根部（參照 94 頁）。

**讓被按摩者感覺舒服的竅門是，按摩者必須懂得移動身體的重心，適度調整力道的輕重，以不疾不徐的速度和固定的節奏進行。總而言之，最重要的是設身處地為對方著想的心意，而非技巧的優劣。把自己的手掌緊貼著對方身體的輪廓，細心的進行每一個動作，並且留意對方的反應，確認力道大小和溫度的冷熱……。只要能做到這種程度，就稱得上滿分了。**

## 腰部・臀部

① 在所有部位抹上按摩油。

② 輕撫。把手緊貼在肌膚上，在腰部整體上以a→b→ c的順序，如開扇一般進行撫摸。反覆3～5次。

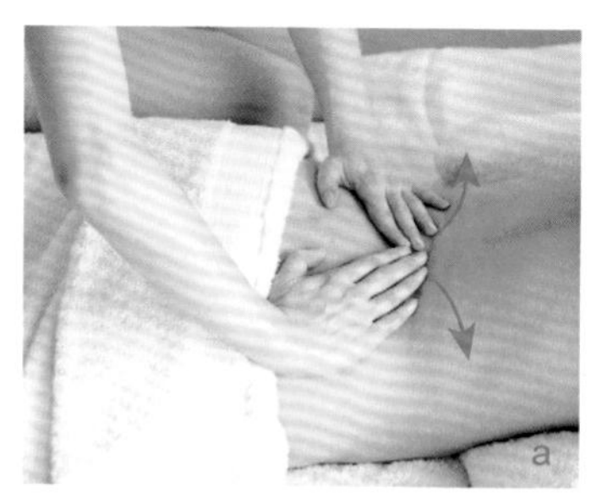


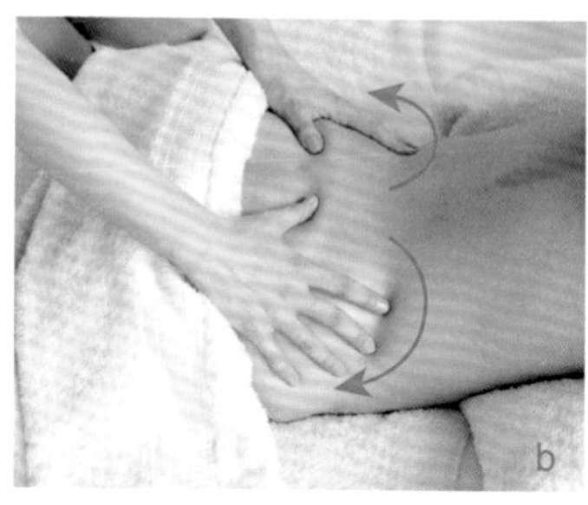


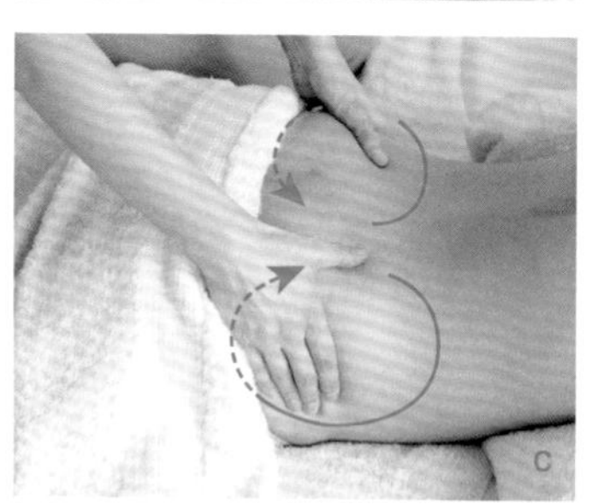


③ 以強擦法刺激。從骶骨一路到腰椎，用大拇指以畫小圓圈（a）或直線（b）的方式，稍微出力按壓，最後各往左右的腰部移動。

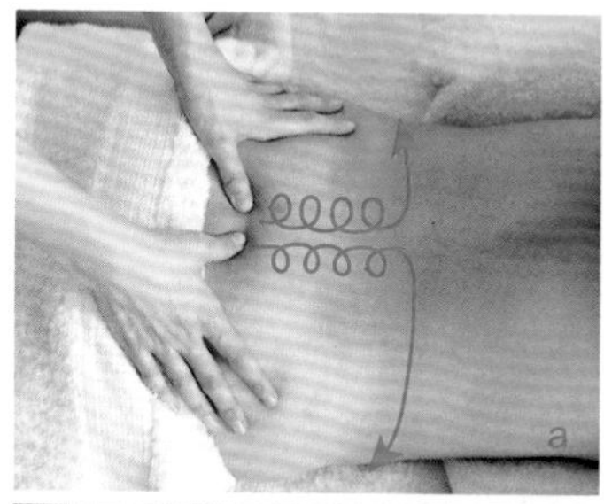


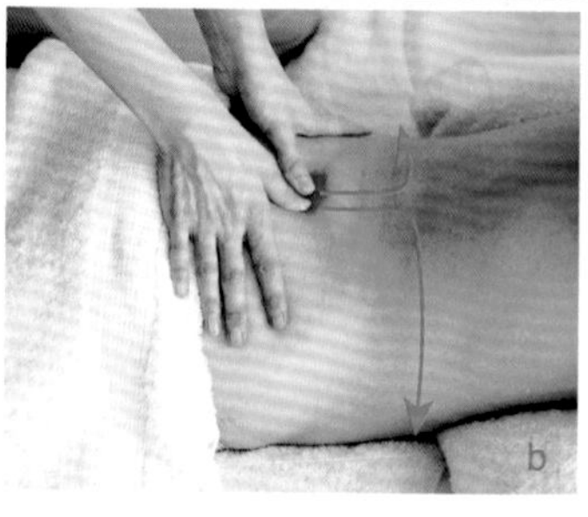


④ 依①②③的順序，左右對稱的用大拇指刺激臀部。和步驟③一樣，最後各往左右腰側移動。

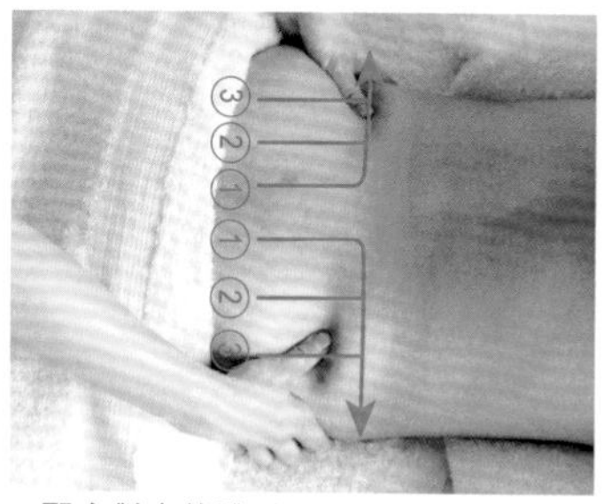


＊配合對方的體型，決定腰部的區塊間隔。也可能畫到4～5條線。

⑤ 用指節揉按的方式放鬆臀部的肌肉。反覆3～5次。

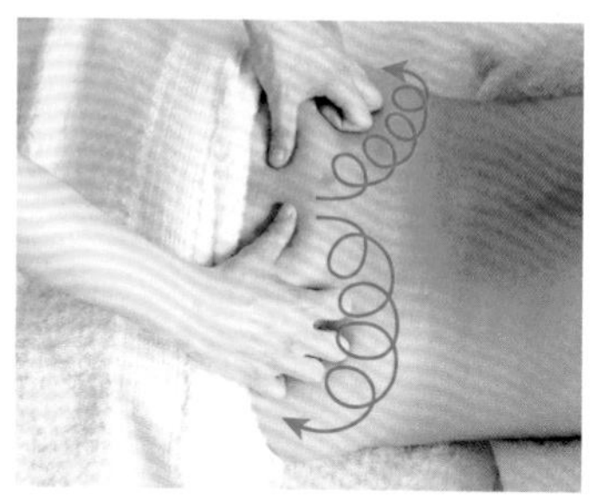

⑥ 雙手重疊，從左右任一邊開始輕撫。手掌從側面回到中間時，輕輕提起腰側肌肉。重複3次。進行到左側時，把左手放在下面比較順手。

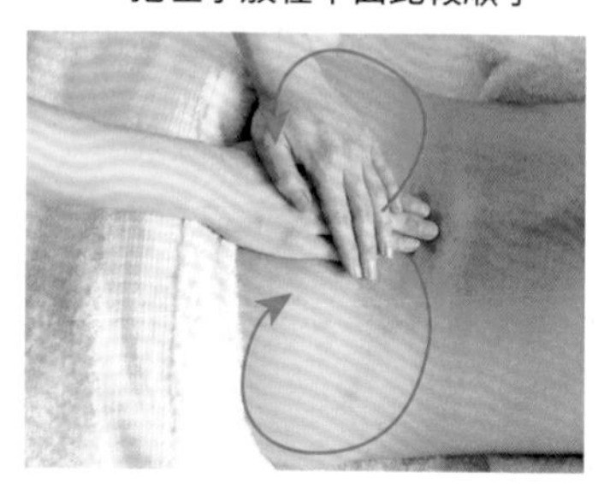

⑦ 重複②3～5次。最後以靜止收尾。把手貼於骶骨上約10秒，結束。

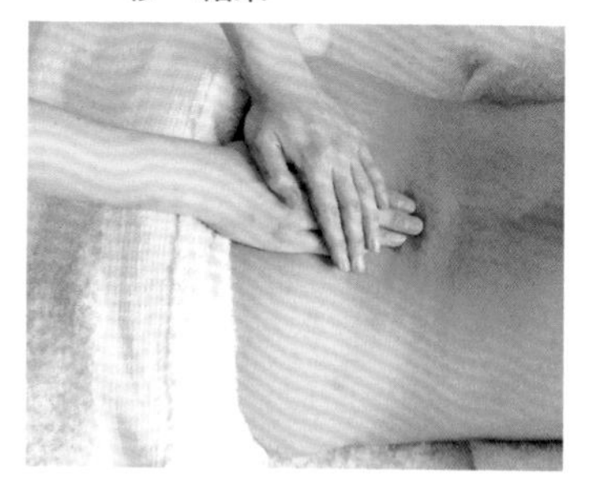

# 下肢（後面）

① 在所有的部位抹上按摩油。

② 輕撫。雙手重疊，從腳尖一路撫搓到大腿根部。移動到大腿根部的時候，雙手展開呈扇形。如b所示，通過側面後，回到腳尖。重複3～5次。

＊輕撫到膝蓋內側時不要出力。

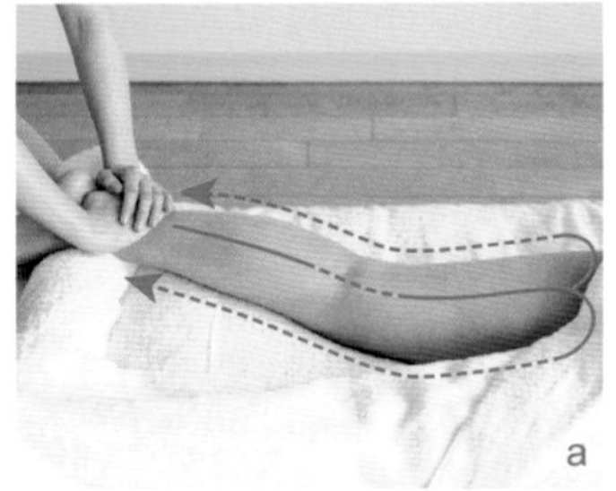
a

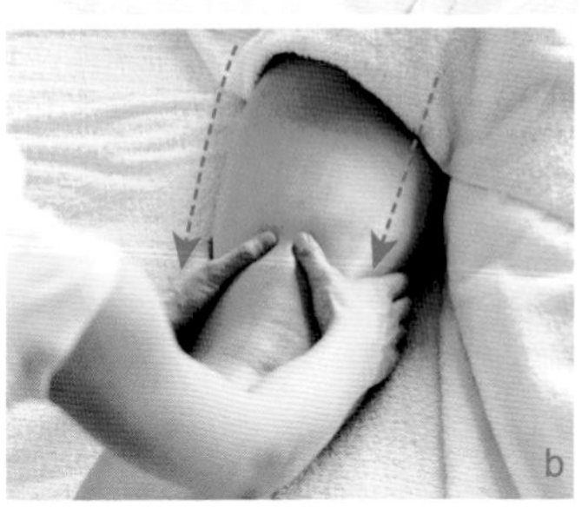
b

③ 雙手握拳，用指節以螺旋狀的方式揉按，由膝蓋內側到大腿。

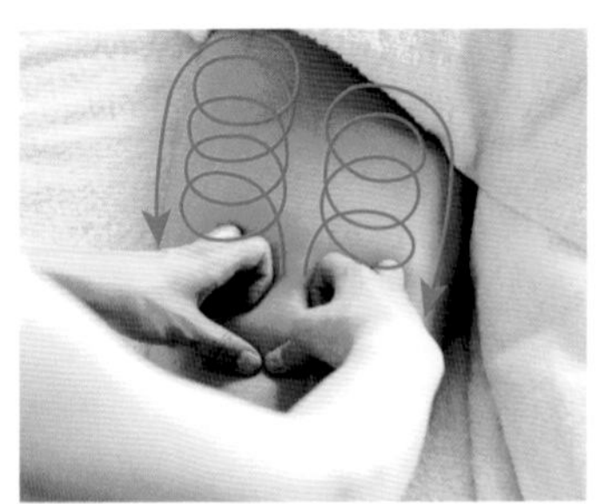

④ 依照大腿的中央、內側、外側的順序，將大拇指重疊，從下往上按壓。

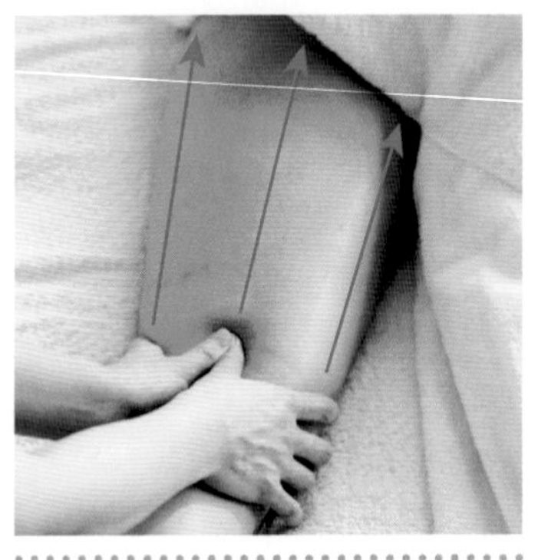

⑤ 兩手交疊，從腳踝撫擦至膝蓋內側。來到膝蓋內側後，將手展開成扇形（b），從小腿的側面（c），回到腳踝。重複3～5次。

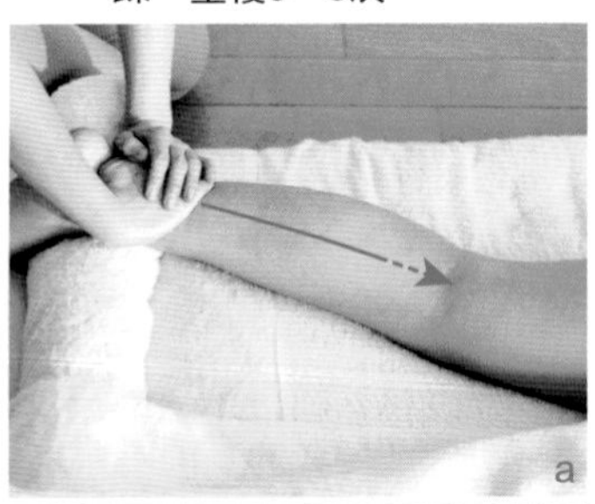
a

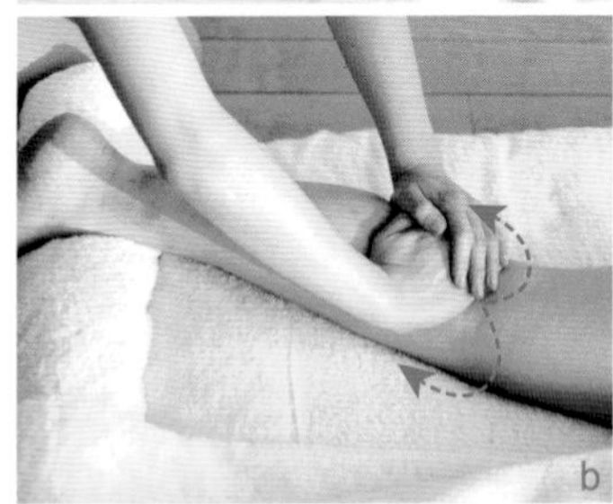
b

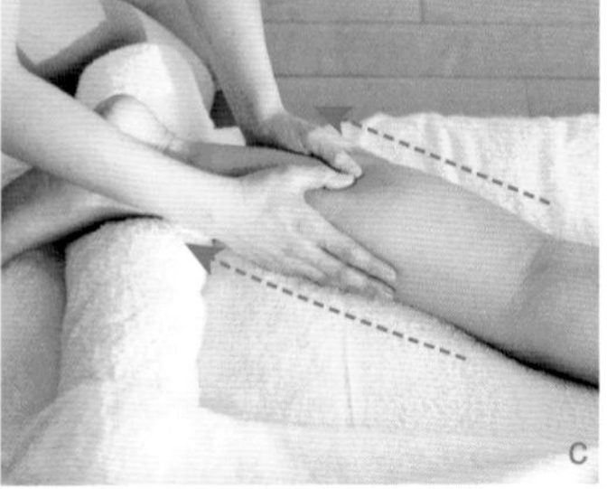
c

⑥ 一手托住腳踝，另一手拇指以畫小圓圈或直線的方式稍微施力按壓阿基里斯腱兩側。

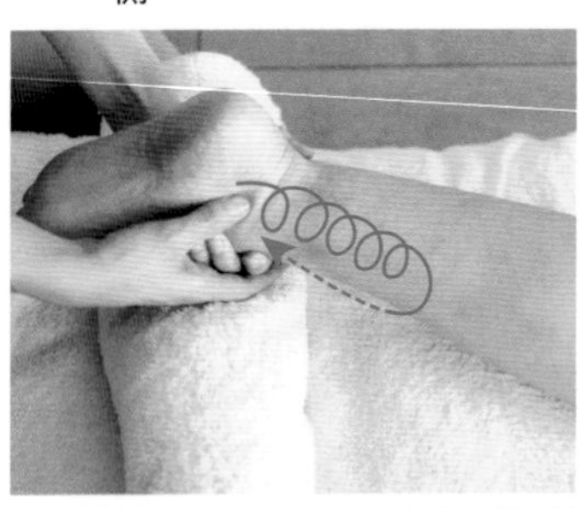

⑦ 用手掌和大拇指，搓揉整個腳底（包括腳趾頭）。

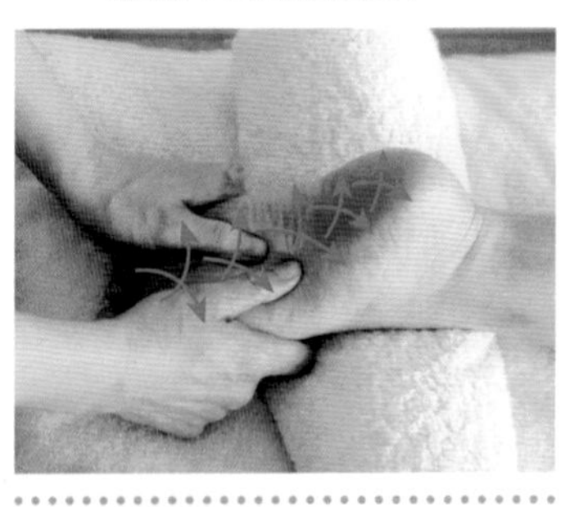

⑧ 重複②。以靜止收尾。把手貼在腳底約10秒鐘如此做為結束。

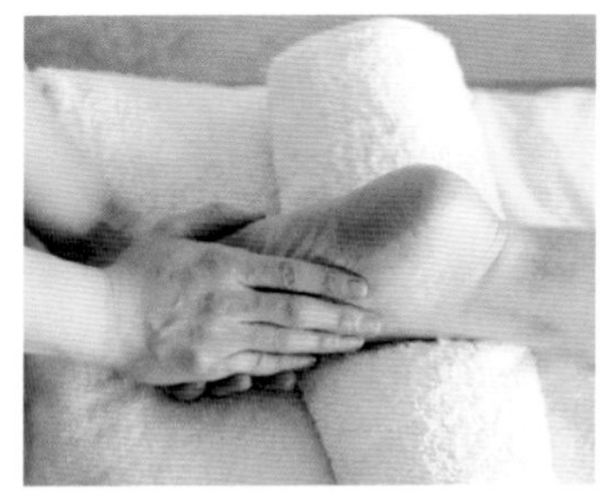

**重點**

像照片一樣，用浴巾捲成足枕。關節會稍微彎曲，所以可以鬆弛腳部的肌肉，完全放鬆。足枕的高度依喜好調整。也有些人不要墊高。

## 腹　　部

① 在所有的部位抹上按摩油。

② 用手掌按住肚臍上方，靜止不動約10秒鐘。再用整個手掌慢慢輕擦胃部、整個腹部。一再反覆，直到感覺變熱。

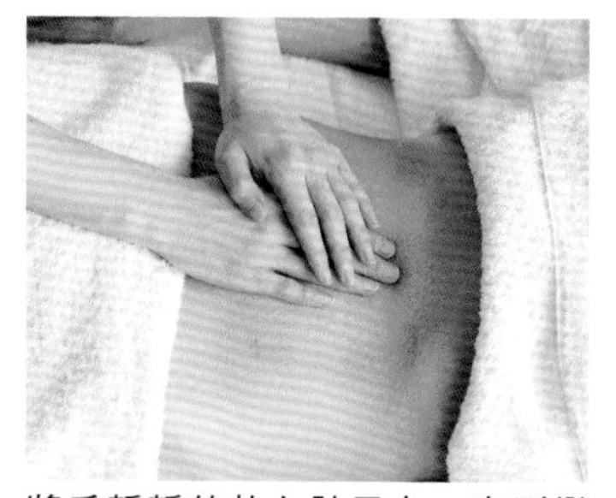

將手靜靜的放在肚子上，直到變熱。

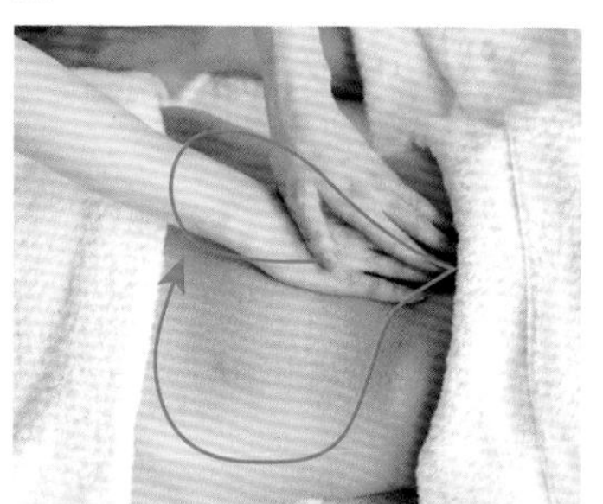

以畫「の」字形的方式，溫柔撫擦胃部一帶。

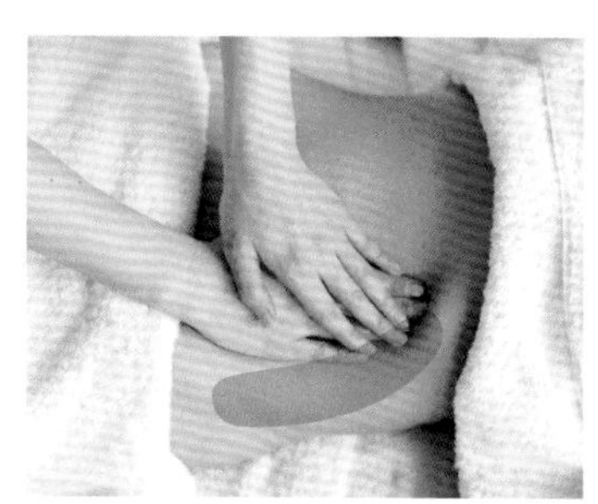

紅色標示出來的部位是按壓容易產生疼痛之處。要放慢手部的動作。

③ 用食指、中指、無名指保持同樣的節奏，以畫小圓圈的方式輕輕按壓、刺激約3次。手指沿著腸子的走向在整個腹部移動。

＊請對方膝蓋微彎，比較容易讓腹肌放鬆。

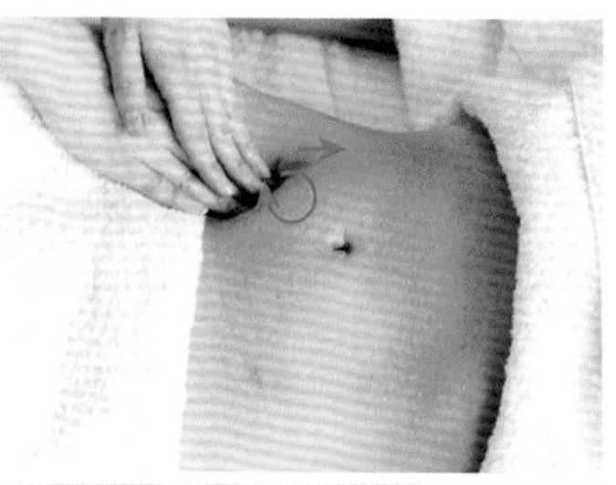

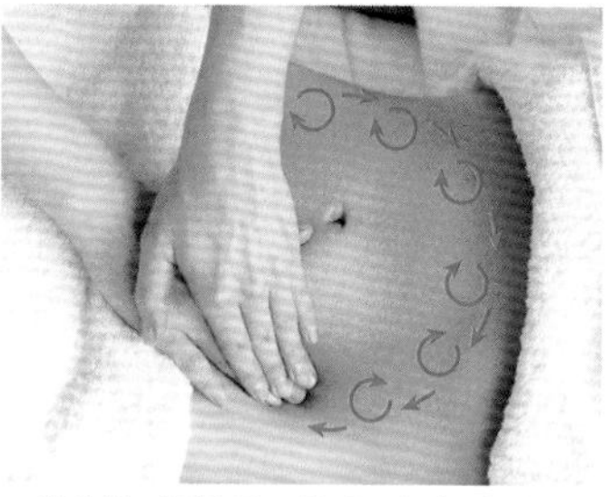

＊總共做3個循環，所以一個部位總共畫圓9次。

④ 接著以抓捏腹部表面肌肉的方式，從側腹移動到另一邊的側腹。

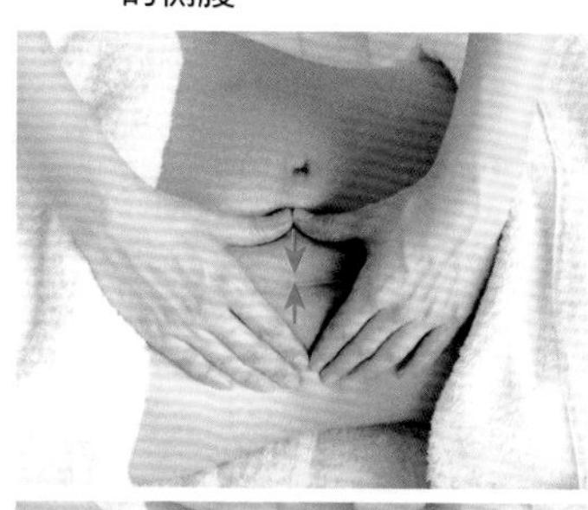

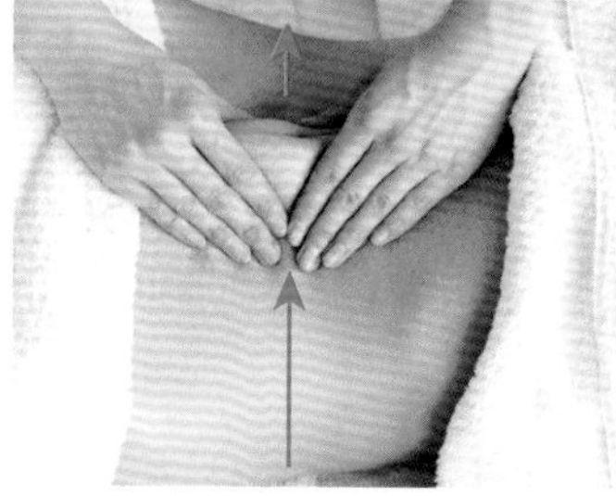

⑤ 再次重複②。以靜止收尾。最後把手掌停留在胃部上方約10秒鐘，結束。

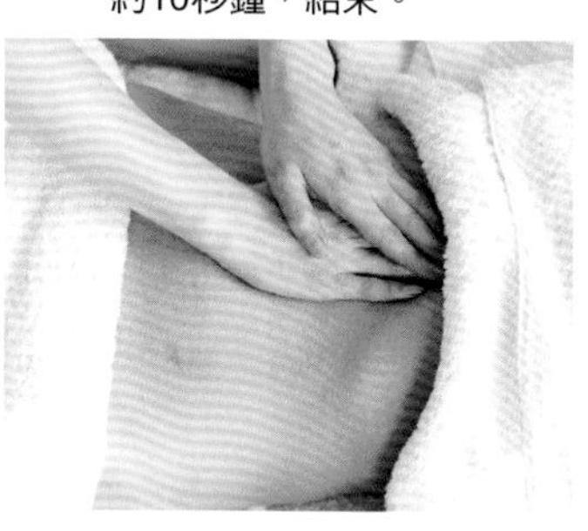

**毛巾的使用方式**

除了禦寒，也可以捲成一團當作枕頭或胸部靠墊。以下列舉出使用毛巾時的注意事項。

○ 必須準備身體用的浴巾2條、足枕・枕頭用的浴巾2～3條、毛巾1條（最少）。

○ 只有要按摩的部位露出來。按摩結束，就蓋上毛巾。

○ 注意不要讓身體受涼。注意身體和毛巾之間是否留有空隙。尤其是肩膀和雙腳，容易讓冷空氣鑽進去。

○ 被發皺的浴巾抵著身體的感覺不舒服。記得隨時把浴巾整理好。

○ 記得把毛巾邊仔細塞進內褲裡，以免沾到按摩油。

○ 從左右任一邊用浴巾輕輕蓋住身體。以免掀起一陣風。

○ 用浴巾包住頭髮，以免沾到按摩油。但脖子要露出來。

# 手部・手臂（右手）

① 在所有的部位抹上按摩油。

② 輕撫。讓手掌緊貼皮膚，從指尖移動到肩頭，輕輕撫擦。來到肩頭後（a），通過手臂的兩側再回到指尖（b）。重複3～5次。

＊也可以分成指尖到手肘（前臂）、再從手肘到肩頭（上臂）。

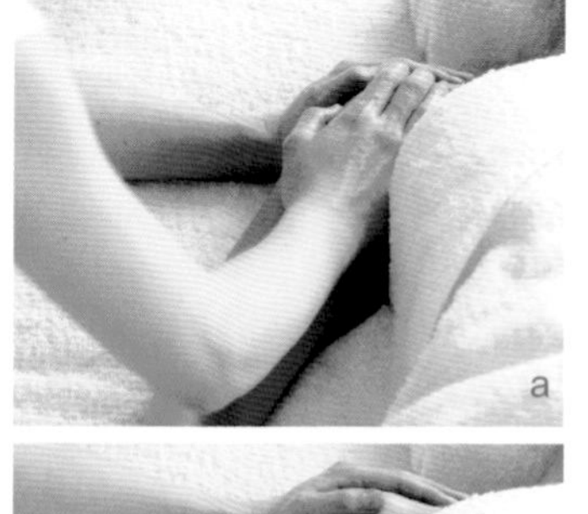


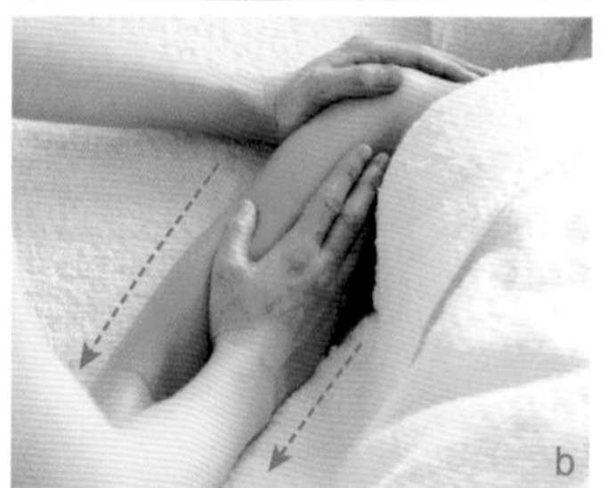


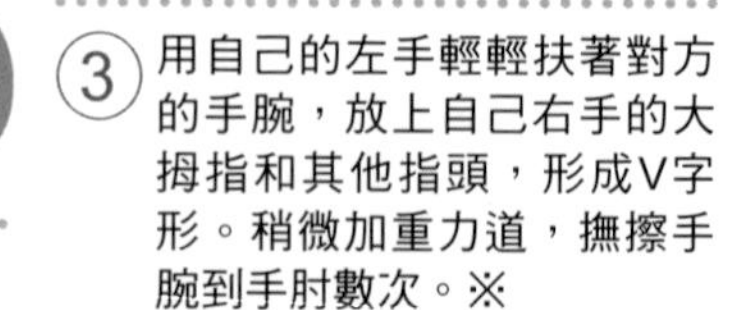

③ 用自己的左手輕輕扶著對方的手腕，放上自己右手的大拇指和其他指頭，形成V字形。稍微加重力道，撫擦手腕到手肘數次。※

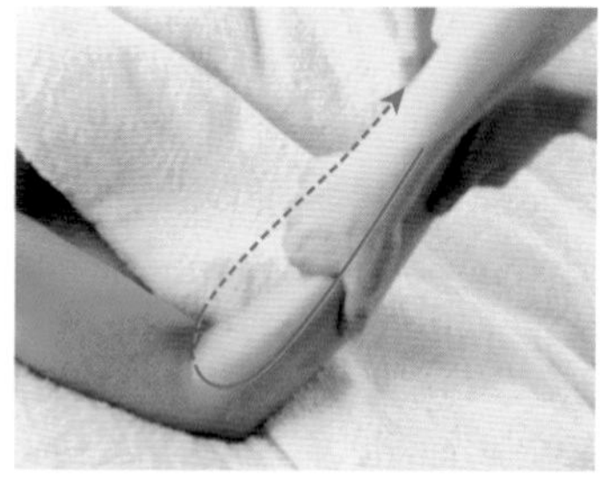

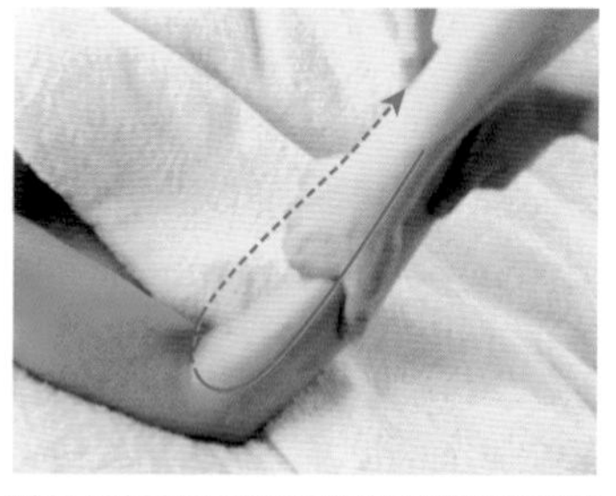

④ 換成以右手抬起對方的手腕，再放上自己左手的大拇指和其他指頭，形成V字形。稍微加重力道，撫擦手腕到手肘數次。※

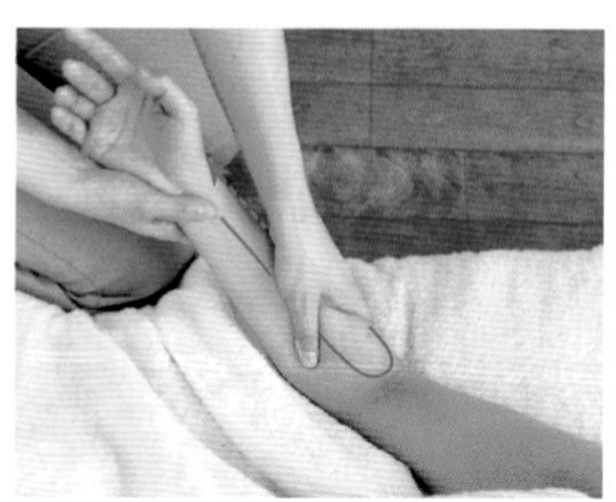

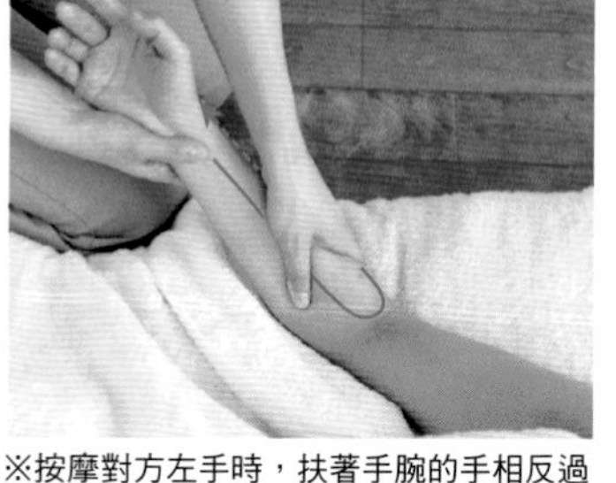

※按摩對方左手時，扶著手腕的手相反過來。

⑤ 用自己的小拇指分別插入對方的大拇指和小指頭根部（a）後，各往左右拉開伸展，再以大拇指搓揉手掌（b）。用兩手的大拇指交互輕輕撫擦手腕（b）。

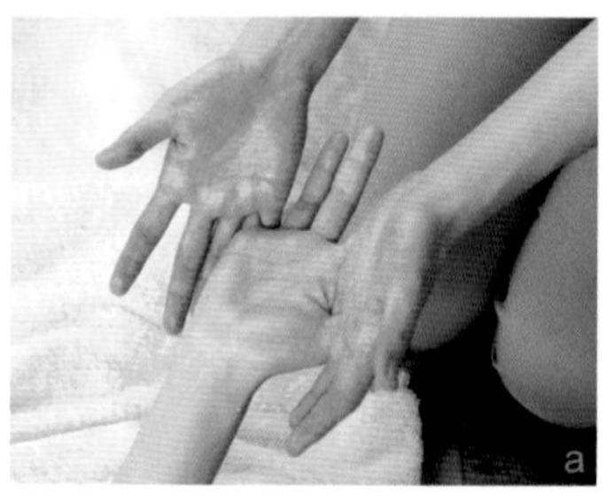


⑥ 把對方的手背朝上，用自己的雙手支撐。用兩手的大拇指交互輕輕撫擦手腕後，各往左右拉開伸展（b）。

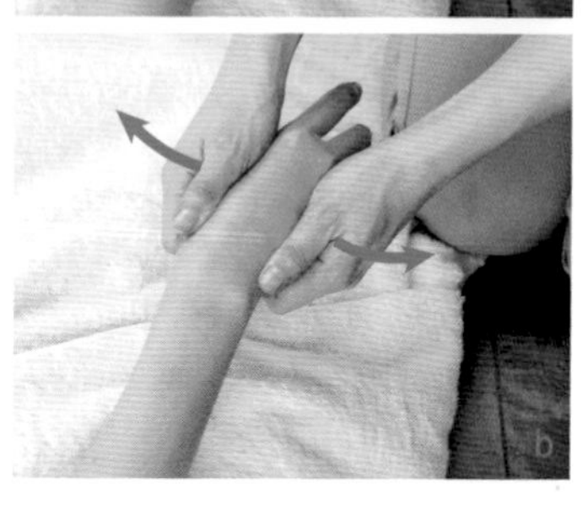


⑦ 用單手抬起對方的手腕，用另一隻手的大拇指，在指骨間往手腕的方向輕輕按摩。

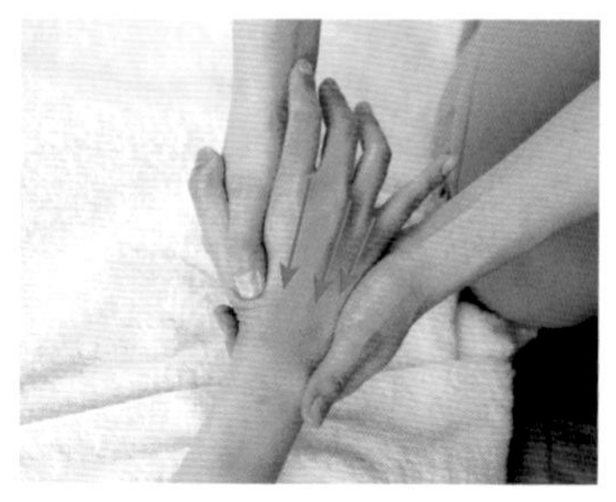

⑧ 用大拇指和其他4隻指頭握住對方的手指，以畫小圓圈的方式分別搓揉每一隻指頭。

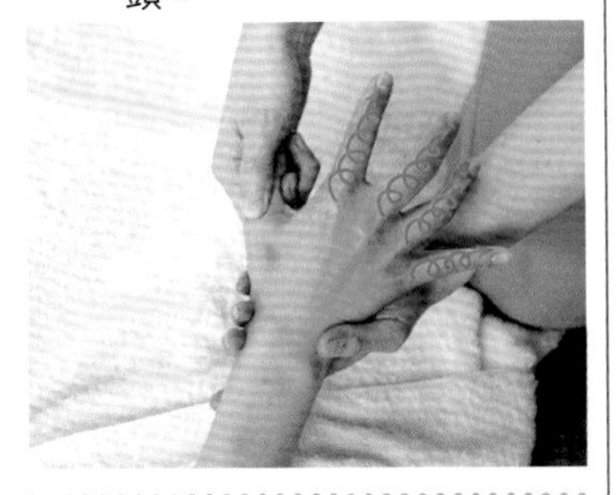

⑨ 握住對方的手，撫擦整個手掌和手背，最後從手腕輕擦整隻手臂。從指尖撫擦到肩頭後，再往回撫擦到手腕。

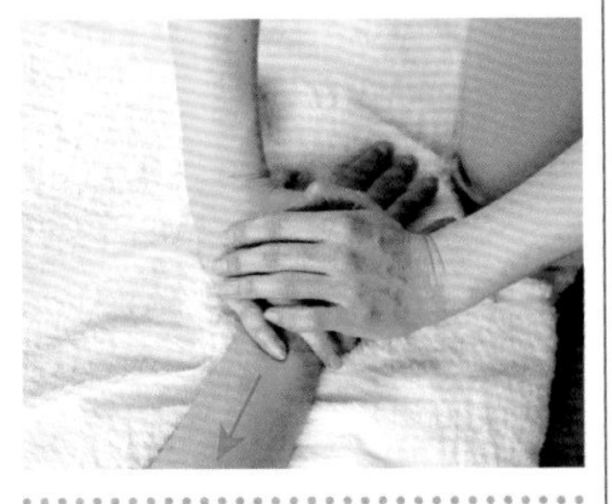

⑩ 以靜止收尾。用雙手包覆對方的手約10秒。

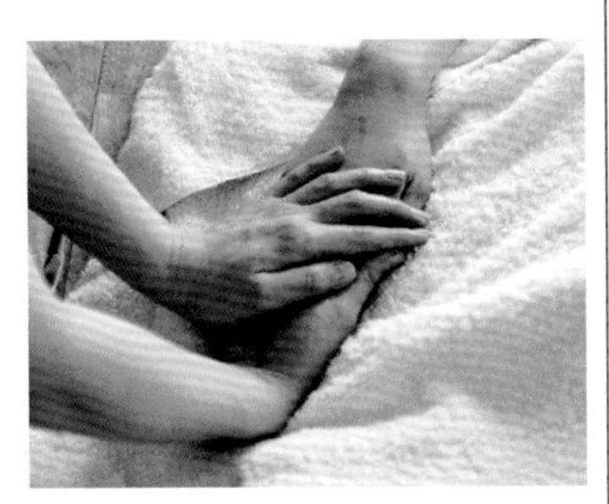

## 頭

① 先靜止。雙手暫時放在頭部兩側。

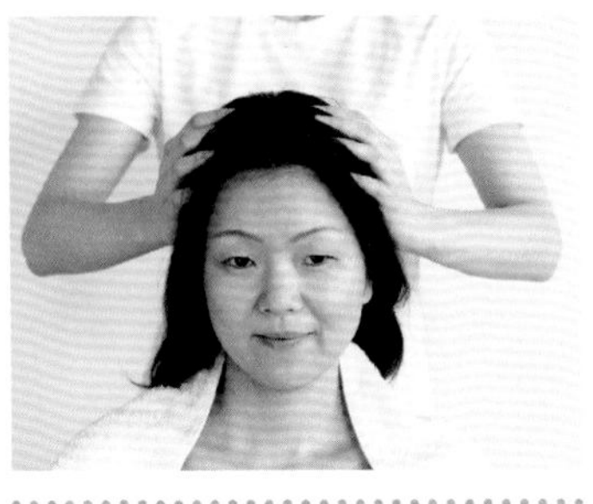

② 用拳頭或手掌輕輕敲打脖子、肩膀、手臂和背部（不要敲在骨頭上）。

③ 在頭皮塗上按摩油或調理水，用10根指腹以畫圓的方式刺激整個頭皮。

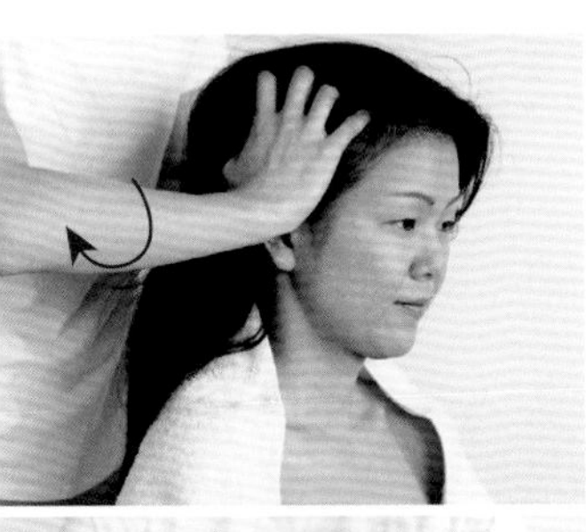

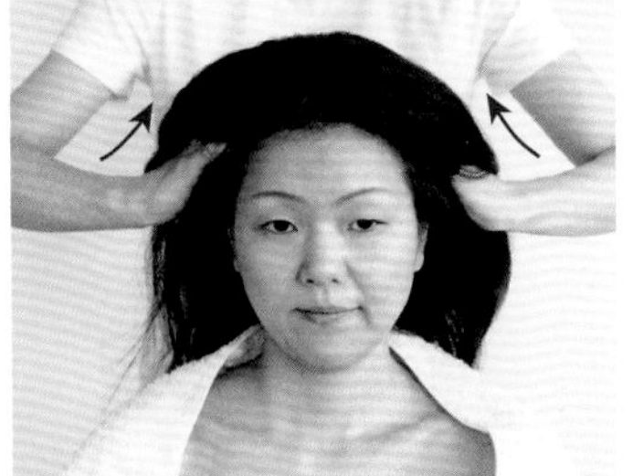

＊手指慢慢移位，按摩整個頭皮。

＊用指腹刺激頭皮後，參照右邊的插圖，試著活動頭皮。將指頭張開，插進頭髮，抓住髮根。重點是盡可能大幅活動頭皮。

④ 以洗頭的方式用指腹摩擦頭皮。手腕放鬆，手指前後來回移動。

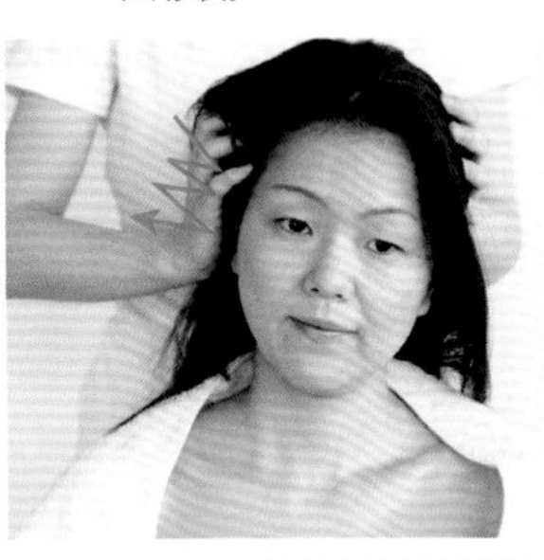

⑤ 把頭髮整理好。以靜止收尾。

＊如果使用按摩油，先用熱水沖洗再用洗髮精洗淨。不需要潤絲。

### 活動頭皮的方法

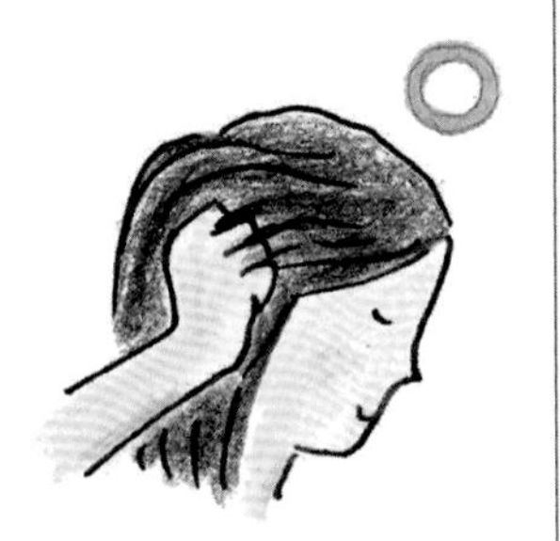

用拳頭接觸頭皮，從髮根抓住一撮撮的髮絲。輕輕拉扯，以畫圓的方式牽動頭皮。

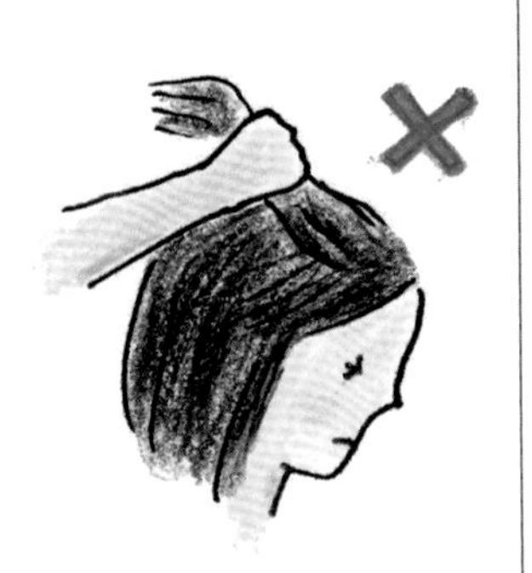

用力拉扯會痛，請注意。

## 自我按摩

**芳療的優點之一是可以用 DIY 的型態，達到身體保健的目的。請參考 PART3，配合身體的狀況和依據香味的喜好，選擇合適的精油和基底油。透過實際的體驗，想必一定會得到某些新發現；若能持續一段時間，應該也感受得到身體的變化。總之，不要給自己壓力，只要做到開心、不覺得疲累的程度就可以了。**

### 手·手臂

① 在所有的部位抹上按摩油。

② 用手夾住手臂似的撫擦。移動到肩頭後（a），用手繞過肩膀，回到手腕（b）。反覆3~5次。

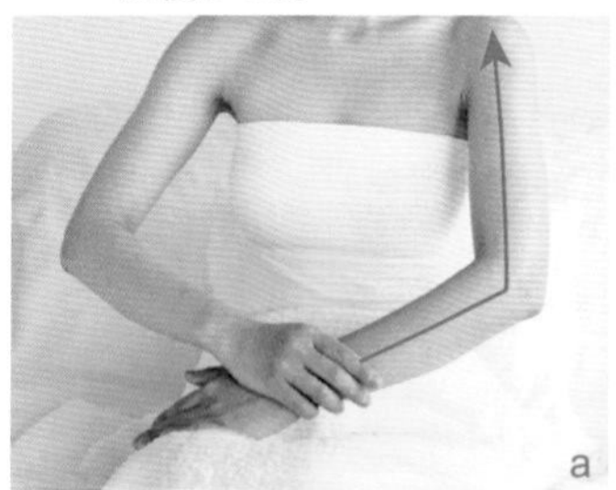
a

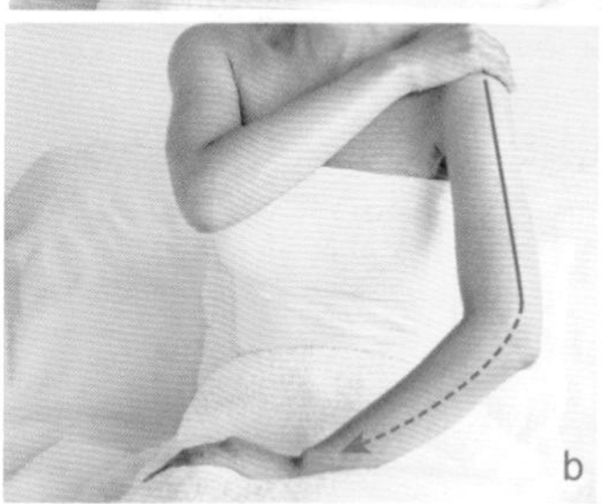
b

③ 用大拇指以畫小圓圈的方式揉搓整個手掌。

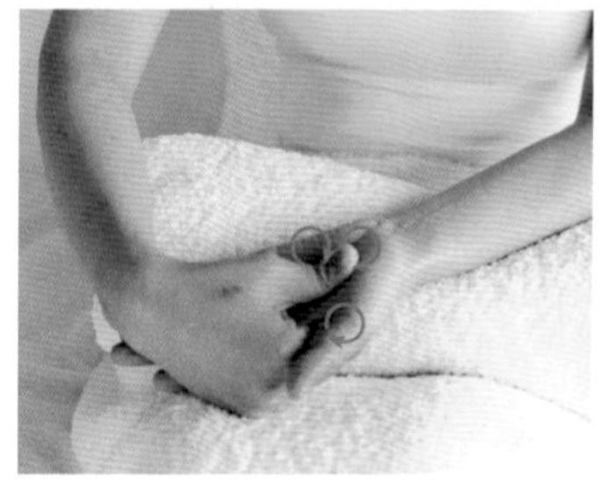

④ 接著同樣以畫圓的方式輕撫手腕內側（a）。手翻過來，也輕輕撫擦手腕背側（b）。

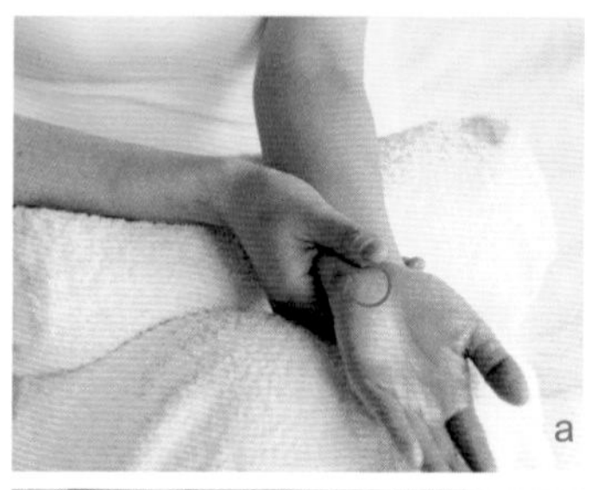
a

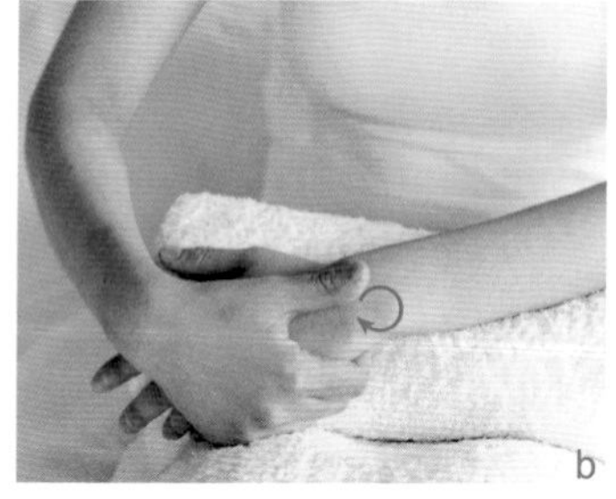
b

⑤ 把前臂分為內外兩側，用手心在上面畫出大範圍的螺旋。移動到手肘後，再轉向輕柔撫擦，回到手腕（a）。接著如（b）所示，用大拇指從手腕到手肘之間，畫出3條線。照片是手臂外側。內側也依照同樣的方式按摩。

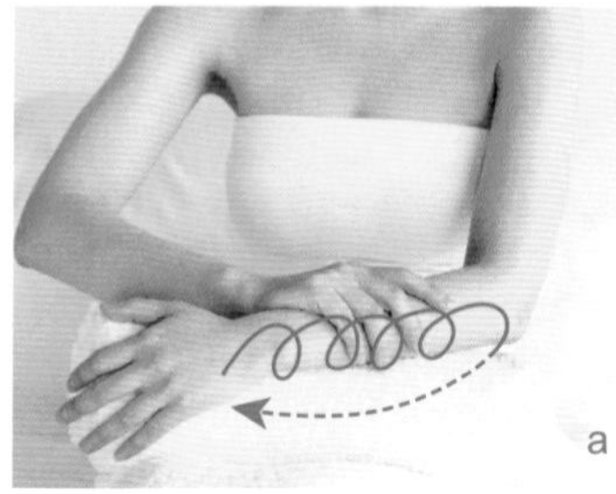
a

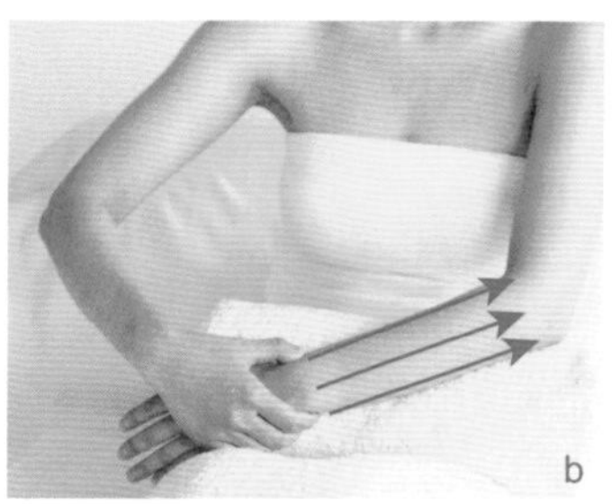
b

⑥ 用掌心撫擦手肘和肩關節周圍（a）。尤其是容易疲勞的肩關節和肩胛骨之間的凹陷處，用指尖以畫圓的方式多刺激幾次（b）。

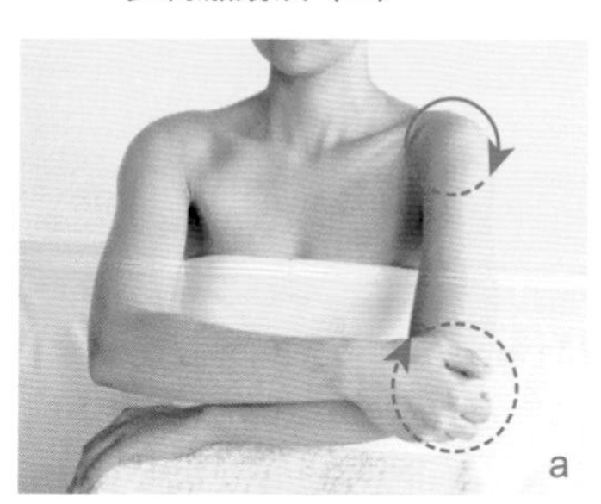
a

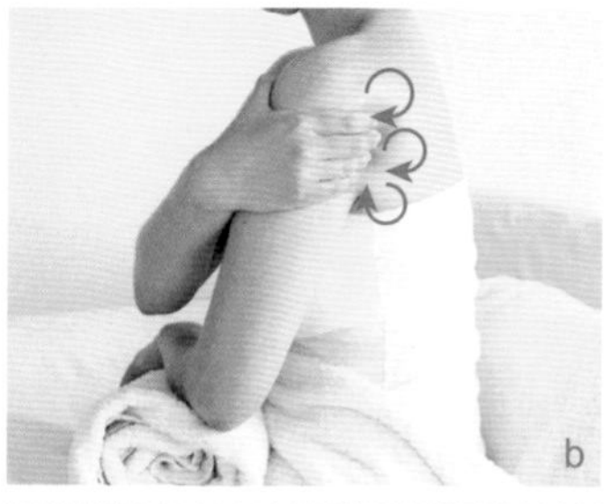
b

⑦ 再次重複②就結束了。

## 膝蓋以下・腳

① 在所有的部位塗抹按摩油。

② 用手掌從腳踝輕擦到膝蓋，外側和內側兩面都要（a）。再從膝蓋一路輕擦至腳踝（b）。

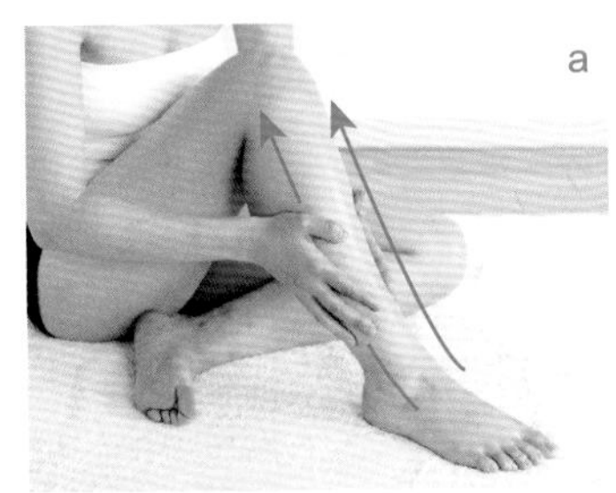
a

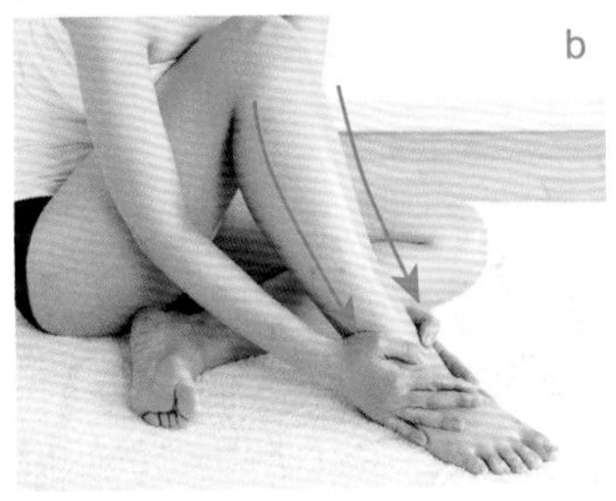
b

③ 輕擦腳踝一帶。左右手的掌心交互移動，以包住腳踝的方式畫半圓。

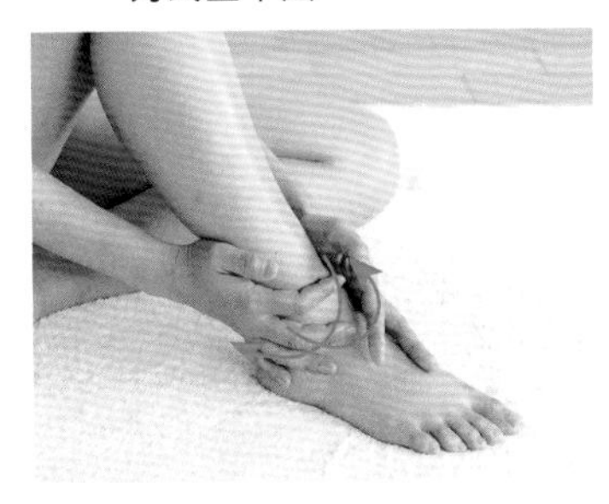

④ 用大拇指以外的8隻手指固定腳背，以大拇指刺激腳底的反射區（參照172頁）。

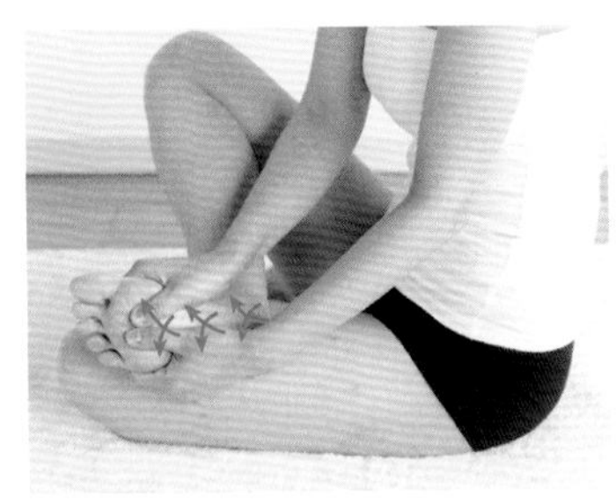

⑤ 用大拇指按壓內外側腳踝骨一帶。

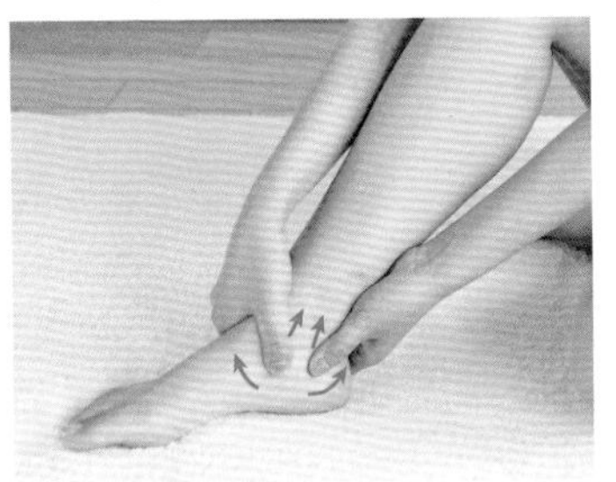

⑥ 兩手牢牢抓住腳背（a），拉開腳指來做伸展（b）。

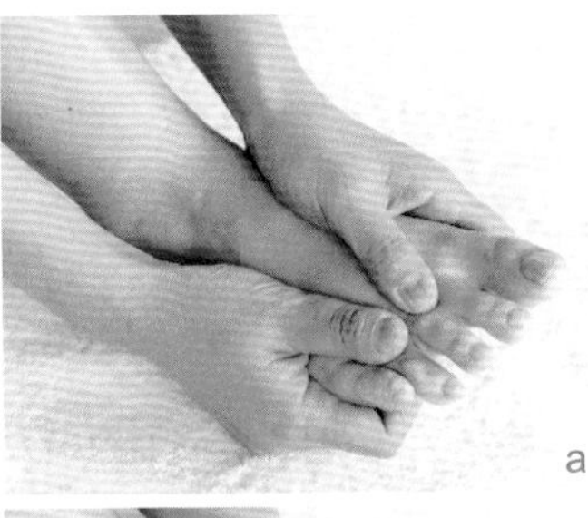
a

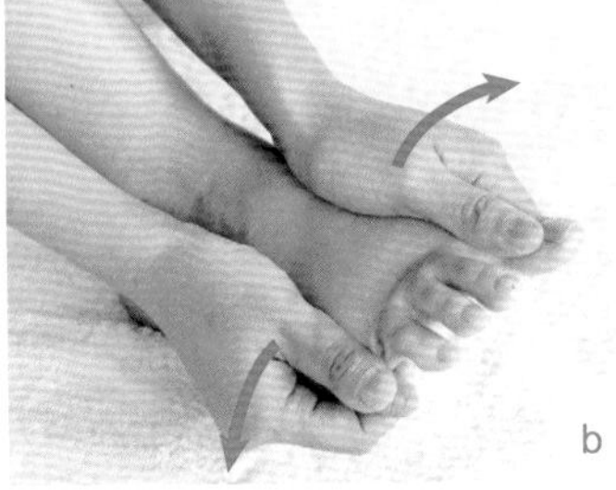
b

⑦ 以大拇指以外的4隻手指按住腳底，用大拇指以稍強的力道強擦腳背的骨頭之間。

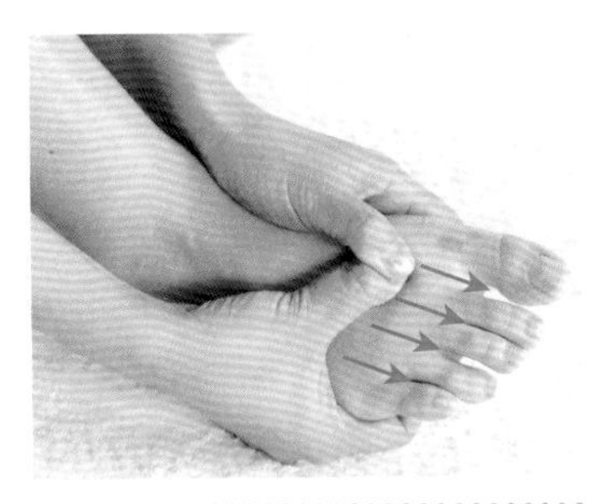

⑧ 將兩手的掌心放在小腿肚，以中指為主，沿著中央從腳踝刺激到膝蓋內側。

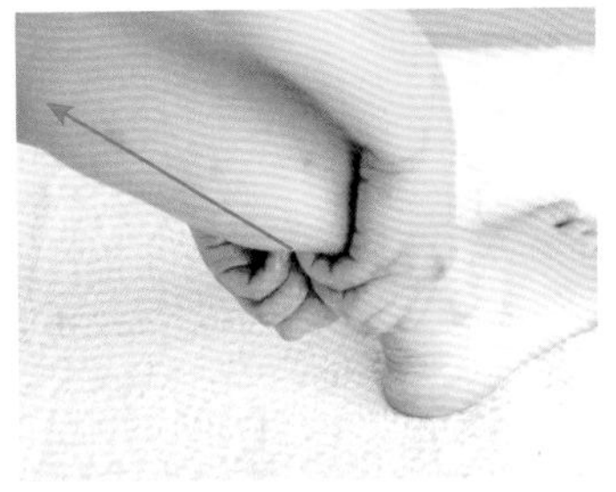

9 沿著骨頭的側邊，用大拇指的指腹從腳踝內側撫擦到膝蓋上方。外側也比照辦理。

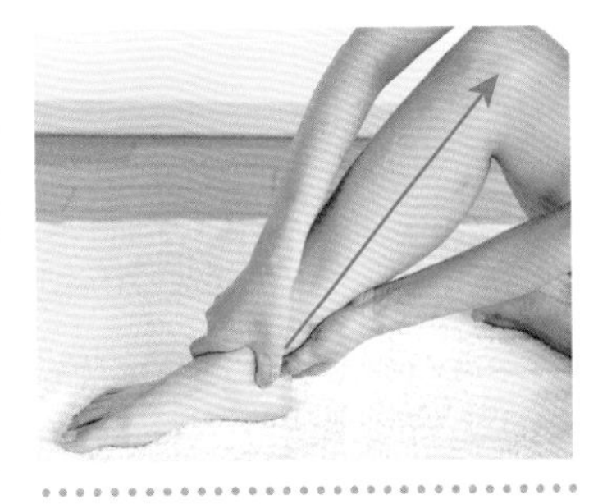

⑩ 和②一樣輕擦整隻小腿，做為結束。

## 胃部・腹部

① 把兩手各貼在胃部和肚臍的下方，靜止不動，讓體溫確實傳達。

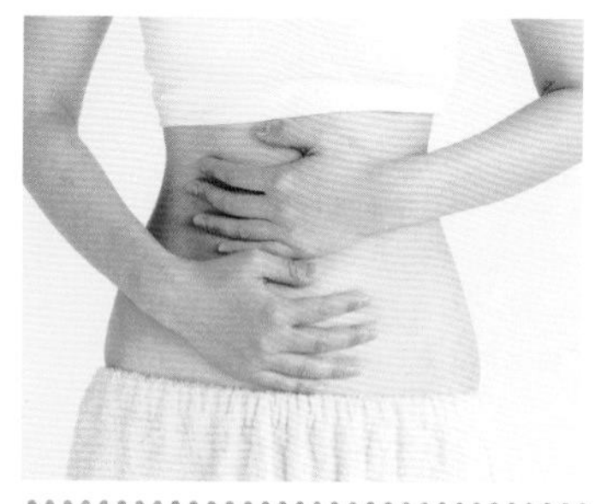

② 在所有的部位抹上按摩油。

③ 用指頭以畫小圓圈的方式，緩慢地按壓胃部（a）；雙手重疊，撫擦腹部（b）。

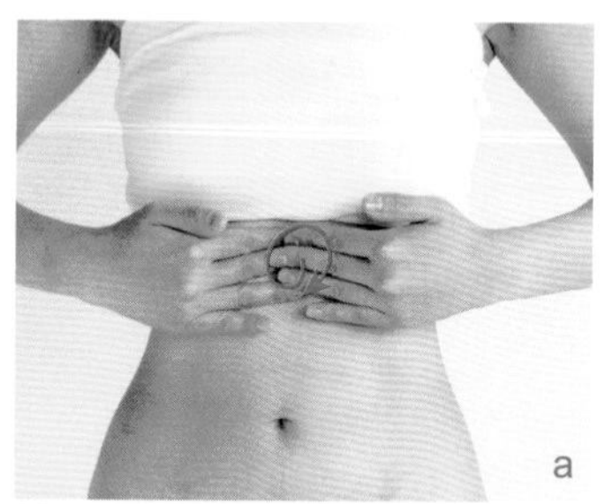



雙手的指尖重疊，以畫小「の」字的方式按壓胃部。

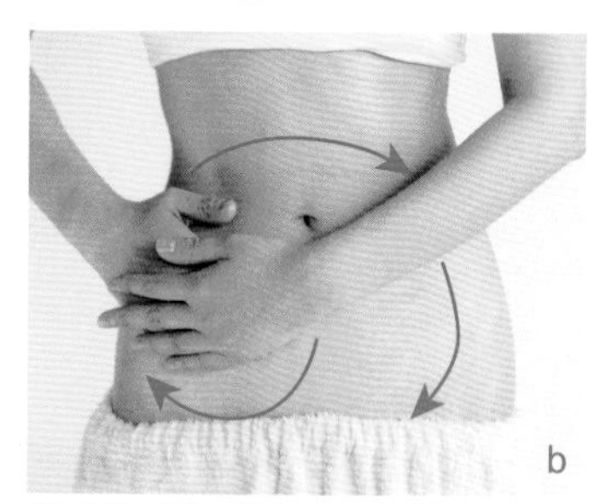



雙手的手心重疊，以畫「の」字形的方式撫擦整個腹部。

④ 重疊指尖，保持同樣的節奏以畫小圈的方式輕輕按壓3次，順著腸子的行進方向在整個腹部移動。

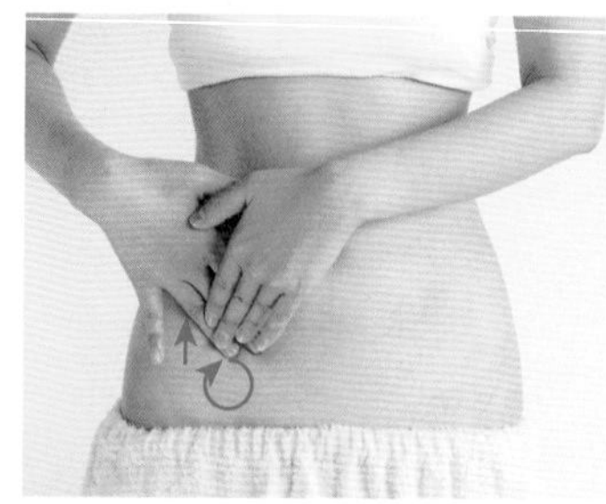

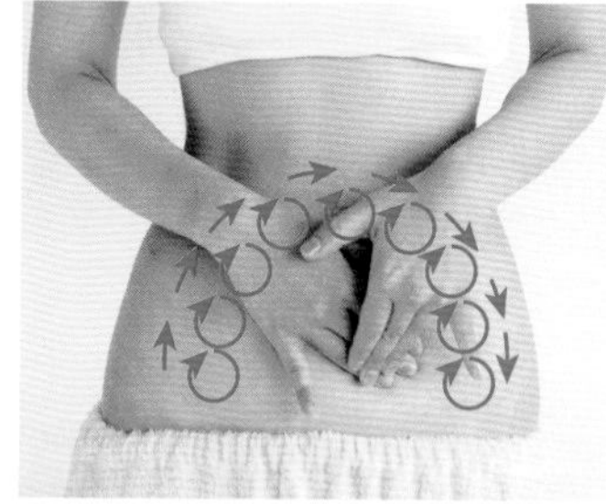

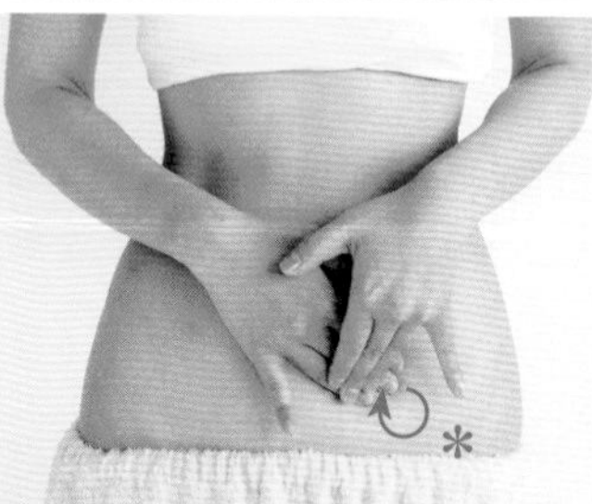



＊1個循環是3次，總共做3個循環，合計畫9次圓。

⑤ 再次撫擦胃部和整個腹部。最後把手放在胃部幾分鐘就結束了。

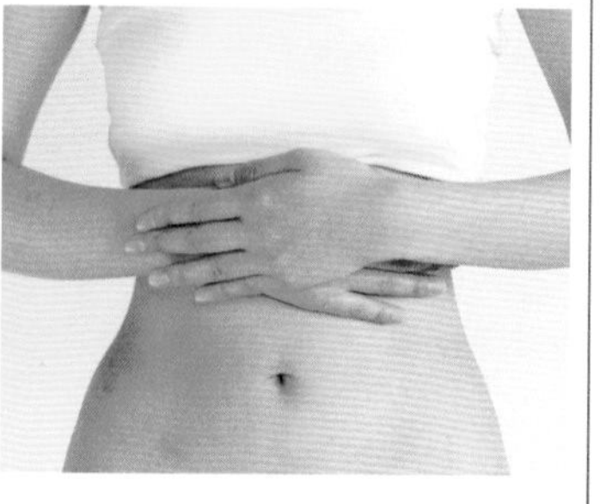

## 臉　部

① 在額頭、眼睛周圍、鼻子到兩頰、下巴到耳朵下方、嘴巴周圍和脖子的正面塗抹按摩油。

＊把臉想成布丁，按摩的動作要盡量輕柔。

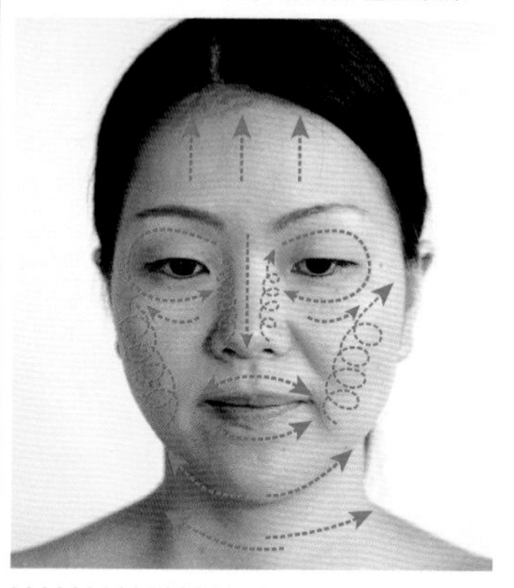

② 輪流使用兩隻手，向上輕撫額頭。

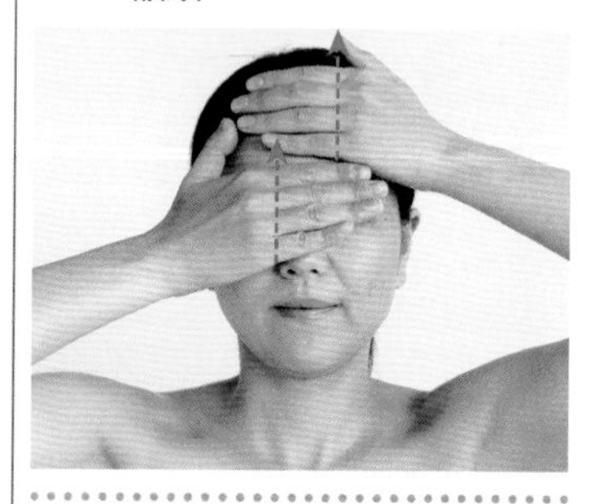

③ 以中指和無名指，輕柔的在眼睛周圍（眼輪匝肌）畫幾次圓圈。

＊眼睛周圍的皮膚很脆弱，所以必須小心不可太用力。

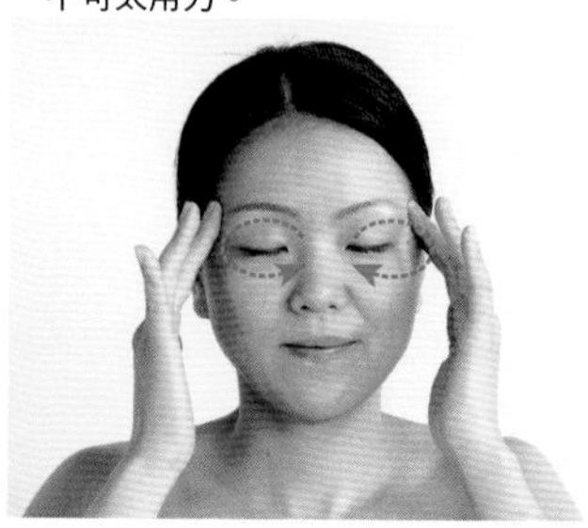

④ 用大拇指和食指輕輕捏起眉頭、眉峰、眉尾（a）或者輕輕按壓刺激（b）。

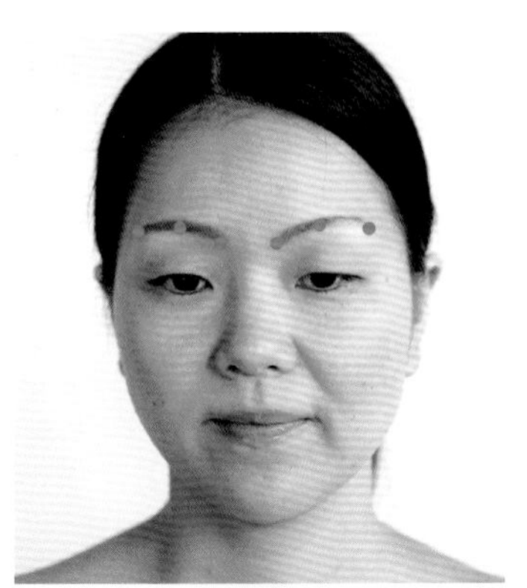

a

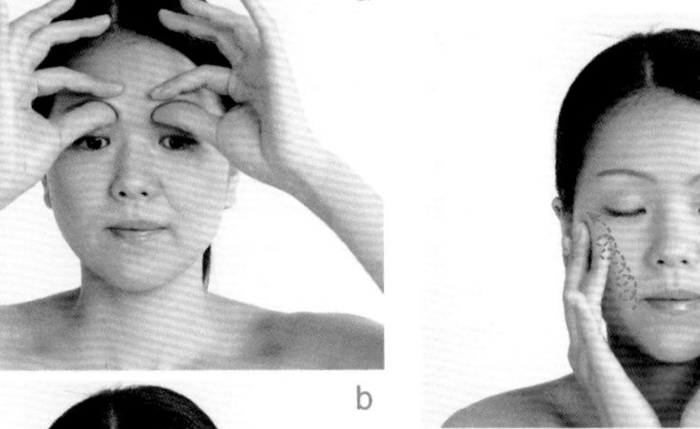

b

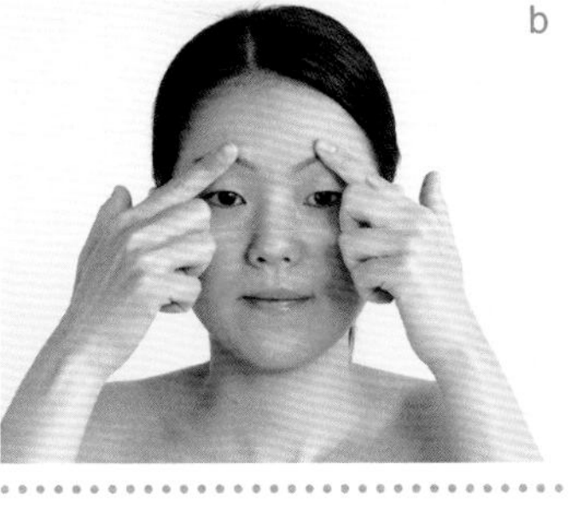

⑤ 用中指和無名指以畫小圓圈的方式，從左右兩邊的鼻翼往鼻樑按摩。

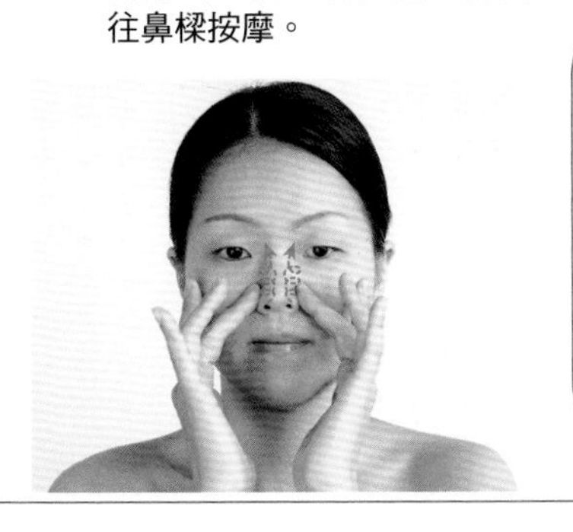

⑥ 把中指的指腹貼在山根，往眉毛的方向往上按壓幾次。

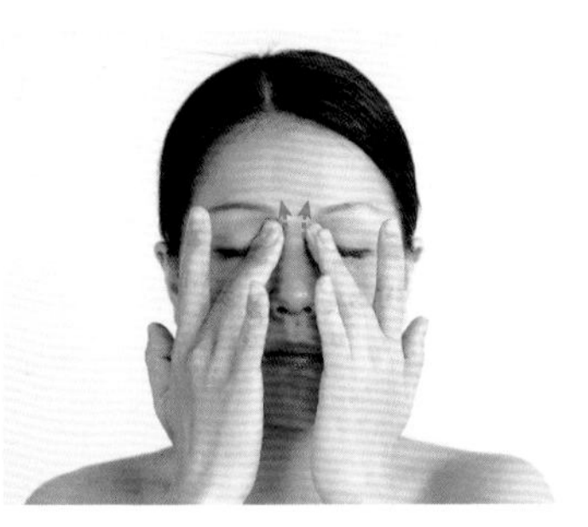

⑦ 從嘴角往耳朵的方向，以畫小圈的方式進行螺旋狀提拉（a）。反覆幾次以後，輕輕按壓太陽穴（b）。

a

b

**重點**

臉部保養的頻率大約是 1 週 1 次，每次 15 分鐘。如果每天都要進行，只要針對重點，時間不可超過 5 分鐘。因為按摩過度，對皮膚可能會造成刺激。臉部殘留的按摩油，記得用面紙以按壓的方式擦拭乾淨。

⑧ 用指腹左右交替提拉嘴巴周圍的肌肉數次。嘴唇以上用食指、嘴唇以下用中指把嘴角往上拉。

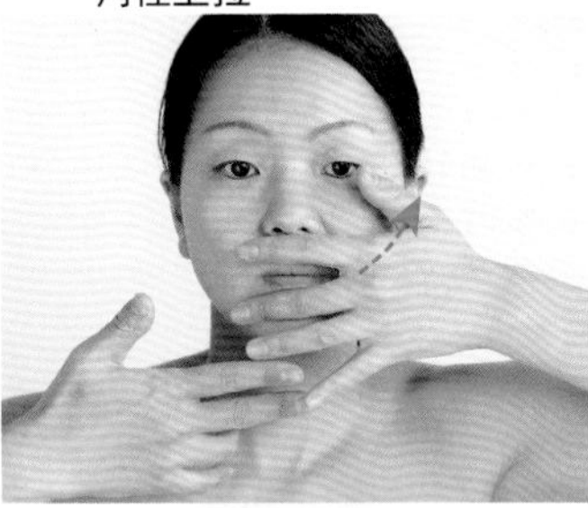

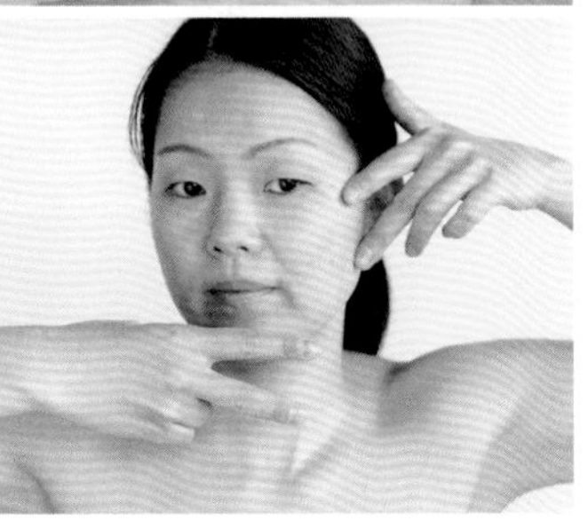

⑨ 以右手從左耳下方往右耳下方提，再以左手由右耳往左耳提。左右輪流進行數次，手要沿著下巴線條移動。

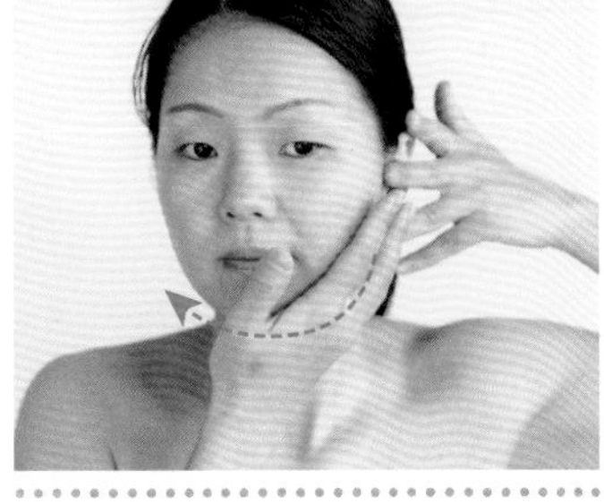

⑩ 最後依序把手貼在左右兩邊的臉頰、眼睛上方（如圖）、額頭，直到感覺溫暖。

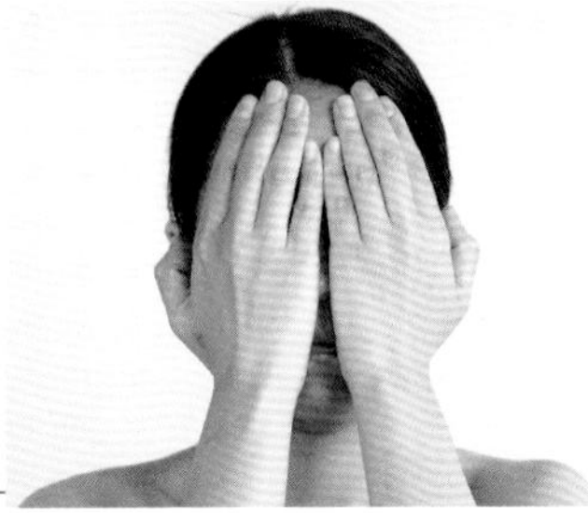

## 鎖骨至胸口 脖子・肩膀

① 在所有的部位抹上按摩油。

② 輕輕撫擦脖子正面（a）、脖子後面（b）、脖子到肩頭（c）、鎖骨至胸口一帶（d）、胸骨上方（e）。

＊撫擦脖子正面和鎖骨至胸口一帶時，手法要特別輕柔，把肌膚當作布丁呵護。

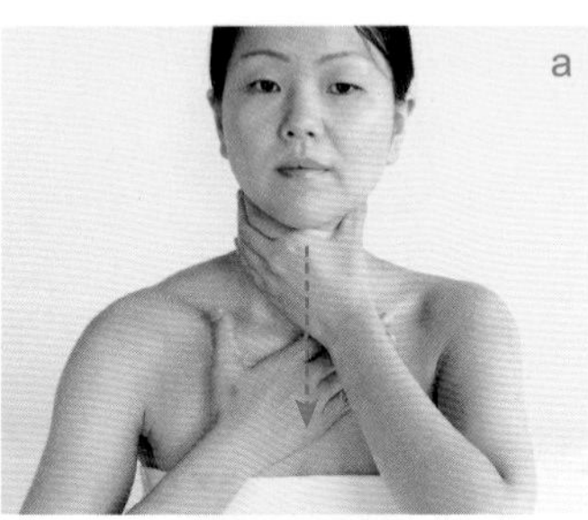


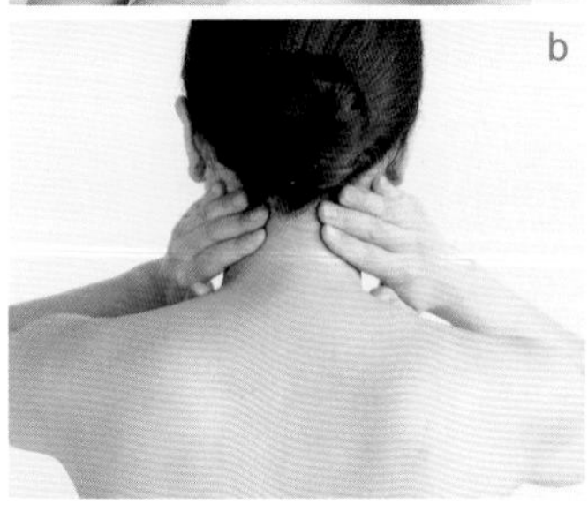


＊不要遺漏脖子後面的凹陷處（頭皮的一部分）。保持眼睛稍微往上看的姿勢效果更好。

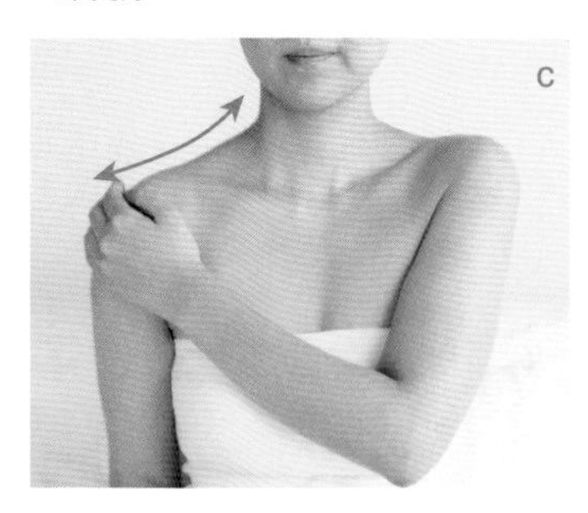


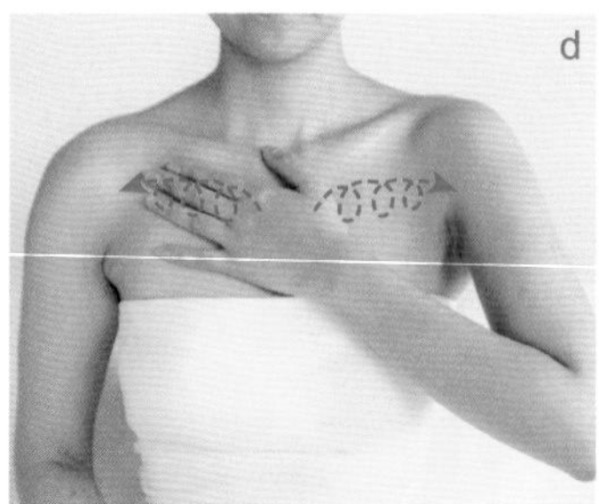


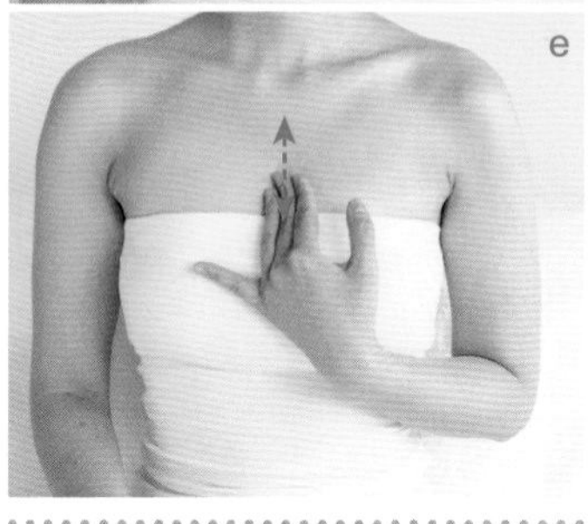


③ 把手指放在鎖骨的凹陷處，用更為輕柔的觸感慢慢按壓淋巴和靜脈的匯流處約1分鐘（總共10次）。

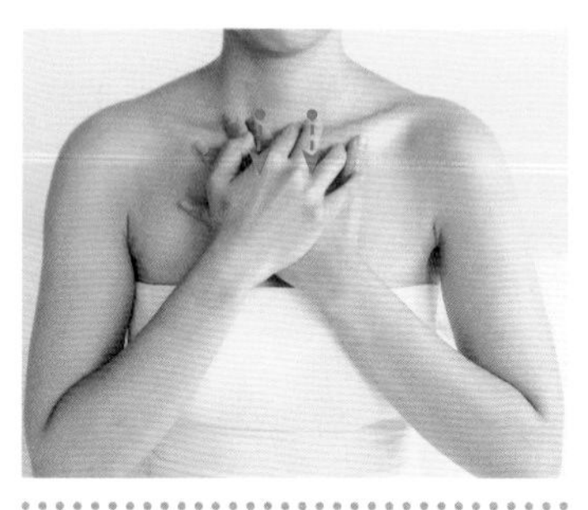

④ 以指尖畫圓的方式刺激耳朵下方到鎖骨一帶。

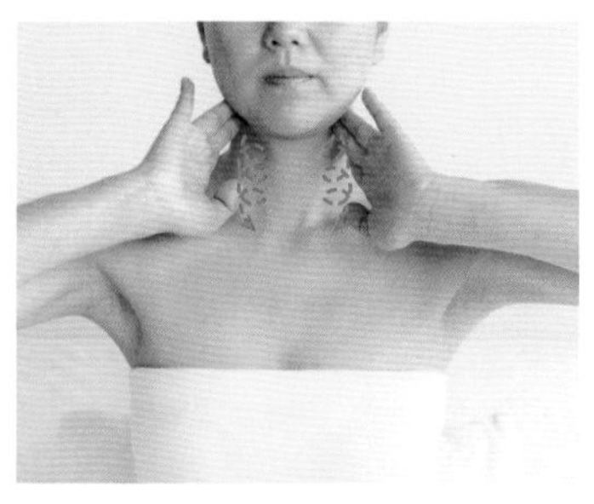

＊如果覺得雙手很難同時進行，也可以改成右手先按摩左邊，左手再按摩右邊。

⑤ 稍微側身，用指頭夾住脖子旁邊的肌肉（胸鎖乳突肌），以畫圓的方式從耳朵後面揉捏到鎖骨。

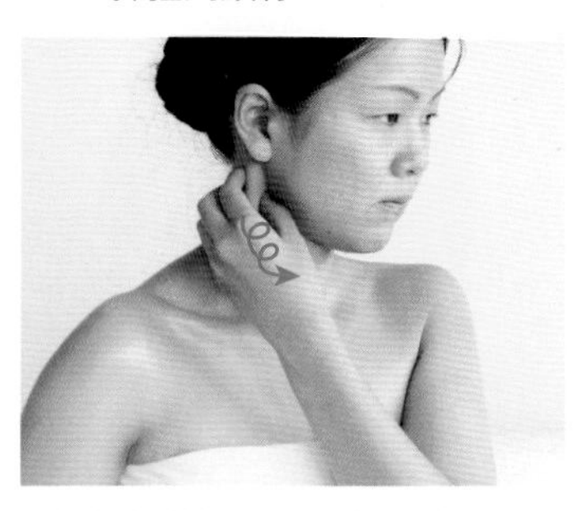

⑥ 把手置於鎖骨下方，往腋下的淋巴（腋下淋巴。參照200頁）按摩，以促進淋巴循環。

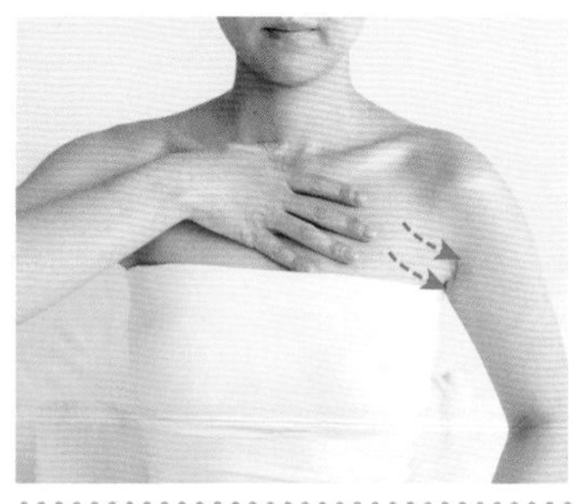

⑦ 用手指輕撫腋下的下方。

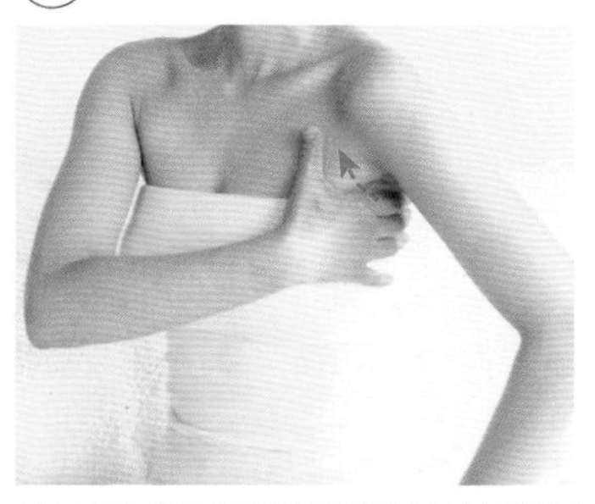

⑧ 再次重複②就結束了。

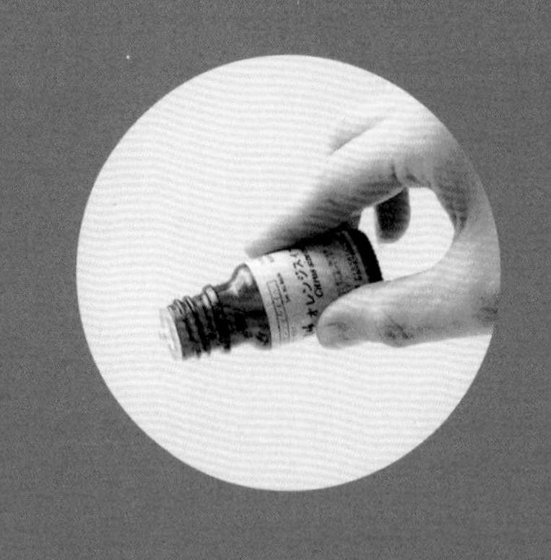

# *PART* 3

## 精油・基底油指南

除了一般常見的精油，
本書也為大家精挑細選了
「專為特定場合使用的精油」！
另外也整理了基底油的特徵和使用方式。
並附上所有挑選出來的精油、基底油的
原料植物照片。

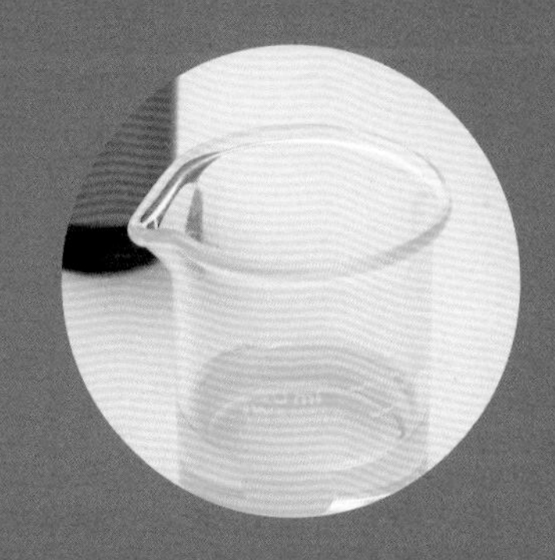

# LESSON 1

# 「精油指南」的閱讀方法

**我常聽到很多人反應「我不知道該選哪一種精油」。這種情形確實很可能發生。畢竟，走一趟精油專賣店，看到架上琳瑯滿目的種類，實在很難挑出1瓶「萬中選一」的精油。**

**「精油指南」共介紹53種精油。除了原料植物的說明及學名、主要的芳香成分等基本資訊；另外，為了讓大家更清楚「該選擇在什麼時候使用？」，也根據我在療程中使用的經驗，列舉精油對身心兩方面的作用。另外也簡單整理了使用方法和調配建議。請當作購買精油的參考。**

## 「精油指南」的主要架構

①精油的名稱
②原料植物與其說明
③學名、主要產地、萃取部位、萃取方式
④精油的主要作用和主要芳香成分
⑤精油對心靈、肌膚、身體的作用
⑥精油的使用方法和購買時的重點
⑦其他資訊

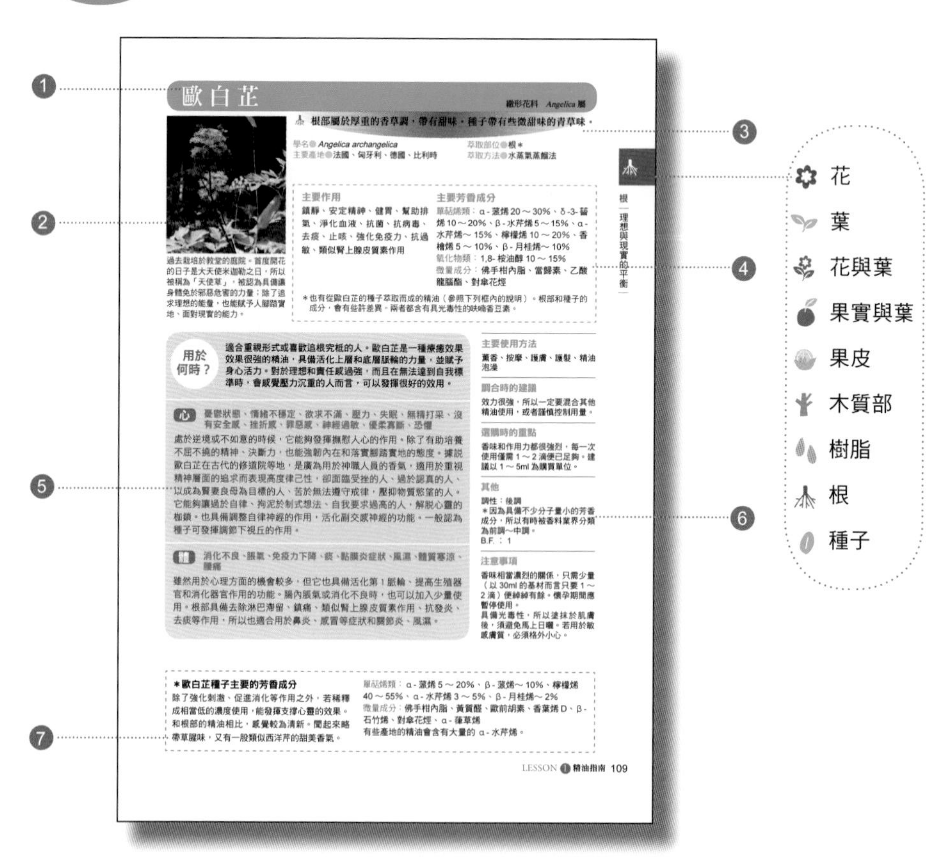


歐白芷

繖形花科 *Angelica* 屬

根部屬於厚重的香草調，帶有甜味，種子帶有些微甜味的青草味。

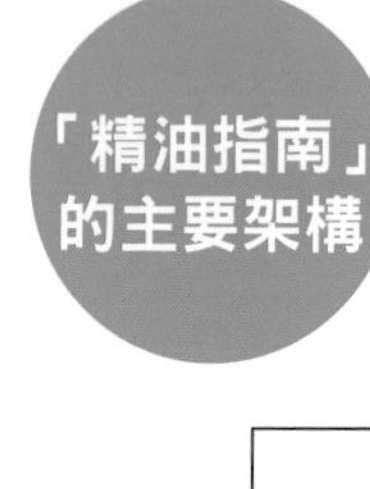

過去栽培於教堂的庭院。首度開花的日子是大天使米迦勒之日，所以被稱為「天使草」，被認為具備讓身體免於邪惡危害的力量；除了追求理想的能量，也能賦予人腳踏實地、面對現實的能力。

學名● *Angelica archangelica*
主要產地●法國、匈牙利、德國、比利時
萃取部位●根＊
萃取方法●水蒸氣蒸餾法

根｜理想與現實的平衡

**主要作用**
鎮靜、安定精神、健胃、幫助排氣、淨化血液、抗菌、抗病毒、去痰、止咳、強化免疫力、抗過敏、類似腎上腺皮質素作用

**主要芳香成分**
單萜烯類：α-蒎烯 20～30%、δ-3-蒈烯 10～20%、β-水芹烯 5～15%、α-水芹烯～15%、檸檬烯 10～20%、香檜烯 5～10%、β-月桂烯～10%
氧化物類：1,8-桉油醇 10～15%
微量成分：佛手柑內脂、當歸素、乙酸龍腦酯、對傘花烴

＊也有從歐白芷的種子萃取而成的精油（參照下列框內的說明）。根部和種子的成分，會有些許差異。兩者都含有具光毒性的呋喃香豆素。

**用於何時？** 適合重視形式或喜歡追根究柢的人。歐白芷是一種療癒效果效果很強的精油，具備活化上層和底層脈輪的力量，並賦予身心活力。對於理想和責任感過強，而且在無法達到自我標準時，會感覺壓力沉重的人而言，可以發揮很好的效用。

**心** 憂鬱狀態、情緒不穩定、欲求不滿、壓力、失眠、無精打采、沒有安全感、挫折感、罪惡感、神經過敏、優柔寡斷、恐懼

處於逆境或不如意的時候，它能夠發揮撫慰人心的作用。除了有助培養不屈不撓的精神、決斷力，也能強韌內在和落實腳踏實地的態度。據說歐白芷在古代的修道院等地，是廣為用於神職人員的香氣，適用於重視精神層面的追求而表現高度律己性，卻面臨受挫的人、過於認真的人、以成為賢妻良母為目標的人、苦於無法遵守戒律，壓抑物質慾望的人。它能夠讓過於自律、拘泥於制式想法、自我要求過高的人，解脫心靈的枷鎖。也具備調整自律神經的作用，活化副交感神經的功能。一般認為種子可發揮調節下視丘的作用。

**體** 消化不良、脹氣、免疫力下降、痰、黏膜炎症狀、風濕、體質寒涼、腰痛

雖然用於心理方面的機會較多，但它也具備活化第1脈輪、提高生殖器官和消化器官作用的功能。腸內脹氣或消化不良時，也可以加入少量使用。根部具備去除淋巴滯留、鎮痛、類似腎上腺皮質素作用、抗發炎、去痰等作用，所以也適合用於鼻炎、感冒等症狀和關節炎、風濕。

**主要使用方法**
薰香、按摩、護膚、護髮、精油泡澡

**調合時的建議**
效力很強，所以一定要混合其他精油使用，或者謹慎控制用量。

**選購時的重點**
香味和作用力都很強烈，每一次使用僅需1～2滴便已足夠。建議以1～5ml為購買單位。

**其他**
調性：後調
＊因為具備不少分子量小的芳香成分，所以有時被香料業界分類為前調～中調。
B.F.：1

**注意事項**
香味相當濃烈的關係，只需少量（以30ml的基材而言只要1～2滴）便綽綽有餘。懷孕期間應暫停使用。
具備光毒性，所以塗抹於肌膚後，須避免馬上日曬。若用於敏感膚質，必須格外小心。

**＊歐白芷種子主要的芳香成分**
除了強化刺激、促進消化等作用之外，若稀釋成相當低的濃度使用，能發揮支撐心靈的效果。和根部的精油相比，感覺較為清新。聞起來略帶草腥味，又有一股類似西洋芹的甜美香氣。

單萜烯類：α-蒎烯 5～20%、β-蒎烯～10%、檸檬烯 40～55%、α-水芹烯 3～5%、β-月桂烯～2%
微量成分：佛手柑內脂、黃質醛、歐前胡素、香葉烯D、β-石竹烯、對傘花烴、α-葎草烯
有些產地的精油會含有大量的α-水芹烯。

LESSON 1 精油指南 109

# 歐白芷

繖形花科 *Angelica* 屬

**根部屬於厚重的香草調，帶有甜味。種子帶有些微甜味的青草味。**

學名 *Angelica archangelica*
主要產地 法國、匈牙利、德國、比利時
萃取部位 根＊
萃取方法 水蒸氣蒸餾法

過去栽培於教堂的庭院。首度開花的日子是大天使米迦勒之日，所以被稱為「天使草」，被認為具備讓身體免於邪惡危害的力量；除了追求理想的能量，也能賦予人腳踏實地、面對現實的能力。

**主要作用**

鎮靜、安定精神、健胃、幫助排氣、淨化血液、抗菌、抗病毒、去痰、止咳、強化免疫力、抗過敏、類似腎上腺皮質素作用

**主要芳香成分**

單萜烯類：α-蒎烯 20～30%、δ-3-蒈烯 10～20%、β-水芹烯 5～15%、α-水芹烯～15%、檸檬烯 10～20%、香檜烯 5～10%、β-月桂烯～10%
氧化物類：1,8-桉油醇 10～15%
微量成分：佛手柑內脂、當歸素、乙酸龍腦酯、對傘花烴

＊也有從歐白芷的種子萃取而成的精油（參照下列框內的說明）。根部和種子的成分，會有些許差異。兩者都含有具光毒性的呋喃香豆素。

**用於何時？**

**適合重視形式或喜歡追根究柢的人。歐白芷是一種療癒效果效果很強的精油，具備活化上層和底層脈輪的力量，並賦予身心活力。對於理想和責任感過強，而且在無法達到自我標準時，會感覺壓力沉重的人而言，可以發揮很好的效用。**

**心** **憂鬱狀態、情緒不穩定、欲求不滿、壓力、失眠、無精打采、沒有安全感、挫折感、罪惡感、神經過敏、優柔寡斷、恐懼**

處於逆境或不如意的時候，它能夠發揮撫慰人心的作用。除了有助培養不屈不撓的精神、決斷力，也能強韌內在和落實腳踏實地的態度。據說歐白芷在古代的修道院等地，是廣為用於神職人員的香氣，適用於重視精神層面的追求而表現高度律己性，卻面臨受挫的人、過於認真的人、以成為賢妻良母為目標的人、苦於無法遵守戒律，壓抑物質慾望的人。它能夠讓過於自律、拘泥於制式想法、自我要求過高的人，解脫心靈的枷鎖。也具備調整自律神經的作用，活化副交感神經的功能。一般認為種子可發揮調節下視丘的作用。

**體** **消化不良、脹氣、免疫力下降、痰、黏膜炎症狀、風濕、體質寒涼、腰痛**

雖然用於心理方面的機會較多，但它也具備活化第 1 脈輪、提高生殖器官和消化器官作用的功能。腸內脹氣或消化不良時，也可以加入少量使用。根部具備去除淋巴滯留、鎮痛、類似腎上腺皮質素作用、抗發炎、去痰等作用，所以也適合用於鼻炎、感冒等症狀和關節炎、風濕。

**主要使用方法**

薰香、按摩、護膚、護髮、精油泡澡

**調合時的建議**

效力很強，所以一定要混合其他精油使用，或者謹慎控制用量。

**選購時的重點**

香味和作用力都很強烈，每一次使用僅需 1～2 滴便已足夠。建議以 1～5ml 為購買單位。

**其他**

調性：後調
＊因為具備不少分子量小的芳香成分，所以有時被香料業界分類為前調～中調。
B.F. ：1

**注意事項**

香味相當濃烈的關係，只需少量（以 30ml 的基材而言只要 1～2 滴）便綽綽有餘。懷孕期間應暫停使用。
具備光毒性，所以塗抹於肌膚後，須避免馬上日曬。若用於敏感膚質，必須格外小心。

**＊歐白芷種子主要的芳香成分**

除了強化刺激、促進消化等作用之外，若稀釋成相當低的濃度使用，能發揮支撐心靈的效果。和根部的精油相比，感覺較為清新。聞起來略帶草腥味，又有一股類似西洋芹的甜美香氣。

單萜烯類：α-蒎烯 5～20%、β-蒎烯～10%、檸檬烯 40～55%、α-水芹烯 3～5%、β-月桂烯～2%
微量成分：佛手柑內脂、黃質醛、歐前胡素、香葉烯 D、β-石竹烯、對傘花烴、α-葎草烯
有些產地的精油會含有大量的 α-水芹烯。

# 依　蘭

番荔枝科　*Cananga* 屬

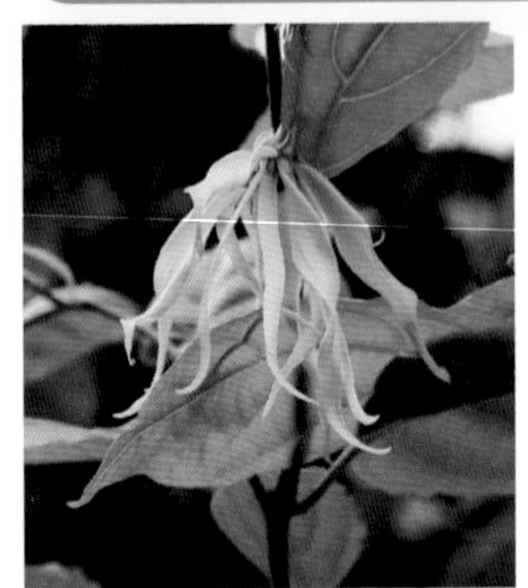

樹高 6 ～ 10m 左右的常綠喬木。在馬來語的意思是「花中之花」。從花朵萃取成而的精油，用於香奈兒等知名品牌的香水。在婚禮等節慶場合上，將花朵別於身體或頭髮，據說是自古以來的慣例。

**隱約帶有茉莉氣息的花香味。甜美得讓人陶醉。**

學名● *Cananga odorata*
主要產地●馬達加斯加、印尼、留尼旺島、科摩羅群島
萃取部位●花
萃取方法●水蒸氣蒸餾法

**主要作用**

振奮精神、抗憂鬱、抗不安、抗痙攣、催情、降血壓、促進血液循環、增溫、抗發炎、抗菌、抗病毒

**主要芳香成分**

酯類：乙酸香葉酯 5 ～ 15%、乙酸苄酯 5 ～ 10%、苯甲酸苄酯 5 ～ 10%
倍半萜烯類：大根香葉烯 D15 ～ 30%、β - 石竹烯 5 ～ 15%、α - 金合歡烯 5 ～ 15%
單萜醇類：芳樟醇 10 ～ 15%
酚醚類：對甲基苯甲醚 10 ～ 20%

＊整體而言，依蘭精油具備強化神經和鎮靜作用，能夠緩和過快的心跳，使情緒保持安定。芳樟醇具備降血壓、鎮靜、抗不安等作用。乙酸苯酯可使人興奮。

**用於何時？**

**應該放鬆卻因緊張而無法真正開懷的時候、對別人過度苛求時、希望以平常心接受自己的樣子時，都是適合使用的時機。它能夠讓人增加自信心，重展笑顏。**

**心　沮喪、憤怒、緊張、不安、神經質、焦躁、對失敗和人際關係的恐懼、憂鬱狀態、發怒、恐慌、頑固、苛責、欲求不滿、失眠**

依蘭精油可以讓人敞開心房，同時提振情緒，帶來幸福和平和的感覺。增加精神狀態的成熟度。對抑制壓力所引起的心悸和心律不整也能展現效果，還有降血壓的作用。許多人在使用此精油後，都能夠忘卻日常的煩惱，不知壓力為何物。

**心　害羞、缺乏自信、緊張、性功能障礙、缺乏性生活、陽萎、性冷感、作惡夢、失眠、情緒不安定**

以使用的客群而言，有不少人都抱著性生活方面的困擾。如果原因出於自信或信賴感、熱情減退、精神疲勞或壓力、出於對伴侶的不滿、不安，或者對外表的打扮已失去興趣，都很適合使用依蘭精油。它可以讓人喚起愛美的天性，重新發現自己的魅力。

**體　腸絞痛、生理痛、月經不順、強壯子宮、肌肉痛、抽筋**

塗抹在腹部會產生溫熱效果，可減緩生理痛的症狀，並湧出驚人的元氣。混合快樂鼠尾草和薰衣草等精油使用，效果更加顯著。可作用於生殖系統，改善荷爾蒙失衡。也可用於更年期女性的身心護理、減輕肌肉疼痛、痙攣、發炎。

**肌　生髮、護膚、護手、老化肌膚、面皰、油性肌膚、乾性肌膚**

具備調整皮脂分泌的作用，可讓乾性肌膚和油性肌膚的皮脂分泌，恢復成最佳狀態。也可用於防止肌膚老化和頭髮護理，尤其是容易出油的頭皮或因燙髮造成毛鱗層受損。另外，如果有體味或老人味這方面的困擾，建議微量使用。

**主要使用方法**

薰香、按摩、護膚、護髮、香水、精油泡澡

**調合時的建議**

如果覺得香氣的甜味太重，不妨加點柳橙、佛手柑等略帶苦澀味的柑橘類精油。適合搭配茉莉、玫瑰、洋甘菊、薰衣草、花梨木、檀香、岩蘭草等花朵、香草、樹木精油。

**選購時的重點**

精油的等級依蒸餾的階段而異。第一次萃取而成的品質最佳，被稱為 Extra Superior（特級）。接著分為 Extra、First、Second、Third。需注意價格和香味都不一樣。等級愈高，酯類的含量愈多，代表香味和鎮靜作用也隨之增強。

**其他**

調性：中調
B.F. ： 3

**注意事項**

若以高濃度使用，可能會頭痛、想吐。敏感膚質的人需特別當心。開車或需要集中注意力時，應避免使用。

# 歐洲赤松

松科 *Pinus* 屬

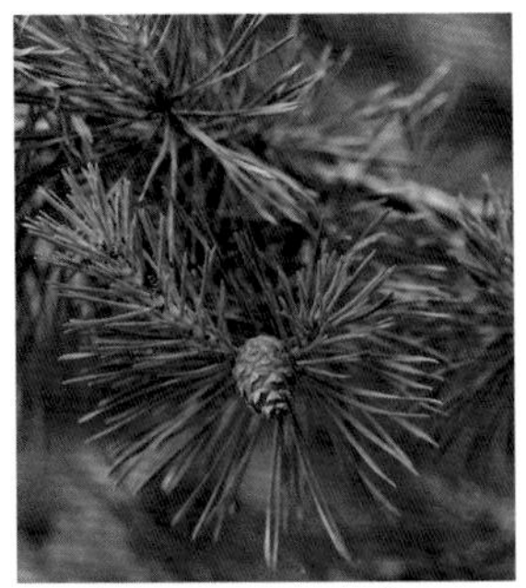

又稱為 Pine Needle 或 Scotch Pine。多數分布於北半球的常綠樹，樹高約 40m。從針葉和幼枝皆可萃取出精油，具有防臭、消毒、防蟲效果，可當作肥皂等用品的香料使用。

**清新、新鮮的針葉樹香味。擁有強大的力量，可達到神清氣爽的效果。**

學名● *Pinus sylvestris*
主要產地●法國、奧地利、斯洛維尼亞
萃取部位●針葉
萃取方法●水蒸氣蒸餾法

**主要作用**

鎮靜、強健神經、鎮痛、類似腎上腺皮質素的作用、活絡刺激、增溫、去除鬱滯、去痰、抗菌、抗病毒、抗真菌、強化免疫力

**主要芳香成分**

單萜烯類：α-蒎烯 25～60%、δ-3-蒈烯 5～15%、β-蒎烯 10～20%、檸檬烯 10～25%、松油烯 5～10%、β-月桂烯 5～10%
酯類：乙酸龍腦酯 2～5%
微量成分：龍腦、莰烯、β-石竹烯、β-水芹烯

*主要特徵有去除血液和淋巴液的鬱滯、鎮痛、類似腎上腺皮質素的作用、強壯身心作用。含有大量存在於森林中空氣的蒎烯類，可達到類似森林浴的效果，使神經得到活化。

葉－重振精神、強壯刺激、加溫－

## 用於何時？

**希望身心同時得到溫暖的時候。其精油可以促進血液和能量循環，並且具備強化身心的力量，在中醫和歐洲的植物療法中從古一直沿用至今。在盛行自然療法的德國，至今也甚為推崇森林浴和松葉澡的效果。**

### 心　憂鬱狀態、神經衰弱、無精打采、壓力導致的身心症、記憶力和注意力減退

歐洲赤松的香味可以替心靈注入強心針，使情緒安定下來。它除了能夠在肉體和精神疲勞時，提供必須的能量，讓人湧現再度燃燒的活力，同時也能發揮抑制興奮和激烈心跳的效果，達到放鬆的狀態。在其香味的加持下，憂鬱可一掃而空，情緒也不再受到他人影響；就好的一面而言，有助自信的建立。感覺無精打采時，建議和熱帶羅勒、薄荷、橙花、天竺葵、迷迭香（桉油醇、樟腦、馬鞭草酮）混合使用。

### 體　體質寒涼、低血壓、水腫、肌肉和關節疼痛、咳嗽、支氣管炎、鼻竇炎、預防氣喘和花粉症、預防糖尿病、便祕、免疫力下降

天氣寒冷導致體溫下降時。它可以促進微血管擴張，加速血液循環，達到去除瘀血的效果；進而使指尖溫熱，減輕肩膀僵硬和疲勞的情況。據說它還能夠刺激副交感神經、胰臟、腦下垂體、腎上腺等，達到舒壓和身心安定的作用。也可以用於預防糖尿病和鼻炎．氣喘．花粉症的自我護理；遇到感冒咳嗽時，可用於排痰。成分之一的 α-蒎烯，已證實有活化腦部的功效。此精油具備類似腎上腺皮質素的作用，有助於改善風濕、神經痛、腰痛、關節炎等發炎症狀。

### 肌　預防流汗過多、濕疹、發癢、異位性皮膚炎

已有用於減緩濕疹、異位性皮膚炎、乾癬等不易治癒的皮膚疾病之臨床案例。我會混合花梨木、薰衣草、洋甘菊（羅馬、德國）、天竺葵、薄荷、茶樹等精油一起使用，再視客戶的實際狀態，調整基材和精油的調配比例、稀釋濃度。

**主要使用方法**

薰香、按摩、護膚、護髮、精油泡澡

**調合時的建議**

除了花類精油，也適合搭配柳橙、檸檬、薰衣草、薄荷、迷迭香、茶樹等精油。

**選購時的重點**

被稱為 Pine 的精油，分為歐洲赤松 Pinus sylvestris 和法國海岸松樹 Pinus pinaster。
法國海岸松樹含有大量的 α-蒎烯和 β-蒎烯，但香味和作用與歐洲赤松都不相同，購買前必須確認好正確的學名。

**其他**

調性：中調
B.F. ： 4～5

**注意事項**

高濃度使用的話，對皮膚會造成刺激。敏感膚質的人需特別當心。懷孕初期應避免使用。雖然到了懷孕中期．後期並無此限制，但使用時還是需特別注意身體的狀況。

# 柳　橙

芸香科 *Citrus* 屬

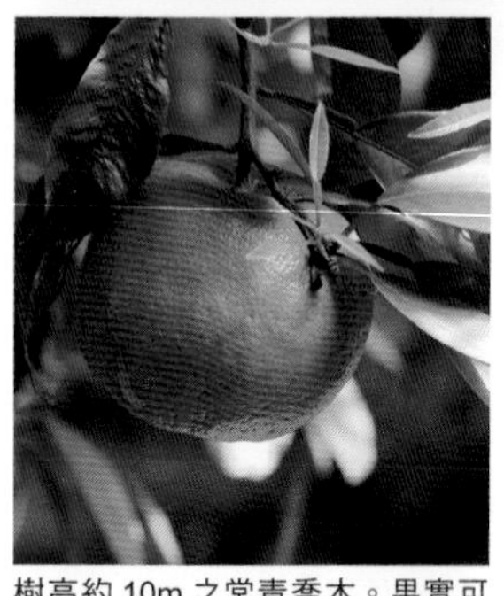

樹高約 10m 之常青喬木。果實可以提煉出柳橙、花朵可以提煉出橙花、葉子可以提煉出苦橙葉等 3 種精油。被稱為柳橙的柑橘有分為甜橙和苦橙。照片為苦橙。

**甜橙的味道是保留果實最完整的甜香味。苦橙則稍帶苦味。**

學名● *Citrus sinensis* 甜橙
*Citrus aurantium* 苦橙
主要產地●義大利、西班牙、巴西、美國

萃取部位●果皮
萃取方法●壓榨法

**主要作用**

振奮精神、抗不安、鎮靜、強化神經、健胃、增加食慾、幫助排氣、鎮痛、促進消化、增溫、抗菌、抗病毒、解熱、抗痙攣

**主要芳香成分**（ ）內是苦橙的成分

單萜烯類：檸檬烯 95 ～ 98%（80 ～ 95%）、α - 蒎烯 2 ～ 5%（～ 2%）、β - 蒎烯 2 ～ 5%（～ 2%）

呋喃香豆素類：佛手柑內脂／佛手柑素微量

苦橙種的微量成分：芳樟醇、香葉醇、香茅醇、橙花醇、乙酸香葉酯、乙酸橙花酯、β - 月桂烯、乙酸沉香酯、檸檬醛、香茅醛等

＊主要成分是檸檬烯，目前已知可達到促進腸胃蠕動、抗結石、抗菌、抗病毒、抗癌。苦橙也含有酯類、醇類、醛類等成分。苦橙和甜橙種都含有具有光毒性的呋喃香豆素類。

**用於何時？**

**希望能完全放鬆，一夜好眠的時候。實際聞過味道之後，依照喜好選擇甜橙或苦橙即可。強烈感到緊張或不安時，不妨試試含有多種芳香成分，安神效果更強的苦橙精油。**

**心**　**精神疲勞、沮喪、憂鬱狀態、不安、容易擔心、焦慮、恐慌、抗拒上班上學、過度換氣、暈眩、失眠**

柳橙精油可以讓人卸下心防，保持積極的態度，正面思考。很適合完美主義的工作狂。出現食慾不振、失眠、憂鬱等壓力症候群，甚至還出現自我否定的情況時，混合橙花和苦橙精油一起使用，可以將植物吸收的日月精華納為己有。臨床上也常使用甜橙治療恐慌症。

**體**　**腹瀉、便祕、消化不良、脹氣、胃痛、食慾不振**

可應付各種腸胃方面的問題。它可以抑制平滑肌的痙攣，促進蠕動，活絡消化液的分泌。對改善胃痛、腹部膨脹感（脹氣、鼓腸）、便祕、大腸激躁症、伴隨著腸絞痛的腹瀉等，都值得一試。乾燥後的苦橙果皮，自古就當作促進消化、抑制腸胃痙攣的天然藥方。

**體**　**體質寒涼、肩頸痠痛、腰痛、下肢疲倦、水腫、孕期護理**

可以促進血液循環，對改善體質寒涼、孕期憂鬱都有幫助。也能提升復健的情況。尤其是屬於近年來增加的體幹冰冷和身體部分泛紅發熱的人，更值得一試。混合薑或小豆蔻精油使用的話，溫熱的效果更佳。肩頸痠痛、肌肉疼痛、腳步沉重無力時，混合薰衣草、迷迭香（樟腦、桉油醇）檸檬草等精油使用，可以達到舒緩的功效。

**肌**　**生髮、油性肌膚、中性肌膚、護手、調整皮脂分泌、橘皮組織**

整體而言，柑橘類精油都有刺激毛囊、促進生髮的良好成效。也很適合有頭皮屑困擾的頭皮。另外，也可以用來預防因老舊廢物囤積，導致出現於皮膚表面的橘皮組織。油性肌膚的人，如果在意面皰或毛孔粗大的問題，也可以搭配具備收斂作用的精油混合使用。

**主要使用方法**

薰香、按摩、護膚、護髮、香水、貼布、精油泡澡、吸入、掃除（家務）

**調合時的建議**

適合搭配其他柑橘系、花梨木、薰衣草、快樂鼠尾草、天竺葵等精油。最具代表性之一的前調精油，揮發速度很快。如果希望香味能更加持久，必須混合後調精油。

**選購時的重點**

雖然絕大部分的精油都是從果皮壓榨而成，但也有少部分由蒸餾法萃取。購買前，請先確認萃取方法和萃取部位。以果皮為原料的是柳橙精油。花、葉的精油在作用和香味上，都和果皮不同，價格也略高一些。

**其他**

調性：前調
B.F. ：4

**注意事項**

如果以高濃度使用，對皮膚可能會造成刺激。敏感膚質的人需特別當心。有光毒性。塗抹後，請勿馬上曬太陽。
＊一般認為，甜橙的光毒性比苦橙低。

# 德國洋甘菊

菊科 *Matricaria* 屬

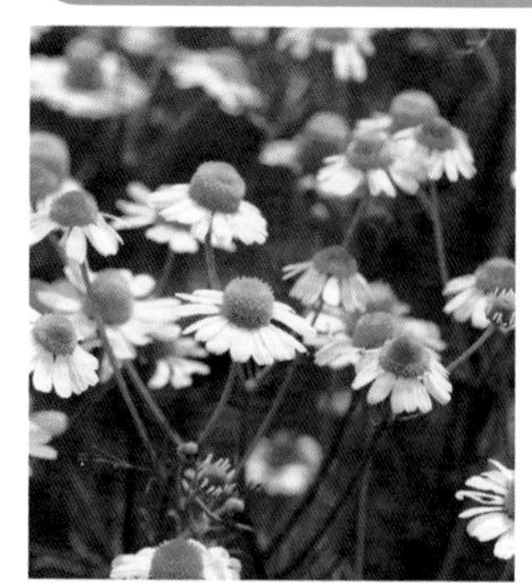

葉片呈羽毛狀，春天開花的一年生草本植物，草莖高度約 20～60cm。繁殖力強，即使是隨意散落的種子也會生長。成熟後，黃色的花芯隆起，白色舌狀的花朵有如背部向後彎的動作，所以有了 recutita（意思是向後彎）的種名。

**香味濃郁，帶有隱約的樟腦味。屬於甜美中帶有一絲動物氣息的香草系精油。**

學名 *Matricaria recutita*
主要產地 匈牙利、摩洛哥、南斯拉夫、埃及
萃取部位 花（半乾燥的花）
萃取方法 水蒸氣蒸餾法

**主要作用**

鎮靜、抗發炎、抗過敏、抗組織胺、止搔癢、去除瘀血、健胃、幫助排氣、傷口癒合、促進消化、促進結疤、皮膚再生、抗菌、抗病毒

**主要芳香成分**

氧化物類：甜沒藥醇氧化物 A25～40%、甜沒藥醇氧化物 B～5%、甜沒藥烯氧化物 2～5%
倍半萜烯類：β-金合歡烯、天藍烴 10～20%、大根香葉烯 D 微量
倍半萜醇類：α-沒藥醇 5～10%、金合歡醇～5%

＊天藍烴具備優異的抗發炎、抗組織胺作用，可促進受傷、粗糙的皮膚再生。沒藥醇也有抗發炎和抗潰瘍的作用。精油的顏色呈現深藍～藍綠色，被稱為洋甘菊藍。

**用於何時？**

**皮膚搔癢或發炎等症狀，已經嚴重到覺得有壓力的時候。雖然不會明顯表現出直接的精神作用，卻可以加深人的包容力，產生安全感。是一種僅需使用微量，對抗壓就能展現效果的精油。**

**體** 胃、十二指腸潰瘍等、脹氣、腹痛、消化不良、生理痛、膀胱炎、月經不順

以生鮮或乾燥花製成的花茶，可當作「治療肚痛的藥物」；在童話故事－彼得兔中也曾經登場。自古被歐洲人視為家庭常備藥，是很常見的庭院植物。精油有保護黏膜與修復胃壁的作用，也能抗痙攣、促進消化等；所以有人在胃痛時，會混和薄荷精油使用。至於要改善嚴重的胃潰瘍，已經涉及醫療範圍，請千萬不可大意。另外也有通經和調經作用；據說古希臘人經常以煙燻的方式進行治療。其屬名的 Matricariam 源自意味著母親的 Mater，或者意味著子宮的 Matrix，因此不難想見其用於治療婦女疾病的悠久歷史。說到舒壓精油，很多人都會想到羅馬洋甘菊，不過我有時也會遇到比較偏好德國洋甘菊的顧客。其實我自己也覺得德國洋甘菊的草藥味聞起來甜甜的很舒服，也曾混合其他精油使用，記得那次的使用是為了克服芳療師的檢定考試的壓力。

**肌** 傷口、濕疹、皮膚炎、過敏、皮膚變硬、皮膚乾燥、痔瘡的搔癢、皮膚癢痛

德國洋甘菊並不含有天藍烴，而是花朵內的母菊素經加熱等分解後，在蒸餾過程中的產物。德國洋甘菊的精油有抗組織胺的作用，除了減輕搔癢感和發炎症狀，也有助皮膚再生，因此常用於嚴重的搔癢和發炎的皮膚。皮膚的症狀輕重，很多時候和精神狀態息息相關，所以香味最好依照個人的喜好選擇；若是皮膚過敏的人，也必須配合肌膚的狀況慎選基材。包括凝膠、荷荷葩油、夏威夷核果油、杏仁油、玫瑰籽油、金盞花油、酊劑、花水，都是可以自由搭配的基材。含於乾燥花內的芹菜素和母菊素，具備溫和的抗發炎、抗菌作用；香草浸泡液或酊劑，都可以用來調理小朋友的肌膚。

**主要使用方法**

薰香、按摩、護膚、護髮、精油泡澡

**調合時的建議**

帶有獨特的濃郁藥草味，，很容易蓋過其他精油的香味，所以加入的份量需自行斟酌。精油的顏色是深藍色，使用時注意不要沾染到衣物。

**選購時的重點**

價格偏高。香味和作用力皆強，一次僅需少量使用即可。建議以 1～5ml 為購買單位。此精油還有另一個學名 Matricaria chamomilla，但最近還是以 Matricaria recutita 的使用頻率較高。

**其他**

調性：中調
B.F.：1

**注意事項**

香味很濃，只需少量（以 30ml 的基材而言只要 1～2 滴）便已足夠。懷孕初期應避免使用。雖然到了懷孕中期、後期並無此限制，但使用時還是需特別注意身體的狀況。
對菊科植物、豬草過敏的人需特別注意。
如有發炎部位，先稀釋再塗抹。

# 羅馬洋甘菊

菊科 *Anthemis* 屬

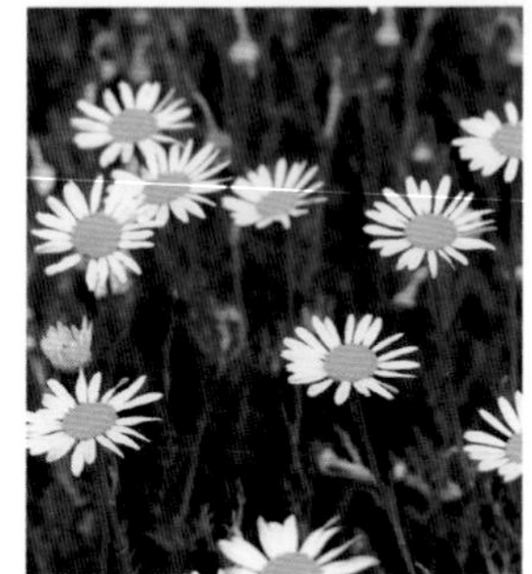

草莖高度約 30m 的多年生草本植物。香味宜人，也會栽培成整片的草坪利用。花朵比德國種的大；泡成茶喝的話，帶有苦味。花語是「不屈服於逆境的強大精神」。古羅馬人將之稱為 Chamai-Melon，意思是「大地的蘋果」。

**味道甜中帶酸，大多用「聞起來很像蘋果」來表現。**

學名● *Anthemis nobilis*
主要產地●法國、義大利、匈牙利
萃取部位●花（半乾燥的花）
萃取方法●水蒸氣蒸餾法

**主要作用**

鎮靜、鎮痛、抗痙攣、降血壓、膽汁分泌、幫助排氣、促進消化、抗過敏、抗發炎、止搔癢、抗菌、抗病毒

**主要芳香成分**

酯類：當歸酸異丁酯 30～40%、當歸酸異戊酯 15～20%、當歸酸甲酯 5～10%
酮類：松香芹酮 2～15%、松樟酮～5%
單萜烯類：檸檬烯～5%、α-蒎烯～5%

＊用途非常廣泛，適用皮膚、心臟、關節、肌肉、消化器官、神經系統、生殖器官等，而且不分男女老幼。酯類的含量豐富，具備優異的抗痙攣、鎮靜、抗發炎、抗過敏作用。香味相當濃郁。

**用於何時？**

**內心相當動搖不安時。羅馬洋甘菊的精油可以鎮靜心靈，讓情緒得到一時的平穩。另外還適合用於當你對自身遭遇、周圍環境、人際關係過度反應時、精神受到打擊、心裡造成創傷、覺得壓力沉重等場合。**

**心** 失眠、不安、緊張、驚嚇、恐懼、容易操煩、為小事動怒、亢奮、暴躁狀態、預防氣喘、恐慌、自律神經失調、生產、心悸、高血壓、PMS（經前症候群）、更年期

鎮靜中樞神經的效果很強。甚至可以暫時阻隔來自外界的刺激，使感覺麻痺，強迫喊停。所以很適合用於面臨措手不及的突發狀況、被悲傷的情緒掩沒等遭受重大精神打擊的時候。羅馬洋甘菊精油可以抑制亢奮、極度不安、即將爆發的情緒。身陷恐慌或壓力過大的處境時，首先混合絲柏或薰衣草等精油一起使用；等到腳步站穩，再考慮下一階段使用的香味。臨床上的使用案例包括頭痛、厭食、夜驚和過動症的孩童。養成在日常生活中使用的習慣，而非等到發作時才用的話，可以預防神經性氣喘。

**體** 過敏性鼻炎、花粉症、肩頸痠痛、肌肉疼痛、神經痛、頭痛、風濕、生理痛、嘔吐、火燒心、胃酸過多、脹氣（鼓腸）、輕微的消化不良、小孩子長牙時、牙齦炎、外陰部搔癢

可以混合有溫熱效果的精油，塗抹在疼痛、痙攣、發炎產生的部位。發生消化不良或嘔吐等腸胃不適時，可混合檸檬、橘子、馬鬱蘭、苦橙葉、小茴香等精油使用。另外，雖然作用力稍弱，但也有催經作用，有時也會運用在生理不順或更年期的女性。

**肌** 蕁麻疹、異位性皮膚炎、濕疹、臉部泛紅、發癢、黑斑、雀斑、黑眼圈、面皰

能減緩異位性皮膚炎和搔癢的不適。為了徹底解決皮膚方面的困擾，最好的辦法是從體內的解毒、淨化著手，選擇適合日常的精油使用法。效果雖然因人而異，但大體而言，薰衣草、花梨木、迷迭香（桉油醇、馬鞭草酮）、胡蘿蔔籽、天竺葵、歐洲赤松、薄荷、茶樹等都是可混合使用的選擇。可以同時達到放鬆和護膚的效果。屬於小朋友和老人家也能放心使用的精油。

**主要使用方法**

薰香、按摩、護膚、護髮、精油泡澡

**調合時的建議**

香味強烈，很容易掩蓋其他精油的味道，所以份量需仔細斟酌。適合搭配的精油包括橙花、玫瑰、茉莉、快樂鼠尾草、絲柏、薰衣草、橘子等。

**選購時的重點**

香味和效力都很強烈，一次的使用只需少量，所以建議以 1～5ml 為購買單位。

**其他**

調性：中調
B.F. ：1

**注意事項**

香味相當強烈，所以只需少量（以 30ml 的基材而言只要 1～3 滴）便已足夠。
懷孕初期應避免使用。
雖然到了懷孕中期．後期並無此限制，但使用時還是需特別注意身體的狀況。
與效力強的精神藥、鎮靜劑、安眠藥等一起使用的話，可能會導致鎮靜中樞神經之效力過大，還請留意。

# 小豆蔻

薑科 *Elettaria* 屬

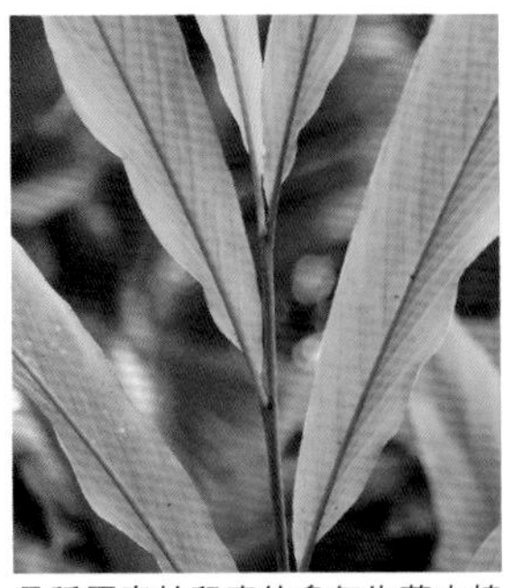

是種原產於印度的多年生草本植物，草莖的高度約 2m，外型類似生薑。葉片細長，有葉鞘。花朵可長到約 80cm 高，一次開數朵。為世界最古老的香料之一，最早從西元前 2 世紀開始使用。

**聞起來有樟腦味和柑橘味的辛香調，帶有辛辣嗆味。**

學名● *Elettaria cardamomum*
主要產地●哥斯大黎加、印度、斯里蘭卡、瓜地馬拉
萃取部位●種子（乾燥的種子）
萃取方法●水蒸氣蒸餾法

**主要作用**

鎮靜、鎮痛、抗痙攣、強健神經、強壯刺激、使頭腦清晰、促進血液循環、增溫、催情、幫助排便、健胃、促進消化、去痰、止咳、抗菌、抗真菌、抗病毒

＊小豆蔻的果莢和種子都含有精油，但一般所使用的是將未成熟的種子乾燥後，以水蒸氣蒸餾法萃取而成的精油。

**主要芳香成分**

氧化物類：1,8- 桉油醇 30 ～ 40%
酯類：乙酸松油酯 25 ～ 35%、乙酸沉香酯～ 5%
單萜烯類：檸檬烯 10 ～ 15%、α- 蒎烯 1 ～ 2%
單萜醇類：芳樟醇 3 ～ 5%、α- 松油醇、香葉醇微量
微量成分：麝香草酚、香芹酚、β- 月桂烯、對傘花烴、香茅醛

**用於何時？**

**覺得有必要強化內心層面的時候，以及身心想得到溫暖時。從種子萃取而出的精油，能夠提升最原始的生命力。同時希望強化心靈和肉體時，小豆蔻的精油是很值得推薦的選擇。對健胃、幫助排氣也頗有助益。**

**心** **壓力、對一切漠不關心、置身事外、無精打采、頑固、記憶力和集中力下降、憂鬱狀態、性生活上的問題、陽萎**

希望能擺脫壓力，讓身心充滿活力的時候。當思考力變得遲鈍，只要嗅嗅精油的味道，可帶來眼前為之一亮的效果。它除了促進血液循環，腦部也會在香味的刺激下活化起來，對心靈產生提振作用。具備和黑胡椒精油和生薑精油類似的作用。性生活若出現不協調，有人曾把依蘭、茉莉、橙花、玫瑰等花精油，混合小豆蔻一併使用。它還可以讓人打起精神，提高記憶力和注意力，激發出積極參與各種事物的意願。混合玫瑰精油使用，可帶來愉悅感，被滿滿的幸福感溫柔圍繞。

**體** **脹氣（鼓腸）、消化不良、腹痛、腹瀉、腰痛、肩頸痠痛、肌肉痠痛、慢性膀胱炎、體質寒涼、預防口臭、感冒、支氣管炎、咳嗽**

腹部鼓脹或悶痛、消化不良的時候很適合。如果要改善脹氣，搭配黑胡椒、熱帶羅勒、小茴香、馬鬱蘭、薄荷等精油。據説它可以活絡第 2 脈輪，強化生殖系統、膀胱、消化系統。將小豆蔻的種子放入口中咀嚼，可以預防口臭。也可在漱口水當中添加少量小豆蔻精油。作用力很強，所以有坐骨神經痛、肩頸痠痛、腰痛等疼痛困擾的人，可以將精油塗抹於局部。去痰、止咳的效果也值得期待。水腫或上廁所的次數太少時，也可以一試。

**肌** **制汗、消臭、皮膚真菌病**

以小豆蔻、玫瑰、荷蘭薄荷等調合而成的精油，能有效掩蓋中高齡體臭的元凶──壬烯醛，讓味道產生變化，淡化異味。可搭配自己喜好的精油，和一點點小豆蔻精油混合之後加進沐浴乳、洗髮精、潤髮乳。另外還有抗真菌作用，可用於改善香港腳等。

**主要使用方法**

薰香、按摩、護膚、護髮、精油泡澡

**調合時的建議**

混合佛手柑、依蘭、雪松、玫瑰等精油使用時，香味會稍微出現變化。
調配男性專用的香味時，出現機率頗高的選項。

**選購時的重點**

除了上述廣為一般所知的學名，還有另一個學名：Amomum cardamomum。雖然名稱不同，但所指的是同一種植物。每一個產地的香味略有出入，一般而言以印度邁索爾栽培的種子內的精油含量最多，聞起來也帶有一股甜香。從 8 月底～ 12 月收成的香味最佳。

**其他**

調性：中調
B.F. ： 1 ～ 2

**注意事項**

如果以高濃度使用，對皮膚可能會造成刺激。敏感膚質的人需特別當心。
只需少量（以 30ml 的基材而言只要 1 ～ 3 滴）便已足夠。
懷孕初期應避免使用。

# 胡蘿蔔籽（野生胡蘿蔔）

繖型花科 *Daucus* 屬

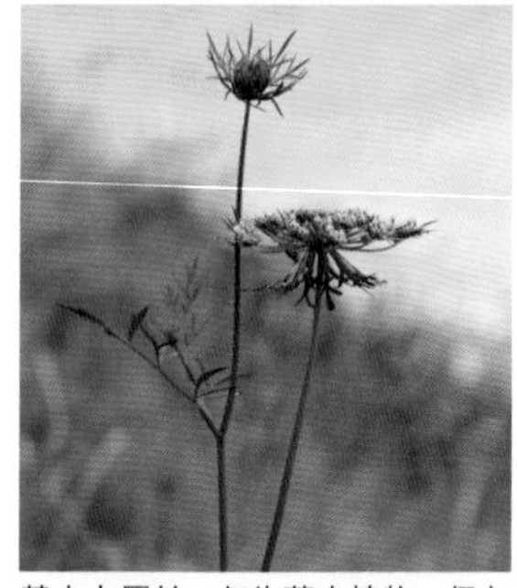

基本上屬於一年生草本植物，但在某些條件下可以越冬，成為二年生草本植物。葉片為羽狀複葉，呈傘狀般擴散的草莖前端（繖形花序）會開出白色小花。所謂的胡蘿蔔籽精油，便是由野生胡蘿蔔的種子所萃取而出。

**雖然是乾燥的種子，還是隱約嗅得到胡蘿蔔味，充滿個性的土根性香味。**

學名● *Daucus carota*
主要產地●法國、荷蘭、匈牙利、德國
萃取部位●種子（乾燥的種子）
萃取方法●水蒸氣蒸餾法

### 主要作用

強健神經、強化刺激、使血壓上升、抗貧血、鞏固肝臟、強化胰臟、強壯腎臟、促進肝細胞再生、活化皮膚細胞、抗菌、抗病毒

### 主要芳香成分

倍半萜醇類：胡蘿蔔醇 30～45%
倍半萜烯類：β-石竹烯 5～15%
單萜烯類：α-蒎烯 5～15%、香檜烯 5～18%
微量成分：乙酸沉香酯、檸檬烯、芬樟醇、松油烯-4-醇

*胡蘿蔔醇有再生肝細胞的作用。精油整體，除了可以促進靜脈和淋巴的循環，也能夠強化腎臟、肝臟、膽囊、胰臟等臟器功能。

## 用於何時？

**飲食及生活習慣不規則，長期外食的人，若打算替自己安排一個排毒計畫，胡蘿蔔籽精油是很好的幫手。以精神面而言，它可以幫助緩解僵化的思考；當你想開拓新的視野，它也會助你一臂之力，讓你對事情的看法產生全新見解。**

### 心 神經衰弱、無精打采、性生活方面的問題、憂鬱狀態、情緒不安定、沮喪、心情陰晴不定

種子的精油，擁有創新的力量。當你感覺有必要重新檢視某件事時，建議混合少量的胡蘿蔔籽精油。它可以刺激、強化精神和肉體，讓你不再煩心。舉例而言，停經期前後～初老期的婦女若混合玫瑰、沒藥、胡蘿蔔籽、岩玫瑰（Cistus）等精油使用，不但會改變長期以來的既有看法，也會反映在外表和行動上，變得更加開朗。換言之，可以達到讓身心、肌膚回春的凍齡效果。

### 體 膽固醇過高、靜脈瘤、肝炎、嘔吐、靜脈・淋巴液的淤滯、膀胱炎、膽囊・胰臟・肝臟的機能低落

古代已將胡蘿蔔視為可淨化體內的植物，也是具備解毒功能的代表性精油之一。它可以調整肝腎的機能，消除淋巴液和靜脈的滯留，達到解毒和引流（Drainage）的目的。臨床上，也曾出現針對為了預防糖尿病、膽固醇過高、體重過重的人，施以胡蘿蔔籽混和馬鞭草酮迷迭香、羅文莎葉、薄荷、檸檬等複方精油的案例。胡蘿蔔籽精油可以強化微血管，預防靜脈瘤。目前也已得知有促使肝細胞再生的作用。

### 肌 老化引起的皺紋和黑斑、臉部泛紅、面皰、燙傷的疤痕

胡蘿蔔籽混合玫瑰、花梨木、岩玫瑰、依蘭、橘子、天竺葵而成的複方精油，能有效防止肌膚老化。它可以促進肌膚再生，活化細胞。皺紋的形成和煩惱成正比，所以選擇能夠讓心情煥然一新的香味也很重要。把野生胡蘿蔔的根切碎之後浸泡在橄欖油裡，再把吸收了有效成分的胡蘿蔔油拿來利用，可預防肌膚的老化和防曬。

### 主要使用方法

薰香、按摩、護膚、護髮、精油泡澡

### 調合時的建議

帶有一股濃烈的獨特味道，所以添加的份量須仔細斟酌。如果加進香水，一開始聞起來甜蜜清新，接著會散發出泥土般的辛辣感，以及柑苔調的香氣。適合搭配檸檬、雪松、佛手柑、天竺葵、檀香、橡苔等精油。

### 選購時的重點

胡蘿蔔醇的含量因產地而異，印度產（約 50%）的含量比法國產（30～45%）高。

### 其他

調性：中～後調
B.F.：2

### 注意事項

香味強烈，只需少量（以 30ml 的基材而言只要 1～3 滴）便已足夠。懷孕時期應避免使用。

# 快樂鼠尾草

唇形科 *Salvia* 屬

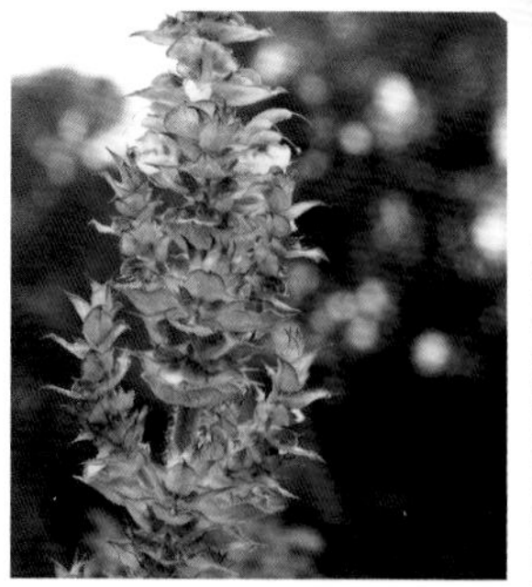

常見生長於海拔 1,000m 左右的石灰質和砂質土壤，初夏會開出淡紫色～粉紅色的花朵。高約 1m。在花圃中是相當顯眼的存在。常被用於增添麝香葡萄酒的風味，所以別名麝香鼠尾草。

**辛辣中帶著些許甜味，和痱子粉有幾分相似的懷舊香氣。**

學名● *Salvia sclarea*
主要產地●法國、義大利、俄羅斯、摩洛哥
萃取部位●花與葉
萃取方法●水蒸氣蒸餾法

**主要作用**

鎮靜、抗憂鬱、抗不安、強化神經、帶來幸福感、調節自律神經、平衡荷爾蒙分泌、降血壓、抗痙攣、鎮痛、抗發炎、抗菌、抗病毒、抗真菌

**主要芳香成分**

單萜醇類：芳樟醇 10 ～ 25%、α - 松油醇 2 ～ 5%
雙萜醇類：香紫蘇醇～ 5%
酯類：乙酸沉香酯 60 ～ 80%、乙酸香葉酯～ 2%、乙酸橙花酯～ 2%
倍半萜烯類：大根香葉烯 D ～ 10%
微量成分：β - 石竹烯、香葉醇

＊乙酸沉香酯和芳樟醇佔了 80%以上，具備良好的鎮靜效果，可緩和交感神經的緊張。香紫蘇醇的效果類似女性荷爾蒙中的雌激素，鼠尾草原精裡的含量約達 60%。

**用於何時？**

**希望能感受到幸福的日子裡。它可以強化神經，讓情緒保持穩定，所以也很適合在焦慮或容易緊張的時候。在生理期即將報到或者感覺荷爾蒙失調時，是一款很適合發揮調整作用的女性專屬精油。**

**心　緊張、不安、失眠、恐懼、憂鬱狀態、精神疲勞、思緒混亂、沮喪、情緒不穩定**

當你的精神狀態陷入混亂和不安時，快樂鼠尾草能助你看透事物的本質。它的香味能讓你的直覺覺醒，而非仰賴頭腦思考再採取行動。它兼具刺激和鎮靜的作用，緩和緊張的同時，也會讓人情緒高漲，充滿幸福的感覺。建議搭配自己偏好的柑橘類、玫瑰、薰衣草、天竺葵等精油，塗抹在喉嚨和胃部；或者用室內噴霧氣，達到擴香效果；點薰香燈也可以。打算用簡單的方式 DIY 時，建議以精油泡澡。

**體　更年期、生理痛、月經量少、月經不順、白帶、膀胱炎、PMS（經前症候群）、體質寒涼、生產**

女性的身心，隨時受到每天都會產生變化的荷爾蒙影響。成分之一的香紫蘇醇，具備類似女性荷爾蒙（雌激素）的作用，能有效緩和經期紊亂和停經前後（更年期）的種種不適症狀。如果從經期的第 1 天到第 2 ～ 3 天持續產生嚴重的經痛，雖然會造成經血稍微增加，建議可以用快樂鼠尾草混合薰衣草、玫瑰、依蘭等精油，塗抹於下腹部。快樂鼠尾草還有通經作用，所以孕婦不宜使用，但有時可用於生產前的準備或分娩時。

**體　高血壓、心悸、肩頸僵硬、肌肉疼痛、腿部疲勞、頭痛、脹氣（鼓腸）、大腸激躁症、膽固醇過高**

適合用來改善心悸、高血壓、失眠、腹部產生鼓脹感、消化不良等腸胃不適。如果在經期或生理期之前感冒，可以和尤加利（藍膠尤加利、澳洲尤加利）、香桃木、羅文莎葉等精油混合使用。另外，快樂鼠尾草精油還有促進血液循環、溫熱身體的作用，也能以緩進的方式降低膽固醇。

**肌　護髮、頭皮屑、皮膚真菌病、油性肌膚、面皰**

用於皮脂分泌過剩和頭皮容易出油時。快樂鼠尾草能夠調整油脂分泌，建議添加於無香料洗髮精或化妝水。

**主要使用方法**

薰香、按摩、護膚、護髮、精油泡澡

**調合時的建議**

不少人只有在排卵前後、生理期即將報到、臨盆時，才會覺得快樂鼠尾草的味道聞起來很舒服，其他時候都是敬而遠之。適合搭配小豆蔻、薰衣草、天竺葵等香草類，以及樹木、香料類的精油。

**選購時的重點**

購買時，不要把快樂鼠尾草和同屬 Salvia 屬的 Salvia officinalis（鼠尾草）搞混。快樂鼠尾草不含毒性強的側柏酮，但鼠尾草的含量高達 50%。

**其他**

調性：中調
B.F. ：4

**注意事項**

懷孕時期應避免使用。有些孕婦在孕期 37 週以後會使用。
如果使用後飲酒，可能會陷入嚴重酒醉。
開車或需要集中注意力時，應避免使用。
乳腺炎和乳癌患者、正接受荷爾蒙治療者不可使用。

# 葡萄柚

芸香科 *Citrus* 屬



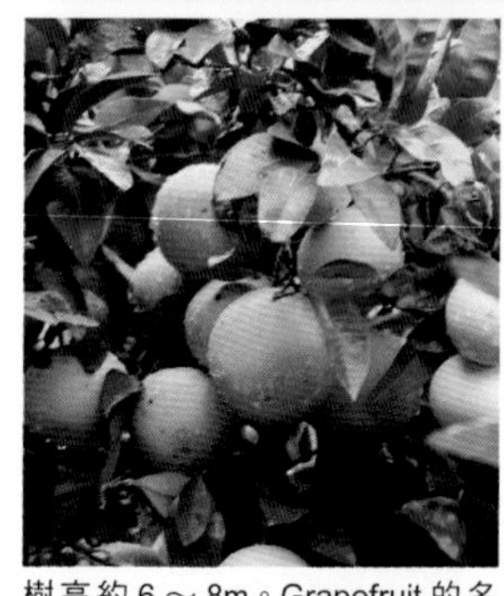

樹高約 6 ～ 8m。Grapefruit 的名稱源自於模樣很像結實累累的葡萄。種名的 paradisi 是「天國、樂園」之意。葡萄柚最早在 18 世紀於西印度群島的巴貝多島被發現，後來才廣泛傳遍於世界各地。

**氣味清新，保留最完整的果實香氣。聞了會覺得心滿意足。**

學名● *Citrus paradisi*
主要產地●美國、以色列、阿根廷、巴西
萃取部位●果皮
萃取方法●壓榨法

**主要作用**

抗憂鬱、強健神經、振奮精神、健胃、幫助排氣、調整食慾、降血壓、去除鬱滯、增溫、利尿、溶解脂肪、抗菌、抗病毒

**主要芳香成分**

單萜烯類：檸檬烯 95 ～ 99%、β - 蒎烯～2%、β - 月桂烯微量
酮類：圓柚酮微量
醛類：檸檬醛／香茅醛微量
呋喃香豆素類：佛手柑素／佛手柑內酯微量
微量成分：辛醛、癸醛

＊主要成分是檸檬烯。讓人一聞便知是葡萄柚的香味則源自於圓柚酮、檸檬醛、香茅醛、葵醛等。也含有呋喃香豆素類，所以具備光毒性，須特別注意。

**用於何時？**

**意志消沉、心情低落，一臉愁眉苦臉的時候。葡萄柚精油可幫助人轉換心情，重拾自信和元氣。另外，如果發現自己為了發洩壓力，對甜食失去控制，葡萄柚也能發揮調整食慾的作用。**

**心** **沮喪、喪失自信、食慾不振和進食過量、苛責別人、欲求不滿、焦慮、心情不佳、不安、情緒動搖**

葡萄柚的香味可以讓沉重的空氣一掃而空，以雀躍、喜悅的心情取代憂慮和緊張。當你處於交感神經過於緊張時，葡萄柚精油能夠調整失衡神經，使人恢復鎮定。也很適合太過努力，卻因理想與現實出現差距，導致時常失望或不滿、沮喪發怒，或者感到焦慮，所以藉由酒精、甜食、食物等自我安慰的人。葡萄柚能讓人安於現狀，靜待時機朝下一個目標

**體** **水腫、橘皮組織、瘦身、體質寒涼、肩頸痠痛、宿醉、消化不良、預防動脈硬化、肝臟疾病、孕期護理**

葡萄柚可以促進血液和淋巴液的循環，排出多餘的水分和老舊廢物。對減緩孕期不適也有幫助。目前已證實吸入葡萄柚的芳香物質，有促進脂肪燃燒的效果。苦於宿醉的一大早，將葡萄柚精油混合馬鞭草酮迷迭香、檸檬、薄荷等精油泡個澡；這些清爽的香味能夠消除嘔吐感、促進排汗，減緩頭痛等不適症狀。主要的成分的檸檬烯，具備強化肝臟的作用。而且還能提高消化管的蠕動，對過食的人也有幫助。最近的研究顯示，如果併服葡萄柚和精神刺激藥物、鎮定劑、安眠藥、抗癲癇藥、降血壓藥等藥物，會因精油中含有的呋喃香豆素類，導致藥物產生副作用的可能性大增。因此不建議長時間連續以高濃度使用。此原則應該也通用佛手柑、柳橙等其他柑橘類精油；有關這點還仰賴日後研究的釐清。

**肌** **疣、制汗、面皰、成人痘、黑斑、頭髮護理**

制汗的效果絕佳，能有效預防體味。可徹底清潔油性肌膚，預防面皰和成人痘。可以和絲柏、薰衣草一起少量混於花水，在容易流汗的季節和運動之後，當作化妝水或爽膚水使用。

**主要使用方法**

薰香、按摩、護膚、護髮、香水、貼布、精油泡澡、吸入、掃除（家務）

**調合時的建議**

如果想達到促進淋巴液和靜脈循環的目的，搭配樹木類精油使用，效果更好。想得到放鬆、充滿幸福的感覺時，建議混合花梨木、茉莉、依蘭等精油。搭配香料類精油的組合，很適合男性。

**選購時的重點**

作為芳療之用的話，建議選購有機栽培、從無農藥的原料所萃取而成的精油。最近，也可以在市面上買到得到日本勞働厚生省認可、可當作「食品添加物」的葡萄柚精油，可以運用在飲用和料理等方面，讓用法有更多的變化。

**其他**

調性：前調
B.F. ：4

**注意事項**

如果以高濃度使用，對皮膚可能會造成刺激。敏感膚質的人需特別當心。據說有光毒性。塗抹後，請勿馬上曬太陽。
避免長期高濃度使用。

# 丁 香

桃金孃科 *Eugenia* 屬

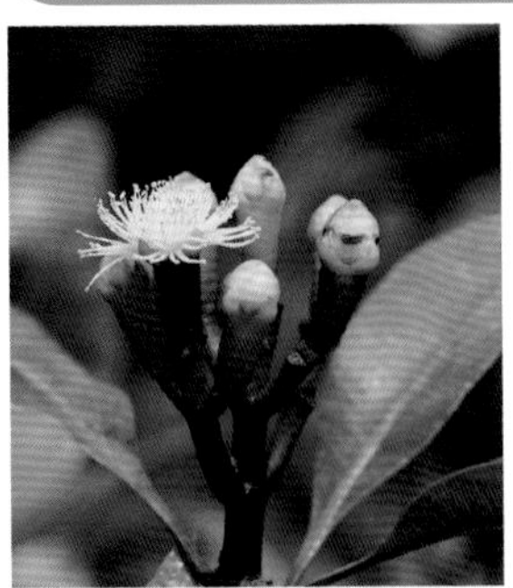

高約 10 ～ 15m 的常綠喬木。香味的品質會在開花後下滑，所以從花蕾萃取出精油。具備優異的驅蟲、抗菌效果，從中古世紀就常被製作成波曼德（Pomader），用來預防鼠疫。

**聞起來嗆鼻、辛辣。帶有一股丁香特有的味道，有點像消毒水。**

學名● *Eugenia caryopyllata*
主要產地●馬達加斯加、印尼

萃取部位●乾燥的花蕾
萃取方法●水蒸氣蒸餾法

**主要作用**

強化神經、強壯刺激、麻醉、強化免疫力、抗痙攣、鎮痛、使血壓上升、增溫、健胃、促進消化、驅蟲、抗菌、抗病毒、抗真菌

**主要芳香成分**

苯酚類：丁香酚 70 ～ 85%
酯類：乙酸丁香酚酯 10 ～ 15%
倍半萜烯類：β - 石竹烯 5 ～ 10%
氧化物類：石竹烯氧化物 2 ～ 15%

＊苯酚類的含量很多，在抗菌、強化免疫力、鎮痛方面更具備優越的效果。也有提升腸胃作用的功能。是一種能夠同時強化精神與肉體的精油。也有提高血壓的作用。丁香酚類在苯酚中對皮膚的刺激程度雖然較為微弱，但還是不可輕忽。

花—抗菌、麻醉、刺激強壯—

**用於何時？** **丁香的精油具備強壯作用，當精神和肉體都顯得萎靡不振時，它可以讓人激發出「我要好好加油！」的意志。丁香被當作藥物使用的歷史悠久，疼痛產生時，也曾被用來應急。**

**心** **亢奮、性慾減退、陽痿、氣力衰退、壓力、驚嚇、心理創傷、精神疲勞**

可以讓身心得到全方位的強化，讓你重拾原有的步調，激發出飽滿活力。另外，丁香也能夠抑制過度的興奮，讓人保持冷靜。當你感覺精神和體力出現不濟時，建議把丁香精油混合玫瑰、柑橘類、檜木等精油使用，而非只使用單一精油。對自己失去信心、感到恐懼、不安的時候，可以將丁香混合茉莉和花梨木精油使用。也有強化性功能的作用。因為刺激性強，如果要用來泡澡，必須用沐浴乳等基底材稀釋，或者改以其他方法使用。

**體** **免疫力下降、脹氣（鼓腸）、消化不良、便祕、腹瀉、口內炎、咽喉炎、牙齒痛、牙周病、拔牙後、低血壓、生產、慢性疲勞**

能有效改善食物中毒、腹瀉、消化不良和消除脹氣。具備防腐作用，把丁香刺穿生鮮的柳橙上，除了防蟲、預防傳染病，也兼具室內芳香劑之用。鼠疫在 16 ～ 17 世紀大流行的時候，丁香、百里香、迷迭香、鼠尾草都曾被當作預防藥物使用。據説對改善末梢冰冷和凍瘡也頗有成效。也有人用於治療咽喉炎。被認為可刺激免疫系統、胸腺、甲狀腺機能。另外還有促進陣痛的作用；雖然孕期中不可使用，但到了即將生產（7 ～ 10 天前左右）和分娩時卻可以使用。具備麻醉作用，可暫時減緩牙痛等疼痛。

**肌** **面皰、皮膚真菌病、皮膚發炎、濕疹**

抗真菌作用和抗菌作用在所有的精油中，可謂名列前茅。可用於改善香港腳、指甲的白癬等真菌引起的症狀。不過，若未經充分稀釋，反而會造成皮膚受損，所以用量需仔細斟酌。苯酚類對肝臟有毒害性，所以僅限於短期間使用，而且最好和迷迭香（樟腦迷迭香、馬鞭草酮迷迭香）等能夠保護肝臟的精油並用。在意體味或老人味的人，可以少量使用。

**主要使用方法**

薰香、按摩、護膚、護髮、精油泡澡

**調合時的建議**

適合搭配柑橘類、乳香、玫瑰、薰衣草、依蘭等花類和樹脂類精油。香味和作用力都很強烈，所以使用的份量必須掌控得宜。未經充分稀釋便使用的話，可能會傷害皮膚。

**選購時的重點**

葉片和花蕾的精油，香味和效用各異，所以購買前，須仔細確認精油萃取的部位。一般較常使用的是花蕾的精油。

**其他**

調性：中調
B.F. ：1

**注意事項**

懷孕時期應避免使用。有些孕婦在孕期 37 週以後會使用。
香味強烈，只需少量（以 30ml 的基材而言只要 1 ～ 2 滴）便已足夠。如果以高濃度使用，對皮膚可能會造成刺激。敏感膚質的人需特別當心。只能局部塗抹、短期間使用。
使用丁香精油時，最好不要服用阿斯匹靈。

# 絲柏

柏科 *Cupressus* 屬

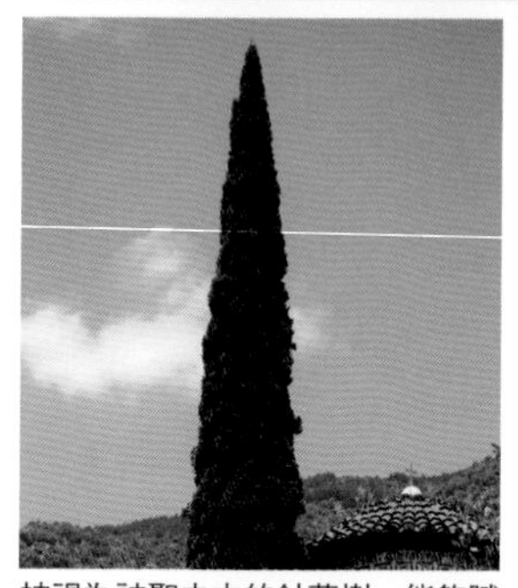

被視為神聖之木的針葉樹，能夠賦予人克服對死亡的悲傷和恐懼的強大力量，普遍種植於寺院和墓地。屬於常綠樹，因此以 semper（永遠）和 virens（翠綠）組成了種名。

**類似松樹、滲透性極強的香味。有助情緒的平穩。**

學名● *Cupressus sempervirens*
主要產地●法國、義大利、西班牙
萃取部位●果實（毬果）和葉
萃取方法●水蒸氣蒸餾法

**主要作用**

鎮靜、調整自律神經、強健神經、平衡荷爾蒙分泌、收斂、抗痙攣、去除鬱滯、止咳、收縮血管、抗菌、抗病毒、制汗

**主要芳香成分**

單萜烯類：α-蒎烯 40～65%、δ-3-蒈烯 15～30%、檸檬烯～5%
倍半萜烯類：α-柏木烯～5%
倍半萜醇類：雪松醇 2～10%
酯類：乙酸松油酯～5%
雙萜醇類：邁諾醇微量

＊促進靜脈和淋巴液循環的功效相當優異。α-蒎烯、δ-3-蒈烯的特徵是去除鬱滯、殺菌、改善呼吸系統的症狀；雪松醇和 α-柏木烯的特徵是能夠強化靜脈，以及消除淋巴液的滯留。另外，雪松醇也有鎮咳作用。

**用於何時？**

**當情感已超過理智的分界線，變得極不穩定的時候。聞過絲柏的味道以後，情緒應該會在不知不覺中平靜下來。也很適合用於正值變化發生、必須作出決斷的場合。絲柏的香味可以讓人冷靜地接受既成的事實，順其自然。**

**心** **亢奮、忍耐力下降、記憶力或注意力減退、突來的衝擊、驚嚇、失落感、憂鬱狀態、情感上的問題、喪失寵物症候群**

雪松醇可降低心跳次數和呼吸頻率，提高呼吸的深度。當思緒散漫，無法整理好自己的想法時，不論情緒是悲是喜，它可以抑制起伏過於激烈的情感，讓人作出冷靜的判斷。絲柏的精油可以提升副交感神經的作用，促進血液循環，因此連帶使精神提振。混合檸檬精油使用，對身心都有幫助。極度緊張或亢奮時，可混合羅馬洋甘菊、薰衣草、乳香、苦橙葉等精油使用。

**體** **更年期、月經痛、月經不順、月經過多、PMS（經前症候群）**

可改善泛潮紅、全身燥熱等更年期的不適症狀。另外，如果從排卵後到月經報到為止的這段時間，產生水腫、食欲增加、情緒不穩定等狀況時，將絲柏混合薰衣草、快樂鼠尾草、玫瑰、天竺葵、柑橘類精油使用的話，大多能減緩身心的不適。

**體** **著涼、咳嗽、氣喘、支氣管炎、膀胱炎、排毒、水腫、腿部疲勞、瘦身、靜脈瘤、體質寒涼、風濕、關節炎、腰痛、肩膀僵硬**

和尤加利、茶樹等精油一起滴入擴香機，可以達到淨化室內空氣的作用；遇到咳嗽咳得很厲害的時候，可以改用塗抹或吸入的方式。如果要改善氣喘和耳鳴，臨床上有人曾經和苦橙葉、熱帶羅勒混合。絲柏對排出體內的多餘水分和老舊廢物頗有功效，是改善下肢水腫、肥胖．橘皮組織的首選。如果要預防靜脈瘤和痔瘡，可和檸檬、天竺葵精油混合使用。

**肌** **護髮、制汗、多汗、臉部泛紅、面皰、毛孔粗大**

很適合當作容易流汗的季節和運動後使用的身體乳。如果用來泡腳，可有效改善體味和多汗，達到收斂皮膚的效果。也適合因暴飲暴食所造成的面皰或成人痘、臉部和鼻子的微血管破裂。對油脂分泌過剩、容易出油的頭髮也有幫助。

**主要使用方法**

薰香、按摩、護膚、護髮、精油泡澡

**調合時的建議**

能夠把歐洲赤松、杜松的香味襯托得更加明顯。也很適合搭配花、香草、柑橘類精油。例如若搭配味道濃郁、有畫龍點睛之效的羅馬洋甘菊時，可以達到相輔相成的效果，聞起來散發著一股甘甜的木質琥珀味。

**選購時的重點**

針葉樹含有的芳香成分，原本便很容易揮發，也容易受到光和熱的影響變質。若品質不新鮮而發生變質，很可能會刺激皮膚或引發過敏，所以購買前務必要確認品質的鮮度。

**其他**

調性：前～中調
B.F.：4～5

**注意事項**

如果以高濃度使用，對皮膚可能會造成刺激。敏感膚質的人需特別當心。懷孕初期應避免使用。雖然到了懷孕中期．後期並無此限制，但使用時還是需特別注意身體的狀況。

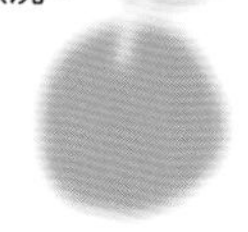

# 檀　香

檀香科 *Santalum* 屬

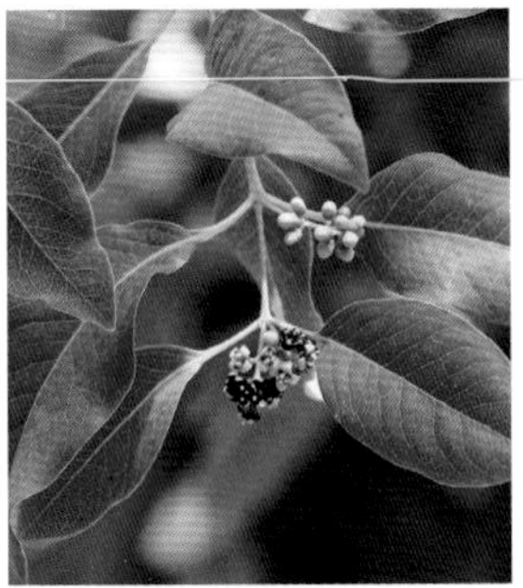

成長緩慢的常綠喬木。半寄生植物，只有發芽後的一年會自生，之後就會長出寄生根，寄生於其他樹木上。除了木質部，樹皮、根、葉等部位也含有精油。在印度會使用在宗教儀式等場合。

**帶有柔軟甜香的樹脂調香味。**

學名● *Santalum album*
主要產地●印度、澳洲、印尼
萃取部位●木頭（樹幹）
萃取方法●水蒸氣蒸餾法

**主要作用**

鎮靜、收斂、去除鬱滯、利尿、鎮咳、抗發炎、軟化皮膚、幫助排氣、強心、抗菌、抗病毒

**主要芳香成分**

倍半萜醇類：α-檀香醇 45～60％、β-檀香醇 15～30％、α-白檀醇 2～10％、β-白檀醇 2～10％
倍半萜烯類：檀香烯微量

＊主要成分是倍半萜醇類。α-檀香醇和 β-檀香醇能提高心臟機能，促進血液循環。精油整體對改善淋巴和靜脈滯留、安神效果尤佳。香味對東方人而言備感熟悉。

**用於何時？**

**希望能安靜地審視自己的內心時。檀香的香味有助讓人產生往下深究的意願。它能夠讓心暫停思考，有如陷入冥想般清楚地感覺到「現在這個當下」；並且比較容易能夠退一步，以客觀的角度看事情。**

**心**　**緊張、失眠、亢奮、精神疲勞、性功能障礙、壓力造成的身心症、憂鬱狀態**

具備溫和的鎮靜作用和催情作用。用腦過度時，它能夠讓往上集中的能量往下降，保持能量的均衡狀態。可以讓體內的氣暢通於各處，有助落實紮根。它能夠使人安靜地面對自己，提高注意力。據説檀香能發揮統合身心靈的效果，讓人提起精神振作。但處於憂鬱狀態的人單獨使用檀香的話，反而會造成情緒混亂，變得更加沮喪。建議少量使用，並且搭配花或柑橘類等溫和的香味。

**體**　**膀胱炎、心臟機能減退、體質寒涼、腿部疲勞、腰痛、坐骨神經痛、水腫、瘦身、痰、支氣管炎**

除了可促進血液和淋巴液等體液循環，也具備良好的殺菌消毒作用。據説以前曾用來治療淋病。還有泌尿系統或呼吸系統的感染疾病。當喉嚨疼痛，而且還有很難排出的黏痰，或罹患支氣管炎，可用檀香混合尤加利（藍膠、澳洲）、茶樹、薰衣草、羅文莎葉等精油使用。檀香能夠讓發熱的症狀冷卻下來。即使正值酷暑，抹在皮膚上還是有清涼的感覺。對大多出現在下半身的症狀也有效，如果混合其他精油使用，可用來改善月經前的便祕、生理痛、膀胱炎、腹脹、下肢的水腫、靜脈瘤、痔瘡、橘皮組織等。

**肌**　**面皰、傷口、肌膚變硬、乾燥肌膚、油性肌膚、皮膚粗糙、發癢、發炎**

可調整皮膚的油脂分泌。對油脂分泌旺盛的油性肌膚和乾燥肌膚都很合適。也具備軟化、潤澤皮膚的效果，當皮膚過於乾燥而變得又粗又硬，甚至出現龜裂時，不妨一試。男性對香味的接受度也頗高。也可以添加在香水或鬍後水。

**主要使用方法**

薰香、按摩、護膚、護髮、精油泡澡

**調合時的建議**

味道相當濃郁，可殘留 2～3 天。香味會隨著時間逐漸熟成，變得更加柔和圓潤。可當作保留劑，用於抑制其他精油的揮發。和其他精油的搭配性高，味道也容易讓人接受，以後調精油而言，可以稍微多加一點也無妨。和廣藿香、岩蘭草和雪松同屬於木質調的代表性香味。

**選購時的重點**

最近，印度邁索爾產的 album 種精油，產量減少，變得取得不易。通常以產於澳洲或新喀里多尼亞、主要成分同樣是檀香醇的 Santalum lanceolatum 或 Santalum aus-trocaledonicum 代替。

**其他**

調性：後調
B.F. ：5～6

**注意事項**

香味殘留的時間長達好幾天，所以注意不要沾染到衣物。
懷孕初期應避免使用，雖然到了中期、後期並無此限制，但使用時還是需特別注意身體的狀況。
重度憂鬱症的患者，不可單獨使用檀香。

# 北非雪松

松科 *Cedrus* 屬

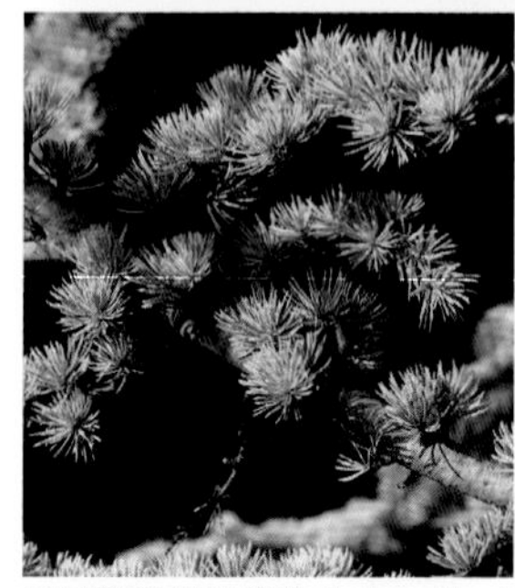
屬於聖經裡記載的 Cedrus libani 黎巴嫩雪松的亞種，是樹高約 40m的針葉樹。被視為神聖之木，是建造神殿和船隻的材料。在篤信人會死而復生的埃及，會以雪松製作木乃伊的裹屍布和棺木。

**柔和的木質花香味。也混合著一絲樟腦味。**

學名● *Cedrus atlantica*
主要產地●摩洛哥、北非（阿特拉斯山脈的中心地區）、喜馬拉雅
萃取部位●木頭（樹幹）
萃取方法●水蒸氣蒸餾法

### 主要作用

鎮靜、強健神經、提振精神、類似腎上腺皮質素的作用、強化刺激、去除鬱滯、利尿、強化靜脈、去痰、抗菌、抗病毒、抗真菌、防蟲

### 主要芳香成分

倍半萜烯類：α-雪松烯 10～20％、β-雪松烯 40～50％、γ-雪松烯 10～20％、α-柏木烯～5％、δ-杜松烯微量
倍半萜醇類：雪松醇～5%
酮類：雪松酮 5～10%

＊主要成分是 β-雪松烯等倍半萜烯類。是一種可以強化靜脈和淋巴，去除鬱滯能力很強的精油。雪松醇除了強化靜脈和淋巴，另有止咳作用。屬於酮類的雪松酮具備化痰和溶解脂肪的效果。

## 用於何時？

**感覺心裡有滯塞感或希望自己身懷能夠克服任何困難的強大力量時。即使內心或外面刮著狂風暴雨，雪松的香味卻擁有一股很強的精神力量，能夠讓人完成重責大任。同時也很適合用於冥想。**

### 心　憂鬱狀態、神經衰弱、無精打采、長期不安、極度疲勞、記憶力・集中力下降、突發事件所造成的驚嚇

當心力交瘁導致提不起力氣，還有腦中一片混亂，無法釐清頭緒的時候。就像有些人在疲勞的時候會嚼薄荷口香糖，雪松精油可以促進腦部活性化，讓人專注在自己該做的事。感覺十分難受，甚至已出現放棄的念頭時，建議以雪松精油混合玫瑰、橙花、薰衣草、檸檬等精油泡澡。把雪松精油抹在腳底，可以達到放鬆、安神的效果。據說學名從阿拉伯語「kedros」而來，意思是力量。它能夠讓人的持續力和忍耐力都得到提升，並且發揮高度的韌性，保持自我。

### 體　痔瘡、水腫、靜脈瘤、瘦身、橘皮組織、肥胖、體質寒涼、肩頸痠痛、腿部疲勞、膀胱炎、支氣管炎、咳嗽、痰

可加強靜脈和淋巴的循環，排出多餘的體液。也可幫助脂肪溶解；如果要消除皮下脂肪和橘皮組織，適合使用杜松、絲柏、柑橘類精油。對改善痔瘡和靜脈瘤也有效果。還有殺菌消毒和抗發炎的作用，對改善呼吸系統和泌尿系統的感染症也有效。也有人用北非雪松精油，混合胡蘿蔔籽、馬鞭草酮迷迭香、橘子、檸檬等精油預防動脈硬化。

### 肌　護髮、制汗、多汗、臉部泛紅、毛孔粗大、血腫、面皰、掉髮

適合因毒素滯留於體內，所以背部冒出痘痘的時候。用於臉部的作用力稍嫌過強；如果要改善微血管明顯浮出臉部或鼻子的情況，可以把極少量的北非雪松精油，混合薰衣草、玫瑰、岩玫瑰、絲柏和天竺葵等精油使用。頭皮容易出油或掉髮嚴重時，不妨在洗髮精加點雪松精油，可預防掉髮。若要改善血腫，建議和蠟菊、胡蘿蔔籽、絲柏、玫瑰等精油混合。

### 主要使用方法

薰香、按摩、護膚、護髮、精油泡澡

### 調合時的建議

除了維吉尼亞雪松、尤加利、杜松、絲柏等樹木類精油，也適合與迷迭香、廣藿香等香草類精油，以及茉莉、橙花等花類精油搭配。和柑苔調的橡苔也非常速配。香味頗受男性喜愛。

### 選購時的重點

市面上還有另一種精油：維吉尼亞雪松 (Juniperus virginana) 也俗稱雪松，不過它其實是一種和杜松同屬柏科的常綠喬木。不但香味不同，作用力也稍強一些。購買前請仔細確認學名。

### 其他

調性：中～後調
B.F. ：2～3

### 注意事項

只需少量（以 30ml 的基材而言只要 1～3 滴）便已足夠。
孕婦、哺乳中的婦女、癲癇患者、嬰幼兒不可使用。

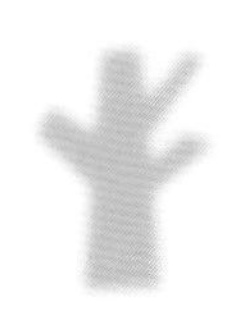

# 茉　莉

木樨科 *Jasminum* 屬

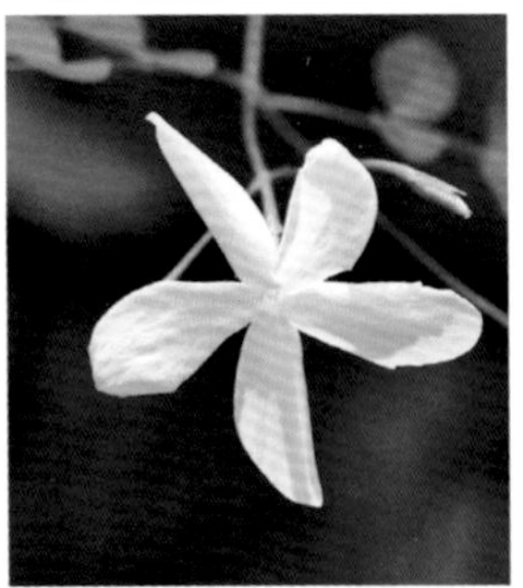

原產印度的常綠灌木，花期在 8～9 月。在日落後開花，且香味會隨著時刻改變。格拉斯（法國）通常在早晨摘取，埃及和摩洛哥則是在晚間摘花。晚間的香味纖細，聞起來和梔子花有幾分相似的清新調（Green Note）讓人耳目一新。

**✿ 濃郁甘甜的花香味。有「香水之王」的美譽。**

學名● *Jasminum grandiflorum*
*Jasminum officinale*
主要產地●法國、埃及、摩洛哥

萃取部位●花
萃取方法●有機溶劑萃取法、脂吸法

**主要作用**

鎮靜、安定神經、帶來幸福感、提振精神、強化神經、降血壓、抗痙攣、催情、抗菌、抗病毒

**主要芳香成分**

酯類：乙酸苄酯 15～30%、苯甲酸苄酯 15～30%
雙萜醇類：植醇 2～15%
單萜醇類：芳樟醇 2～10%
微量成分：茉莉內酯、吲哚、順式茉莉酮、丁香酚、橙花醇

＊對精神方面的作用力很強。兼具鎮靜和提振兩種功能，依照使用量的增減，決定清醒或催眠。乙酸苯酯能夠振奮精神。茉莉內酯和吲哚是形成茉莉花香的香味成分。

**用於何時？**

**覺得有點空虛、感到不滿、而且對自己的能力變得沒自信的時候。這款精油帶給人的滿足感不是物質上，而是精神上的。心情跌到谷底，不知如何是好的時候，或是沒有精神的時候，嘗試使用一滴即可。**

**心**　**失眠、壓力、憂鬱狀態、不安、無法心平氣和下來、擔憂、催情、欲求不滿、陽痿、性方面的困擾**

茉莉可讓人提振情緒，充滿幸福的感覺。據說它可以活化腦內神經傳達物質－腦內啡和多巴胺的分泌。茉莉花的香味和純白、嬌憐的外觀成對比，不但充滿陽剛之力，也能讓內心的煩躁一掃而空。當人的欲求得不到滿足時，精神很容易不安定，茉莉的香味能讓人感到滿足，且激發出足以付諸行動的自信。茉莉精油除了使精神振奮，也有放鬆、消除不安和緊張，擺脫憂鬱和倦怠的功效。一點點的份量，有如春藥般讓人舒坦放鬆，因此從古代一直被當作可以提升女性情慾的催情藥品。對精神和情感層面的影響大於生理。也可以用於改善男性的性功能障礙。

**體**　**生產、生理痛、強健子宮、荷爾蒙失調、咳嗽、黏膜炎症狀、肌肉痙攣**

陣痛強烈時，可塗抹在腰部和下腹部。能夠減輕疼痛，也有加速子宮收縮的作用，據說可讓分娩和胎盤的排出更加順暢。首先以產婦喜好的香味為主，另外搭配茉莉、快樂鼠尾草、玫瑰、丁香等用於生產準備和分娩的實例很多，也可以用於改善產後憂鬱。要歡迎寶寶回家的時候，一般多使用橘子、橙花、茉莉、玫瑰、檜木。用量和分娩時不一樣，只需要一點點（1～2 滴），讓房間瀰漫著淡淡的芬香。茉莉對減緩生理痛和痙攣性咳嗽也有效果，但一般還是用價格便宜許多的快樂鼠尾草、依蘭、薰衣草和苦橙葉等精油代替。

**肌**　**預防肌膚老化、肌膚乾燥、皺紋、黑斑**

茉莉的香味，具備強化精神層面和舒壓的良好效果，以嗅覺進行芳療的效果也備受期待。我有時也會少量混於臉部按摩油、化妝水、美容液等。

**主要使用方法**

薰香、按摩、護膚、護髮、精油泡澡

**調合時的建議**

玫瑰混和茉莉的香味，對女性而言是無可取代的頂級組合。Jean Patou 出品的香水「JOY」也有添加茉莉。適合搭配樹脂、花、柑橘類精油。能替整體配方帶來溫醇濃郁、女人味和包容力。使用少量有鎮靜效果，多量使用可活化精神。

**選購時的重點**

700～1000kg 的花僅能萃取出 1ml 的精油，因此價格非常昂貴。香味和作用力皆強，一次的使用量僅需少量便已足夠，建議以 1～5ml 為購買單位。每個產地的香味略有不同。市面上也有以荷荷葩油稀釋成 5～10% 的茉莉荷荷葩油，可依照用途使用。

**其他**

調性：中～後調
B.F.：1

**注意事項**

香味強烈，只需少量（以 30ml 的基材而言只要 1～2 滴）便已足夠。請勿以高濃度使用。
懷孕時不可使用。孕期超過 37 週以後，有時會使用。
希望集中精神時不要使用。

# 杜　松

柏科 *Juniperus* 屬

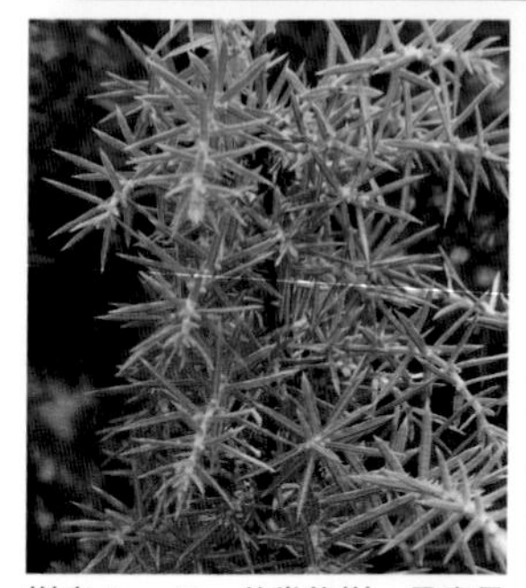

樹高 3 ～ 10m 的常綠樹。果實呈小圓球狀，所以被稱為毬果。未成熟的果實是綠色，但過了 2 ～ 3 年成熟後，會轉為藍黑色。成熟的果實，除了製作琴酒，也成為精油的原料。

**木質香混合著溫和甜味和煙燻味。**

學名● *Juniperus communis*
主要產地●義大利、法國、匈牙利
萃取部位●果實（毬果）和葉
萃取方法●水蒸氣蒸餾法

**主要作用**
安定精神、調整自律神經、去除鬱滯、利尿、抗發炎、收斂、鎮痛、抗痙攣、強化刺激、抗菌、抗病毒

**主要芳香成分**
單萜烯類：α - 蒎烯 30 ～ 80%、β - 蒎烯 2 ～ 5%、香檜烯 5 ～ 35%、檸檬烯 5 ～ 10%
倍半萜烯類：β - 石竹烯 2 ～ 10%
單萜醇類：松油烯 -4- 醇微量
酯類：乙酸松油酯、乙酸龍腦酯微量

＊主要成分是烴類，特徵是能夠促進體液的循環和減緩發炎。空氣的殺菌作用顯著，香味又充滿森林氣息；將香味擴散出去之後，和森林浴有類似的效果。

**用於何時？**

**用於想要淨化的日子。杜松精油能夠替身心排出不必要的廢物，有助心情的轉換。它還能夠鼓舞心靈，激發出興致勃勃的參與意願。杜松是一種能溫暖身體和心靈，具備刺激作用的精油。**

**心**　神經過敏、精神疲勞、亢奮、情感問題、自律神經失調、壓力

它可以消除你的負面情緒和心裡的疙瘩，讓鬱悶遠離。遇到一整天都不順利的時候，在這天即將結束之前，建議可以用杜松精油混合天然鹽當作入浴劑，因為大量流汗可以讓你變得神清氣爽。如果再加一點薰衣草精油更好。你的意志將變得堅強，勇於接受挑戰。燻燒鼠尾草、焚燒杜松果和枝條等，是北美原住民以往的傳統作法；具有淨化效果，可以改善氣血鬱滯。

**體**　排毒、膀胱炎、水腫、瘦身、體質寒涼、痛風、神經痛、坐骨神經痛、肌肉疼痛、腰痛、風濕、肩頸痠痛、關節炎、肌肉攣縮、生理不順

杜松可刺激靜脈和淋巴，提高腎臟的功能，並排出體內多餘的水分和老舊廢物。打算進行體內環保的時候，值得一試。做好體內的大掃除，等於順便預防關節炎、疲勞、肩膀僵硬、腰痛、肌肉疼痛和水腫等，所以請養成固定執行的習慣。杜松還有抗發炎、鎮痛、類似可體松（腎上腺皮質素）等作用；在臨床上，也有人將杜松混合薰衣草、迷迭香（樟腦、桉油醇）、檸檬草、馬鬱蘭、歐洲赤松等精油，用於減緩運動傷害、舒緩身體疼痛，以及替肌肉攣縮的患者進行復健。

**肌**　疣、制汗、面皰、成人痘、黑斑、護髮、護膚、毛孔粗大

制汗的效果優異，能有效抑制身體異味。可徹底清潔油性肌膚，預防面皰和成人痘。可以用絲柏、柑橘類精油加上少量的社松精油混於花水，在容易流汗的季節和運動之後，當作化妝水使用。

**主要使用方法**
薰香、按摩、護膚、護髮、精油泡澡

**調合時的建議**
適合與薰衣草、乳香、尤加利、絲柏、葡萄柚等精油調合。

**選購時的重點**
原料僅有果實的種類稱為「杜松果」，連葉子和小樹枝也一起蒸餾的精油稱為「杜松」。杜松果精油的價格稍高一些。α - 蒎烯對腎臟會造成刺激。為了避免過度的刺激，購買時請選擇蒎烯含量不到 40％的成熟果實萃取精油。未成熟果實的精油，α - 蒎烯的含量比例更高。

**其他**
調性：前調
B.F. ：4

**注意事項**
如果以高濃度使用，對皮膚可能會造成刺激。敏感膚質的人需特別當心。
罹患重度腎臟疾病的人不可使用。
懷孕期間不可使用。有些孕婦在孕期 37 週以後會使用。

# 生　薑

薑科 *Zingiber* 屬

**帶有一絲甜蜜暖意的香料系，味道新鮮。**

直立莖的兩側互生矛形葉片的多年生草本植物。根莖可作中藥材，製作利口酒、香料、感染和消化不良的藥物。自古廣為中國人和印度教徒所栽培，後來也從亞洲流傳到歐洲。

學名● *Zingiber officinale*
主要產地●馬達加斯加、中國、印度、非洲
萃取部位●根莖
萃取方法●水蒸氣蒸餾法

**主要作用**

鎮靜、催情、強化刺激、促進血液循環、發汗、增溫、促進消化、幫助排氣、健胃、抗黏膜炎、止咳、抗發炎、抗菌、抗病毒、抗真菌

**主要芳香成分**

倍半萜烯類：薑烯 25～35%、β-倍半水芹烯 5～15%、α-甜沒藥烯 5～10%、β-甜沒藥烯～5%、薑黃烯～10%
單萜烯類：莰烯5～10%、β-水芹烯5～10%、α-蒎烯～5%、檸檬烯微量

＊含有大量具備抗發炎、鎮靜作用的倍半萜烯類，主成分的薑烯有促進消化和催情的效果。除了上述成分，另外還含有少量香葉醇、芬樟醇、香葉醛等多種成分，可和其他的精油產生相輔相成的效果。

根—增溫、弛緩、強壯身心—

**用於何時？**

**精神和肉體都已困頓到極點，停滯不前的時候。生薑的精油可以溫熱身心，讓人有足夠的力量作出正常的反應。據說它和第 3 脈輪的關係密切，可以活絡消化系統的功能。**

**心　冷漠、無精打采、漠不關心、精神上的混亂、性生活方面的問題、陽萎、憂鬱狀態、欠缺感受性、精力耗盡**

只有疾病不包含在內，凡是因過度疲勞、驚嚇、深切的悲痛、憂鬱狀態、失戀等造成精神懈怠不前、失去喜悅、熱情和感動、感覺悲傷或內心深受傷害、提不起幹勁的人，都適合使用生薑精油。建議以生薑精油混合佛手柑、葡萄柚、柳橙精油等柑橘類、玫瑰、茉莉等精油薰香或按摩。想要提高集中力或記憶力時，可將生薑混合迷迭香（樟腦、桉油醇、馬鞭草酮）、小豆蔻、杜松、檸檬等精油，讓香味促進腦部活絡。目前也已證實對提升性功能也有幫助。

**體　消化不良、脹氣（鼓腸）、便祕、食慾不振、想吐、宿醉、身體疼痛、肩頸痠痛、風濕、關節炎、腰痛、體質寒涼、感冒、咽喉炎、咳嗽、膽固醇過高**

對改善腸胃不適、身體疼痛、體質寒涼的效果不錯。可以促進消化液的分泌，使食欲增加。腹部鼓脹、消化不良、容易便祕的時候，建議以生薑混合柑橘類、熱帶羅勒、薰衣草、薄荷、馬鬱蘭等唇形科精油，效果比單獨使用更加明顯。混合其他的香料類精油、能夠鎮定神經的橙花、消除氣血鬱滯的歐洲赤松和花梨木，能改善肉體和精神的失衡。緩和疼痛和僵硬的效果相當顯著，只須把加了幾滴生薑精油的基底油抹於皮膚，即可鬆弛肌肉、減緩疼痛。也建議和檸檬尤加利、薰衣草、馬鬱蘭和柳橙等精油調合。體質寒涼的人，可以在手腳塗抹加了生薑的複方精油，以達到溫熱的效果。掉髮嚴重的時候，也有人滴入洗髮精使用。也可以用於感冒、喉嚨疼痛、有痰和發燒的時候。

**主要使用方法**

薰香、按摩、護膚、護髮、精油泡澡

**調合時的建議**

適合搭配花梨木、橙花、茉莉、柳橙、小豆蔻等柑橘類、香料類、樹木類、花類精油。

**選購時的重點**

每個產地的香味略有出入。印度和澳洲產的種類，聞起來除了一股濃郁的檸檬味，還有嗆鼻的辛辣味。日本產和中國產的檸檬味聞起來比較溫和。非洲產的有厚重的甜味和土味，雖然沒有清新的感覺，香味卻很強烈。

**其他**

調性：中調
B.F.：2～3

**注意事項**

如果以高濃度使用，對皮膚可能會造成刺激。敏感膚質的人需特別當心。
如果使用的範圍很廣，只需少量。且懷孕初期應避免使用。

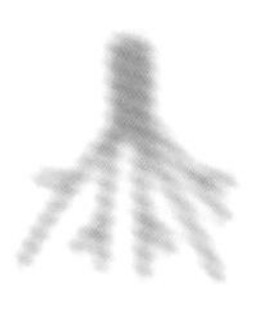

# 天竺葵

牻牛兒苗科 *Pelargonium* 屬

**類似玫瑰的香氣中，帶著一絲薄荷般的香草味。**

又名玫瑰天竺葵的多年生草本植物。其果實的形狀貌似鶴（希臘語為 pelargos）的嘴喙，所以屬名為 pelargonium。在開花前採收花與葉，放置一天後再以蒸餾的方式萃取出精油。

學名● *Pelargonium graveolens*
*Pelargonium asperum*
主要產地●馬達加斯加、留尼旺島、埃及、中國
萃取部位●花與葉
萃取方法●水蒸氣蒸餾法

**主要作用**

鎮靜、鎮痛、調整自律神經、抗憂鬱、抗痙攣、抗發炎、調整皮脂分泌、收斂、止血、抗菌、抗病毒、抗真菌

**主要芳香成分**

單萜醇類：香茅醇 25 ～ 40 %（35 ～ 45 %）、香葉醇 20 ～ 30 %（10 ～ 25%）、芳樟醇 5 ～ 15%（5 ～ 10%）
酯類：甲酸香茅酯 5 ～ 15%（2 ～ 10%）
醛類：檸檬醛微量
氧化物類：玫瑰醚微量

＊和玫瑰擁有共通成分的精油。香茅醇的味道讓蚊類產生反感，可達到驅蟲的效用。香葉醇的特徵是能夠軟化皮膚、恢復皮膚彈性、抗菌、抗真菌和抗憂鬱。主要成分記載的是法國產精油，（ ）內表示的是埃及產精油。

**用於何時？**

**過度內向或是興奮過頭，導致心情搖擺不定，身心感到不平衡的時候。此香味能幫助你找到可以安心的平衡點，保持情感的豐富性，開心並享受人生。**

**心** 亢奮、不安、精神疲勞、無精打采、憂鬱狀態、情緒不穩定、壓力、更年期

天竺葵能對腎上腺和下視丘起作用，可以平衡荷爾蒙分泌的分泌和自律神經，對身心都有功效。為更年期的症狀所苦，或者想舒解壓力過大所造成的不適時，可混入其他精油使用。

**體** 水腫、橘皮組織、瘦身、靜脈瘤、排毒、驅蟲、痔瘡、月經不順、生理痛、PMS（經前症候群）

可強化靜脈和淋巴，並排出體內多餘的水分和老舊廢物。有水腫和發胖傾向時，可用天竺葵混合杜松、絲柏、葡萄柚、檸檬、馬鞭草酮迷迭香精油，泡澡、按摩或塗抹。如果要防蚊，建議以天竺葵混合香茅、丁香、薰衣草薰香。製成芳香噴霧或乳霜的話，方便在露營等場合方便隨身攜帶，是不可缺少的好物。天竺葵還有強化肝臟和胰臟的功能；也很適合排卵後到生理期來臨的這段時間，容易水腫和焦慮不安的人。慢性疲勞的人也值得一試。

**肌** 預防皺紋和黑斑、乾燥肌膚、油性肌膚、面皰、制汗、過度流汗、手部粗糙乾裂、護髮、傷口、水泡、蚊蟲叮咬、皮膚真菌病

有預防皺紋、黑斑、肌膚回春和調整皮脂分泌的作用，所以常用於護膚。對乾燥肌膚和油性肌膚都好。面皰膚質和毒素滯留的皮膚，可以敷泥面膜改善。天竺葵具備收斂和止血作用，在受傷、流鼻血、痔瘡的緊急處置都能派上用場。有頭皮屑和落髮困擾的人，可用天竺葵混合迷迭香（桉油醇、馬鞭草酮）和玫瑰草精油使用。至於真菌引起的香港腳和指甲的白癬、富貴手、手部粗糙，建議用天竺葵混合茶樹、花梨木、薰衣草、安息香、日本柚子精油。

**主要使用方法**

薰香、按摩、護膚、護髮、精油泡澡

**調合時的建議**

整體聞起來有一股甘美甜蜜的味道。不過味道稍嫌濃郁；如果覺得味道太強烈，可以減少混合的滴數，或者搭配薄荷、佛手柑、薰衣草等精油。

**選購時的重點**

香味依產地而異，購買前請仔細確認。一般而言，坊間使用的大多是法國產和埃及產的精油。

**其他**

調性：中調
B.F. ： 3

**注意事項**

懷孕初期應避免使用。雖然到了懷孕中期．後期並無此限制，但使用時還是需特別注意身體的狀況。

# 沉香醇百里香

唇形科 *Thymus* 屬

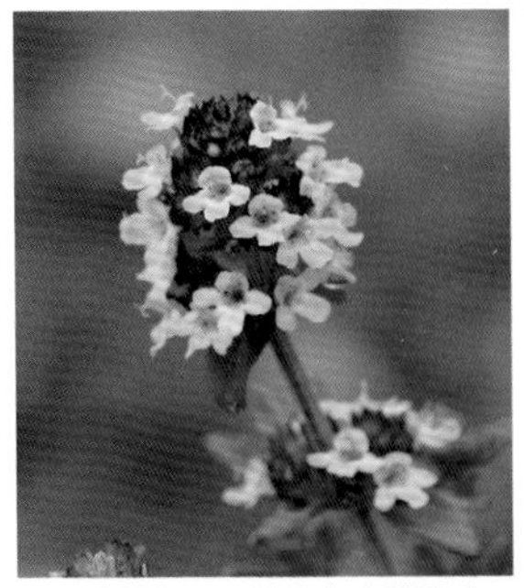

有防腐效果，可消除魚肉的腥味；除了用於料理的調味，也會把葉片放入衣服的口袋，以達到防蟲的效果。是一種在日常生活中用途廣泛的香草植物。以萃取濃度高的百里香泡茶灑在植物上，可以防蟲害。

**辛辣帶有甜味，香味在百里香之中較為溫和。**

學名● *Thymus vulgaris ct.linalool*
主要產地●法國
萃取部位●花與葉（整株植物）
萃取方法●水蒸氣蒸餾法

**主要作用**

鎮靜、強健神經、抗不安、抗痙攣、降血壓、促進消化、強健子宮、催情、止咳、抗菌、抗病毒、抗真菌、防蟲

**主要芳香成分**

單萜醇類：沉香醇（芳樟醇）60～80%
單萜烯類：對傘花烴 2～5%
倍半萜烯類：β-石竹烯 2～10%
酯類：乙酸沉香酯 2～10%
苯酚類：麝香草酚微量、香芹酚微量

＊單萜醇類為主要成分，另含有少量苯酚類；特徵包括強化免疫力、抗菌、抗病毒和抗真菌作用。芳樟醇能鎮定中樞神經，緩和不安的情緒。對傘花烴有抗風濕和鎮痛作用。

**用於何時？**

**適合很想閉門不出或想要得到強大的力量時。百里香能夠提供身心活力，帶來能量充沛的感覺。是一種安神效果強大，能夠為人加油打氣的精油。也能夠減緩不安和憂鬱的情緒。**

**心** **精神疲勞、無精打采、過動、心浮氣躁、不安、失眠、食慾不振、憂鬱狀態、恐懼感、焦慮、缺乏自信**

它能夠強化精神，使憂鬱的心情一掃而空。只要稀釋成適當的濃度，對排遣青少年的壓力也有幫助。麝香草酚百里香和側柏醇百里香也具備同樣的作用；不過，後者含有的刺激性苯酚類較少，對肌相對溫和。和尤加利（藍膠、澳洲）、薄荷、檸檬組成的配方，聞起來讓人神清氣爽；在讀書等需要用腦時，能發揮不錯的功效。香葉醇百里香的味道近似玫瑰，能發揮強健神經、減輕憂鬱情緒的作用。

**體** **支氣管炎、咳嗽、感冒、耳朵發炎、咽喉炎、防蟲、疲勞、便祕、膀胱炎、肌肉疼痛、消化不良、免疫力下降、生殖器念珠菌病、寵物照護、口內炎、生產**

用百里香茶和百里香花水漱口，可以預防感冒；飲用可幫助消化和促進排便。也具有利尿作用，所以在膀胱炎的時候也能派上用場。它能夠強化免疫力，很適合一再得到感染疾病的人，對改善小朋友的支氣管炎和咳嗽也有幫助。若要舒緩風濕和肌肉疼痛，鎮痛作用比沉香醇百里香更強的對傘花烴百里香效果更好，但也會對皮膚造成強烈刺激，所以使用量必須特別注意。如果陣痛不甚明顯，沉香醇百里香有時也會用於分娩。每逢梅雨季來臨，建議用添加了百里香和薰衣草精油，以蒸餾水和酒精製作的噴霧，噴在內衣和床單上，可以抑制惱人的異味。如果想除去寵物身上的蟎蟲，百里香、茶樹、薰衣草都是不錯的幫手。

**肌** **預防皺紋、皮膚真菌病、面皰**

用於肌保養時，建議使用作用溫和的沉香醇百里香花水，或使用少量百里香精油混和薰衣草和茶樹等作用相似的精油。抗真菌的作用很強，對改善指甲或皮膚的癬症也能發揮功效。

**主要使用方法**

薰香、按摩、護膚、護髮、精油泡澡

**調合時的建議**

適合搭配玫瑰、橙花、依蘭、天竺葵、薰衣草、柳橙、橘子、乳香等花、香草和柑橘類精油。

**選購時的重點**

百里香精油根據栽培環境分為麝香草酚百里香、對傘花烴百里香、側柏醇百里香和香葉醇百里香等作用各異的化學種，而且香味也不相同。請依照用途購買。較為推薦的是作用溫和的沉香醇百里香。

**其他**

調性：中調
B.F.：2

**注意事項**

香味濃烈，只需少量（以 30ml 的基材而言只要 1～3 滴）便已足夠。
懷孕初期應避免使用。雖然到了懷孕中期、後期並無此限制，但使用時還是需特別注意身體的狀況。麝香草酚百里香的苯酚類含量高，容易使肌膚粗糙。

# 茶　樹

桃金孃科 *Melaleuca* 屬

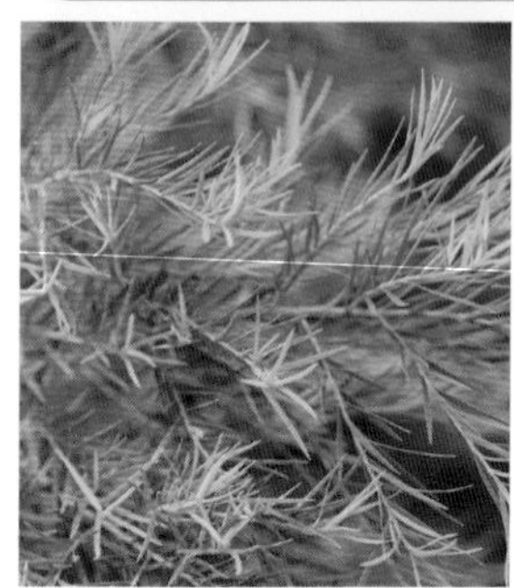

桃金孃科的植物大約有 140 種，其中有許多都可當作抗生素的替代物使用。屬名源自於希臘文的 Melas「黑色的」和 Leukos「白色的」，因為茶樹的樹幹有黑白兩色。

**味道和尤加利有幾分相似，聞起來清新、醒腦。**

學名● *Melaleuca alternifolia*
主要產地●澳洲、中國
萃取部位●葉
萃取方法●水蒸氣蒸餾法

**主要作用**

強化副交感神經、使頭腦清晰、去除鬱滯、去痰、抗發炎、鎮痛、癒合傷口、抗菌、抗病毒、抗真菌、強化免疫力

**主要芳香成分**

單萜烯類：γ-松油烯 15～30%、α-松油烯 5～10%、對傘花烴～15%
單萜醇類：松油烯 -4- 醇 35～45%
氧化物類：1,8- 桉油醇～5%
微量成分：α-葎草烯、綠花白千層醇、α-松油醇、α-蒎烯

＊主成分是松油烯 -4- 醇，具備抗發炎、抗菌、抗病毒和抗真菌作用。除了預防感染疾病，也有強健副交感神經的作用。γ-松油烯和 α-松油烯具備強化靜脈、去除鬱滯的功效。

**用於何時？**

**適合長時間感覺疲勞的人。茶樹可以淨化負面的情感和舒壓，當免疫力下降或容易出現負面思考時，茶樹的香味有助你恢復冷靜和重拾積極的態度。**

**心**　**精神疲勞、不安、憂鬱狀態、無精打采、神經過敏、沮喪、記憶力‧集中力下降**

茶樹能強化身心兩面，提振鬱悶的心情，讓人重燃活力和鬥志。陷入瓶頸的時候，建議以茶樹混合尤加利（藍膠、澳洲）、羅文莎葉精油使用。它可以消弭氣急攻心的怒意，助人恢復冷靜。也適合腦子總是亂糟糟，在百廢待舉中無法迅速採取行動的人。

**體**　**感冒、流感、支氣管炎、花粉症、咽喉炎、免疫力下降、口內炎、牙齒痛、牙齦炎、陰道發炎、膀胱炎**

具備優異的抗感染作用，對改善上呼吸道和下呼吸道的感染症狀都有幫助。例如感冒、流感、花粉症等。茶樹可刺激免疫系統，活化白血球；除了預防疾病，也能在病後或服用抗生素後，使身心調整至平衡狀態。起床後還是覺得沒睡飽的時候，可以混合檸檬、茶樹、迷迭香等精油；除了喚醒身體的步調，也能藉由強烈、鮮明的香味，讓精神為之一振，湧出活力。只要份量拿捏得當，年紀較小的小朋友也可以使用茶樹精油。它也能夠消除靜脈和淋巴的滯留，可用於改善靜脈瘤、水腫、腿部疲勞。

**肌**　**皮膚發炎、濕疹、手部粗糙、皮膚真菌病、面皰、皰疹、帶狀皰疹、燒燙傷、傷口、蚊蟲叮咬、曬傷、掉髮、頭皮屑、頭皮癢、癤子、痔瘡**

抗菌和抗真菌的效果顯著，對改善香港腳、傷口、面皰、化膿的傷口都有幫助。搭配其他同樣具備抗菌效果的精油，效果更佳。被蜜蜂、蚊子、蜘蛛或跳蚤叮咬後，抹少許茶樹精油，可以迅速消腫、減輕疼痛。建議製作成乳霜，是非常方便的居家萬用良品。茶樹和薰衣草的組合，據說有保護皮膚免於放射線危害的作用。

**主要使用方法**

薰香、按摩、護膚、護髮、精油泡澡

**調合時的建議**

除了同屬桃金孃科的尤加利和香桃木，也適合搭配檸檬、薄荷、快樂鼠尾草、天竺葵、迷迭香、馬鬱蘭、薰衣草、橙花等柑橘類、香草和花類精油。只需加入少量，便能增添一股清新的氣息。

**選購時的重點**

適用的範圍很廣，可當作居家常備的精油，使用起來很方便。最重要的是購買的品質必須新鮮。放置的時間久至一定程度為止，精油的抗菌作用會隨之增強，但對皮膚的刺激也會呈正比增加。判定是否為優質茶樹的基準是，松油烯 -4- 醇的含量要超過 35%、1,8- 桉油醇不可高於 5%。

**其他**

調性：前調
B.F.：3～4

**注意事項**

對皮膚可能會造成刺激，所以敏感膚質的人需特別當心。
懷孕初期應避免使用。

# 綠花白千層

桃金孃科 *Melaleuca* 屬

**基本上聞起來類似尤加利，又帶有一絲清爽的甜味。**

白千層的近緣種。從葉片和小枝條萃取出精油。樹皮可像紙張一樣撕下，是一種會開出黃色花朵的常綠喬木。有很多白千層生長的區域，空氣的潔淨度很高，感染疾病發生的機率也低。

學名● *Melaleuca quinquenervia ct.cineole*　萃取部位●葉
主要產地●澳洲、馬達加斯加、新喀里多尼亞　萃取方法●水蒸氣蒸餾法

**主要作用**

強健神經、強化刺激、抗痙攣、去痰、抗黏膜炎、去除瘀血、去除鬱滯、癒合傷口、促進結疤、抗菌、抗病毒、抗真菌

**主要芳香成分**

氧化物類：1,8- 桉油醇 50 ～ 60%
單萜烯類：α - 蒎烯 5 ～ 15%、檸檬烯 2 ～ 10%
單萜醇類：α - 松油醇 3 ～ 10%
倍半萜醇類：綠花白千層醇 5 ～ 10%、橙花醇 2 ～ 10%
微量成分：β - 石竹烯、乙酸松油酯

＊ 1,8- 桉油醇是精油的主要成分，具備去痰、抗菌和抗病毒作用。也有抗發炎和抗痙攣的作用，但效果稍弱。綠花白千層醇被視為有類似女性荷爾蒙－雌激素的作用，而橙花醇則具備類似男性荷爾蒙的作用。

葉｜強化免疫力、抗感染、去痰

**用於何時？**

**失意或覺得沮喪之際，以及情緒處於不安定狀態的時候。綠花白千層精油擁有安定情緒的力量。當精神上的壓力已經嚴重到對荷爾蒙分泌產生影響，或出現生理上的症狀，精油的香味可發揮穩定情緒的效果。**

**心　PMS（經前症候群）、焦慮、沮喪、精神疲勞**

溫和清爽的香味能讓人神清氣爽，並有助心情的轉換。和乳香、佛手柑等精油混合使用效果更佳。它也可以讓思緒變得更加清晰，集中力提高。但如果在晚上就寢前使用過量，反而會變得無法入睡，所以使用的份量需仔細斟酌。

**體　咽喉炎、支氣管炎、花粉症、中耳炎、咳嗽、流感、牙齦發炎、月經不順、更年期、陰道炎、膀胱炎、卵巢的淤血、靜脈淤血、淋巴液滯留、腹瀉（食物中毒）、橘皮組織、免疫力下降、痔瘡**

抗病毒、抗菌、去痰的作用很強，對改善受風寒、鼻竇炎、鼻塞、咽喉炎、支氣管炎、濕咳也頗有功效。具備強健身體的作用，所以可以用來預防感冒一再復發，或者用於病後體力的恢復。含有少量類似雌激素作用的成分，因此也被用於改善月經的問題和更年期的保健。它能夠強化靜脈、去除淤血，在腿部疲勞和為痔瘡所苦的時候，也能發揮不錯的作用。白千層精油有兩種類型，依用途區分使用。一般大多使用桉油醇型。橙花醇含量較多的精油，具備男性荷爾蒙的作用，可以刺激腦下垂體和腎上腺。臨床上曾發生女性使用後，產生效用過強的例子。

**肌　老化肌膚、預防皺紋產生、皮膚真菌病、面皰、傷口、濕疹、化膿的傷口、癬子、護髮、口唇皰疹**

抗菌作用很強，對改善面皰和傷口也頗有成效。也可用在濕疹、癬子和膿痂疹。除了預防皮膚老化，對護髮的效果也相當不錯。尤其適合油性和有頭皮屑困擾的髮質。和茶樹一樣，據說有保護皮膚免於放射線危害的效果。可以在接受放射線治療後抹於皮膚，它可以防止組織壞死，從以前就被用於治療褥瘡。

**主要使用方法**

薰香、按摩、護膚、護髮、精油泡澡

**調合時的建議**

適合搭配百里香、茶樹、薰衣草、迷迭香、天竺葵、香桃木、尤加利、檸檬等香草類、柑橘類、桃金孃科的精油。

**選購時的重點**

有化學種，分別是主成分為 1,8-桉油醇和橙花醇的種類。兩種的作用各自不同，所以請配合需要的用途購買。橙花醇種（馬達加斯加產）的味道稍微帶點甘甜。它還有另一個學名 Melaleuca viridiflora。

**其他**

調性：前調
B.F. ：3

**注意事項**

對皮膚可能會造成刺激，所以敏感膚質的人需特別當心。
懷孕初期應避免使用。
雖然到了懷孕中期．後期並無此限制，但使用時還是需特別注意身體的狀況。
懷孕期間不可使用橙花醇種。

# 橙花

芸香科 *Citrus* 屬

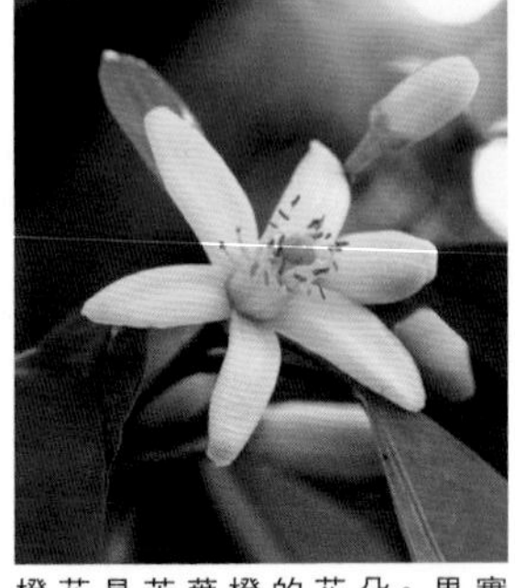

橙花是苦葉橙的花朵。果實會逐漸變成金黃色，所以學名 C. aurantium 的命名從黃金（Aurum）的柑橘（Citrus）而來。在日本，春末夏初之際會開出芬芳的白色花朵。

**苦甜交織，帶著纖細的花香味。**

學名● *Citrus aurantium*
主要產地●摩洛哥、突尼西亞、埃及
萃取部位●花（花蕾）
萃取方法●水蒸氣蒸餾法

**主要作用**

鎮靜、調整自律神經、抗憂鬱、抗不安、強化神經、安定精神、抗痙攣、催情、活化皮膚細胞、抗菌、抗病毒

**主要芳香成分**

單萜醇類：芳樟醇 40 ～ 70%、香葉醇 2 ～ 5%、α-松油醇微量
單萜烯類：檸檬烯 5 ～ 20%
酯類：乙酸沉香酯 5 ～ 15%、乙酸香葉酯～ 5%、胺基甲苯酸甲酯微量
倍半萜醇類：橙花醇微量

*柑橘果皮中含量豐富的檸檬烯，在花裡面平均只含有不到 10%。果皮與花的香味給人的印象很一不樣。芳樟醇、α-松油醇、乙酸沉香酯的相乘效果可以抗不安、加強神經、抗憂鬱以及抗菌。橙花醇有與男性賀爾蒙一樣的功效。

**用於何時？** **內心混亂，痛苦不堪的時候。感覺壓力已沁入身體深處，甚至已經嚴重到身體出現不適。適合每天為生活打拼忙碌，卻無法得償所望的時候。**

**心** **憂鬱狀態、失落感、孤單寂寞、唉聲嘆氣、感情消耗、過度的攻擊性、震驚、失望、喪失寵物症候群、不安、憂慮、焦慮**

適合用於心理方面的問題，像工作或生活型態，導致心力交瘁的人、不知道如何與壓力共處的人、在情感上被逼得無法動彈的人、內心深受傷害或尚有問題等待解決的人。橙花能讓人勇於展現出原本壓抑的情感，重拾內心的平靜，並且接受現況。同時賦予人得以復原的力量。它是一種能治癒靈魂，給人慰藉和安全感的精油。

**心** **失眠、亢奮、心悸、自律神經失調、孕期護理**

在自律神經失調、身心感到不適、過度緊張而流汗不停或想吐、口渴時，都能派上用場。也很適合個性纖細、感受力強的人。覺得壓力過大，造成心窩（胃部）或喉嚨有壓迫感或阻塞的時候，不妨試著把精油塗抹在不舒服的地方。對發育期的青少年、孕期的舒壓、減緩分娩時的不安、舒緩 PMS 和更年期的不適都很有幫助。據說也有促進腦內分泌血清素的作用。

**體** **便祕、腹瀉、消化不良、脹氣（鼓腸）、食慾不振、腸絞痛、胃痛**

適用壓力造成的胃痛、腸絞痛、便祕、腹瀉和食慾不振。用法是 1 天 2 ～ 3 次，把橙花精油塗抹於心窩和手腕。將精油滴入無香料的沐浴乳後，橙花溫和的香味可達到舒緩的效果。對改善小朋友的神經性腹瀉也有效。

**肌** **預防妊娠紋、防止皮膚老化、黑斑、雀斑、色素沉澱、護膚**

具備促進皮膚新陳代謝和溫和的收斂作用，除了用於老化肌膚、敏感性肌膚、油性肌膚的調理，對改善雀斑和色素沉澱、預防皮膚暗沉和妊娠紋也有幫助。以水蒸氣蒸餾法從花朵萃取而出的花水，可以調理肌膚，改善腸胃不適，所以也運用在化妝水、香料和飲料等。

**主要使用方法**

薰香、按摩、護膚、護髮、香水、貼布、精油泡澡、吸入

**調合時的建議**

適合搭配柑橘、花、香草、樹脂和樹木類精油。和岩玫瑰、香蜂草、絲柏、薰衣草、苦橙葉、橘子、羅馬洋甘菊和花梨木等精油調合，在精神方面的保健能發揮很大的功效。

**選購時的重點**

栽培的時間很長，而且從每棵樹的花朵所能萃取而出的精油也相當稀少，所以價格非常昂貴。雖然市面上也有甜橙萃取的橙花精油，但一般還是公認苦橙花精油的品質最佳。
可以以 1 ～ 5ml 為單位，少量購買。以有機溶劑萃取法萃取的橙花原精，黏性比橙花精油高，濃郁的香味也更為持久。

**其他**

調性：中調
B.F. ：2

**注意事項**

只需少量（以 30ml 的基材而言只要 2 ～ 3 滴）便已足夠。
開車或想要集中精神時，不可使用。

# 熱帶羅勒

脣形科 *Ocimum* 屬

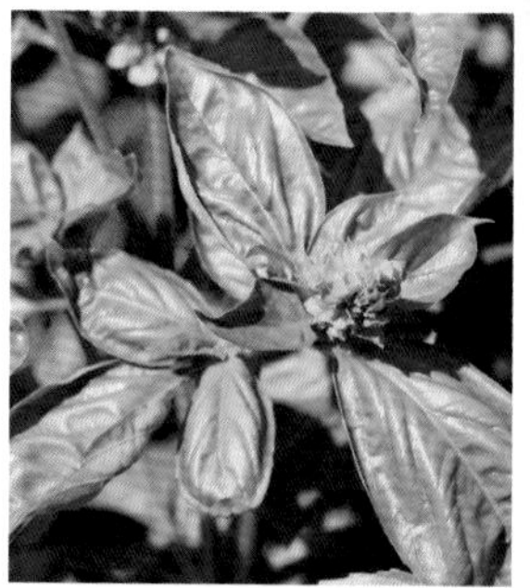

草莖矮小的一年生草本植物。日本在江戶時代從中國引進，當作漢方藥材使用。因為泡水後的種子，有清除眼睛的髒污之效，所以得到「目帚」這個名字。現在被當作止咳、健胃、緩和脹氣的藥物使用。

**香味圓潤、宜人，隱約帶著幾分辛香味。**

學名● *Ocimum basilicum*
主要產地●法國、越南、馬達加斯加、科摩羅群島
萃取部位●花與葉
萃取方法●水蒸氣蒸餾法

**主要作用**

調整自律神經、讓頭腦變得清醒、抗痙攣、鎮痛、幫助排便、促進膽汁分泌、促進消化、抗發炎、去除鬱滯、抗菌、抗病毒、抗真菌

**主要芳香成分**

醚類：甲基醚蔞葉酚 75～95%、甲基丁香酚 0.5～3%
單萜醇類：芳樟醇 10～20%
微量成分：乙酸沉香酯、樟腦、α-蒎烯、1,8-桉油醇、松油烯-4-醇

*甲基醚蔞葉酚是主要成分。特徵是具備強大的抗痙攣作用。能夠鎮定胃痙攣的疼痛、神經性或過敏性的痙攣性咳嗽和氣喘。也有輕微的通經作用。

**用於何時？** 適合生活繁忙、壓力大，累到筋疲力竭的人。也適合有事煩惱到夜不成眠、腸胃疼痛、消化不良、出現便祕或腹瀉等症狀的人。也有不少男性的上班族使用。

**心** 不安、緊張、壓力、憂鬱狀態、失眠、慢性疲勞、無精打采、心悸、過度流汗、記憶力或集中力減退

適合動不動覺得壓力很大的緊張大師。熱帶羅勒有調整自律神經的作用，可以讓人擺脫疲累的精神狀態。它還可以讓思路變得清晰，在記憶力、集中力不足時，能夠派上用場。早上，以少量熱帶羅勒混合檸檬、迷迭香（樟腦、馬鞭草酮、桉油醇）等精油，吸入後可以讓一天有個順利的開始，在工作或學習上無往不利。想必到了晚上，也能一夜好眠。請試試利用香味的力量，把沮喪、不安等負面情緒趕出生活。據說羅勒也有刺激腦下垂體和腎上腺的功能。

**體** 神經性痙攣、胃痛、腸絞痛、腎絞痛、胃酸過多、便祕、腹瀉、消化不良、嘔吐、肝臟功能失調、脹氣（鼓腸）、預防氣喘

特徵是強大的抗痙攣和促進消化的作用。它能夠提升胃、腸、肝臟、膽囊、胰臟等整個消化系統的功能。適用壓力的程度嚴重到影響消化、因為擔憂或不安等情緒導致胃痙攣等情況。以熱帶羅勒混合薄荷、檸檬、羅馬洋甘菊、薰衣草、苦橙葉等精油，塗抹於腹部可減緩疼痛。另外，它也有促進膽汁分泌、去除肝臟瘀血和強健腎臟的作用。作用力很強的關係，與其作為日常保健，最好只在症狀發生時使用，或者間隔一段時間再用。

**體** 頭痛、生理痛、肩頸痠痛、關節炎、腰痛、風濕、坐骨神經痛、肌肉攣縮・痙攣・僵硬・疼痛

即使用了薰衣草、薄荷、香蜂草等精油，頭痛還是不見好轉時，不妨試試熱帶羅勒。對生理痛、月經量太少、不順都好。和薰衣草、馬鬱蘭、尤加利（藍膠、澳洲）、檸檬等精油混合後，可用於改善肌肉和關節的保養、關節炎、網球肘、肌肉痙攣、肩頸痠痛、腰痛、坐骨神經痛等。

**主要使用方法**

薰香、按摩、護膚、護髮、精油泡澡

**調合時的建議**

和其他精油混合時，會使羅勒的味道更加突出。如果也想襯托出其他精油的香味，必須減少羅勒的份量。適合搭配檸檬、橙花、乳香、薄荷、迷迭香等柑橘、花、樹脂、香草類精油。

**選購時的重點**

依照香味的主成分可分為甲基醚蔞葉酚、芳樟醇、甲基丁香酚等幾種類型。所謂的熱帶羅勒精油，指的是甲基醚蔞葉酚型。

**其他**

調性：前～中調
B.F.：2

**注意事項**

高濃度使用對皮膚會造成刺激。敏感膚質的人、嬰幼兒使用須特別注意。
作用力強，只需少量（以 30ml 的基材而言只要 1～3 滴）便已足夠。
懷孕及哺乳期間需暫停使用。

# 廣藿香

唇形科 *Pogostemon* 屬

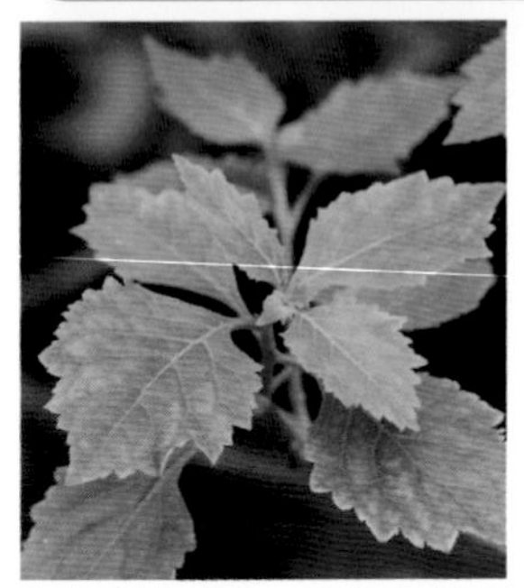

多年草本植物。高度可達約70cm，等到下方葉片泛黃便採收。採摘後香味會變濃，所以會先放置幾天，使其發酵再蒸餾。據說印度的喀什米爾地區，以往會利用廣藿香的葉子當作衣物的除蟲劑。

## 香味屬東方調，洋溢著濃濃的東洋風情

學名● *Pogostemon patchouli*
*Pogostemon cablin*
主要產地●印度、印尼、馬來西亞、馬達加斯加

萃取部位●葉（乾燥的葉子）
萃取方法●水蒸氣蒸餾法

**主要作用**

鎮靜、催情、強健靜脈、去除鬱滯、收斂、促進血液循環、抗發炎、活化皮膚細胞、抗菌、抗病毒、防蟲

**主要芳香成分**

倍半萜烯類：α-布藜烯5～25%、α-愈創烯5～15%、α-廣藿香烯2～10%、β-廣藿香烯～2%
倍半萜醇類：廣藿香醇30～45%

＊屬於倍半萜烯類的各種成分和倍半萜醇類的廣藿香醇能發揮相輔相成的作用，提高強壯靜脈、促進體液循環和皮膚組織再生、精神面等作用。廣藿香醇是決定香味的重要成分，會散發蚊蟲討厭的氣味。

**用於何時？**

**變得不切實際，喜歡做白日夢的時候。廣藿香的香味能讓人從脫離現實的狀態覺醒，轉為腳踏實地。它能夠整頓第1脈輪，號稱是有助落實紮根（Grounding）的精油之一。**

**心** **憂鬱狀態、不安、緊張、壓力、陽痿、性冷感、性生活方面的問題、倦怠感、慢性疲勞、暴食**

廣藿香聞起來有濃厚的土質味，也參雜了帶有暖意的甜香味，向來以能夠緩和緊張不安與催情知名。它能夠穩定情緒，提醒我們意識到「慢活」的重要性。如果因為壓力或慢性疲勞，造成免疫力下降時，建議用廣藿香薰香。用腦過度的人、考慮太多卻無法付諸行動的人、只專注在勞心事，卻忽略身體需求的人都適合使用廣藿香。它能夠抑制腦部工作過度、使身心保持連結，讓精神和肉體處於平衡狀態。出現以暴飲暴食來發洩壓力的傾向時，廣藿香也能發揮調整食慾的作用。

**體** **靜脈瘤、水腫、痔瘡、腿部疲勞、腰痛、坐骨神經痛、體質寒涼、PMS（經前症候群）、更年期**

它能刺激靜脈和淋巴的循環，改善體液滯留。其結果能溫熱身體，所以很適合循環不佳、容易水腫的寒涼體質，以及時常引發靜脈瘤和痔瘡的人。與天竺葵、薄荷、絲柏、檸檬混合的效果更佳。也有人用於減緩更年期、生理期之前的身心不適症狀。另外還有輕微的退燒效果和促進消化作用。

**肌** **脂漏性濕疹、面皰、搔癢、富貴手、手部粗糙、過敏性皮膚炎、蟲咬**

廣藿香和薰衣草、橙花一樣，具備促進皮膚再生、加速新陳代謝的作用。用於緊實鬆弛的肌膚、老化和粗硬的肌膚、富貴手、受傷和傷後癒合、面皰、偏油的頭皮和頭皮屑都有幫助。也能發揮解毒作用；可和薰衣草、茶樹混合後製成乳霜，塗抹於被蚊蟲叮咬處。

**主要使用方法**

薰香、按摩、護膚、護髮、精油泡澡

**調合時的建議**

少量使用有鎮靜作用，大量使用會讓情緒變得高昂。適合搭配檀香、安息香、花梨木、薰衣草、玫瑰等樹木、樹脂、花、香草類精油。屬於後調精油，所以和他種精油調合後，也會延長其他種類的持續時間。

**選購時的重點**

香味和價格的選擇很多，最好購買廣藿香醇含量30%以上的種類。分為cablin和patchoul兩種。Patchoul種是製作香水的原料；以芳療而言，兩種都會使用。廣藿香的香味會隨著時間逐漸熟成，逐漸變化。

**其他**

調性：後調
B.F.：1～2

**注意事項**

香味很強，只需少量（以30ml的基材而言只要1～3滴）便已足夠。
懷孕初期應避免使用。雖然到了懷孕中期、後期並無此限制，但使用時還是需特別注意身體的狀況。廣藿香的味道獨特，須慎選使用場合和地點。

# 玫瑰草

禾本科 *Cymbopogon* 屬

**清新的青草味，融合了玫瑰般的花香味。**

學名● *Cymbopogon martini*
主要產地●尼泊爾、馬達加斯加、印度、科摩羅群島
萃取部位●葉
萃取方法●水蒸氣蒸餾法

主要分布於熱帶地區的多年生禾本科草本植物。和檸檬草、香茅同科同屬。喜歡排水性強、日照良好的土壤。屬名的 Cymbopogon 是來自貌似稻穗的形狀，從希臘語的 Kymbe（小船）和 Pogon（鬍鬚）而來。

## 主要作用

鎮痛、鎮靜、強健神經、抗不安、抗憂鬱、子宮收縮、活化皮膚細胞、收斂、恢復皮膚彈性、抗發炎、結疤、抗菌、抗病毒、抗真菌、強化免疫力、退燒

## 主要芳香成分

單萜醇類：香葉醇 70 ～ 80%、芳樟醇 2 ～ 5%、橙花醇～ 1%、香茅醇微量
酯類：乙酸香葉酯 5 ～ 10%
微量成分：檸檬烯、β - 月桂烯、β - 石竹烯、γ - 松油烯

＊主要成分是香葉醇，具備抗憂鬱、抗菌、抗真菌、收斂、恢復皮膚彈性等作用。玫瑰草和玫瑰含有相同的芳香成分，包括橙花醇、乙酸香葉酯和香葉醇等。

## 用於何時？

**用於想要仔細呵護肌膚的日子。玫瑰草精油對護膚的效果奇佳。感覺不安或心情低落時，其類似玫瑰的香味能發揮安神的作用，幫你把失衡的精神狀態調整回來。**

### 心　神經過敏、憂鬱狀態、亢奮、不安、憂慮、心悸、坐立難安、失眠、焦躁

過度興奮時，玫瑰草能發揮調整精神的作用，讓人恢復平靜。其香味也帶有提振效果，當人因為壓力、煩惱而陷入沮喪、不安、孤獨、感覺孤立無援等負面情緒時，它除了像玫瑰一樣能撫慰人心，其宛如青草和檸檬的清新香味，也能助人走出憂鬱困境，獲得活力。它的香味能讓我們以圓融的心待人接物，保持情緒穩定。

### 體　中耳炎、鼻竇炎、支氣管炎、咽喉炎、膀胱炎、生殖器念珠菌病、免疫力下降、腰痛、風濕、神經痛、生產

有刺激、活絡免疫系統的功能，所以適用於病後的體力恢復與消除長期累積的疲勞。也具備抗發炎和鎮痛作用，和薰衣草、茶樹、檀香等精油混合，可改善陰道炎、膀胱炎、尿道炎等泌尿系統的症狀，以及支氣管炎等呼吸器官的問題。消化不良時，可把精油塗抹於腹部，再輕輕按摩或泡澡。它也可以促進子宮收縮，所以有時也用於產前準備或分娩。

### 肌　皮膚炎、搔癢、蕁麻疹、濕疹、適用所有膚質的保養、預防皺紋、皮膚真菌病、皮膚龜裂、毛囊炎、流汗

常用於肌膚保養。玫瑰草具備活化皮膚細胞、恢復肌膚光澤和彈性、增加皮膚潤澤度等回春效果，可和玫瑰、薰衣草、橙花等精油混合使用。能幫助細胞再生。也具備收斂、抗菌、抗真菌作用，除了適用好發膿包、濕疹、真菌症的油性肌膚，乾燥肌膚和過敏性肌膚也可以使用。對老化肌膚和發癢的肌膚尤佳。對改善滲出體液的傷口、濕疹、香港腳、指甲的白癬、面皰皆有助益，也可用於掉髮、頭皮屑等頭皮護理。

### 主要使用方法

薰香、按摩、護膚、護髮、精油泡澡

### 調合時的建議

適合搭配天竺葵、玫瑰、橙花等同樣含有大量香葉醇的精油，另外和茉莉、依蘭、花梨木、薰衣草等常用於護膚的精油也很速配。

### 選購時的重點

品質上等的精油，對蒸餾的時間有其講究，只在從出穗到開花的高峰期這段時間，也就是精油量最多的時期採收葉片，接著乾燥再進行蒸餾。

### 其他

調性：前～中調
B.F. ：4

### 注意事項

遵照基本的用法和用量。
懷孕期間應避免使用。有些孕婦在孕期 37 週以後會使用。

# 檜　木

柏科 *Chamaecyparis* 屬

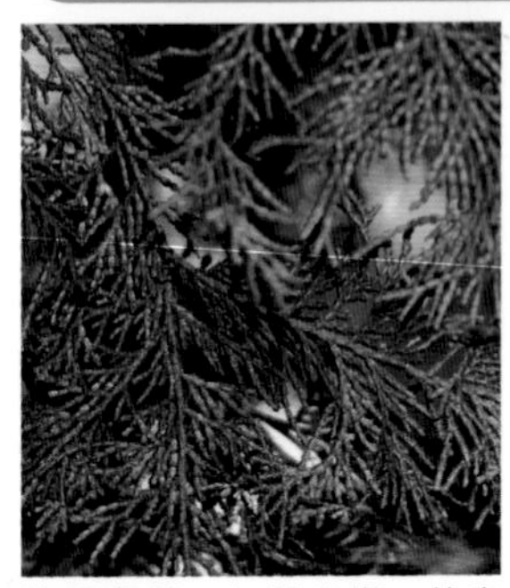

紋理細緻，色澤光潔，外表十分美觀。材質密緻，防蟲性、耐雨性、耐濕性皆強，被視為最頂級的建材。近緣種有台灣檜木（Chamaecyparis taiwanensis）。

**讓人感覺熟悉的木質香，香味內斂、沉穩。**

學名● *Chamaecyparis obtusa*
主要產地●日本
萃取部位●木質部（芯材）＊
萃取方法●水蒸氣蒸餾法

**主要作用**

鎮靜、消除疲勞、促進血液循環、除臭、抗菌、抗真菌、抗病毒、防蟲（防蟎）

**主要芳香成分**

單萜烯類：α-蒎烯 5～20%
倍半萜烯類：杜松烯 15～25%
倍半萜醇類：α-杜松醇 5～10%、T-Muurolol10～15%
微量成分：α-松油醇、乙酸松油酯、龍腦

＊從檜木的芯材或枝葉萃取出精油。芯材含有 α-蒎烯、杜松烯、乙酸松油酯等，可望達到去除滯留體液、強健神經、鎮靜等作用。

**用於何時？**

**用於希望整頓好自己的步調之際。想要好好收心，冷靜行動時，它也能助你一臂之力。木質部精油的鎮靜效果較強，不過木質部和葉片的精油同樣具備淨化精神、讓人煥然一新的作用。**

**心**　**憂鬱狀態、無精打采、亢奮、精神疲勞、免疫力下降、欲求不滿**

含有具備強健神經和鎮靜作用的芳香成分，其特點是能夠讓心情保持平穩，卻又不過分壓抑。它不會讓人失去冷靜，而是藉由整頓身心，以提升整體步調，穩定情緒。它就像一個起動緩慢的開關，讓幹勁一點一點的湧出。檜木和酯類成分多的精油混合，可達到調整自律神經、抗痙攣、鎮靜作用。含有 α-松油醇的精油包括橙花、花梨木、綠花白千層、苦橙葉、羅文莎葉、馬鬱蘭，除了能促進睡眠和強健神經，還有提高抗壓性的作用。

**體**　**肉體疲勞、水腫、腿部無力、過敏性鼻炎**

能夠從外而內的溫暖身體，調理肺部等呼吸器官。具有改善靜脈瘀血和淋巴液滯留的效果，對改善身體虛冷、水腫、下肢無力等都有幫助。檜木芯材和葉片的精油，也可以預防過敏性鼻炎、支氣管氣喘等元兇—蟎蟲的作用，所以很適合用於掃除等。

**肌**　**掉髮、生髮、老化肌膚、面皰、寵物照護**

檜木精油，具有生髮、抗菌和活化皮膚細胞作用，所以可以少量添加於頭皮或臉部化妝水。它可以調理頭皮，預防掉髮和頭皮屑，並且收斂偏油的肌膚。檜木的木質部和葉片精油，都可以用於清潔寵物的屋籠和消除廁所的異味。

**主要使用方法**

薰香、按摩、護膚、護髮、精油泡澡

**調合時的建議**

如果添加過量，精油有些刺鼻的香味會變得太過突出，甚至引起咳嗽，所以用量需仔細斟酌。添加少量的話，可發揮香味保留劑的功能。適合搭配柑橘、花、樹木類精油。芯材精油的稠度略高，較難從瓶內滴落。

**選購時的重點**

檜木精油分成從芯材（木質部）和葉片萃取兩種，香味也不同，購買前請確認清楚。檜木葉精油帶有強烈的樟腦味，聞起來清新醒腦。

**其他**

木質部●後調
B.F.：1
葉●前調～中調
B.F.：3

**注意事項**

如果以高濃度使用，對皮膚可能會造成刺激。敏感膚質的人需特別當心。

**＊葉片精油的主要芳香成分**

檜木葉精油，具備優異的除臭效果，對預防黴菌或蟎蟲繁殖也有明顯的功效。可以用酒精和水稀釋成 5～10%，隨時備用。

單萜烯類：香檜烯 10～20%、α-蒎烯、檸檬烯 10%、β-月桂烯 6%
倍半萜醇類：桉葉醇微量
酯類：乙酸龍腦酯 5～10%
微量成分：松油烯-4-醇、γ-松油烯、對傘花烴

# 苦橙葉

芸香科 *Citrus* 屬

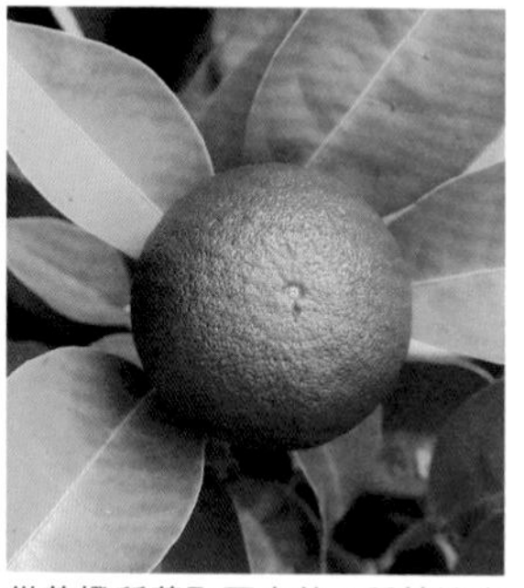
從苦橙所萃取而出的 3 種精油之一。據說，以往基於當作原料的果實貌似穀物的顆粒，而且經過蒸餾之後，精油會有如水珠般浮出表面，所以命名為小（Putit）粒．穀物（grain）。

**充滿個性的香味，融和了青草的澀味和許些橙花氣息。**

學名● *Citrus aurantium*
主要產地●西班牙、義大利、巴拉圭、突尼西亞
萃取部位●葉
萃取方法●水蒸氣蒸餾法

**主要作用**

鎮靜、抗憂鬱、抗不安、調整自律神經、安定精神、強健神經、降血壓、抗痙攣、活化皮膚組織、抗菌、抗病毒、癒合傷口、促進結疤

**主要芳香成分**

酯類：乙酸沉香酯 40～55%、乙酸香葉酯 5%、胺基甲苯酸甲酯微量
單萜醇類：芳樟醇 20～30%、α-松油醇 2～10%
單萜烯類：β-月桂烯～5%、檸檬烯、β-羅勒烯～5%、β-蒎烯～10%
倍半萜烯類：β-石竹烯～5%

＊乙酸沉香酯、芳樟醇、α-松油醇具備鎮靜、鎮痛、抗痙攣作用，不論是肉體還是精神上的放鬆，都很適合。胺基甲苯酸甲酯，是一種能夠強化副交感神經以及抗不安的精油成分。

**用於何時？**

**一整天處於情緒緊繃的狀態，而且很淺眠的時候。苦橙葉能幫助身心進入休息模式。最適合「休息」為眼前當務之急的人。苦橙葉的香味，能提高副交感神經的作用，並調整自律神經。**

**心** **亢奮、不安、擔憂、緊張、憂鬱狀態、發怒、失去平靜、精神出現疲勞、失眠、自律神經失調**

苦橙葉精油能強化心靈，讓你在感覺快被壓力和擔憂擊倒時，發揮出克服障礙的力量。當你內心產生巨大動搖、懷疑自身存在的意義時，它能夠讓你想起什麼是「輕鬆」和「簡單」。適合習慣把責任和重擔往身上攬，造成長期心力交瘁的人。其抑制中樞神經的作用力也很強。

**體** **心悸、心律不整、高血壓、血栓症、消化不良、腸絞痛、胃痛、胃發炎、嘔吐、打嗝、生理痛、孕期護理**

可改善起源於壓力的消化系統和循環器官的問題，例如：消化不良、痙攣性胃痛、伴隨腸絞痛的腹瀉、便祕、心悸、心律不整、膽固醇過高等。建議晚上用苦橙葉混合其他具備鎮靜作用的精油，白天改為搭配具備強化刺激的精油，以調整生活作息。另外，苦橙葉也能發揮舒緩生理痛和抑制打嗝的效果。因為它能軟化會陰部，所以有時在分娩前會使用。

**體** **支氣管炎、痙攣性咳嗽、預防氣喘、耳鳴、肌肉痙攣、過敏性鼻炎、免疫力衰退**

可鎮定伴隨痙攣發生的咳嗽。感冒時，建議用苦橙葉精油混合尤加利（藍膠、澳洲）、羅文莎葉、絲柏精油。有提高免疫力的作用，所以對病後的體力恢復也有幫助。如果要預防過敏性咳嗽和氣喘，重點是必須並用具備調整自律神經、強化免疫力、舒壓效果的精油。

**肌** **過度流汗、傷口、制汗、護髮、護膚、面皰、油性肌膚、老化肌膚**

能清潔皮脂分泌過剩的肌膚和頭皮。出現油膩的頭皮屑時，可以當作頭皮調理水或潤絲精使用。和胡蘿蔔籽、橙花、玫瑰、玫瑰籽油混合使用，可預防老化造成的黑斑。它能夠促進皮膚再生，加速面皰和傷口復原，而且也不易留下疤痕。

**主要使用方法**

薰香、按摩、護膚、護髮、香水、精油泡澡、吸入

**調合時的建議**

在以柑橘類為主的配方內，加入少許苦橙葉精油，可以加深香味的層次感，保持恰到好處的平衡。除了適合花類和樹木類精油，和廣藿香、岩蘭草、雪松、丁香等味道厚重的精油也非常合拍。屬於很適合男性的香味。如果沒有橙花精油，可以用柳橙 1 滴、橘子 2 滴、苦橙葉 2 滴的配方代替。

**選購時的重點**

功效和橙花精油類似，但苦橙葉的價格較為便宜。除了苦橙葉精油，也可購買以其他柑橘類葉片所萃取而出的精油。不過香味和價格多少有些差異。Citrus reticulata（橘子）的胺基甲苯酸甲酯，含量超過 50%，抗不安的效果尤佳。Citrus limon（檸檬）大約含有 50%檸檬醛，能發揮鎮痛、降血壓、鎮靜作用。Citrus bergamia（佛手柑）含有約 50%的芳樟醇和胺基甲苯酸甲酯，和苦橙葉片萃取出的精油類似。

**其他**

調性：中調
B.F.：2～3

**注意事項**

開車和想要集中精神時，不可使用。

# 黑胡椒

胡椒科 *Piper* 屬

**胡椒特有的嗆味、帶有暖意的辛香料香氣。**

學名● *Piper nigrum*
主要產地●印度、馬達加斯加、斯里蘭卡

萃取部位●種子（乾燥的種子）
萃取方法●水蒸氣蒸餾法

原產印度的蔓性常綠灌木。蔓藤的長度可達 5 ～ 6m，葉片呈卵狀的橢圓形，前端較尖。名稱源自於梵語的 Pippali。據說當時的稅金和嫁妝，都以價格高昂的胡椒支付。

**主要作用**

強健神經、活絡刺激、鎮痛、溶解脂肪、催情、促進食慾、幫助消化、去痰、抗貧血、抗黏膜炎、發汗、退燒、抗菌、增溫

**主要芳香成分**

單萜烯類：檸檬烯 10 ～ 20%、δ-3- 蒈烯 5 ～ 15%、α - 蒎烯 5 ～ 15%、β - 蒎烯 5 ～ 15%、香檜烯 5 ～ 15%、β - 水芹烯微量
倍半萜烯類：β - 石竹烯 20 ～ 40%、α - 律草烯～ 5%、α - 異蘭烯微量
微量成分：松油烯 -4- 醇、1,8- 桉油醇

＊含有許多能強健身心．刺激消化作用的成分。黑胡椒精油含有大量 β - 石竹烯，除了加速體液循環，也具備抑制胃酸分泌以保護胃部黏膜的作用。

**用於何時？**

**想要讓身心得到溫暖，補充能量的時候。只要身體暖和起來，自然會跟著湧出幹勁。黑胡椒可促進血液和體內精微能量的循環，是一種能夠提供飽滿元氣的精油。**

**心** 發怒、性功能障礙、陽痿、無精打采、憂鬱狀態、精神疲勞、記憶力．集中力降低、冷漠、失去感動、遲鈍

如果性功能障礙的起因是身體疲勞，可用增進身體活力的黑胡椒或生薑精油，搭配有助放鬆和增加自信的依蘭、茉莉、橙花、玫瑰、檀香等精油。黑胡椒可以恢復感受性的敏銳度，提高記憶力和集中力，在一個人對事物失去關心和感動時，能夠派上用場。尤其建議和柑橘類精油混合使用。也適合用在不願忍氣吞聲，只想一吐為快的時候。

**體** 消化不良、便祕、脹氣（鼓腸）、牙齒痛、預防牙周病、肌肉疼痛、風濕、腰痛、坐骨神經痛、肩頸痠痛、體質寒涼、瘦身、發燒

忙得沒有時間好好用餐或身懷重大壓力，導致消化不良、便祕或脹氣時，很適合使用。黑胡椒可溫和刺激整個消化系統，活絡腸胃的蠕動，並促進消化液分泌。在人沒有食慾的時候，也能發揮開胃的作用。另外還可以增加末梢的血液，達到局部溫熱的效果，對改善手腳冰冷、腰痛或肩頸痠痛、坐骨神經痛等都有幫助。建議從腳趾尖往上，在腳背、腳踝、骶骨一帶、腹部、肩胛骨周圍、鼻骨之上等，進行重點式塗抹。也可用於咽喉炎、痰、退燒。混合黑胡椒、葡萄柚、小茴香等精油的配方，據說能活化交感神經，促進脂肪燃燒和提高代謝。

**肌** 制汗、護髮、指尖粗糙

黑胡椒精油極少被當作護膚的主要角色，大多是以其獨特的香味，發揮畫龍點睛的效果，以極少量混合其他精油。指尖粗裂的時候，可以用極少量混合薰衣草、茶樹、安息香、乳香、日本柚子等具備護膚功效的精油。

**主要使用方法**

薰香、按摩、護膚、護髮、精油泡澡

**調合時的建議**

適合搭配玫瑰、尤加利、乳香、生薑、丁香、肉桂等精油。

**選購時的重點**

可以從市面上購買到合格的食品添加物級的黑胡椒精油，用於料理等各方面。

**其他**

調性：前～中調
B.F.：1 ～ 2

**注意事項**

如果以高濃度使用，對皮膚可能會造成刺激。敏感膚質的人需特別當心。
懷孕初期應避免使用。
使用過度會刺激腎臟。
只需少量（以 30ml 的基材而言只要 1 ～ 3 滴）便已足夠。

# 乳香（雌性樹）

橄欖科 *Boswellia* 屬

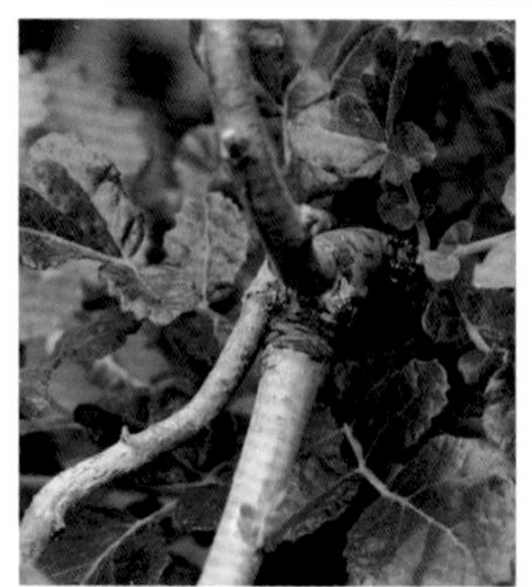

生長在乾燥的半沙漠地區。形狀類似梅樹的灌木。從樹幹滲出的乳白色淚珠狀樹脂，被稱為「乳香」；在古埃及被當作焚燒獻給太陽神「雷」的祭品。名稱是真實（Frank）香味（incense）的意思。

**帶有甘甜味的樹脂香氣。隱約散發著一絲檸檬般的香味。**

學名● *Boswellia carterii*
主要產地●索馬利亞、印度、衣索比亞、阿曼、葉門
萃取部位●樹脂
萃取方法●水蒸氣蒸餾法、有機溶劑萃取法

**主要作用**

鎮靜、抗憂鬱、去痰、抗黏膜炎、促進結疤、傷口癒合、活化皮膚細胞、抗真菌、抗菌、抗病毒、強化免疫力

**主要芳香成分**

單萜烯類：α-蒎烯 25～35%、檸檬烯 10～20%、對傘花烴 5～7%、β-月桂烯 2～10%、香檜烯～5%
單萜醇類：α-松油醇微量、芳樟醇微量
倍半萜烯類：β-石竹烯～10%
氧化物類：1,8-桉油醇微量

＊雖然屬於樹脂類精油，但也包含葉片和樹枝含有的成分，所以香味一擴散，等於接受森林浴。另外，它能夠使心靈平靜下來，刺激免疫系統，因此抗過敏作用也頗為值得期待。

**用於何時？**

**乳香的香味除了振奮精神、帶來恍惚感，同時也能達到深度鎮靜心靈的效果。適合用於想獲得神秘力量的時候。讓人清楚看見事物的重點，調整心情至最佳狀態，緩和浮燥情緒，使人冷靜。**

**心** 焦躁、憂鬱狀態、心理創傷、過度緊張、驚嚇、不安、恐慌、強迫症、固執、身心失衡

可引導致冥想狀態的香味。英語 Perfume（香水）的語源，來自拉丁文的 Per fumum（意思是透過煙）。所謂的「焚香」，是以火焚燒樹脂或香味樹枝；透過這項被視為人神結合的儀式，可以達到淨化、治癒人們，驅除惡靈和災禍的目的。而焚香時所用的正是乳香。雖然有許多至今仍無法分析的芳香成分，但這種用於神聖儀式，並穿越歷史洪流，沿續至今的香味，仍讓人期待它能發揮對精神上的影響力。它可以讓流動於身體中心的氣（精微能量。Subtle Energy）上下暢通。恐慌發作時，建議吸入使用。和苦橙葉、薰衣草、橙花、橘子、玫瑰精油混合，是對抗不安和壓力的絕佳配方。也能幫助人克服對未知事物的恐懼感。

**體** 免疫力下降、氣喘發作、黏膜炎症狀、支氣管炎、感冒

除了殺菌消毒，乳香還可以鎮定肺部、鼻部和喉嚨的黏膜，排出過多的黏液。適用於罹患支氣管炎和感冒時。和絲柏精油混合，可用於氣喘發作。對身體虛弱、極度緊張、全身緊繃的人也有幫助。建議以乳香和羅馬洋甘菊、玫瑰、沒藥、馬鬱蘭、杜松、羅文莎葉等精油混合薰香，在呼吸的同時，從事伸展運動或瑜珈。這麼做可以加深呼吸，讓情緒保持平穩；在心情放鬆的帶動下，免疫力也會得到刺激。

**肌** 傷口、手部粗糙、老化肌膚、皮膚真菌病、乾燥肌膚、皺紋、皮膚鬆弛

很適合乾燥和老化肌膚、富貴手。它可以滋潤並軟化皮膚。不但具備促進結疤、加速傷口癒合的作用，也能夠讓受傷的肌膚再生、回春。和胡蘿蔔籽、玫瑰、橙花、薰衣草等精油混合，是肌膚抗老的絕佳配方。

**主要使用方法**

薰香、按摩、護膚、護髮、精油泡澡

**調合時的建議**

可當作香味保留劑。和岩蘭草、廣藿香相比，算是感覺輕盈的後調精油。適合搭配橙花、玫瑰、沒藥、肉桂、橘子等柑橘類、花類、香料類、樹脂類精油。

**選購時的重點**

也有人從 Boswellia sacra 種萃取出乳香精油。香味和價格因產地和品種不同。

**其他**

調性：後調
B.F.：3～4

**注意事項**

遵守基本的用法與用量。
懷孕初期應避免使用。

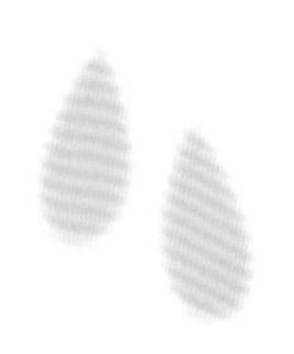

# 岩蘭草

禾本科 *Vetiveria* 屬

**帶有土味和些許甜味的獨特厚重香氣。**

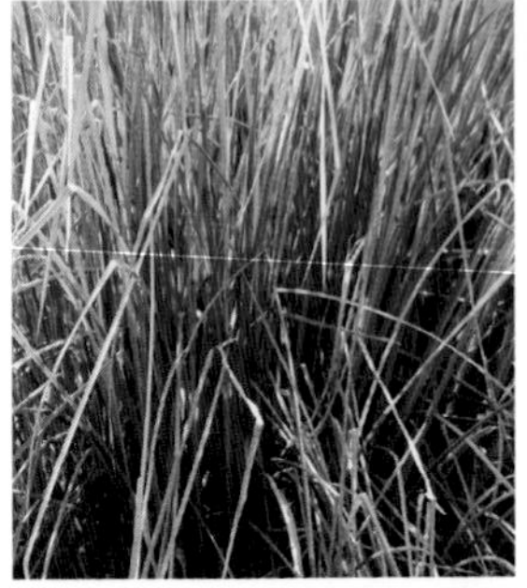

生長於熱帶地區的草本植物，高度約 2m。過去，其根部和葉片被織成扇子、捲簾和坐墊等，據說可用來拍打水面，以招來涼意。葉片幾乎聞不到香味。Vetiver 是泰米爾語，意思是「掘出的根部」。

學名● *Vetiveria zizanioides*
主要產地●爪哇島、印度、巴西、留尼旺島
萃取部位●根（乾燥的根部）
萃取方法●水蒸氣蒸餾法

**主要作用**

鎮靜、抗憂鬱、抗痙攣、抗貧血、去除鬱滯、活化皮膚細胞、抗病毒、抗菌、抗真菌、強化免疫力、防蟲

**主要芳香成分**

單萜醇類：岩蘭草醇 50 ～ 70%
酮類：岩蘭烯酮微量
微量成分：岩蘭草酮、岩蘭薁、β-石竹烯、α-古芸烯

＊岩蘭草的主要成分是岩蘭草醇，目前已知的作用有鎮靜神經和刺激・強壯全身。岩蘭草醇並非單一的芳香成分，而是由苦醇、客烯醇等數種成分的混合體總稱。特徵是含有具備抗發炎作用的天藍烴的前驅體、Vetivazulene。剛萃取出來的精油，會放置一段時間使其熟成，等到土腥味消退再出貨。

**用於何時？**

**適用於 2 ～ 3 月底，正值季節交替或新學期展開的時候。難以按捺急切的心情或渴望變化的情緒高漲時。岩蘭草的香味能舒緩焦慮和緊張，鎮定心靈，讓人保持心情開放的狀態。**

**心** **亢奮、神經過敏、憂鬱狀態、失眠、PMS（經前症候群）、壓力引起的症狀、精神的消耗、不安、對某些事物上癮**

當心情緊張得七上八下、情緒起伏激烈、表現出過度的攻擊性時，岩蘭草就像退燒藥一樣，能撫平激動的情緒，安定精神。對壓力性暈眩、失眠、輕微的憂鬱和精神疲勞等都有改善效果。號稱也有些許的催情效果。土質香據説和第 1、3 脈輪息息相關，能讓能量的流動恢復正常，有助腳踏實地。適用於迷失自我、導致心神不寧、對某些事物依賴成癮、用腦過度等時候。也適合歷經離婚、生離死別等人生劇變之際。建議晚上在喜歡的精油裡加入 1 滴岩蘭草泡澡。

**體** **消化不良、神經性胃炎、關節炎、肌肉疼痛、風濕、疲勞、防蟲、免疫力下降**

適合因壓力沉重或過於辛勞，導致免疫力下降的時候。岩蘭草也有提高腸胃功能和吸收力的作用，所以對於體重減輕、貧血、消化不良等，造成營養吸收不佳的狀況都有幫助。據説也有輕微的類荷爾蒙作用，可用來調整經期或更年期保健。另外可強化關節和肌肉、結締組織、還能夠溫和地促進血液循環作用，可用於改善風濕等症狀。

**肌** **面皰、失去彈性和光澤的肌膚、頭皮保養、發炎、發癢、護膚**

可鎮靜心靈和肌膚兩者。岩蘭草精油很少單獨使用。用法是少量混於其他精油，用於面皰、油性肌膚、發炎的肌膚、皮膚粗糙和老化肌膚。也有人把它和橙花、柑橘類精油混合，用來改善壓力造成的掉髮。

**主要使用方法**

薰香、按摩、護膚、護髮、精油泡澡

**調合時的建議**

精油的黏度高，不易滴落。香味的保留性高。能夠讓整體配方呈現土質調或木質調，但如果添加過量，其他精油可能會被岩蘭草的香味掩蓋。屬於獨特、有個性的味道，所以使用的份量需拿捏得宜。適合搭配柑橘類、快樂鼠尾草、薰衣草、橙花、玫瑰、檀香、苦橙葉、依蘭等精油。

**選購時的重點**

岩蘭草醇含量愈高的等級愈高，價格也比較昂貴。香味的醇度和暖味會隨著時間增加。從邁入第 2 年的根部可萃取出品質最好的精油。

**其他**

調性：後調
B.F.：1

**注意事項**

因為香味強烈，只需少量（以 30ml 的基材而言只要 1 ～ 2 滴）便已足夠。
懷孕初期應避免使用。雖然到了懷孕中期，後期並無此限制，但使用時還是需特別注意身體的狀況。嬰幼兒不可使用。

# 薄荷

唇形科 *Mentha* 屬

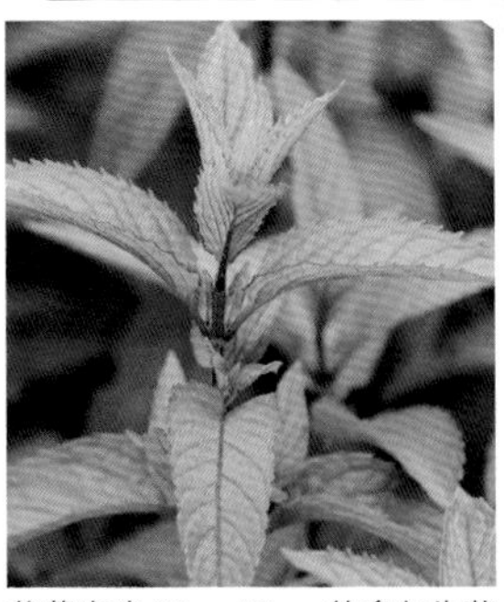

草莖高度 30～70cm 的多年生草本植物。薄荷類的繁殖力很強，強到如果混合許多種類一起種植，馬上會長出雜交種。香味帶著些許的嗆辣，所以得到 piperita（像胡椒一樣）的種名。

**辣味和甜味兼具的青草香，氣味清涼、舒爽。**

學名 *Mentha pipertia*
主要產地 美國、法國、西班牙
萃取部位 花與葉（去除根部的整株草莖）
萃取方法 水蒸氣蒸餾法

**主要作用**

強健神經、使頭腦清晰、調整體溫、使血壓上升、強化肝臟、健胃、幫助排氣、鎮痛、局部麻醉、抗發炎、溶解黏液、抗菌、抗病毒、抗真菌

**主要芳香成分**

單萜醇類：L- 薄荷醇 35～50%
酯類：乙酸薄荷酯 5～10%
酮類：薄荷酮 15～30%、胡薄荷酮微量
氧化物類：1,8- 桉油醇 5～10%
微量成分：檸檬烯、薄荷呋喃

＊薄荷精油的作用依濃度而異。薄荷酮可促使血壓上升。如果使用極少量，反而使血壓下降。L- 薄荷醇具備鎮靜和刺激中樞神經的雙重作用，也可刺激免疫機能。

**用於何時？**

**希望能讓心靈、身體、精神充滿活力的時候。遇到考試或參加演講等重要場合、想要冷卻興奮的心情，或希望能恢復平常心的時候，都可使用。相反的，過度悲觀時，它也能夠賦予人活力，重新打起精神。**

**心** **精神疲勞、失去幹勁、動力萎縮、無精打采、靈感和直覺減退、記憶力和集中力低落、驚嚇、發怒、亢奮**

薄荷能強化心靈，提神醒腦。如果在初來乍到一個新環境時使用薄荷精油，它能夠讓你較快進入狀況，同時也有助於催生新鮮靈感、直覺和創意。特別建議混合玫瑰和天竺葵精油使用。早上，使用薄荷混合檸檬、茶樹、迷迭香（樟腦、桉油醇、馬鞭草酮）、杜松等精油的配方，可增添飽滿的活力。只使用一點點的話，可以鎮靜精神。臨床上曾經出現以薰衣草或洋甘菊等鎮靜類的香味無法改善睡眠的人，只用了 1 滴薄荷精油卻能進入夢鄉的案例。

**體** **肝臟虛弱、脹氣（鼓腸）、胃痛、腹瀉、便祕、火燒心、想吐、暈車、低血壓、更年期的不適症狀、頭痛、生理痛、腰痛、肩頸痠痛、關節炎、腿部疲勞、跌打損傷、扭傷、牙齒痛、牙齦發炎、感冒、花粉症、鼻竇炎、發燒、時差調整、疲勞**

作用廣泛的萬用精油。對改善消化器官的不適，例如：想吐、胃痛、消化不良、便祕等，都有幫助。也能促進靜脈和淋巴的循環，加速排除瘀血和老舊廢物流動，可用於水腫、瘦身、膽固醇過高等情況。頭痛時，把薄荷混合薰衣草精油，塗抹在頭皮和太陽穴，疼痛大多能得到舒緩。跌倒受傷、扭傷時，可和蠟菊、檸檬尤加利混合。也具備優異的抗菌作用，在梅雨季的衛生管理和除臭能大顯身手。

**肌** **皮膚真菌病、傷口、蟲咬、面皰、蕁麻疹、發癢、搔癢、曬傷、流汗**

抗真菌的效果稍弱，所以必須和百里香（沉香醇或桉油醇）、茶樹、玫瑰草、天竺葵等精油混合，效果才會明顯。也已證實可發揮輕微的麻醉效果和冷卻作用，能夠減緩皮膚的搔癢感和更年期身體發熱的症狀。臨床上也有和薰衣草、羅文莎葉、茶樹等精油混合，用以改善曬傷、蟲咬、帶狀皰疹的案例。

**主要使用方法**

薰香、按摩、護膚、護髮、精油泡澡

**調合時的建議**

刺激性強；以 30ml 的基材而言，如果總滴數是 12 滴（濃度 2%），薄荷精油只需 1～3 滴。除了同為唇形科的精油，也適合搭配絲柏、茶樹、檸檬、尤加利等精油。

**選購時的重點**

用途廣泛，是推薦給新手入門的必備款之一。原料的植物種類繁多，包括低農藥栽培、不使用化肥和農藥栽培、100%有機栽培等，請根據用途挑選購買。

**其他**

調性：前調
B.F.：1

**注意事項**

會刺激皮膚和黏膜，所以敏感肌膚的人要特別小心。
有降體溫的作用，所以不可以高濃度、大範圍使用。
孕婦、未滿 6 歲的幼兒、高血壓的人、癲癇患者不可使用。
不可和順勢療法並用。

# 佛手柑

芸香科 *Citrus* 屬

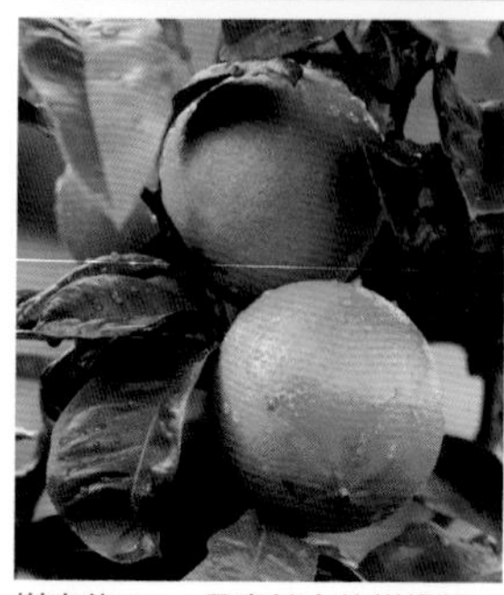

樹高約 4m，果實較小的柑橘類。果實的苦味很濃，無法生食，但果皮可用來增添伯爵茶的香味等。以佛手柑和橙花為主調、調配於 18 世紀的古龍水 4711，至今也依然持續生產。

**甜度不甚明顯的清爽香味。屬於適合成人的柑橘類精油，帶有一絲辛辣味。**

學名● *Citrus bergamia*
主要產地●義大利、突尼西亞、非洲
萃取部位●果皮
萃取方法●壓榨法

**主要作用**

振奮精神、鎮靜、安定精神、抗憂鬱、抗痙攣、幫助排氣、促進消化、抗菌、抗病毒、抗真菌、退燒

**主要芳香成分**

單萜烯類：檸檬烯 30 ～ 40%、γ - 松油烯 2 ～ 10%
單萜醇類：芳樟醇 10 ～ 30%
酯類：乙酸沉香酯 30 ～ 40%
呋喃香豆素類：佛手柑素、佛手柑內酯、佛手酚

＊和其它的柑橘類精油不同，佛手柑的檸檬烯含量不多，但乙酸沉香酯、芳樟醇和 γ - 松油烯的含量就高達近 60%。特徵是能夠鎮靜神經和舒壓。最近的研究已分析出約 80 種的成分。呋喃香豆素類的佛手柑素、佛手柑內酯，即使濃度很低，還是會有光毒性。

**用於何時？**

**適合心情跌入谷底，情緒不安定的時候。當我們身陷最惡劣的情況時，它的香味是最好的救贖，也能提醒我們凡事都有兩面性。佛手柑能夠發揮雪中送炭的精神，在人陷入黑暗困頓之際，指引光明與希望。**

**心** **失眠、亢奮、沮喪、擔憂、情緒不安定、憂鬱狀態、後悔、孕期調理、壓力**

佛手柑能讓人卸下心防，釋放壓抑的情感和莫名的不安。它能夠從深層緩慢進行調理，助人恢復平穩的精神狀態。適合心情過於亢奮或過度沮喪的時候。經常處於忍耐狀態的人用佛手柑混合乳香、天竺葵、薰衣草、橙花、岩蘭草等，效果更好。另外，如果用於歷經殘酷的體驗後，導致感情麻木的人，可望達到安定下視丘的效果。對孕婦、高齡者、更年期女性的舒壓也很好。

**體** **便祕、腹瀉、消化不良、脹氣（鼓腸）、食慾不振、腸絞痛、膀胱炎**

佛手柑對精神層面的影響力很強，同時也能強化消化系統的功能。目前已知的作用包括促進蠕動、幫助排便、增加食慾、食慾調整和抗痙攣。尤其適合神經性的腸胃問題。因為心理狀態和腸胃功能息息相關；遇到精神負擔過重，導致時常便祕、腹瀉、腸絞痛、出現暴食傾向或完全失去食慾時，都可以借用佛手柑的力量。橙花、苦橙葉、小茴香也具備同樣的功能，混合使用的話，可以達到相輔相成的效果。

**肌** **脂漏性皮膚炎（頭皮）、面皰、制汗、帶狀皰疹、油性肌膚**

具有除臭效果，用佛手柑混合薰衣草或薄荷、迷迭香（桉油醇、馬鞭草酮）、絲柏，可調配成制汗專用的化妝水。能發揮抗病毒、抗菌作用，尤其對黃色葡萄球菌更是有效。適合油性肌膚使用。對改善帶狀泡疹也有效果，可用佛手柑混合茶樹、羅文莎葉、羅馬洋甘菊、尤加利（藍膠、澳洲）等精油使用。

**主要使用方法**

薰香、按摩、護膚、護髮、香水、貼布、精油泡澡

**調合時的建議**

香味的揮發速度比檸檬和柳橙稍慢，是柑橘調古龍水的必備成分。適合搭配柳橙、檸檬、檸檬草、香蜂草、快樂鼠尾草、薰衣草等香草、花、柑橘和葉類精油。

**選購時的重點**

從 10 月底至 12 月初開始採收，直到隔年 3 月結束。香味依採收的時期而異。冬天的精油帶有綠色，香味清新；春天的精油是黃色，乙酸沉香酯的含量增加，所以味道聞起來比較甜。最近市面上也推出了已去除了會引起光毒性的「呋喃香豆素類」的精油。

**其他**

調性：前調
B.F.：4 ～ 5

**注意事項**

如果以高濃度使用，對皮膚可能會造成刺激。敏感膚質的人需特別當心。
服用精神科藥物、鎮定劑、安眠藥、抗癲癇藥物、降血壓藥物的人，不建議同時使用大量的佛手柑精油。
光毒性強。塗抹後的 5 ～ 6 小時內避免曬太陽。

# 安息香

安息香科 *Styrax* 屬

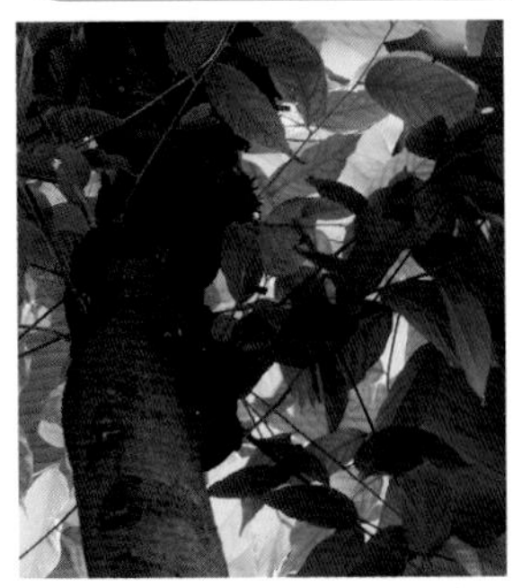

安息香科的樹木，日本境內也有好幾種野生的安息香的近緣種。樹皮內有樹脂道，割開會滲出香味宜人的樹脂，和空氣接觸後會凝固。在古代被視為貴重的香料，使用於各種儀式。

**纖細柔美的甜香味，宛如香草口味的甜點。**

學名● *Styrax benzoin*
*Styrax tonkinensis*
主要產地●寮國、泰國、蘇門答臘

萃取部位●樹脂
萃取方法●水蒸氣蒸餾法、有機溶劑萃取法

### 主要作用

鎮靜、鎮痛、安定精神、催情、提振精神、癒合傷口、促進結疤、利尿、去痰、抗黏膜炎、抗菌、抗病毒

### 主要芳香成分

酸類：安息香酸 10 ～ 35%、肉桂酸 20 ～ 80%
醛類：香草醛 2%
微量成分：安息香醛、苯甲酸苄酯、松柏醇苯甲酸乙酯、松柏醇桂皮酸酯

＊精油的芳香成分種類和含量依產地和品種不同。tonkinensis 種的主成分是安息香酸（約 80%）和肉桂酸苄酯（約 5%）、苯甲酸苄酯（約 3%）和香草醛（2% 上下）。除了鎮靜神經或提振精神，去除肺和氣管的痰或黏液、促進結疤的作用也相當優異。

### 用於何時？

**處於情緒一觸即發，言語和態度帶刺的時候。想要一個人窩在小角落裡安靜獨處的時候也很適合。非常建議和橘子精油混合使用。**

**心** 緊張、壓力、頭痛、不自覺的焦慮、疲勞

安息香像餅乾或糕點一樣，散發著溫暖的甜蜜香氣。讓人感覺很像泡個舒適的熱水澡。想要一個人安靜獨處時，建議用安息香混合北非雪松、橘子、薰衣草等精油泡澡或薰香。屬於後調香味，所以味道很容易殘留，但份量如果控制得宜，調配出來的會是相當舒適宜人的香味。不喜歡甜香味的人，會對它敬而遠之。香味聞起來和香草很類似。如果用了安息香覺得沒有效果，不妨改用香草精油試試看。

**體** 膀胱炎、感冒、支氣管炎、咳嗽、聲音沙啞

具備鎮靜、抗菌和抗病毒作用；能夠讓人放鬆，同時促進血液循環，使血壓下降。也有去痰作用；吸入蒸氣後，可以鎮靜肺部或支氣管等呼吸器官的黏膜，使多餘的黏液和痰容易排出。感冒時，可用尤加利（藍膠、澳洲）、薰衣草、茶樹等精油，混入一點點安息香使用。

**肌** 富貴手、傷口、凍瘡、皮膚龜裂、乾燥肌膚、皮膚炎、發癢、面皰、疤痕、蟹足腫

具備加速結疤和傷口癒合的作用，最適合受傷、乾燥、老化的肌膚。例如腳跟龜裂或手部粗糙。可以用市售的無香料乳液或蜜蠟、乳果木油、基礎油（植物油）等當作基材，滴入 1 ～ 2 滴使用。常和洋甘菊（羅馬、德國）、天竺葵、薰衣草、茶樹、橙花、依蘭等精油混合。想要讓疤痕變得不明顯的人，可以用安息香混合玫瑰、馬鞭草酮迷迭香、花梨木、薰衣草、天竺葵等精油。

### 主要使用方法

薰香、按摩、護膚、護髮、精油泡澡

### 調合時的建議

黏度很高，不易從瓶內滴落，建議用滴管或竹籤沾取；事先稀釋成合適的濃度，使用比較方便。可以當成香味的保留劑。適合搭配檀香、杜松、花梨木、依蘭、沒藥、橙花、橘子等樹木、樹脂、花、柑橘類精油。

### 選購時的重點

100%的原液是一種選擇，只是黏度過高，使用上較為不便。到了冬天會凝固，必須放在溫暖的場所保存。也可以購買事先稀釋成 15 ～ 30%的精油。

### 其他

調性：後調
B.F.：1 ～ 2

### 注意事項

因為香味強烈，只需少量（以 30ml 的基材而言只要 1 ～ 3 滴）便已足夠。
懷孕初期應避免使用。

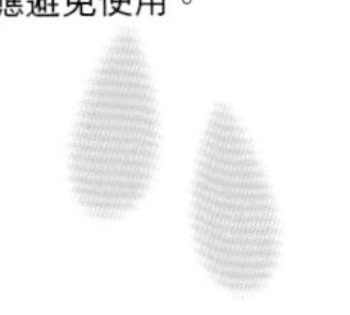

# 馬鬱蘭

唇形科 *Origanum* 屬

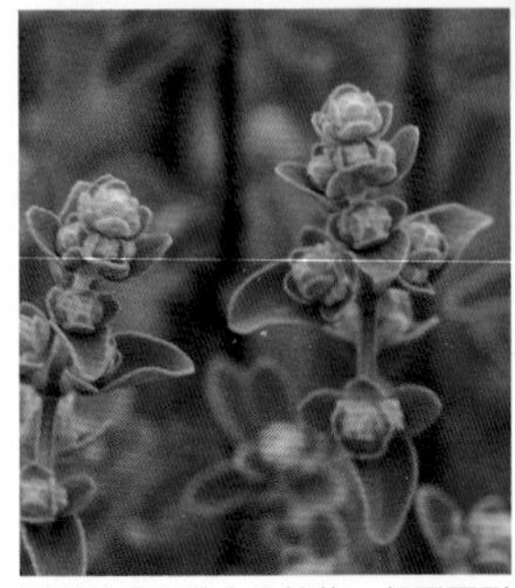

原屬於多年草本生植物，但因不耐寒冷，大多以 1 年生草本植物栽培。草莖約 20 ～ 50cm，會長出卵型的可愛葉片和宛如貝殼的白色花朵。主要當作香料使用，但葉片也可以生食。

**溫和中稍帶一絲銳意的辛辣香草味。**

學名● *Origanum majorana*
主要產地●埃及、突尼西亞、西班牙、法國
萃取部位●花與葉（花開的前端）
萃取方法●水蒸氣蒸餾法

**主要作用**

鎮靜、調整自律神經、安定精神、強健神經、降血壓、健胃、促進血液循環、抗痙攣、降低性慾、抗菌、抗病毒、抗真菌

**主要芳香成分**

單萜烯類：γ-松油烯 10 ～ 20%、α-松油烯 2 ～ 10%、香檜烯 2 ～ 10%、檸檬烯微量、β-水芹烯微量
單萜醇類：松油烯-4-醇 10 ～ 25%、α-松油醇／側柏醇微量
倍半萜醇類：β-石竹烯微量
酯類：乙酸松油酯／乙酸沉香酯微量

＊ γ-松油烯、α-松油烯、松油烯-4-醇佔了整體約 50%，和茶樹的成分有些相似。精油整體的特徵包括抗感染、鎮靜神經系統、舒緩肌肉僵硬和疼痛。松油烯-4-醇具備強化副交感神經、鎮痛和抗發炎作用。

**用於何時？**

**腸胃不適，全身疲憊，連肩膀的肌肉也顯得硬梆梆。馬鬱蘭在精神不濟和無精打采時，可發揮不錯的功效。覺得很孤獨的時候，正如 Origanum（山的喜悅）一詞，可給予人喜悅和慰藉。**

**心** **亢奮、激動、恐懼、不安、恐慌、憂鬱狀態、精神疲勞、失眠、自律神經失調**

它可以讓副交感神經的作用保持優先，具備調整自律神經的作用。能緩和呼吸、消化、睡眠、食慾、性慾等各方面的不適症狀。例如恐慌、緊張、憂鬱狀態、不安、腸胃不舒服、食慾不振等。太過亢奮或神經過敏而失眠時，可混合依蘭、薰衣草、橙花、柳橙等精油嗅聞。

**體** **月經不順、生理痛、更年期、高血壓、體質寒涼、水腫、心悸、頭痛、慢性疲勞、胃痛、想吐、暈車**

可恢復自律神經的平衡，調整血液循環、體溫、心跳、血壓等。如果用馬鬱蘭混合桉油醇迷迭香、快樂鼠尾草、薰衣草，對改善高血壓、心悸、手腳冰冷、水腫幫助很大。如要舒緩神經性胃痛、腸絞痛、便祕，可和玫瑰、羅馬洋甘菊、熱帶羅勒、柑橘類精油混合。呼吸很淺，覺得喘不過氣的時候，建議混和薰衣草、乳香和柳橙等精油吸入。

**體** **肌腱炎、關節炎、肌肉痙攣．疼痛、風濕、網球肘、腿部疲勞、神經痛、肩頸痠痛、腰痛**

可抑制發炎和疼痛，鎮靜肌肉的僵硬和痙攣。適合用於痙攣性咳嗽、生理痛、肩頸痠痛、腰痛、神經痛的時候。混合能溫熱局部，有助致痛物質排出的黑胡椒、生薑等精油，再搭配杜松、歐洲赤松、迷迭香（樟腦、桉油醇）等精油使用，大多能得到良好的舒緩效果。

**肌** **皮膚真菌病、面皰、油性肌膚**

可發揮抗真菌和抗菌作用，可以和其它具備同樣功能的精油混合，改善面皰和香港腳。

**主要使用方法**

薰香、按摩、護膚、護髮、精油泡澡

**調合時的建議**

適合搭配薰衣草、檀香、橙花等具備鎮靜效果的精油；另外，和香料、香草、葉子和樹木類精油也很合拍。

**選購時的重點**

歷史悠久的植物，而且另外也有幾種同樣名為馬鬱蘭的植物，請不要混為一談。
其實，西班牙馬鬱蘭 Thyms mastichina 屬於百里香的成員；至於野生馬鬱蘭，則是牛至的別名。

**其他**

調性：中調
B.F.：3 ～ 4

**注意事項**

懷孕初期應避免使用。
雖然到了懷孕中期．後期並無此限制，但使用時還是需特別注意身體的狀況。
開車或需要集中注意力時，應避免使用。

# 香桃木

桃金孃科 *Myrtus* 屬

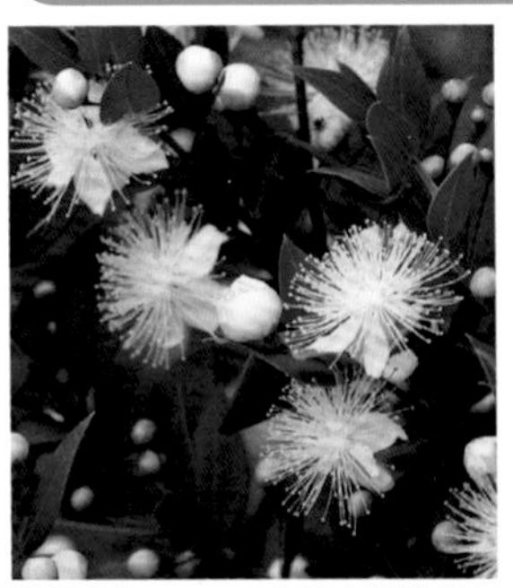

德語名為 Myrte。在地中海沿岸自生的常綠灌木，會開出優雅的花朵。女神維納斯以此木遮蔽裸體，因此被視為純潔、年輕、美麗的象徵。常用於新娘的花冠上。

**類似尤加利，但多了幾分纖細甘美的溫柔香氣。**

學名● *Myrtus communis*
主要產地●突尼西亞、澳洲、科西嘉島、法國
萃取部位●葉
萃取方法●水蒸氣蒸餾法

**主要作用**

鎮靜、幫助睡眠、抗黏膜炎、去痰、去除鬱滯、止咳、強化肝臟、收斂、活化皮膚細胞、抗菌、抗病毒、強化免疫力

**主要芳香成分**

單萜烯類：α-蒎烯 20～30%、檸檬烯 10～15%
氧化物類：1,8-桉油醇 20～30%
單萜醇類：芳樟醇／橙花醇／α-松油醇／香葉醇微量
酯類：乙酸桃金孃酯 10～15%、乙酸沉香酯／乙酸香葉酯／乙酸松油酯微量

＊ α-蒎烯和 1,8-桉油醇是主要成分。香桃木精油的特徵是除了保養呼吸系統，也有助眠的放鬆效果。給人的感覺不像尤加利那麼具刺激性。成分的比例依產地而變，有些精油的 1,8-桉油醇可達將近 50%。

葉｜助眠、鎮靜、抗感染｜

**用於何時？** 建議在出現感冒徵兆或很疲勞的時候使用。和羅文莎葉、尤加利（藍膠、澳洲）精油相比，功效較為溫和。有促進睡眠的效果，適合失眠的人使用，連小朋友也可以使用。

**心** 失眠、身心症、無精打采、發怒、不安、嫉妒、物質欲望過強時

香桃木的味道有如輕快的美妙樂章，宛如有眾多天使圍繞身邊。它可以讓人意識到自己的優點，同時也能帶來明朗的好心情。在精油的加持下，我們彷彿化身為希臘神話中的赫耳墨斯，穿上長著翅膀的戰鞋，盡情享受自己喜愛的事物。具備溫和的鎮靜作用，能夠把精神調整至理想狀態。

**體** 膀胱炎、消化不良、支氣管炎、咽喉炎、感冒、流感、慢性咳嗽、過敏性氣喘、鼻竇炎、靜脈瘤、中耳炎、免疫力下降

對鼻子、咽喉、支氣管和肺部等呼吸系統的感染疾病助益很大。能夠降低痰或過多黏液的稠度。尤其是慢性支氣管炎，如果用香桃木混合絲柏精油使用，對減緩乾咳和喉嚨痛都有幫助。只要稀釋成合適的濃度，小朋友使用也沒有問題。它的香味幾乎不會被小朋友的排斥，所以也可以在小朋友的房間裡薰香。具備抗菌、抗病毒作用，能刺激免疫力，並提高身體的治癒力。和茶樹、薰衣草、尤加利（藍膠、澳洲）和柑橘類精油混合使用，效果更好。也很適合一再反覆感染的人。可活化肝臟和甲狀腺的機能，也有用於肝臟和甲狀腺機能衰退時的臨床例子。

**肌** 老化肌膚、皮膚發炎、預防皺紋和面皰、毛孔粗大、傷口、乾癬、護髮

可收斂、強化皮膚，預防皺紋和面皰；除了活化開始老化的皮膚，也能減緩發炎。和薰衣草、天竺葵、橙花、玫瑰等具備美肌效果的精油混合使用，能夠鎮定皮膚，使肌膚回春。如果要調理偏油的髮質和頭皮、去除頭皮屑，可用香桃木混合香蜂草、薰衣草、迷迭香（馬鞭草酮、桉油醇）和雪松等精油，混於洗髮精使用。

**主要使用方法**

薰香、按摩、護膚、護髮、精油泡澡

**調合時的建議**

適合搭配絲柏、杜松、百里香、香蜂草、薰衣草、佛手柑、花梨木等香草、柑橘、樹木類精油，另外和尤加利、茶樹等桃金孃科的精油也很速配。

**選購時的重點**

摩洛哥產的香桃木又稱紅香桃木。1,8-桉油醇的含量達 30～40%、α-蒎烯有 20～30%、乙酸桃金孃酯達 10～15%，所以作用異於科西嘉島和突尼西亞產的種類；抗痙攣、去除瘀血的作用較強，但對呼吸系統的效果較弱。

**其他**

調性：前調
B.F.：3

**注意事項**

遵守基本的用量和用法。

# 橘　子

芸香科 *Citrus* 屬

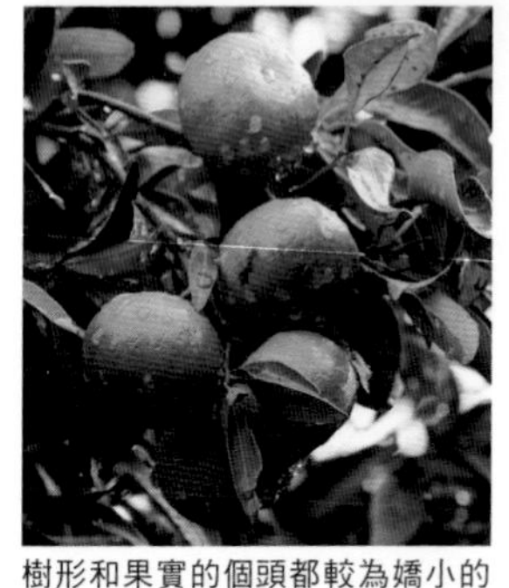

樹形和果實的個頭都較為矮小的柑橘品種，葉片富有光澤。原產地為中國，種類有好幾種；日本的溫州蜜柑也屬於其中一種。精油的萃取，從果實即將成熟的 10 月底，一直進行到 11 月底左右。

**甜味濃郁，小朋友也很歡迎。**

學名● *Citrus reticulata*
主要產地●義大利、西班牙、美國
萃取部位●果皮
萃取方法●壓榨法

**主要作用**

鎮靜、調整自律神經、抗憂鬱、抗不安、抗痙攣、幫助排氣、促進消化、促進血液循環、抗菌、抗病毒

**主要芳香成分**

單萜烯類：檸檬烯 70 ～ 80%、γ - 松油烯 10 ～ 20%、α - 蒎烯微量、β - 蒎烯微量、β - 月桂烯微量
酯類：胺基苯甲酸甲酯微量、乙酸苄酯微量

＊主成分檸檬烯和乙酸苄酯、胺基苯甲酸甲酯、芳樟醇等微量成分，是表現出橘子特色的主要因子。據說胺基苯甲酸甲酯能對抗不安，除了減緩憂鬱和不安，也有助眠效果。橘子葉（精油）的含量比果實多，超過 50%。

**用於何時？**

**想要對身邊的人和自己好一點，希望心情保持平靜的時候。橘子精油有助人心情愉快，讓笑意忍不住浮現的效果。對情緒不穩定的小朋友也有效，尤其建議用精油按摩腹部。**

**心**　失眠、亢奮、緊張、擔憂、想太多、不安、恐懼、憂鬱狀態、發怒、攻擊性、自律神經失調、內心動搖、壓力

橘子在各種柑橘類的精油中，鎮定交感神經的放鬆效果尤強。除了不自覺處於緊繃狀態的人，有時候會忽略身體疲勞、對自己要求嚴格的理想主義者也很適合使用。為一點小事變得敏感、感覺心力交瘁的時候，不妨試試。不論是成人或小朋友使用，都能夠使心情平靜下來，精神上的空虛也得到填補。稀釋成低濃度使用，其溫和的香味連寵物也很喜歡。混合苦橙葉精油使用，有相輔相成的效果。用來薰香的話，對預防神經性氣喘的發作也有不錯的功效。據説可以有安定腦下垂體的作用，也有用於改善內分泌系統失調的臨床案例。

**體**　便祕、腹瀉、消化不良、脹氣（鼓腸）、食慾不振、腸絞痛、生理痛、胃痛、打嗝、預防氣喘、高血壓

可用於壓力性胃炎和胃潰瘍、反覆腹瀉和便祕、消化不良、想吐、吸入太多空氣、肚子脹氣等時候。如果小朋友肚子痛，可用橘子混合羅馬洋甘菊、薰衣草等精油。

**肌**　防止皮膚老化、面皰、護髮、掉髮、除臭、制汗、預防妊娠紋、孕期護理

有軟化皮膚的作用，使皮膚變得光滑。可以加一點點在臉部的保養油或化妝水。另外在懷孕或體重激增的時候，橘子精油可以預防伸展紋（肥胖紋）產生。如果要強化皮膚組織，可混合薰衣草、橙花等精油使用。也適合調理有頭皮屑困擾的油性髮質，以及預防掉髮。味道芳香宜人，除臭和制汗的效果很好。除了用於預防高齡者的體臭，我也會加進國高中生適用的香水，反應相當不錯。

**主要使用方法**

薰香、按摩、護膚、護髮、香水、貼布、精油泡澡、吸入

**調合時的建議**

以柑橘類精油而言，香味的持續性較強。調配精油時，如果感覺香味不夠協調，可以滴入少量橘子精油，讓味道更加圓潤。適合搭配依蘭、橙花、柳橙、安息香、苦橙葉、花梨木、天竺葵等花、柑橘類、樹脂、香草類精油。

**選購時的重點**

另有變種 Citrus reticulate var. tangerine。變種名表記於種名之後。檸檬烯的含量略高，有著類似柳橙的甘甜味，作用則幾乎和橘子精油如出一轍。

**其他**

調性：前調
B.F.：4

**注意事項**

如果以高濃度使用，對皮膚可能會造成刺激。敏感膚質的人需特別當心。
光毒性不高，但塗抹後還是請勿馬上曬太陽。

# 沒藥

橄欖科 *Commiphora* 屬

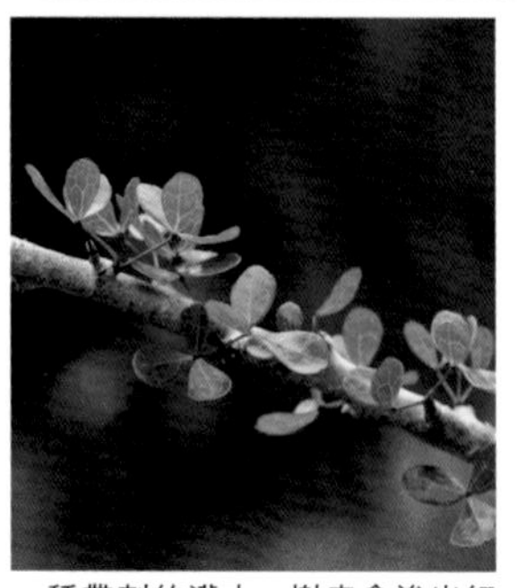

一種帶刺的灌木，樹皮會滲出紅褐色的樹脂。屬名源自希臘語 kommi（橡膠）和 phoreo（生產）；英文名稱 myrrh 則源自「苦澀」的阿拉伯語 mur。也被作為慶祝耶穌誕生的祝賀之禮。

**辛辣的香脂調，散發著苦辣兼具的藥香味。**

學名● *Commiphora molmol*
主要產地●印度、索馬利亞、衣索比亞
萃取部位●樹脂
萃取方法●水蒸氣蒸餾法

**主要作用**

鎮靜、催情、強化免疫力、抗發炎、癒合傷口、促進結疤、收斂、活化皮膚細胞、抗菌、抗病毒

**主要芳香成分**

倍半萜烯類：香樟烯 20～40％、莪術烯 15～25％、呋喃桉 -1,3- 二烯 20～40%、α - 可巴烯微量、β - 橄香烯微量、δ - 橄香烯微量
酮類：甲基異丁酮微量
倍半萜醇類：杜松醇微量

＊有如草藥般的刺鼻辣味是樹脂特有，能夠逐漸滲透身心。倍半萜烯類是主要成分，能發揮抗發炎、鎮痛、止搔癢、抗感染作用；對口腔和傷口都有幫助，也能藉由沒藥的獨特性，產生精神方面的作用。主要用於精神、外傷、口腔上的護理。

**用於何時？** 適合用於陷入空想的時候。沒藥能夠在不掃興的前提下，產生讓人腳踏實地的穩定力量。古埃及人把沒藥加入具備安眠效果、專門用來消除不安的香料「姬妃」中，日落時焚燒。

**心** 憂鬱狀態、固執、強迫症、恐慌、恐懼、極度不安、孤單寂寞、悲傷、失眠、厭食症、性方面的問題

和乳香同屬橄欖科植物，在古代被視為貴重香料。它象徵著能消除各種疾病的醫生。只要嗅聞其嗆鼻的香味，從臉部一路延伸到喉嚨、胸口，即可從原本緊繃的狀態得到釋放，轉為輕鬆。它能夠替心靈帶來寧靜與平和，也能助人實現願望。臨床上已有和馬鬱蘭、羅馬洋甘菊、橙花、玫瑰、花梨木、生薑、肉桂、依蘭等精油混合，用於改善性慾減退或陽痿、進食障礙、恐懼、恐慌。上述症狀都屬於心因性，所以有必要配合使用者的精神狀態和情緒，慎選合適的精油。

**體** 甲狀腺機能失調、腹瀉、消化器官不適、牙齦炎、口內炎、咽喉炎、支氣管炎、感冒

可和丁香、薄荷、羅馬洋甘菊、茶樹和檸檬等精油混合，添加在牙膏或漱口水裡，以達到預防口內炎或牙齦發炎的功效。如果想刺激消化系統，建議以順時鐘的方向輕壓按摩腹部。它除了活化白血球，也可以當作氣管和肺部的消毒劑；罹患支氣管炎或感冒時，不妨和尤加利（藍膠、澳洲）或茶樹混合使用。普遍認為它能夠刺激甲狀腺，並調整其功能。

**肌** 皮膚的潰瘍、富貴手、香港腳、手部粗糙、皮膚龜裂、濕疹、乾癬、發癢、面皰、傷口、裂肛（痔瘡）

沒藥具備相當優異的消毒殺菌力，連木乃伊的製作都派得上用場。適合用於滲出體液或久不痊癒的傷口。含有大量的倍半萜烯類，能有效舒緩搔癢或發炎。當皮膚發炎時也可以使用。腳跟乾燥、富貴手、哺乳造成乳頭破皮等，可以用沒藥混合薰衣草、天竺葵、岩玫瑰等精油使用。

**主要使用方法**

薰香、按摩、護膚、護髮、精油泡澡

**調合時的建議**

用於想調配出土質調或東方調的香味時。加進丁香、乳香、薰衣草、佛手柑、苦橙葉、玫瑰等香草、花、香料、樹脂類精油，能增添泥土氣息。也可當作香味保留劑。

**選購時的重點**

一般沒藥精油的貼標會標記 Commiphora myrrha、Commiphora molmol、Commiphora myrrha var.molmol 其中之一的學名，但其實指的都是同一種精油。

**其他**

調性：後調
B.F.：1～2

**注意事項**

因為香味強烈，只需少量（以 30ml 的基材而言只要 1～3 滴）便已足夠。
懷孕初期應避免使用。雖然到了懷孕中期、後期並無此限制，但使用時還是需特別注意身體的狀況。

# 香蜂草

唇形科 *Melissa* 屬

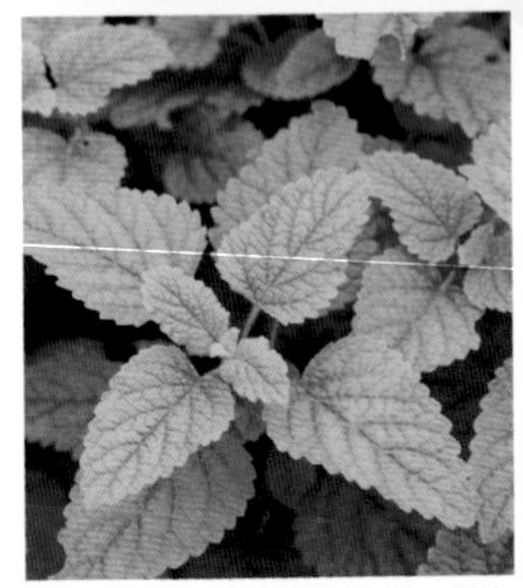

別名蜜蜂花。深受蜜蜂喜愛，屬名melissa的原意是「蜜蜂」。會長到40cm高。自古被當作強心劑、強化生命力的萬能藥；本篤會修道院也曾製作香蜂草水。

**消除鬱悶苦惱的心情，散發著類似檸檬的清涼香氣。**

學名● *Melissa officinails*
主要產地●法國
萃取部位●花與葉
萃取方法●水蒸氣蒸餾法

**主要作用**

鎮靜、抗憂鬱、鎮痛、抗發炎、抗痙攣、促進消化、降血壓、膽汁分泌、溶解結石、抗菌、抗病毒、抗真菌

**主要芳香成分**

醛類：檸檬醛25～45%、香茅醛～5%
倍半萜烯類：β-石竹烯10～30%、大根香葉烯D5～15%
單萜醇類：香葉醇

＊鎮痛效果絕佳，另有強心作用和抗過敏作用。檸檬醛雖然具備抗組織胺、抗菌、抗真菌作用，但也會刺激皮膚，所以使用時要特別小心。檸檬醛是反式香葉醛和順式橙花醛的混合體，兩者的比例多寡依產地和蒸餾年份而不同。

**用於何時？** 它能夠消除憂鬱或苦悶的心情，讓人擺脫身心的不適。是一種有助生命力恢復的精油。香蜂草的力量可活化第3、4脈輪，幫助人從痛苦或意外的打擊復原，讓身心靈合而為一。

**心** 內心動搖、精神疲勞、躁鬱狀態、壓抑感情、唉聲嘆氣、亢奮、發怒、欲求不滿、緊張、歇斯底里、無精打采、更年期、失眠

它的香味能夠讓身體湧出活力，恢復精神。它能夠穩定情緒，讓精神恢復正常狀態。適合用於憂鬱或躁鬱狀態、彷彿有重物壓住胸口般喘不過氣、意志消沉、壓力大、神經過敏、神經衰弱等場合。處於上述的精神狀態時，若造成高血壓、心悸、恐慌、過度換氣、暈眩、頭痛、失眠，或想預防狹心症，也適合使用香蜂草。身心感到疲憊或因為一點小事就快要動怒時，它能夠幫你找回平穩的心情。

**體** 消化不良、想吐、肝臟功能失調、膽囊結石、胃痙攣、腸絞痛、生理痛、肩頸痠痛、腰痛、花粉症、頭痛

能提高膽汁分泌和消化。對改善壓力性的消化不良、想吐等症狀也有效果。建議和馬鞭草酮迷迭香、馬鬱蘭、薰衣草混合。飲用香蜂草茶也同樣有效；對減輕胃痛、生理痛等身體疼痛都有幫助。

**肌** 皮膚真菌病、帶狀皰疹、蟲咬、蕁麻疹、發癢、過敏性皮膚炎、曬傷的肌膚、流汗、護髮

如果要調理油性髮質，可將薰衣草、北非雪松精油混入洗髮精使用。有人在香蜂草花水裡添加玫瑰、茶樹、羅馬洋甘菊、薰衣草等精油，用於舒緩皮膚的搔癢。也可以改用泡澡或薰香等間接方式，不但可達到精神上的放鬆，對過敏的改善也有幫助。如要改善帶狀泡疹，我也曾經使用玫瑰、茶樹混合香蜂草，具備抗病毒、鎮痛、安神效果。

**主要使用方法**

薰香、按摩、護膚、護髮、精油泡澡

**調合時的建議**

除了檸檬、檸檬草、香茅等檸檬醛精油，也適合搭配洋甘菊、天竺葵、花梨木、薰衣草、香桃木等柑橘、花、香草和樹木的葉子類精油。

**選購時的重點**

100%的純香蜂草精油非常昂貴。如果看到的價格很便宜，可能是稀釋過或混入了香茅、檸檬草等香味類似的精油，請確認清楚。可少量（1～5ml）購買。

**其他**

調性：中調
B.F.：1

**注意事項**

如果以高濃度使用，對皮膚可能會造成刺激。敏感膚質的人需特別當心。
作用力強烈，只需少量（以30ml的基材而言只要1～3滴）便已足夠。
懷孕期間需停止使用。
青光眼患者不可過度使用。

# 西洋蓍草

菊科 *Acillea* 屬

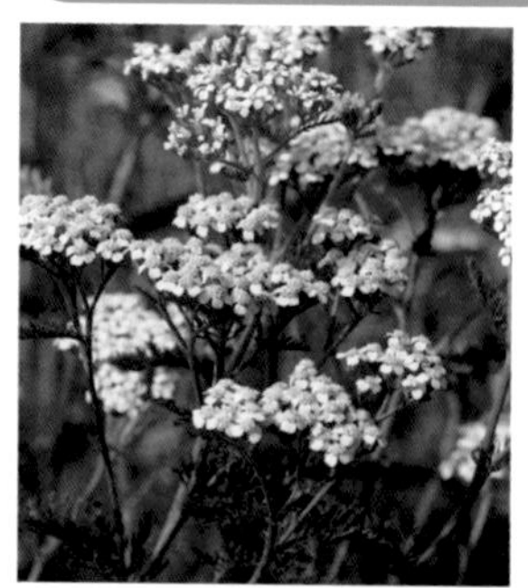

草莖 60～80cm 的多年生草本植物。名字源自希臘神話中的英雄阿基里斯（Achilleus）。millefolium 是千片葉的意思。因為鋸齒狀的小小葉片有如羽毛般擴展開來。

**帶有一絲辛辣味的甜蜜香草味。**

學名● *Acillea millefolium*
主要產地●法國、匈牙利
萃取部位●花
萃取方法●水蒸氣蒸餾法

**主要作用**

鎮靜、抗發炎、止搔癢、抗痙攣、去痰、平衡荷爾蒙分泌、通經、促進膽汁分泌、溶解脂肪、抗發炎、癒合傷口、促進結疤、抗菌、抗病毒

**主要芳香成分**

單萜烯類：β-蒎烯～5%、對傘花烴～5%
酮類：樟腦 5～20%、側柏酮 10～15%
氧化物類：1,8-桉油醇～10%
倍半萜烯類：天藍烴 5～30%、大根香葉烯 D10～13%
微量成分：二氫甘菊藍、龍腦、乙酸龍腦酯

＊含有樟腦、側柏酮、1,8-桉油醇、天藍烴等具備調整荷爾蒙分泌、抗黏膜炎、去痰、抗發炎、抗過敏作用的成分。精油的顏色被稱為「洋甘菊藍」，呈深藍色。使用時要小心，不要沾染到衣物。

**用於何時？**

**西洋蓍草的味道香甜，可穩定人心，也有轉憂為喜的作用。它能促進血液循環，強化身心，使人保持積極的態度，即使只用一點點，香味便十分濃郁。**

**心** 被壓抑下來的怒氣、欲求不滿、焦躁、深切的悲痛、不滿、神經過敏、精神上的消耗

它能夠治癒過去隱藏在內心深處的傷痛和消除憤怒，化解情感的糾結。如果用於精神層面，必須稀釋成很低的濃度。古代把血液視為生命本質的傳送者，把能夠溫和刺激心臟和血液循環的西洋蓍草視若珍寶。因為古人深信，它具備守護愛，並保護身體不受惡靈傷害的作用。是經常種植於教會的香草植物。它能夠保護人的精神，明確區分人與人之間的界線，讓人不輕易受到周圍的影響。很適合容易受環境和他人左右，導致心力交瘁的人。

**體** 神經痛、關節炎、風濕、腰痛、坐骨神經痛、體質寒涼、月經不順、生理痛、肝臟功能減退、低血壓、肚子痛

側柏酮的作用類似女性荷爾蒙中的雌激素，具備調整女性生殖系統的作用，能夠恢復經期的正常和減緩更年期的不適；但是對腦部等中樞神經系統而言，卻也是毒性很強的成分，所以使用時間和用量都必須非常謹慎。西洋蓍草有加速血液循環的作用，也能鬆弛肌肉、促進解毒，所以也曾和其他精油混合，用於緩和關節炎、扭傷、風濕等症狀。另外也具備促進膽汁製造、使其分泌變得旺盛的作用。

**肌** 面皰、發癢、手部粗糙、過敏性皮膚炎、傷口

西洋蓍草自古就是用來止血、處理傷口的藥草。天藍烴、二氫甘菊藍等成分具備抗過敏、抗發炎、抗組織胺作用，能夠舒緩搔癢和發炎症狀，促進傷口或粗糙的皮膚組織再生。但它也含有具備神經毒性的酮類成分，所以不可長期使用，而且需要定期更新配方。同樣含有天藍烴的精油還有德國洋甘菊。建議可搭配羅馬洋甘菊、玫瑰、薰衣草、花梨木等精油，調配出不傷皮膚和身體的配方。

**主要使用方法**

薰香、按摩、護膚、護髮、精油泡澡

**調合時的建議**

西洋蓍草的味道會蓋過其他精油，所以份量需仔細斟酌。適合搭配德國洋甘菊、雪松、歐洲赤松、尤加利和柑橘類精油。

**選購時的重點**

價格稍高的精油。香味和作用力都很強，一次的使用量僅需 1～3 滴，所以建議以 1～5ml 為購買單位。

**其他**

調性：中調
B.F.：1

**注意事項**

因為香味強烈，只需少量（以 30ml 的基材而言只要 1～2 滴）便已足夠。不可高濃度使用。
孕婦、哺乳中的婦女、癲癇患者、嬰幼兒應避免使用。
對菊科植物、豬草過敏的人需特別注意。

# 藍膠尤加利

桃金孃科 *Eucalyptus* 屬

有如通鼻劑的刺鼻香氣，是桉油特有。

學名● *Eucalyptus globulus*
主要產地●澳洲、葡萄牙、中國、西班牙
萃取部位●葉（乾燥的葉）
萃取方法●水蒸氣蒸餾法

樹高約 50m 的常綠喬木。能夠乾燥並淨化容易流行感染疾病的濕地。1792 年發現於塔斯馬尼亞島。Eucalyputus 一詞，在希臘語意味著「滿滿覆蓋」之意，用來表示其茂密繁殖的樣子。

**主要作用**

強健神經、強化刺激、使頭腦清晰、利尿、去痰、抗黏膜炎、溶解黏液、去除瘀血、止咳、抗菌、抗病毒、抗真菌、強化免疫力

**主要芳香成分**

氧化物類：1,8- 桉油醇 80 ～ 90%
單萜烯類：α- 蒎烯 10 ～ 15%、水芹烯微量、檸檬烯微量、對傘花烴微量
倍半萜醇類：藍桉醇微量
倍半萜烯類：香橙烯微量

＊也被稱為「桉樹腦（eucalyptol）」的 1,8- 桉油醇是主要成分。特徵包括活化免疫力、抗菌、去痰、止咳、排出過多的黏液、支氣管黏膜的抗發炎作用；另外也能抑制消化器官的痙攣，使其弛緩。

葉 去痰、強壯刺激、開放感

**用於何時？**

**它的香味很適合肺部或支氣管虛弱的人。也能夠消除心理上的苦悶。它的香味會逐漸沁入身體，除了殺菌‧消毒和淨化空氣，在提振精神的同時，也能撫平身心的亢奮，使心情恢復平靜。**

**心** **封閉感、負面的否定情緒、無力感、墨守成規、憂鬱狀態、記憶力‧集中力下滑**

所謂廣義的「呼吸」，對細胞而言，是一種吸收能量的手段。尤加利具備吸收新能量，同時排出老舊能量的作用；在瑜珈或冥想中，要按照腹部、胸部、喉嚨的順序，有意識的深呼吸，並且排出殘留於肺部的舊空氣，是非常重要的環節。當你察覺到自己與周圍的關係，已出現封閉或壓迫感，導致負面想法產生、覺得無路可退的時候，尤加利可將這些想法一掃而空，讓人恢復原有的積極和活力。用於讀書或工作時，可以讓思緒變得更清晰。

**體** **感冒、流感、支氣管炎、黏膜炎症狀、耳朵發炎、發燒、肌肉疼痛、肩頸痠痛、神經痛、風濕、跌打損傷、胃腸痙攣、膀胱炎、免疫力下降、護髮、防蟲**

具備去痰、去除瘀血和滯留黏液的作用，也能提高呼吸機能。適合用於被咳嗽、痰、過剩的黏液，折騰得苦不堪言的時候。對支氣管和肺部等下呼吸道的症狀尤其有效。味道相當強烈，如果塗抹在鼻子附近，可能會覺得太過嗆鼻，所以建議塗抹於背部。1,8- 桉油醇可強化免疫細胞，刺激免疫機能；如果在感冒及流感初期使用，可加速復原。也有鎮痛、抗痙攣作用，添加於乳霜等保養品之中，可用於風濕、神經痛、肩頸痠痛、跌打損傷。另外也有調整腎臟機能和降血糖的作用；對驅除蒼蠅、蟎蟲、跳蚤等也有幫助。

**肌** **面皰、油性肌膚、護髮、生髮、預防頭皮屑**

和薄荷、迷迭香（桉油醇、馬鞭草酮）、茶樹一起混入洗髮精，可達到刺激頭皮、預防頭皮屑和生髮效果。

**主要使用方法**

薰香、按摩、護膚、護髮、香水、貼布、精油泡澡、吸入

**調合時的建議**

味道濃郁嗆鼻，甚至會引發咳嗽，如果要吸入或薰香，用量只需一點點。
如果想多量調合，建議改用澳洲種。

**選購時的重點**

藍膠種主要用於改善支氣管炎、肺部等下呼吸道的症狀。1,8- 桉油醇的含量豐富（約 80%），味道非常強烈。最好依照用途和使用對象，和澳洲種精油輪流使用。

**其他**

調性：前調
B.F.：1

**注意事項**

如果以高濃度使用，對皮膚可能會造成刺激。敏感膚質的人需特別當心。
懷孕時不可使用。
刺激性強，不宜用於嬰幼兒。

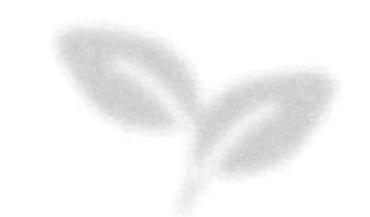

# 檸檬尤加利

桃金孃科 *Eucalyptus* 屬

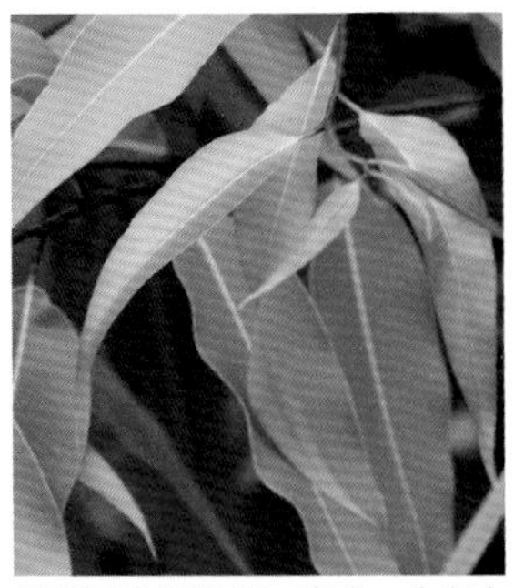

樹高可成長至 20m 左右。含有大量的香茅醛；葉子一搓，聞得到檸檬味，所以稱為檸檬尤加利。在香料業界是很重要的原料。

**帶有一絲檸檬香氣，聞起來清爽、刺激的青草味。**

學名● *Eucalyptus citriodora*
主要產地●澳洲、南美、中國、馬達加斯加
萃取部位●葉（乾燥的葉）
萃取方法●水蒸氣蒸餾法

**主要作用**

鎮靜、抗發炎、鎮痛、抗痙攣、抗風濕、溶解結石、降血壓、去除瘀血、抗菌、抗病毒、抗真菌、防蟲（蚊）、強化免疫力

**主要芳香成分**

醛類：香茅醛 70 ～ 80%
單萜醇類：異胡薄荷醇～ 10%、香茅醇 10 ～ 20%、香葉醇～ 5%
微量成分：α - 蒎烯、乙酸香茅酯、β - 石竹烯、1,8- 桉油醇

＊主要成分是香茅醛，具備防蚊蟲、局部鎮痛、抗發炎、抗病毒作用。精油整體可發揮去除瘀血、減緩疼痛和發炎的優異效果。抗病毒的作用稍弱，且其作用異於其他尤加利精油。

葉
防蟲、抗發炎、鎮痛

## 用於何時？

**希望精神能為之一振、心情變得開朗的時候。類似檸檬的香氣中，含有能清淨空氣的成分；相信在清爽宜人的空氣中，一定能恢復精神。在工作太多，覺得分身乏術的時候也很適合使用。**

### 心 情緒不安定、集中力和幹勁減退、精神疲勞、感覺孤獨

感情失控、沮喪、失去動力、感覺停滯不前時，檸檬尤加利可替你補充活力。一向開朗、充滿活力的人，在突然覺得悶悶不樂的時候，也很適合使用。它能夠讓人重拾對事物的熱情，提高創造力。

### 體 肌肉裂傷、網球肘、肌肉發炎、腰痛、肩頸痠痛、肌肉疼痛、關節炎、扭傷、靜脈和淋巴液滯留、水腫、牙齦發炎、大腸發炎、痔瘡、膀胱炎、陰道發炎、瘦身、預防糖尿病、卵巢的瘀血、鼻竇炎、中耳炎、高血壓、寵物照護

檸檬種的 1,8- 桉油醇含量稀少，所以效果也遜色於藍膠種和澳洲種。但具備抗發炎作用的香茅醛含量豐富，可用於皮膚、肌肉、關節、內臟、尿路、生殖器等發炎和鼻竇炎。如要改善腰痛、肩頸痠痛、坐骨神經痛，建議和苦橙葉、桉油醇迷迭香、薰衣草、馬鬱蘭等精油混合。和蠟菊、乳香、白樺等精油混合，可改善肌肉裂傷或發炎，或跌打損傷的應急（連續使用不可超過 2 週）。除了用於尿路感染，也能調整胰臟機能，所以可發揮預防糖尿病之效。降血壓、預防橘皮組織和肥胖的效果也頗值得期待。

### 肌 蟲咬、香港腳、皮膚真菌病、水痘、皮膚發癢

香茅醛能發揮防蟲作用，尤其是蚊子和蟎蟲特別討厭它的味道，所以效果特別好。除了可用於蚊蟲叮咬、久治不癒的香港腳，也有制汗效果，在容易流汗的季節裡，可以添加少量，製作成芳香噴霧。

**主要使用方法**

薰香、按摩、護膚、護髮、精油泡澡

**調合時的建議**

適合搭配天竺葵、薰衣草、薄荷、茶樹、澳洲尤加利、藍膠尤加利，以及含有相同芳香成分的香茅精油。

**選購時的重點**

史泰格尤加利（Eucalyptus staigeriana）聞起來也有檸檬味，但它的主成分是檸檬醛，所以作用也不完全和檸檬尤加利相同。購買前須仔細確認學名。

**其他**

調性：前調
B.F.：1

**注意事項**

如果以高濃度使用，對皮膚可能會造成刺激。敏感膚質的人需特別當心。
懷孕時不可使用。

# 澳洲尤加利

桃金孃科 *Eucalyptus* 屬

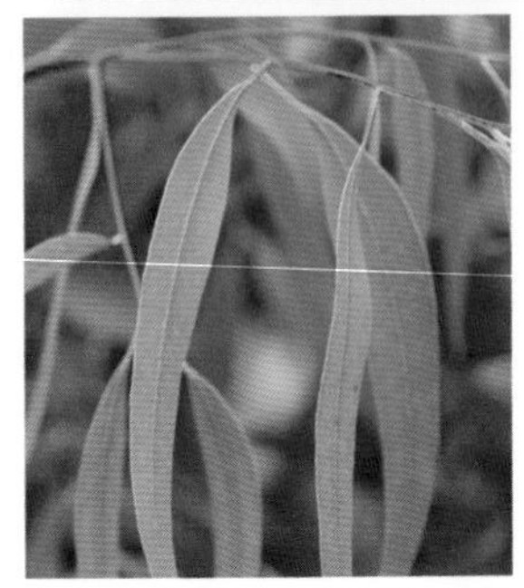

尤加利的種類約有600種。成長迅速，又可發揮森林浴效果，對公害的忍耐力也強，所以最近也開始種植於都市。尤其是澳洲種，除了當作香料使用，也因為被視為石油的替代能源而備受注目。

**散發著沁入心脾般的宜人氣味。**

學名● *Eucalyptus radiata*
主要產地●澳洲、南非、中國

萃取部位●葉（乾燥的葉）
萃取方法●水蒸氣蒸餾法

**主要作用**

強健神經、刺激強壯、去痰、抗黏膜炎、去除瘀血、止咳、抗菌、抗病毒、強化免疫力

**主要芳香成分**

氧化物類：1,8-桉油醇60～75%
單萜烯類：檸檬烯3～10%、α-蒎烯2～5%、β-月桂烯～2%、γ-松油烯～2%
單萜醇類：α-松油醇5～10%
酯類：乙酸松油酯微量、乙酸香葉酯微量
醛類：檸檬醛微量

＊1,8-桉油醇是主要成分，但佔精油整體的比例低於藍膠種；相對的，也含有多種其它成分。

**用於何時？**

**適合鼻喉虛弱的人。在身心俱疲的時候使用，它的香味可讓人恢復身心的活力。陷入低潮時，嗅聞澳洲種尤加利的香味和可有效提振低落的情緒。**

**心** **封閉感、負面的否定情緒、無力感、墨守成規、憂鬱狀態、記憶力和集中力衰退**

它的香味可以讓心情多了幾分氣定神閒的餘裕。它的作用比藍膠種溫和，可以循序漸進的強化、淨化精神和身體。不管是哪一種尤加利精油，都擁有讓陰鬱、猶豫不決的心情一掃而空的本領，給予人跨出全新領域的勇氣，提升心靈的包容度。當你發現自己出現墨守成規、陷入習慣或作風的框架裡，因而侷限自我發展的時候，也很適合使用。

**體** **花粉症、咽喉炎、鼻竇炎、耳朵發炎、耳朵痛、氣喘、咳嗽、發燒、感冒、流感、膀胱炎、白帶、陰道發炎、免疫力下降、寵物照護**

對改善鼻子、咽喉等上呼吸道和耳朵的症狀最為有效。具備去痰、去除瘀血的作用，可減緩黏液過多、發炎的情況。混合其他強效的精油使用，效果更加顯著。在房間內擴香，可當作預防感染的手段。也可用於主要症狀發生於鼻子或喉嚨的感冒或流感，作為預防或治療的輔助。和羅文莎葉、桉油醇迷迭香混合後，可擦拭於喉嚨、胸口和鼻子一帶。對驅除蒼蠅、蟎蟲、跳蚤等防蟲效果頗佳。其效果較藍膠種溫和，所以也適用無法使用藍膠種的小朋友、高齡者、動物。

**肌** **面皰、油性肌膚、護髮**

可用於油性肌膚的調理、發炎或化膿的面皰。如果覺得藍膠種的刺激性太強，不妨試試澳洲種。雖然主要用於護膚的機會不多，但只要少量混於其他精油就OK了。

**主要使用方法**

薰香、按摩、護膚、護髮、精油泡澡

**調合時的建議**

1,8-桉油醇的含量比藍膠種少，含有較多種其他的芳香成分，所以香味較為柔和，無論是薰香或吸，用量可以多一些。適合搭配薰衣草、迷迭香等香草類精油。

**選購時的重點**

藍膠種和澳洲種的成分和作用類似，但澳洲種的香味和作用力皆比較溫和。在各種尤加利精油中，屬於刺激較少的種類；如果想讓小朋友使用，也較為合適。

**其他**

調性：前調
B.F.：2

**注意事項**

懷孕初期應避免使用。雖然到了懷孕中期．後期並無此限制，但使用時還是需特別注意身體的狀況。
雖然刺激性比藍膠種低，敏感膚質的人還是需特別小心。

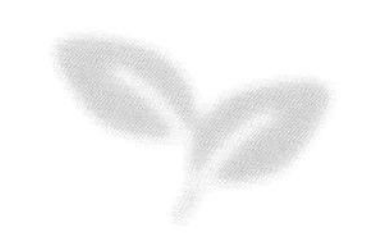

# 日本柚子（香橙）

芸香科 *Citrus* 屬

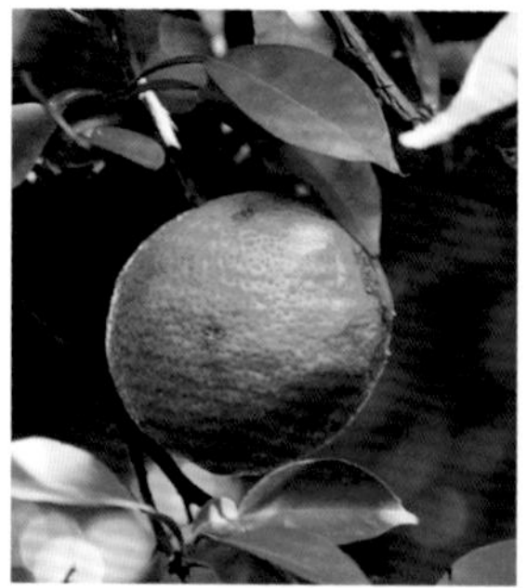

樹高近 4m 的耐寒性常綠樹。枝椏會長出尖刺，果實的直徑約為 4～7cm，果皮很厚，而且表面凹凸不平。果皮和果汁可用於料理、點心的製作。Juno 是「柚子的酸味」的意思。因為酸味很強，所以才得到這樣的種名。

**充滿柚子果實的清爽香氣。**

學名● *Citrus junos*
主要產地●日本（德島、高知等）
萃取部位●果皮
萃取方法●壓榨法

**主要作用**

鎮痛、流汗、促進血液循環、增溫、促進食慾、健胃、促進消化、收斂、癒合傷口、抗病毒、抗菌、防蟲

**主要芳香成分**

單萜烯類：檸檬烯70～80%、γ-松油烯～10%、α-蒎烯～2%、β-水芹烯～2%、對傘花烴微量
苯酚類：麝香草酚微量
醛類：檸檬醛微量

＊含有 75 種左右的芳香成分，其中檸檬烯的含量便超過 70%。它有促進血管擴張，加速身體血液循環的作用。雖然柚子精油引進芳療的歷史很短，卻相當受到注目。

果皮｜增溫、鎮痛、恢復精神

## 用於何時？

**適合冬至時分，或想要讓身心得到溫暖，恢復元氣的時候。它能夠減緩肩膀和腰部的疼痛，免疫力和壓力也能藉由香味得到提升或釋放。被接受的程度很高；即使是高齡者，或者對芳療沒有太多接觸的人，大多也會喜歡它。**

**心** 憂鬱狀態、不安、緊張、壓力、疲勞、失眠

對改善壓力造成的身心不適、頭痛、腸胃疾病都有幫助。薰香、精油按摩、精油泡澡等都是不錯的方式。身邊只要有一瓶柚子精油，就可以在家一年四季享受柚子澡。如果喜歡聞它的味道，不妨製作成精油香包或室內芳香劑；在嗅聞香味的同時，也能達到舒壓的目的。

**體** 消化不良、食慾不振、水腫、腿部疲勞、肩頸痠痛、關節痛、風濕、腰痛、體質寒涼、坐骨神經痛、孕期護理

柚子精油可強化腸胃，幫助消化。方法是把精油塗抹在心窩（胃部）一帶、下腹部，以順時鐘方向按摩。對改善脹氣（鼓腸）、便祕也有幫助。也具備溫熱身體的效果。不少臨床案例顯示：寒涼的體質得到改善後，原本不適的程度也減輕了。柚子、生薑、歐洲赤松、薰衣草等都屬於平價精油，所以建議大家不妨選購幾種能促進血液循環、強化免疫功能的精油，以備不時之需。柚子精油對改善體質寒涼、肩頸痠痛、五十肩、神經痛、腰痛、孕期困擾等症狀都能派上用場。除了孕婦以外，建議以桉油醇迷迭香、薰衣草、生薑、小豆蔻等混合柚子精油，可得到更好的加溫效果。

**肌** 生髮、皮膚粗糙、傷口、凍瘡、富貴手、油性肌膚

柚子精油可刺激髮根、軟化頭皮，還有預防頭皮屑的效果。欲改善面皰或毛孔粗大的人，可用柚子精油混合其它具備收斂效果的精油，添加少量在護膚油或化妝水使用。如果添加在乳霜或洗手乳，除了香味討喜，也能藉由加速血液循環和殺菌消毒的效果，多少達到改善手部粗糙和指甲周圍脫皮，以及癒合傷口的功效。

**主要使用方法**

薰香、按摩、護膚、護髮、精油泡澡

**調合時的建議**

適合搭配檀香、歐洲赤松、杜松、絲柏、生薑、橘子、橙花、小豆蔻、薰衣草、柳橙等香草、花、樹木、柑橘類等精油。

**選購時的重點**

以水蒸氣蒸餾法萃取的柚子精油，使用起來的感覺比較溫和。可依照個人喜好選購。也可以購買食品添加物等級的精油。感冒初期或想吐的時候，在蜂蜜裡添加少量喝下，可以加速痊癒。

**其他**

調性：前調
B.F.：4

**注意事項**

如果以高濃度使用，對皮膚可能會造成刺激。敏感膚質的人需特別當心。
有光毒性，所以塗抹後請勿馬上曬太陽。

葉｜活絡身心、鎮靜、助眠

# 羅文莎葉（Ravintsara）

樟木科 *Cinnamomum* 屬

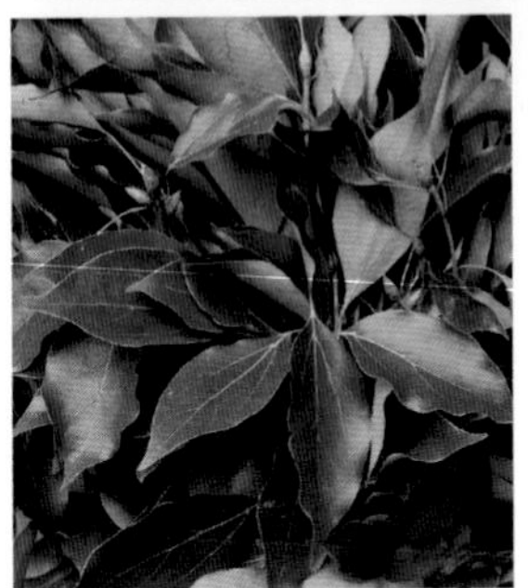

樟木科的喬木。和日本樟木雖屬於同種，但產於馬達加斯加島的香味不同，葉片的精油也幾乎不含樟腦。從樹皮和樹根萃取而成的精油含有樟腦和黃樟素，毒性很強。

**類似尤加利，略微嗆鼻的清爽香味。**

學名● *Cinnamomum camphora*
＊俗稱 Ravensara aromatica
主要產地●馬達加斯加、留尼旺島

萃取部位●葉
萃取方法●水蒸氣蒸餾法

**主要作用**

鎮靜、助眠、鎮痛、強壯神經、強壯刺激、去痰、抗黏膜炎、止咳、去除淤血、抗菌、抗病毒、強化免疫力

**主要芳香成分**

氧化物類：1,8- 桉油醇 50 ～ 60%
單萜烯類：α - 蒎烯 5 ～ 10%、香檜烯 10 ～ 15%、β - 蒎烯微量、檸檬烯微量
單萜醇類：α - 松油醇 5 ～ 10%
微量成分：β - 月桂烯、β - 石竹烯、α - 葎草烯

＊主成分是 1,8- 桉油醇。除了抑制發炎、排出多餘的痰或黏液，也能活化免疫機能。α - 松油醇具備抗過敏、抗氣喘、止咳和促進膽汁分泌作用。

**用於何時？**

**出現感冒徵兆或累積了太多疲勞、失眠、發生讓人措手不及的偶發事件等時候，都很適合使用。它的作用可說是多管齊下，能夠恢復身心的整體平衡。**

**心** **亢奮、精神疲勞、驚嚇、心理創傷、極度不安、失眠、擔憂、恐慌、情緒激昂、憂鬱狀態、無精打采、生產**

它能夠讓人正視現實，並且賦予人克服的力量，得以慢慢振作起來。當你遭遇使內心出現動搖的重大精神打擊或突發事件，導致驚慌、恐懼上身時，羅文莎葉能助你一臂之力。它能夠強化精神，讓人產生一股篤定感。臨床上也曾用於減緩壓力、太過疲勞而造成失眠、生產前的不安。雖然稱不上真的生病，但生活習慣不健康的人、因為憂鬱或壓力，造成身心不適的人，都很適合使用。把精油沿著脊錐塗抹、搓揉即可。

**體** **免疫力下降、體質寒涼、肩頸痠痛、腿部疲勞、倦怠感、咽喉炎、感冒、流感、支氣管炎、發燒、鼻竇炎、肺炎、預防氣喘、花粉症、中耳炎、肝炎、腸炎**

Ravintsara 在馬達加斯加語的意思相當於英語的 Good Leaf。（Ravina 是葉、tsara 是好）事實上，此精油的功用也相當廣泛。抗菌、抗病毒、強化免疫力的作用自不在話下，也有提高治癒力的功能。和茶樹、薰衣草、尤加利、柑橘類精油混合使用，效果更好。另外也可減緩關節痛、肌肉痙攣、四肢僵硬、風濕、脖子或肩膀痠痛、壓力、疲勞，稱得上是身心兩方面的急救好幫手。建議和薰衣草、花梨木、檸檬尤加利等精油混合。據說也有刺激腎上腺機能的效果，所以應用在手術的可能性很高。過去也曾經用於改善細菌和病毒所引起的肝炎和腸炎。

**肌** **乾癬、水痘、皮膚真菌病、面皰、皰疹、口腔保健**

抗菌、抗病毒的效果優異，可用於容易在舊傷尚未復原，有感染風險的皮膚，以及久治不癒的香港腳和乾癬。對牙齦發炎和口腔內的傷口也頗有幫助。

**主要使用方法**

薰香、按摩、護膚、護髮、精油泡澡

**調合時的建議**

除了尤加利、茶樹等桃金孃科的精油，百里香、薰衣草和迷迭香等唇形科以及柑橘類精油也是羅文莎葉的好搭檔；不過基本上，羅文莎葉堪稱百搭款，幾乎適合搭配每一種精油。

**選購時的重點**

Ravintsara 之前的名稱是 Ravensara，但用的是同一個學名。其實兩種是不同的品種。以芳香成分而言，Ravensara aromatica 的葉片和樹皮的精油，和 Ravintsara 差異很大。當然兩者的效果也不一樣，所以購買前須確認清楚。

**其他**

調性：前調
B.F.：3

**注意事項**

懷孕初期應避免使用。雖然到了懷孕中期．後期並無此限制，但使用時還是需特別注意身體的狀況。

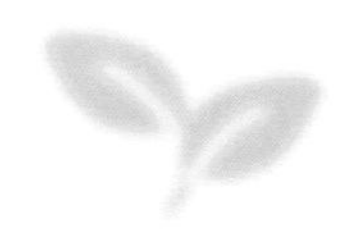

# 真正薰衣草

脣形科 *Melissa* 屬

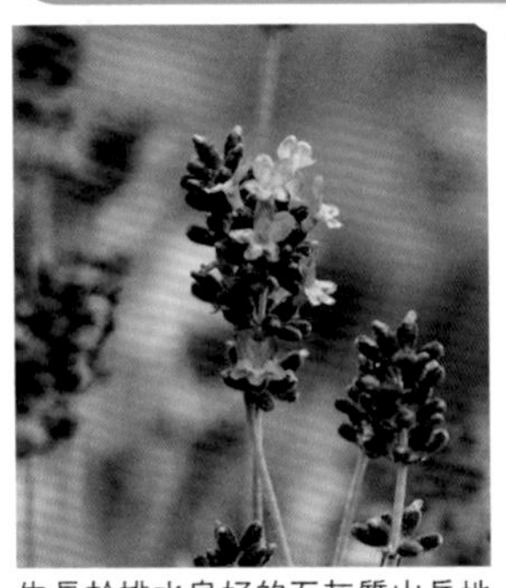

生長於排水良好的石灰質山岳地帶。多年生灌木。生長環境的條件嚴苛，所以被認為具備在逆境中求生存的強大力量。野生薰衣草的植株和花朵雖小，香味卻十分濃郁。

**帶有水果般的酸甜，聞起來清爽舒適的香草味。**

學名● *Lavandula angustifolia*
主要產地●法國、澳洲（塔斯馬尼亞）、保加利亞
萃取部位●花與葉（開花的前端）
萃取方法●水蒸氣蒸餾法

**主要作用**

鎮痛、鎮靜、助眠、抗憂鬱、調整自律神經、抗痙攣、降血壓、抗發炎、傷口癒合、促進結疤、肌肉鬆弛、活化皮膚細胞、抗病毒、抗菌、抗真菌

**主要芳香成分**

單萜醇類：L-芳樟醇 30～45%、松油烯-4-醇～5%、薰衣草醇微量
酯類：乙酸沉香酯 40～45%
倍半萜烯類：β-石竹烯～5%
單萜烯類：β-羅勒烯～5%、α-蒎烯微量、δ-3-蒈烯微量
氧化物類：1,8-桉油醇／芳樟醇氧化物微量

＊乙酸沉香酯和 L-芳樟醇是主要成分。主要特徵包括鎮靜、抗痙攣、鎮痛作用，但也存在著高達 300 種以上的微量芳香成分，能發揮廣泛的用途。

**用於何時？**

**適用於身體出現疼痛、坐立難安、感到焦躁不已的時候。薰衣草能夠發揮安神、舒緩緊張的效果。它的香味可以使身體、心靈、精神保持均衡狀態。也是遇到突發狀況時，可以應急的精油之一。原液可少量直接塗抹於皮膚。**

**心** 亢奮、激動、緊張、不安、恐懼、憂鬱狀態、自律神經失調、PMS（經前症候群）、更年期、孕期護理、生產、心悸、失眠、體質寒涼、高血壓、免疫力下降、慢性疲勞

薰衣草的花朵是高雅的藍紫色，具備讓人心平氣和的視覺效果。它的香味同樣也具備活化副交感神經的作用；能夠調整自律神經，減緩身心症的症狀。搭配佛手柑、橙花的配方，能在人陷入恐慌或歇斯底里等精神危機時，發揮很大的用途。薰衣草的語源是「洗滌」的拉丁文：Lavare；正如其名，它的確能將內心的傷痛和憂鬱一掃而空，讓人重拾內心的寧靜，恢復原本的自我。據説也能促進腦內血清素的分泌。

**體** 生理痛、胃痛、腸絞痛、肌肉痙攣和疼痛、腿部疲勞、預防氣喘、跌打損傷、受傷、腰痛、感冒、支氣管炎、耳朵發炎、頭痛。

可緩和頭痛、肌肉僵硬、胃痛、生理痛等疼痛困擾和痙攣症狀。如果要達到肌肉鬆弛和鎮痛效果，把薰衣草混合馬鬱蘭、迷迭香（龍腦、桉油醇）和薄荷等精油使用，功效更加明顯。至於痙攣性疼痛，如果和具備抗壓作用的精油或苦橙葉一起使用，可望達到相乘效果。薰衣草也有刺激免疫系統的作用，讓抵抗力增加到足以對抗病原菌的程度。

**肌** 手部粗糙、傷口、燙傷、水泡・新鞋咬腳、皮膚炎、皮膚真菌病、帶狀皰疹、痔瘡、被蟲咬、發癢、妊娠紋

可用於燙傷的緊急處理，不但能減輕疼痛，也可降低留下疤痕的機率。若想改善需要消毒才能改善的面皰、傷口、香港腳、水痘等，建議混合茶樹精油使用，可加速傷口癒合。無法直接觸碰的傷口，可以選擇合適的基材，製作成化妝水或精油噴霧等。適用所有膚質，包含敏感肌膚。屬於連小朋友都可以使用的精油。

**主要使用方法**

薰香、按摩、護膚、護髮、精油泡澡

**調合時的建議**

容易搭配花、葉、香草、脣形科和柑橘類精油。只要在配方裡添加 1～2 滴薰衣草，通常都能和其它精油達到相輔相成的效果，而且也有統一整體香味的作用。

**選購時的重點**

不具刺激性和毒性，使用起來很安全，所以是必備的基本款精油。生長環境的海拔愈高，乙酸沉香酯的含量也隨之增加，聞起來有甜香味。1600～1800m 的野生薰衣草，生產量稀少，不易取得，香味也異於其他品種，被視為最高品質的精油。

**其他**

調性：前～中調
B.F.：6～7

**注意事項**

懷孕初期應避免使用。
如果使用濃度太高，可能會變得清醒，無法入睡。

# 檸　檬

芸香科 *Citrus* 屬

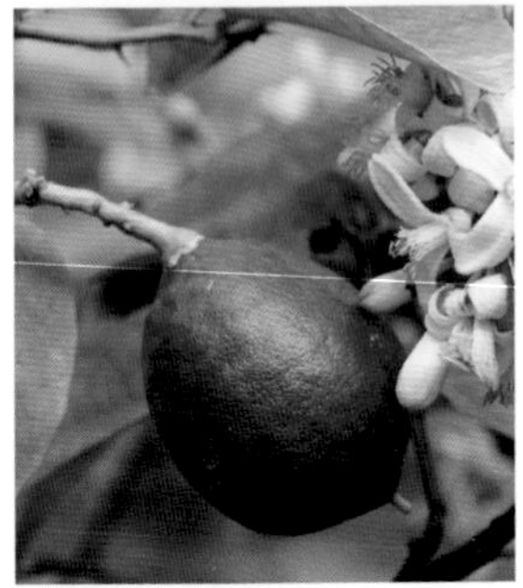
樹高約 6m 的常綠喬木。花瓣的表面潔白，背面呈紫色。一年四季皆開花。廣為流傳到歐洲是 12 世紀左右，一般認為是由參加十字軍東征的士兵帶回。過去曾被當作治療敗血症的藥物使用。

## 散發著清爽宜人的檸檬香味。

學名● *Citrus limon*
主要產地●義大利、美國、西班牙、阿根廷
萃取部位●果皮
萃取方法●壓榨法

**主要作用**

鼓舞精神、健胃、幫助排氣、促進消化、促進血液循環、增溫、止血、溶解結石、強化肝臟、強化靜脈、抗病毒、抗菌、強化免疫力

**主要芳香成分**

單萜烯類：檸檬烯 60 ～ 70％、β - 蒎烯 10 ～ 15％、γ - 松油烯 5 ～ 10％、α - 蒎烯／ β - 月桂烯／香檜烯微量
倍半萜烯類：β - 沒藥烯微量
呋喃香豆素類：佛手柑素、佛手柑內酯微量
醛類：檸檬醛微量

＊約存在 130 種芳香成分。主要成分是檸檬烯、β - 蒎烯等單萜烯類。檸檬特有的香味，由微量成分的檸檬醛、己醛、庚醛等構成。含有呋喃香豆素類，所以必須注意光毒性的問題。

**用於何時？**

**需要能做出冷靜的判斷，或者希望記憶力和集中力提高，能夠大有作為的時候。檸檬精油有醒腦、提振精神的效果，所以很建議大家在頭腦昏沉或一大早嗅聞它的味道。也可以試試和熱帶羅勒或茶樹、迷迭香混合的配方。**

**體** **消化不良、便祕、想吐、火燒心、暈車、宿醉、肝臟功能失調、食慾不振、孕期護理**

和其它柑橘類精油一樣，也具備提高腸胃功能的效果。尤其是促進油膩飲食的消化，另外也有強化肝臟的作用。應付想吐、嘔吐時，我常常以熱帶羅勒、薄荷混合檸檬精油使用。臨床上也有以馬鞭草酮迷迭香和胡蘿蔔籽混合檸檬精油，用來強化肝臟、膽囊、胰臟的案例。

**體** **水腫、瘦身、關節炎、風濕、痔瘡、靜脈瘤、高血壓、體質寒涼、體液滯留、腎臟功能失調**

可促進血液和淋巴循環，溫熱身體，並排出體內的老舊廢物。對舒緩關節炎或風濕、痛風等肌肉或關節的疼痛、腿部疲勞或水腫都能發揮不錯的功效。對改善孕期困擾、橘皮組織也有幫助。檸檬精油還能夠強化血管壁，尤其對改善靜脈的循環效果尤佳；和絲柏、雪松等精油混合使用，可預防靜脈瘤和痔瘡。另外也可用於牙齦發炎、預防口臭等口腔護理，以及動脈硬化、高血壓、糖尿病等生活習慣病的預防。

**體** **免疫力下降、感冒、流感、咽喉炎、預防感染、病後調養**

檸檬的香味清新舒爽，而且還可發揮驚人的抗菌作用；當作室內芳香劑使用的話，有清淨空氣的作用。被視為具備活化白血球的作用，能夠加強對抗病原菌的抵抗力，對感冒、發炎、病後調養都能發揮不錯的功效。和歐洲赤松、苦橙葉、絲柏、迷迭香（桉油醇・馬鞭草酮）等精油加入溫度稍高的熱水，不論是泡澡或足浴，都可以恢復身心的活力。

**肌** **油性肌膚、成人痘、面皰、制汗、黑斑、疣、雞眼、指甲保養、護髮**

針對疣、雞眼，可以用高濃度的檸檬精油單獨塗抹於患部。除了用於改善指甲或嘴唇乾裂，檸檬精油也是調理油性肌膚和油性頭皮的首選。另外也很適合化膿的面皰或發紅的肌膚。它的制汗效果也很好，能夠有效預防體味。

**主要使用方法**

薰香、按摩、護膚、護髮、香水、貼布、精油泡澡、掃除（家務）

**調合時的建議**

代表性的前調精油。除了柑橘類和薄荷、迷迭香等香草類精油，也適合和乳香、芫荽等含有檸檬烯的精油搭配。和羅文莎葉、薰衣草和茶樹精油的組合，能刺激免疫系統，提高治癒力。

**選購時的重點**

市面上的精油幾乎都是從壓榨果皮而來，但也有以蒸餾法萃取而出的精油。蒸餾會隨著加熱使若干成分出現變化，所以就香料而言，壓榨法的香味比較出色。和加州產的精油相比，義大利產的檸檬醛含量有比較多的傾向。

**其他**

調性：中調
B.F.：4

**注意事項**

如果以高濃度使用，對皮膚可能會造成刺激。敏感膚質的人需特別當心。
具備光毒性，所以塗抹後請勿馬上日曬。

# 檸檬草

禾本科 *Cymbopogon* 屬名

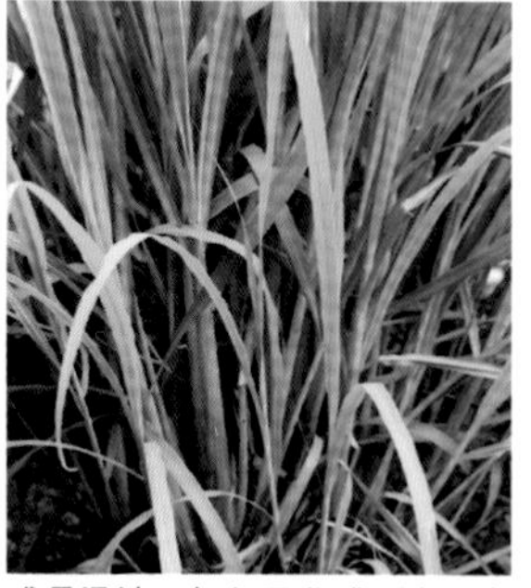

成長迅速，每年可收成 2 次以上的禾本科多年草本生植物，草莖很高。適合栽培於熱帶地區，喜愛高溫和日光。在炎熱地區被用於預防感染疾病和熱病的歷史已相當悠久。

**充滿新鮮草香和檸檬味的清爽香氣。**

學名● *Cymbopogon citratus*
主要產地●越南、馬達加斯加、斯里蘭卡、印尼、印度
萃取部位●葉（根部以外的全株）
萃取方法●水蒸氣蒸餾法

**主要作用**

鎮痛、鎮靜、抗過敏、促進血液循環、擴張血管、降血壓、促進消化、幫助排氣、抗發炎、退燒、收斂、抗病毒、抗菌、抗真菌、防蟲

**主要芳香成分**

醛類：檸檬醛 70 ～ 80%、香茅醛 2 ～ 10%
單萜烯類：檸檬烯 2 ～ 5%
單萜醇類：香葉醇～ 5%
微量成分：乙酸香葉酯、β - 石竹烯、芳樟醇

＊包含香葉醛和其同分異構物－橙花醛，這兩種芳香成分混合物稱為「檸檬醛」。檸檬醛具備抗組織胺、抗真菌、抗菌、抗癌、鎮靜、鎮痛作用，但也會刺激皮膚，所以要特別注意使用濃度。

**用於何時？** 希望藉由清新舒爽的香味，達到提神醒腦的目的。也很適合無法消除煩惱、精神疲憊、極度緊張的時候。檸檬草的香味能幫你擴展視野，讓人冷靜地想出解決對策。

**心** 亢奮、神經過敏、記憶力和集中力減退、無精打采、擔憂、緊張

興奮過度或神經過敏的時候，它的香味可讓人轉換心情，保持鎮定。一味把注意力集中在煩惱上，因而對其它事物漠不關心、陷入憂鬱狀態、食慾衰退或失眠時，可用檸檬草混合迷迭香（桉油醇・馬鞭草酮）、薄荷、歐洲赤松等精油使用。晨間沖澡或辦公、唸書的時候，用檸檬草薰香很不錯。可促進腎上腺素分泌。

**體** 體質寒涼、肌肉疼痛、肩頸痠痛、風濕、腰痛、下肢水腫、瘦身、寵物照護、防蟲

具備鎮痛和促進血液循環的作用，可提高肌肉和肌腱的機能，所以對改善扭傷、落枕、肌肉疼痛、肩頸痠痛都有幫助。也可用於運動之後的肌肉緩和。也適合介意身體脂肪過高或橘皮組織的人。能夠強化身體機能，也可發揮抗菌和除臭效果，對預防跳蚤或蟎蟲孳生都有助益。可以和薰衣草、檜木等精油混合，用於清潔寵物籠或梳理寵物毛髮。它的香味也可以減少廚房孳生蒼蠅、蟑螂的困擾。

**肌** 護髮、面皰、制汗、除臭、被蟲咬、流汗、皮膚真菌病、發癢

可用於過度流汗和預防體臭。檸檬草的制汗效果很好，能有效殺菌消毒，很適合在夏季專用的身體乳液裡添加少量使用。如果要減緩被蟲蚊叮咬後的搔癢不適，建議和薰衣草、香蜂草、茶樹、洋甘菊（德國、羅馬）等精油混合。檸檬醛對消除白癬菌的效果尤佳，所以也可用於改善香港腳。如果用檸檬草或茶樹精油，混合沒藥、玫瑰草、天竺葵等，效果更好。

**主要使用方法**

薰香、按摩、護膚、護髮、精油泡澡

**調合時的建議**

有人用了會覺得不舒服或感覺過於刺激，所以用量要仔細斟酌。適合搭配馬鬱蘭、迷迭香、黑胡椒、生薑、歐白芷等香草、香料、種子類精油。

**選購時的重點**

Cymbopogon flexuosus 也是另一種被稱為檸檬草的植物，它的檸檬醛含量更高。曝曬於空氣和光線之下，檸檬醛的含量會隨著精油的熟成逐漸減少，所以需購買新鮮的精油，並於 1 年內使用完畢。

**其他**

調性：前調
B.F.：1 ～ 2

**注意事項**

如果以高濃度使用，對皮膚可能會造成刺激。敏感膚質的人需特別當心。
因為作用力很強，只需少量（以 30ml 的基材而言只要 1 ～ 3 滴）便已足夠。
會使眼壓升高，所以青光眼患者不可使用過量。
懷孕時不可使用。

# 玫瑰原精

薔薇科 *Rosa* 屬

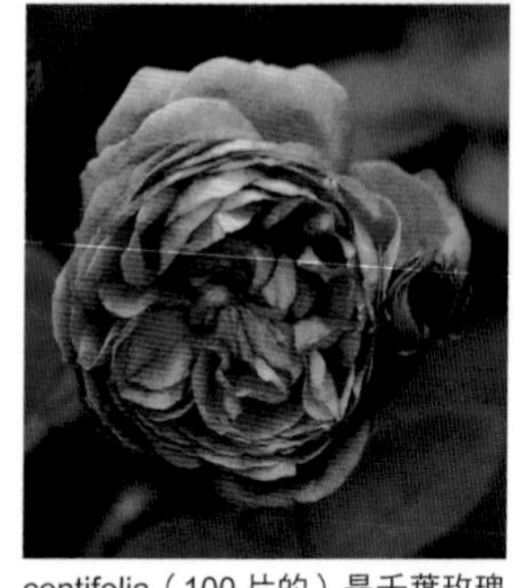

centifolia（100片的）是千葉玫瑰的種名，正如其名，它大概擁有100片花瓣。據說和女神維納斯一起誕生；出現在波提切利的《維納斯的誕生》中的，就是千葉種玫瑰。

**存在感比奧圖玫瑰更強、感覺更有玫瑰味的花香調。**

學名● *Rosa centifolia*
*Rosa damascena*

主要產地●保加利亞、土耳其、摩洛哥、法國、埃及

萃取部位●花

萃取方法●有機溶劑萃取法

**主要作用**

鎮靜、抗憂鬱、振奮精神、帶來幸福感、強健刺激、平衡荷爾蒙分泌、通經、催情、抗痙攣、收斂、抗發炎、幫助排便、促進結疤、軟化皮膚、抗病毒、抗菌

**主要芳香成分**

單萜醇類：香茅醇10～20%、香葉醇5～10%、橙花醇3～8%、芳樟醇10～20%

芬香族醇類：苯乙醇65～70%

微量成分：突厥薔薇酮、金合歡醇、突厥酮、B-紫羅蘭酮、玫瑰氧化物、丁香酚、乙酸香葉酯

＊以有機溶劑萃取法從千葉種或大馬士革種玫瑰萃取而出的精油稱為玫瑰原精。雖然主要成分和奧圖玫瑰大同小異，但成分的比例相差很大，香味所呈現出來的印象也不相同。玫瑰原精的苯乙醇含量，以壓倒性居多。

**用於何時？**

**玫瑰原精的香味，能夠讓心暖和起來。也能增添女人味，使女性勇於表達自己的感情。建議可以和奧圖玫瑰精油輪流使用。玫瑰原精也具備讓體內能量滲入細胞深處的力量。期許自己有更上一層樓的表現時，也很適合使用。**

**心** 對愛情心懷恐懼、對性愛感到恐懼、陽萎、性冷感、容易放棄、對變化和放手感到恐懼、唉聲嘆氣、憂鬱狀態、驚嚇、嫉妒、強烈的執著、亢奮、情緒不安定、有氣無力、意志消沉

和奧圖玫瑰一樣，玫瑰原精也有滿足心靈、讓人感到幸福的力量。據説玫瑰原精催情的效果較強，香味能刺激感官。奧圖玫瑰也具備同樣的作用，不過卻是直接作用於能量體。如果稀釋得當，也能夠用於靈體（參照68頁）的保養。臨床上普遍把玫瑰原精混合花梨木、檜木等精油使用，以達到疏通能量、強化情感中樞的效果。用於受傷的心靈時，奧圖玫瑰能給予溫柔的慰藉，提升跌入谷底的情緒。玫瑰原精在撫慰人心的同時，還能喚醒內心的熱情，讓人得以在更有活力、更強大的情況下，克服突發狀況的打擊。這兩種精油乍看溫和柔美，其實都蘊藏著強大的力量。

**體** 更年期、生理痛、月經不順、PMS（經前症候群）、便祕、生產、壓力造成的症狀、高血壓、心悸

具備平衡荷爾蒙分泌、強化子宮的作用。對舒緩PMS、更年期的情緒不穩定都有幫助。考慮到身心之間的關係很密切，如果想達到精神放鬆的目的，香味是不可忽略的重要元素。同樣是玫瑰，玫瑰原精和奧圖玫瑰的香味各不相同，大家只要依照自己的喜好選擇就好。

**肌** 痱子、面皰、乾燥、皮膚粗糙、皺紋、黑斑・疤痕・色素沉澱、黑眼圈、濕疹、發癢、傷口、靜脈瘤、預防妊娠紋、所有年齡層的肌膚保養

一般的說法是奧圖玫瑰比較適合護膚。以往用來萃取精油的溶劑，會殘留2～6%，用於敏感肌膚或小朋友時，很多芳療師也只使用奧圖玫瑰。苯乙醇活化肌膚的效果強大。玫瑰的花水也含有大量的苯乙醇。

**主要使用方法**

薰香、按摩、護膚、護髮、香水、貼布、精油泡澡、吸入

**調合時的建議**

玫瑰原精可增添整體配方的柔和性和細緻性，並帶來一股舒服的甜蜜香氣。濃郁、香甜的味道，很適合製作香水。搭配性很強，幾乎和花、香草、樹木、種子、樹脂和柑橘類等所有精油都很合。

**選購時的重點**

玫瑰原精和奧圖玫瑰精油相比，即使原料的份量相同，前者所萃取而出的精油會會後者多，所以玫瑰原精的價格比奧圖玫瑰低一點點。但價格還是相當昂貴，建議以1～5ml為單位，少量購買。雖然流通數量不多，但還是可以在市面上買到大馬士革種的玫瑰原精。味道溫和迷人。

**其他**

調性：中～後調
B.F.：1

**注意事項**

作用力很強，所以只需少量（以30ml的基材而言只要1～3滴）便已足夠。
懷孕初期不可使用。

# 花梨木

樟木科 *Aniba* 屬

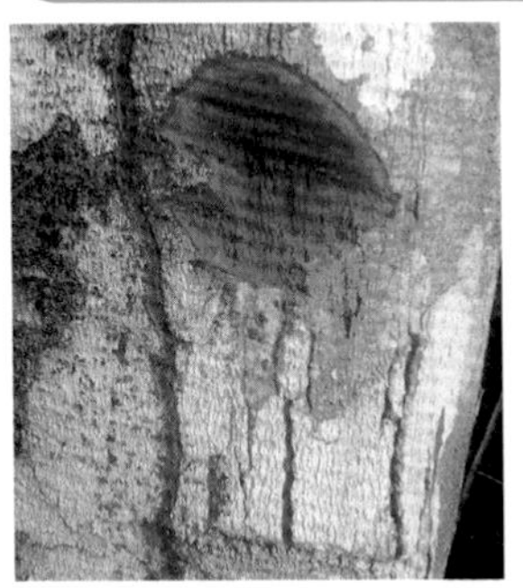

又名玫瑰木。具備舒適宜人的香味，是很重要的香料原料。成長極為緩慢，大約需要 15 年的時間，才能夠從樹幹蒸餾出精油。一度因濫砍而面臨絕種的危機，目前巴西政府已進行有計畫的栽培。

**兼具花香和木質調氣息，隱約帶著一絲辛辣味，有助舒壓放鬆。**

學名● *Aniba rosaeodora*
主要產地●巴西
萃取部位●木質部
萃取方法●水蒸氣蒸餾法

**主要作用**

鎮靜、抗憂鬱、強化神經、消除疲勞、催情、鎮痛、軟化皮膚、活化皮膚成長、抗病毒、抗菌、抗真菌、強化免疫力

**主要芳香成分**

單萜烯類：α - 蒎烯／檸檬烯微量
單萜醇類：芳樟醇 80 ～ 90%（d- 體和 l- 體的混合）、α - 松油醇 2 ～ 5%
酯類：乙酸沉香酯微量
氧化物類：1,8- 桉油醇微量、芳樟醇氧化物微量

＊精油整體能發揮放鬆效果，不過花梨木所含的 d- 體芳樟醇，具備活化交感神經、強化神經、減緩憂鬱和不安的作用。α - 松油醇有抗發炎、收斂效果，1,8- 桉油醇有去痰作用。

**用於何時？**

**適用於想要放鬆的時候。花梨木的香味像玫瑰一樣溫柔甜蜜，讓人舒服自在。它能夠消除肉體和精神上的疲勞，讓情緒開朗樂觀。建議滴 2 ～ 3 滴在浴缸裡泡澡。**

**心　不安、精神疲勞、亢奮、神經質、無精打采、憂鬱狀態、壓力、孕期護理、食慾不振**

只要稀釋成適當的濃度，連孕婦和小朋友也可以安心使用。主成分是芳樟醇，分為 d- 體和 l- 體。兩者皆混合存在於花梨木精油。d- 芳樟醇具備活化身心的作用，l- 芳樟醇能發揮鎮靜作用。在兩者的作用下，當肉體疲勞、壓力導致的肩頸痠痛、頭痛和神經極度疲勞時，都能得到不錯的舒解。花梨木溫和的香味，讓人一嗅便得到放鬆，另外它也能發揮強化並安定中樞神經的力量。所以是種可用於分娩準備的精油。
做瑜珈或呼吸法、冥想的時候，混合花梨木、乳香、檜木、橙花、玫瑰等精油薰香，不但有助精神的集中，據説也能活絡脈輪。

**體　疲勞、感冒、咽喉炎、中耳炎、鼻竇炎、支氣管炎、口內炎、膀胱炎、陰道發炎、白帶**

含有多種可提高免疫力、發揮抗菌作用的成分，對減緩感染症狀和發炎都有助益。這時，可用花梨木混合檸檬、茶樹、尤加利（藍膠、澳洲）等精油使用。小朋友感冒時也可以使用。

**肌　濕疹、皮膚炎、面皰、皺紋、黑斑・雀斑、乾燥、肌膚發紅、護髮、傷口、妊娠紋、護膚、水泡、皮膚真菌病**

對敏感肌膚、中性肌膚、老化肌膚、油性肌膚等所有膚質都很適合。能活化細胞，恢復肌膚的青春。對改善肌膚的彈性、乾燥程度或皺紋、雀斑、乾癬、面皰等困擾都有幫助。如想改善異位性皮膚炎或濕疹，可用花梨木混合薰衣草、玫瑰、洋甘菊（羅馬、德國）等精油使用。對改善受損髮質的效果也不錯。也具備抗真菌作用，和茶樹、玫瑰草、天竺葵等精油混合，可用於香港腳、指甲白癬等皮膚的真菌病。

**主要使用方法**

薰香、按摩、護膚、護髮、精油泡澡

**調合時的建議**

是香皂、頭髮・身體用保養品不可缺少的重要元素。屬於百搭款精油，幾乎適合搭配任何精油，不過和玫瑰、依蘭、乳香、天竺葵、薰衣草、橙花等精油更是絕配。

**選購時的重點**

對皮膚不太會造成刺激，安全性又高，所以是一種很容易使用的精油。護膚和放鬆的效果尤佳，是建議的必備精油之一。它和玫瑰是完全兩種不同的植物（樹木），請不要搞混了。

**其他**

調性：中調
B.F.：6

**注意事項**

遵守基本的用法和用量。

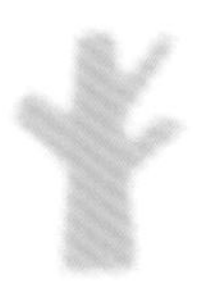

# 奧圖玫瑰

薔薇科 *Rosa* 屬

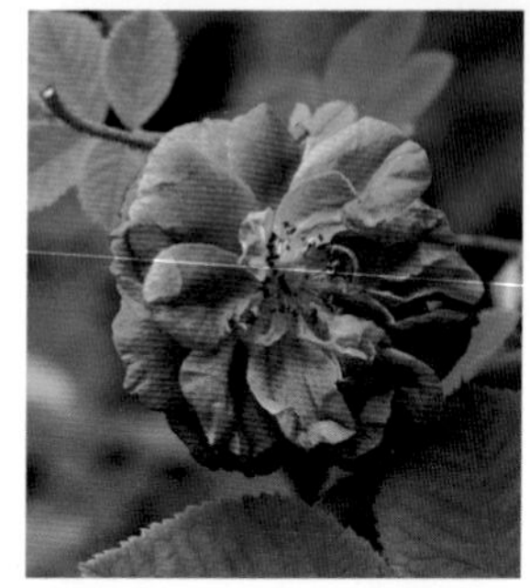

所謂的奧圖玫瑰精油，是從近似玫瑰原種的大馬士革玫瑰所萃取而成。因為日出後花朵的芳香成分會逐漸減少，所以都是在清晨採收後，立刻送至蒸餾廠。奧圖（otto）的語源從波斯語的 attar（花精、香水之意）而來。

**氣質高雅的花香味。有「香味女王」之稱。**

學名● *Rosa damascena*
主要產地●保加利亞、土耳其、摩洛哥、法國、埃及
萃取部位●花
萃取方法●水蒸氣蒸餾法

**主要作用**

鎮靜、抗憂鬱、幸福感、強健刺激、抗痙攣、平衡荷爾蒙分泌、通經、催情、收斂、抗發炎、幫助排便、促進結疤、軟化皮膚、抗病毒、抗菌

**主要芳香成分**

單萜醇類：香茅醇 45 ～ 60％、香葉醇 10～20%、橙花醇5～10%、芳樟醇1～2%
芬香族醇類：苯乙醇 1 ～ 2%
玫瑰臘：10 ～ 20%
微量成分：突厥薔薇酮、突厥酮、B- 紫羅蘭酮、玫瑰氧化物、丁香酚、乙酸香葉酯、金合歡醇

＊有句話說「香味的研究，從玫瑰開始，也從玫瑰結束」。玫瑰目前已得知的成分已超過 500 種，但仍有些尚未發現的成分。構成玫瑰香氣的主要因子，包括突厥薔薇酮、玫瑰氧化物等微量成分。奧圖玫瑰精油的特質是在 13℃以下會開始凝固。

**用於何時？**

**適用於寂寞或痛苦來襲的時候。奧圖玫瑰能打開傷痕累累而緊閉的第 4 脈輪，讓歷經了椎心刺骨之痛或自信被打擊得一蹶不振等所有負面情緒一掃而空，讓人重新體會喜悅和愛情的歡愉，並賦予人重新出發的力量。**

**心** 欲求不滿、亢奮、心痛、唉聲嘆氣、發怒、沮喪、孤單寂寞、神經過敏、憂鬱狀態、凡事無動於衷、驚嚇、嫉妒、強迫症、情緒不安定、性方面的問題、陽萎、性冷感

玫瑰充滿溫柔愛意的香味，除了撫慰人心，還能讓人洋溢著幸福感。發揮鎮靜作用的同時，也能鼓舞人心。用於情緒平穩時，它能夠帶來類似喝點小酒的興奮感；用於情緒低落時，則有替你打氣、加油的效果。是一種有助心靈淨化的香味。雖然無法改變既成事實，但很多人卻變得比較容易接受現狀，精神上的重荷也得到釋放。玫瑰是傳統的愛情象徵，過去也被當成春藥使用。不論是主動愛人或接受被愛，當感情出現屏障時，它和能夠喚醒女性本能的橙花、依蘭、茉莉等精油一樣，可用於消弭身心方面的性愛困擾。

**體** 更年期、生理痛、月經不順、PMS（經前症候群）、便祕、生產、花粉症、支氣管炎、暈眩、失眠、頭痛、腸胃不適等壓力造成的症狀、心悸、高血壓

據說能刺激腦下垂體和下視丘，還可平衡荷爾蒙分泌、強化子宮。和絲柏、天竺葵、快樂鼠尾草混合使用，效果更好。能配合女性從青春期、成熟期、生產、更年期、老年期等人生各個階段，發揮不同的用途，實用性很高。也具備淨化血液、抗組織胺、強化肝臟和免疫力等作用，對減緩花粉症和宿醉都有功效。

**肌** 痱子、面皰、乾燥、皮膚粗糙、皺紋、黑斑、疤痕、色素沉澱、黑眼圈、濕疹、發癢、傷口、靜脈瘤、預防妊娠紋、任何膚質、年齡層的肌膚保養

玫瑰能恢復皮膚的彈性和潤澤度，對熟齡肌膚的回春效果尤佳。也能改善微血管浮出的肌膚。和玫瑰草、天竺葵等精油一同混入玫瑰籽油使用，能帶來美膚效果。和絲柏混合使用，可預防靜脈瘤。如果要改善眼睛疲勞、新生兒的濕疹等症狀，玫瑰花水會派得上用場。

**主要使用方法**

薰香、按摩、護膚、護髮、香水、貼布、精油泡澡、吸入

**調合時的建議**

奧圖玫瑰能凸顯香味的濃度和存在感，增添華麗耀眼的感覺。能夠加強配方的細緻度，提升美感和深度。適合搭配花、香草、樹木、種子、樹脂和柑橘類等幾乎所有精油。

**選購時的重點**

價格依照蒸餾和栽培條件而異，不過，因為從 3,500 ～ 4,000kg 的花朵僅能萃取出 1 公升的精油，所以價格相當昂貴。但只需在基材裡加入 1 滴，便能發揮驚人的效果！建議以 1 ～ 5ml 為單位，少量購買。
雖然流通量稀少，但市面上也有用千葉種玫瑰以水蒸氣蒸餾法所萃取的精油。相較於保加利亞產的精油，土耳其產的香味更濃，帶有陽剛氣質。

**其他**

調性：中～後調
B.F.：1

**注意事項**

作用力很強，所以只需少量（以 30ml 的基材而言只要 1 ～ 3 滴）便已足夠。
懷孕初期不可使用。

# 樟腦迷迭香

唇形科 *Rosmarinus* 屬

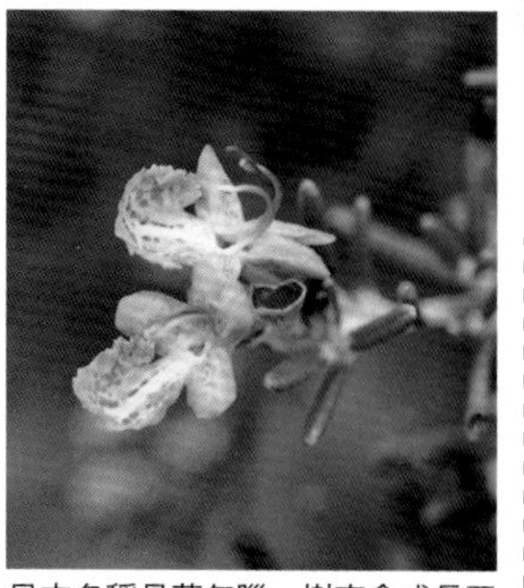

日文名稱是萬年臘。樹高會成長至1m 以上的常綠灌木。生長於海岸附近，開出小小的藍紫色花朵。因為花朵的模樣很像海浪散開後的水滴，所以被命名為 Ros（水滴）marinus（海）。

**味道帶有一股濃烈刺鼻的樟腦味。**

學名● *Rosmarinus officinalis ct.camphor*
主要產地●法國
萃取部位●花與葉
萃取方法●水蒸氣蒸餾法

**主要作用**

強化神經、使頭腦清晰、強心、使血壓上升、通經、強化肝臟、促進膽汁分泌、溶解黏液、鬆弛肌肉、增溫、去除瘀血、利尿、抗病毒、抗菌

**主要芳香成分**

單萜烯類：α - 蒎烯 10 ～ 25%、莰烯 5 ～ 15%
酮類：樟腦 15 ～ 25%
氧化物類：1,8- 桉油醇 15 ～ 35%
微量成分：芳樟醇、β - 石竹烯、檸檬烯、乙酸龍腦酯、β - 月桂烯、α - 松油醇

＊具備鬆弛肌肉的樟腦是主要成分。另外也含有 1,8- 桉油醇、α - 蒎烯等氧化物類和單萜烯類，可發揮抗感染作用。

**用於何時？**

**無精打采，完全提不起勁的時候。其刺鼻的味道能讓精神為之一振，恢復頭腦清醒。適用於需要足夠的決斷力、集中力和動力的時候。樟腦迷迭香使用過量的話，會造成疲勞的反效果，所以用量不要超過其他種類的迷迭香，只要一點點就夠了。**

**心　有氣無力、注意力・集中力下降、神經衰弱**

能發揮振奮精神的作用，激發出靈感或創意，更能提升直覺的敏銳度。也有增加腦部的血流量、提升記憶力和集中力的效果。少量使用的話，可發揮很好的提振效果；使用過量的話，反而造成刺激，容易誘發癲癇發作。高濃度使用的話，樟腦迷迭香所含的神經毒性也會增強，須特別注意。

**體　肌肉・關節的症狀、肩頸痠痛、腿部疲勞、瘦身、消化不良、低血壓、痰、鼻竇炎、月經不順**

主要用於肌肉方面的問題。強化心跳、促進血液循環和鬆弛肌肉的效果很好，所以適用於舒緩肩頸痠痛、肌肉或關節疼痛、腰痛、神經痛、肌肉攣縮、風濕等。使用少量可達到強心、使血壓上升的效果；大量使用的話，雖然可以鬆弛肌肉，但如果使用過量，會讓主成分樟腦對肝臟和神經造成毒性，嚴重者甚至會引起流產、痙攣或昏睡。與其單獨使用，最好混合其他精油使用。雖然有時也會用於改善橘皮組織和肥胖，不過馬鞭草酮迷迭香的使用頻率更高。

**＊樟腦迷迭香的用途**

用樟腦迷迭香精油 DIY 的頻率比其他兩種（馬鞭草酮、桉油醇）少。最主要的作用是用於肌肉，較少用於其他方面。雖然不難推測原因應該是屬於酮類的樟腦，會發揮神經毒性，但只要使用針尖大小的份量，並且注意稀釋的濃度，確實能發揮相當優異的功效。

**主要使用方法**

薰香、按摩、護膚、護髮、精油泡澡

**調合時的建議**

適合搭配薰衣草、馬鬱蘭、百里香、天竺葵、歐洲赤松、乳香、小豆蔻、生薑、絲柏、尤加利、檸檬等香草、樹木、柑橘、香料類精油。

**選購時的重點**

迷迭香精油一共有樟腦味特濃的樟腦型、馬鞭草味很強的馬鞭草酮型、松油味很濃的桉油醇型 3 種化學種。成分名稱會標記在種名之後，選購時請務必確認清楚。樟腦型具備改善腰痛和肌肉疼痛的功效，但也含有大量具有神經毒性的物質，所以用量需特別斟酌。

**其他**

調性：前～中調
B.F.：1

**注意事項**

如果以高濃度使用，對皮膚可能會造成刺激。敏感膚質的人需特別當心。作用力很強，所以只需少量（以 30ml 的基材而言只要 1 ～ 3 滴）便已足夠。
孕婦、哺乳中的婦女、癲癇患者、嬰幼兒應避免使用。
不可和順勢療法並用。

# 桉油醇迷迭香

唇形科 *Rosmarinus* 屬

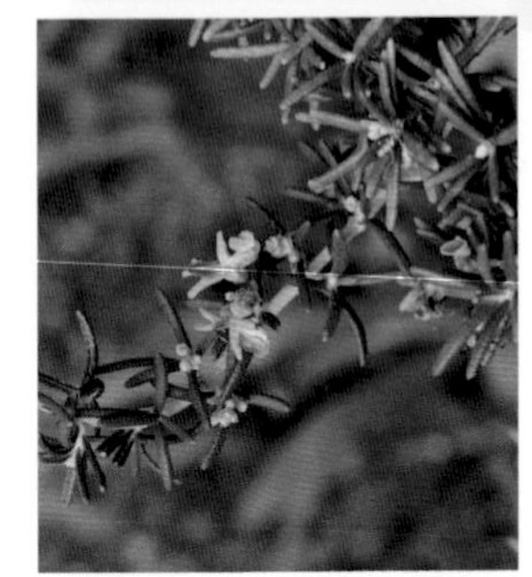

迷迭香是歷史悠久的民俗藥物植物。種名 officinalis 是拉丁文，意思是「藥用的、具備藥效」。此外，這個種名也用於生薑、鼠尾草、茉莉等古老的藥用植物。

**香味舒爽清新，和尤加利有些類似。**

學名● *Rosmarinus officinalis ct.cineole*
主要產地●摩洛哥、突尼西亞、北非
萃取部位●花與葉
萃取方法●水蒸氣蒸餾法

### 主要作用

使頭腦清晰、提升記憶力・集中力、強化肝臟、抗發炎、去痰、溶解黏液、抗黏膜炎、促進消化、抗病毒、抗菌、抗真菌

### 主要芳香成分

氧化物類：1,8- 桉油醇 50 ～ 60%
單萜烯類：α - 蒎烯 10 ～ 20%
酮類：樟腦 2 ～ 10%
微量成分：龍腦、β - 石竹烯

＊氧化物類的 1,8- 桉油醇是主要成分，特徵包括去痰、稀釋黏液、促進血液循環作用。對黏膜炎症狀、痰、併發發炎的感冒症狀、肌肉疼痛都有頗佳的功效。

### 用於何時？

**感覺有些沮喪，提不起勁行動的時候。桉油醇迷迭香能夠在你畏縮的時候，助你一臂之力。除了替腦部帶來活力，也能激發出幹勁和信心。有助專心唸書的精油之一。**

**心　不安、緊張、焦躁、失眠、精神疲勞、無精打采、記憶力・集中力下降**

適用於思緒混亂、注意力無法集中的時候。桉油醇迷迭香能發揮提神醒腦的作用，幫助人轉換心情。因為一點小事就生氣，或者動不動就覺得深受傷害的時候，也可以借用桉油醇迷迭香的力量。因為這樣的精神狀態若是長期持續下去，不單是肉體疲勞，也容易導致神經衰弱、憂鬱、失眠，還是儘早尋求改善之道。不論哪一種類型的迷迭香精油，雖然都有提振精神的作用，但香味的銳度和層次等還是略有差異，所以最好還是依照身體狀態選用。

**體　慢性疲勞、感冒、支氣管炎、鼻竇炎、中耳炎、耳朵痛、頭痛、流感、體質寒涼、肩頸痠痛、風濕、腰痛、肌肉疼痛、坐骨神經痛、腹瀉、便祕、消化不良**

含有大量的 1,8- 桉油醇，能發揮去除瘀血和溶解黏液的作用，幫助痰液排出。和其他精油混合，可用於咽喉、鼻子、支氣管和肺部的黏膜炎症狀。僅用少量的話，對舒緩小朋友的支氣管炎、感冒都頗有成效。和茶樹、尤加利（藍膠、澳洲）、沉香醇百里香等精油混合使用，可發揮抗感染作用和強化免疫力。另外也有促進血液循環的效果，臨床上也有和絲柏或柑橘類精油混合，可用來改善體質寒涼、靜脈瘤的例子。肌肉疲勞或風濕、神經痛也適用。也可以用於運動前的準備。若有消化系統衰弱、腹瀉或嘔吐、消化不良、便祕等困擾也值得一試。

**肌　護髮、制汗、面皰、成人痘、護膚**

具備優異的制汗作用，能有效預防體臭。可清潔、收斂油性肌膚，防止面皰和成人痘生成。有頭皮屑、掉髮困擾的人，可以把北非雪松、杜松、檜木、茶樹等精油混入無香料洗髮精使用。

### 主要使用方法

薰香、按摩、護膚、護髮、精油泡澡

### 調合時的建議

適合搭配尤加利、茶樹、香桃木等桃金孃科、百里香、乳香、雪松、檸檬、柳橙、天竺葵、薰衣草、橙花等柑橘、香草、樹木和樹脂類精油。

### 選購時的重點

有 3 種香味和作用各異的化學種，購買前請確認清楚。
購買迷迭香精油時，如果是第一次，建議從作用比較溫和的桉油醇迷迭香入門。

### 其他

調性：前調
B.F.：2

### 注意事項

如果以高濃度使用，對皮膚可能會造成刺激。敏感膚質的人需特別當心。
作用力很強，所以只需少量（以 30ml 的基材而言只要 1 ～ 3 滴）便已足夠。
懷孕初期應避免使用。雖然到了懷孕中期、後期並無此限制，但使用時還是需特別注意身體的狀況。
不可和順勢療法並用。

# 馬鞭草酮迷迭香

唇形科 *Rosmarinus* 屬

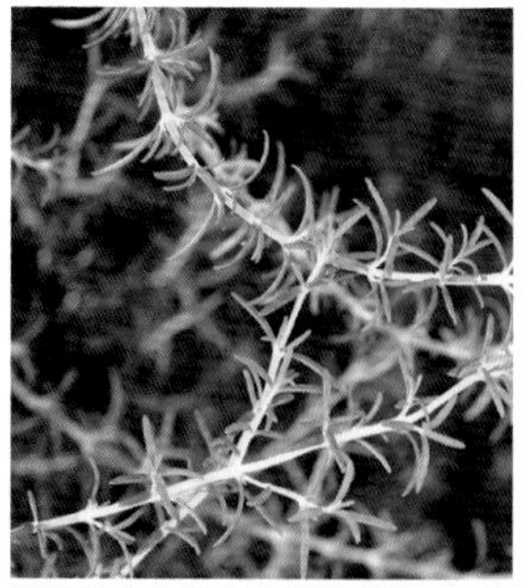

能消除肉類腥味並促進消化，是法國、義大利料理不可缺少的香草植物。香味會隨著生長環境改變的化學種概念，首先流傳於料理界，後來也引進了芳療界。

**味道清新的香草味，讓人神清氣爽。**

學名● *Rosmarinus officinalis ct.verbenone*
主要產地●科西嘉島、西班牙、法國
萃取部位●花與葉
萃取方法●水蒸氣蒸餾法

**主要作用**

調整自律神經、溶解脂肪、強化卵巢、抗痙攣、去痰、溶解黏液、強化肝臟、促進膽汁分泌、強化心臟、去除瘀血、幫助排氣、活化皮膚組織、癒合傷口、促進結疤、抗病毒、抗菌

**主要芳香成分**

單萜烯類：α - 蒎烯 25 ～ 35%、莰烯 5 ～ 15%
酮類：馬鞭草酮 15 ～ 20%、樟腦 2 ～ 10%
酯類：乙酸龍腦酯 2 ～ 10%
氧化物類：1,8- 桉油醇 5 ～ 20%
單萜醇類：龍腦～ 10%
微量成分：β - 石竹烯

＊乙酸龍腦酯、馬鞭草酮、α - 蒎烯等是主要成分。強化肝臟的效果很好；也適用膽固醇過高、想要瘦身的人。

**用於何時？**

**適用於精神上處於憂鬱或不安狀態，生理上則出現飲食過量、飲酒過度、無法消除服藥後的疲勞感等場合。馬鞭草酮迷迭香的精油，具備刺激並強化身心的力量。**

**心** 憂鬱狀態、失眠、擔憂、神經過敏、喪失自信、無精打采、記憶力・集中力下降、更年期的不適、性方面的問題、陽痿

除了各種精神上的不適、焦躁又容易受傷害、很難集中意識，做什麼事都提不起勁、缺乏自信或目標、做不到好好保重自己的時候，都很適合使用。和馬鞭草酮迷迭調整步調。和薰衣草、玫瑰、橙花、橘子、香蜂草、苦橙葉等精油混合，可用於舒緩、擔憂、神經過敏、憂鬱和性生活的不協調。

**體** 心臟・肝臟・膽囊・胰臟不適、胃痙攣、嘔吐、低血壓、消化不良、膽固醇過高、橘皮組織、體質寒涼、月經不順、月經過多、白帶、支氣管炎、中耳炎、牙齦發炎

可調整肝臟和膽囊機能。能夠淨化身體，對預防肝臟機能失調、肥胖、糖尿病、動脈硬化、膽固醇過高等生活習慣病都有幫助。在促進代謝、調整肝臟機能、膽汁分泌、溶解脂肪作用方面，效果比其他種類的迷迭香精油明顯。苯酚類成分具有肝毒性，若要使用此類精油，建議並用馬鞭草酮迷迭香，以保護肝臟。它也具備減緩消化不良、脹氣、胃腸痙攣的作用。另外也可發揮溶解過剩黏液的作用，所以除了用於改善黏膜炎症狀，也可去除靜脈和淋巴滯留；若產生水腫、靜脈瘤、痔瘡等困擾時，也可以混合絲柏精油使用。

**肌** 護髮、傷口、富貴手、老化肌膚、面皰、蟹足腫、疤痕、毛囊炎、預防皺紋

桉油醇迷迭香和馬鞭草酮迷迭香都可用於改善頭皮屑和預防掉髮。它具備清潔皮膚、促進皮膚組織再生的作用，臨床上常用於恢復肌膚彈性或預防皺紋、面皰、毛囊炎、傷口、富貴手等。適用任何膚質。

**主要使用方法**

薰香、按摩、護膚、護髮、精油泡澡

**調合時的建議**

適合搭配尤加利、茶樹等桃金孃科、乳香、絲柏、玫瑰、柳橙、檸檬、薰衣草、天竺葵等柑橘、香草、樹木和樹脂類精油。

**選購時的重點**

有 3 種香味和作用各異的化學種，購買前請確認清楚。
馬鞭草酮的迷迭香精油，雖然價格稍貴，但用途廣泛，使用上非常方便。

**其他**

調性：前～中調
B.F.：2

**注意事項**

如果以高濃度使用，對皮膚可能會造成刺激。敏感膚質的人需特別當心。
作用力很強，所以只需少量（以 30ml 的基材而言只要 2 ～ 3 滴）便已足夠。
孕婦、哺乳中的婦女、癲癇患者、嬰幼兒應避免使用。
不可和順勢療法並用。

# LESSON 2

# 「基底油指南」的閱讀方法

**精油不單以原液的型態使用，也會加入從植物種子或果實萃取而成的植物油（基底油）等稀釋，供按摩等用途使用（參照 58 頁）。**
**植物油除了油酸或亞油酸等脂肪酸，也含有維生素 A 和 E 等有益皮膚的成分。不但可用於按摩，在製作精油乳霜等芳療用品時也派得上用場。**
**「基底油指南」會介紹 19 種植物油。等到你能依照肌膚的狀態、用途或目的選擇適當的基底油，一定會覺得芳療的世界更有趣。**

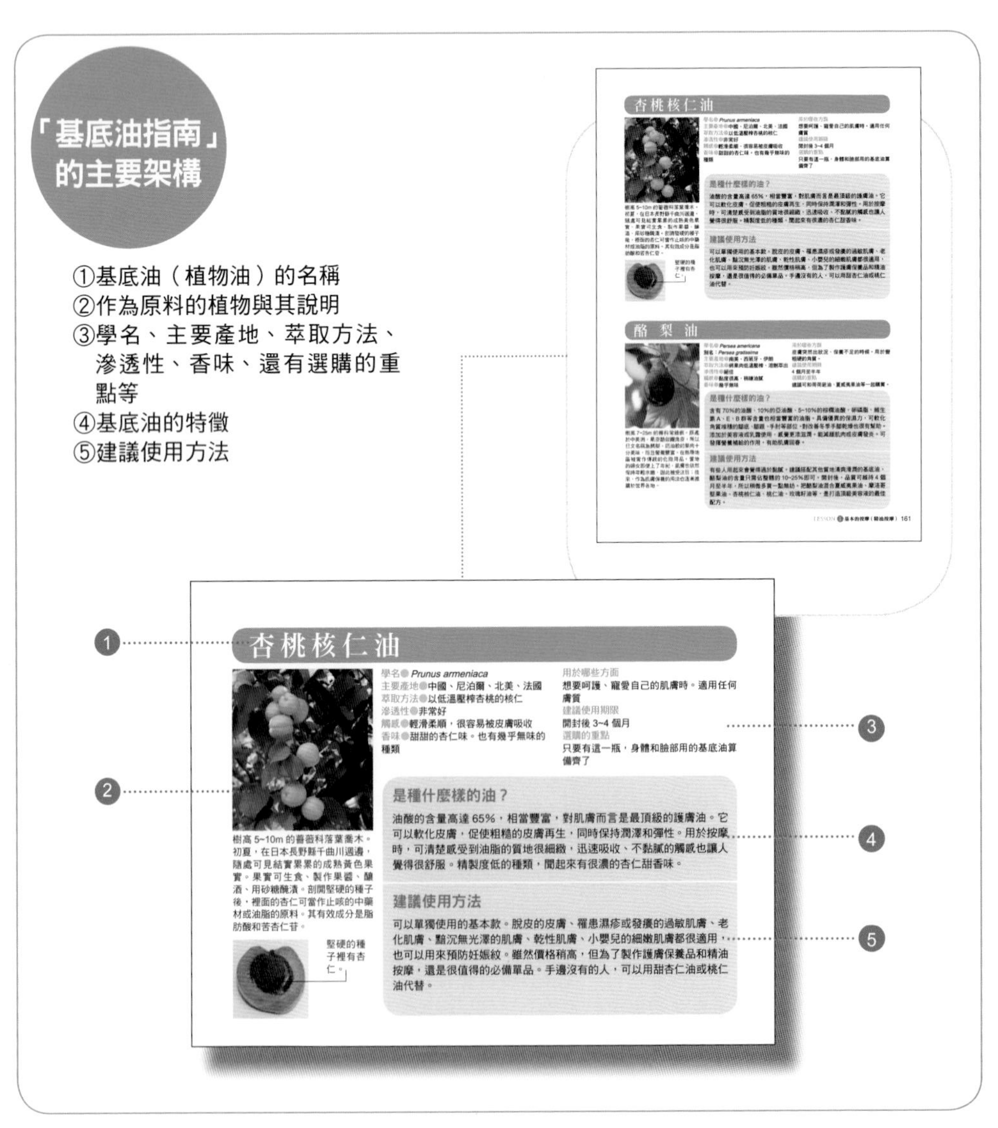

# 杏桃核仁油

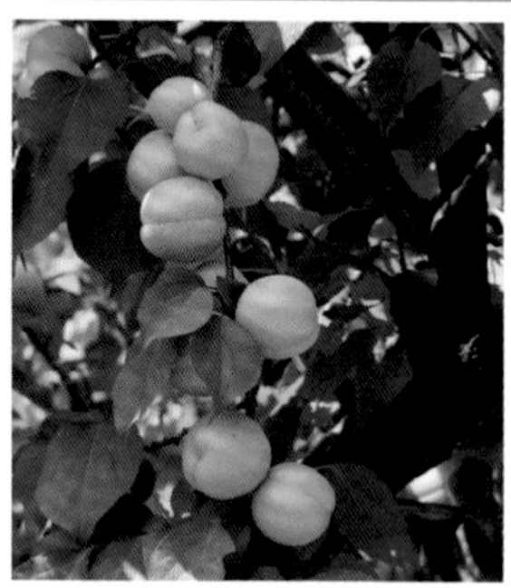

樹高 5～10m 的薔薇科落葉喬木。初夏，在日本長野縣千曲川週邊，隨處可見結實累累的成熟黃色果實。果實可生食、製作果醬、釀酒、用砂糖醃漬。剖開堅硬的種子後，裡面的杏仁可當作止咳的中藥材或油脂的原料。其有效成分是脂肪酸和苦杏仁苷。

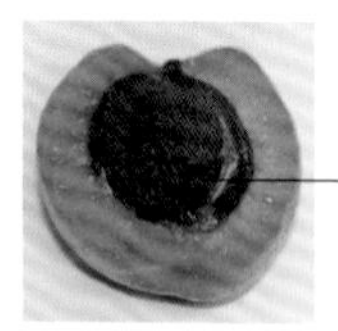

堅硬的種子裡有杏仁。

學名● *Prunus armeniaca*
主要產地●中國、尼泊爾、北美、法國
萃取方法●以低溫壓榨杏桃的核仁
滲透性●絕佳
觸感●輕滑柔順，很容易被皮膚吸收
香味●甜甜的杏仁味。也有幾乎無味的種類

用於哪些方面
想要呵護、寵愛自己的肌膚時。適用任何膚質。
建議使用期限
開封後 3～4 個月
選購的重點
只要有這一瓶，身體和臉部用的基底油算備齊了。

## 是種什麼樣的油？

油酸的含量高達 65%，相當豐富，對肌膚而言是最頂級的護膚油。滲透性極佳，可以軟化皮膚，促使粗糙的皮膚再生，同時保持潤澤和彈性。用於按摩時，可清楚感受到油脂的質地很細緻，迅速吸收、不黏膩的觸感也讓人覺得很舒服。精製度低的種類，聞起來有很濃的杏仁甜香味。

## 建議使用方法

可以單獨使用的基本款。脫皮的皮膚、罹患濕疹或發癢的過敏肌膚、老化肌膚、黯沉無光澤的肌膚、乾性肌膚、小嬰兒的細嫩肌膚都很適用，也可以用來預防妊娠紋。雖然價格稍高，但為了製作護膚保養品和精油按摩，還是很值得的必備單品。手邊沒有的人，可以用甜杏仁油或桃仁油代替。

# 酪梨油

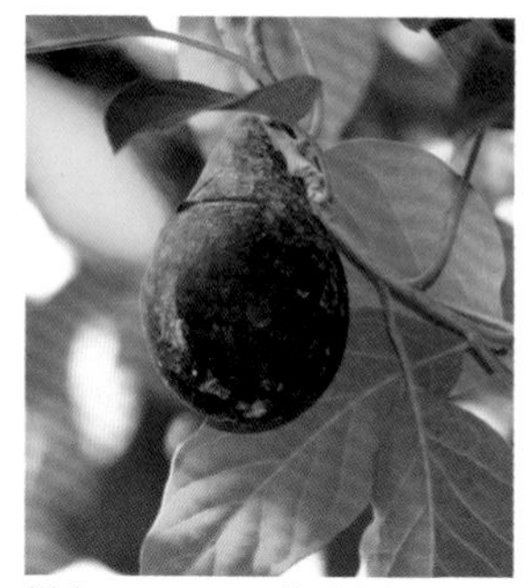

樹高 7～25m 的樟科常綠樹，原產於中美洲。果皮酷似鱷魚皮，所以也作叫鱷梨。奶油般的果肉十分美味，而且營養豐富。在熱帶地區被當作傳統的化妝用品。當地的婦女即使上了年紀，肌膚也依然保持年輕水嫩，因此備受注目；後來，作為肌膚保養的用法也逐漸推廣於世界各地。

學名● *Persea americana*
別名：*Persea gratissima*
主要產地●南美、西班牙、以色列
萃取方法●將果肉低溫壓榨、溶劑萃取
滲透性●絕佳
觸感●黏度很高，稍嫌油膩
香味●幾乎無味

用於哪些方面
皮膚突然出狀況、保養不足的時候。用於變粗硬的角質。
建議使用期限
開封後 4 個月至半年
選購的重點
建議可和荷荷芭油、夏威夷果油等一起購買。

## 是種什麼樣的油？

含有 70%的油酸、10%的亞油酸、5～10%的棕櫚油酸，卵磷脂、維生素 A、E、B 群等含量也相當豐富的油脂。具備優異的保濕力，可軟化角質堆積的腳底、腳跟、手肘等部位。對改善冬季手腳乾燥也很有幫助。添加於美容液或乳霜使用，感覺更添滋潤。能減緩肌肉或皮膚發炎。可發揮營養補給的作用，有助肌膚回春。

## 建議使用方法

有些人用起來會覺得過於黏膩。建議搭配其他質地清爽滑潤的基底油，酪梨油的含量只需佔整體的 10～25%即可。開封後，品質可維持 4 個月至半年，所以稍微多買一點無妨。把酪梨油混合夏威夷果油、摩洛哥堅果油、杏桃核仁油、桃仁油、玫瑰籽油等，是打造頂級美容液的最佳配方。

# 橄欖油（特級橄欖油）

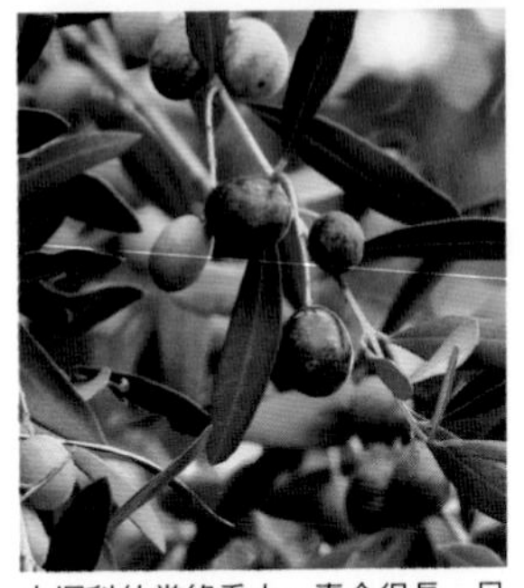

木樨科的常綠喬木。壽命很長，目前現存樹齡超過 1,000 年的古木。栽培的歷史已達數千年，被視為力量、勇氣、和平的象徵。葉子和果實、油可作為藥物或香油使用。已知可防止便秘、高血壓、心臟病、動脈硬化等疾病的效果，是很受歡迎的食用油。

學名● *Olea europaea*
主要產地●義大利、希臘、西班牙、地中海沿岸地區
萃取方法●低溫壓榨果肉
滲透性●普通
觸感●稍具黏性，但也有些種類很容易吸收
香味●獨特的香味。有些幾乎無味

用於哪些方面
身體感到疲勞和疼痛。用於保養肌膚和頭髮。
建議使用期限
開封後 4 個月～半年
選購的重點
精製度高的橄欖油在芳療產品專賣店、藥局等處都買得到。價格的落差很大。

## 是種什麼樣的油？

對身心俱疲，感覺油盡燈枯的人很有效。橄欖油能夠鬆弛肌肉，舒緩疼痛和疲勞。據說古希臘的競技者，在比賽前後都愛用橄欖油。油酸的比例約 70 ～ 85%、亞油酸約佔 5 ～ 10%，另外也含有維生素 A 和 E。除了提供乾性肌膚溫柔的呵護，使其保持柔軟，也有預防皺紋及黑斑的效果。具備舒緩蟲叮或皮膚發炎的作用。

## 建議使用方法

橄欖油有好幾種等級。建議購買特級（初榨）橄欖油。香味很濃，所以和其他油類混合時，份量只需佔全體的 20～25%即可。適用老化肌膚、指甲或頭皮保養、預防妊娠紋、卸妝等。卸妝用橄欖油、藥局限定橄欖油、橄欖角鯊烯油，都經由精製、脫臭的步驟，聞起來幾乎沒有味道，可以單獨使用。橄欖角鯊烯油的觸感輕盈，延展性佳。

# 山茶花油（椿油）

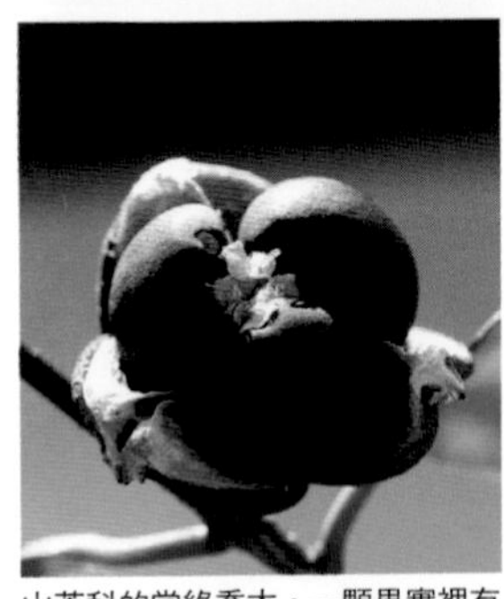

山茶科的常綠喬木。一顆果實裡有好幾個種子；從種子裡萃取出來的油脂，一直是日本女性用來保持肌膚美麗和烏黑秀髮的聖品。伊豆諸島、九州的五島列島等地，盛產山茶樹的歷史悠久。最近，山茶油也被開發成香皂的原料、基底油、天婦羅的炸油等，廣受歡迎。山茶花也是庭園中大放異彩的主角，有許多為人熟知的園藝品種可追溯至奈良時代。

學名● *Camellia japonica*
主要產地●日本
萃取方法●以低溫壓榨山茶樹的種子
滲透性●佳
觸感●滑度普通。精製油的觸感輕滑
香味●獨特的香味。也有幾乎無味的種類

用於哪些方面
頭髮和頭皮的保養、防止紫外線、乾燥肌膚
建議使用期限
開封後 8 個月至 1 年
選購的重點
在芳療用品專賣店買得到脫臭後的種類

## 是種什麼樣的油？

油酸的含量豐富，約佔 85 ～ 90%，效用對皮膚很溫和。亞油酸的含量很低，僅佔 2 ～ 4%，所以不易氧化，性質穩定。能使肌膚免於紫外線的危害。具備獨特的香味，雖然稍嫌油膩，對皮膚的滲透性很強。能發揮生髮效果，給予頭皮滋潤和營養，增加髮絲彈性，使髮根變得強壯。對預防頭皮屑、發癢、斷髮、掉髮、白髮、頭髮分叉也有效。

## 建議使用方法

洗髮前塗抹於頭皮，或者將 1 ～ 2 滴山茶花油滴入裝了熱水的臉盆，代替潤絲精使用。大約連續使用 2 週。也可以當作鬚後油或防曬油使用。如果買到味道很濃的種類，和其他油類混合時，添加量只需佔整體的 20 ～ 25%即可。精製山茶花油，無味、低刺激性，觸感更加輕滑。洗完澡馬上塗抹，對異位性膚質或敏感肌膚是很好的保護。

# 葡萄籽油

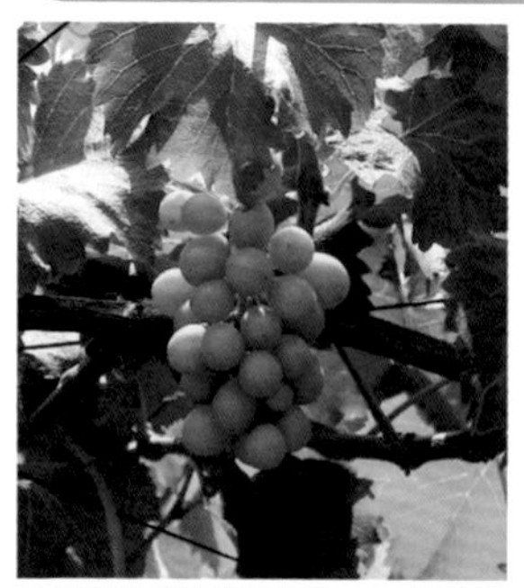

葡萄科的蔓性落葉灌木。一部分的葉子會變形成捲鬚狀。從西元前4,000年開始栽培於愛琴海周圍的地區，之後陸續推廣於各地。是全世界目前生產量最高的果樹。從釀酒後的葡萄種子，萃取而成的味道清爽、色澤美麗的綠色油脂，可用於料理、點心製作還有化妝品的原料。

學名● *Vitis vinifera*
主要產地●法國、義大利、智利
萃取方法●壓榨葡萄的種子、溶劑萃取
滲透性●普通
觸感●清爽不油膩。很容易在皮膚上推開
香味●幾乎無味

用於哪些方面
身體按摩、卸妝。適合普通～油性肌膚。
建議使用期限
開封後2～3個月
選購的重點
對皮膚的刺激性低，很適合喜歡清爽基底油的人。

## 是種什麼樣的油？

用於按摩時，手部的動作會覺得很輕盈、俐落，很容易推開。和其他同樣以亞油酸為主成分的油脂相比，完全不覺得油膩厚重。主要成分是亞油酸，約佔60～70%；維生素E的比例也很高，每100g約達30～70mg。清潔與潤澤（給予肌膚滋潤、使其軟化）皮膚的效果不錯，乾燥肌膚～油性肌膚都適用。

## 建議使用方法

適合用於夏天等容易流汗的季節，或者當作按摩整個背部或腹部等大面積按摩的基底油。選擇葡萄籽油或荷荷葩油當作基底油，不會在按摩後殘留油膩感。另外，當成乳霜或乳液的材料也很方便。不過考慮到亞油酸比較容易氧化的特性，最好儘快將產品用完。沾染到葡萄籽油的毛巾，容易因油脂氧化而發臭，所以要馬上清洗乾淨。

# 芝麻油（白麻油）

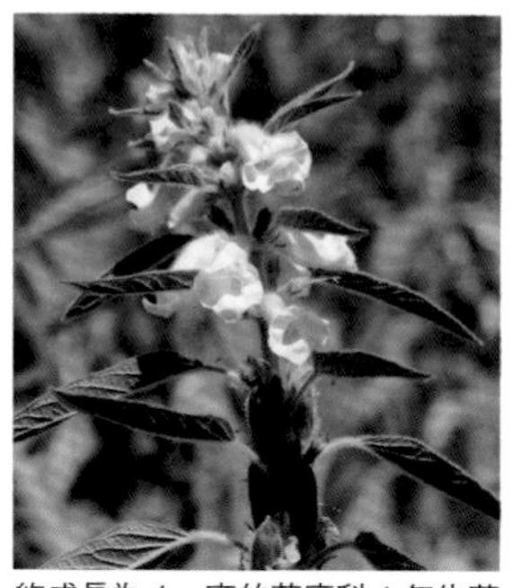

約成長為1m高的芝麻科1年生草本植物。被視為強壯滋補的食品從中國引進日本後，從西元600年開始在日本栽培。以前投入栽培的農家很多，但因為只能仰賴手工作業，無法機械化，所以產量暴減。現在幾乎完全仰賴進口。近年來以無農藥栽培的日本國產芝麻的需求量大增，行情看漲。

學名● *Sesamum indicum*
別名：*Sesamum orientale*
主要產地●印度、中國、非洲、東南亞
萃取方法●低溫壓榨種子
滲透性●稍佳
觸感●稍具黏性，滑度一般
香味●幾乎無味。不可使用烘焙過的芝麻油。

用於哪些方面
護髮、減緩疼痛、促進血液循環、嬰兒按摩。
建議使用期限
開封後半年至8個月
選購的重點
選擇淡黃色的白麻油，而非茶色的黑麻油。

## 是種什麼樣的油？

含有芝麻林素、芝麻酚等芝麻特有的抗氧化物質和維生素E。不易氧化，可長期保存。具備預防老化、解毒的功效，也可用於護髮、舒緩風濕或關節炎。可以先加熱到100～120度，再倒進不透光容器保存及使用。經過這道前置處理，可使抗氧化物質增加。

## 建議使用方法

按摩用的是未經過烘焙的生白芝麻油。雖然不到酪梨油的程度，使用後還是會覺得有些油膩，彷彿蓋了一層油膜。可以混合其他質地輕滑的基底油使用，也可以單獨使用。喉嚨虛弱的人，可以把加熱過的麻油含入口中約5分鐘，在喉嚨漱口之後再吐出來。或者加入檸檬水，漱口。

# 小麥胚芽油

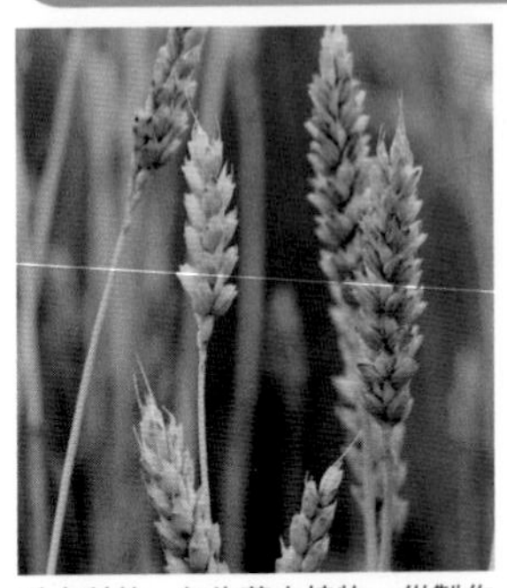

禾本科的一年生草本植物。從製作麵粉時去除的胚芽部分所萃取而出的油脂。富含種子發芽、成長時所需養分的胚芽油，被加工成保健食品或保養品。得油率很低，1t的小麥僅可萃取出 100g 胚芽油。

學 名 ● *Triticum vulgare* ／ *Triticum aestivum*
主要產地●美國、加拿大、澳洲
萃取方法●壓榨小麥的胚芽、溶劑萃取
滲透性●普通
觸感●黏性高，感覺厚重
香味●獨特的味道

用於哪些方面
老化肌膚的再生和改善嘴唇、手腳皮膚乾燥。
建議使用期限
開封後 3 ～ 4 個月
選購的重點
適用乾性肌膚、老化的肌膚、嘴唇、指尖、指甲的保養。

## 是種什麼樣的油？

亞油酸的含量約 55 ～ 60%、油酸約 20 ～ 30%，另外也含有豐富的維生素類。尤其是具備抗氧化作用的維生素 E，含量更高達 150 ～ 240mg ／ 100g。內服可防止體內氧化、促進血液循環、改善手腳冰冷和消除肌肉疲勞。外用可改善凍瘡或皮膚粗糙、皮膚乾燥或發炎，也可調理老化的肌膚。塗抹後會有好像擦了一層薄薄乳霜的感覺。

## 建議使用方法

最好混合其他基底油使用，添加量占全體的 5 ～ 10%即可，不要單獨使用。例如混於改善手部乾燥的護手霜，或者和乳果木油、酪梨油、夏威夷果油等混合。開封後，最好儘早使用完畢。如果手邊沒有芳療專用油，可以用小麥胚芽油的膠囊代替。要用之前打開，才能確保油脂的鮮度。對小麥過敏的人不可使用。

# 甜杏仁油

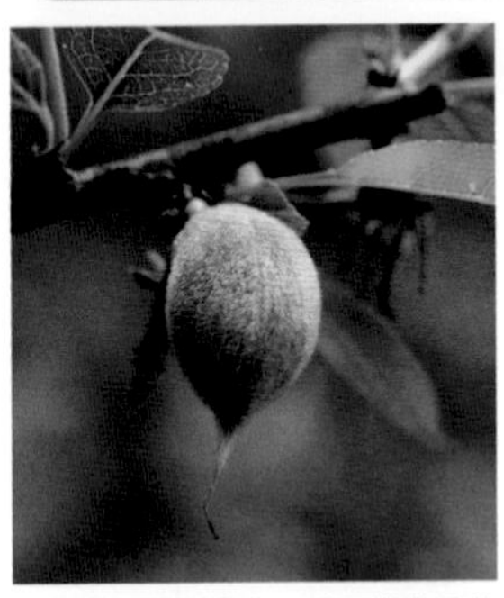

薔薇科的落葉喬木。扁平狀的果實味道很酸，無法食用。果實成熟後，可割開外皮，取出裡面可供食用的種子。在桃子和櫻花家族中，屬於最早在嚴冬中嶄露頭角的成員。從長出葉子的前兩個月開始，會開出淡粉紅色的花朵。花語是「希望」。

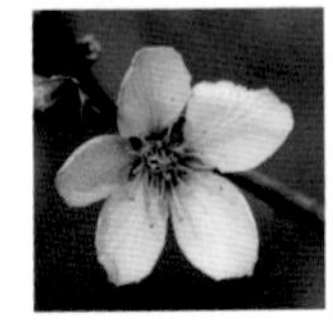

杏仁的花。

學名● *Prunus amygdalus*
**別名：***Prunus dulcis*
主要產地●地中海沿岸、加州、義大利、西班牙
萃取方法●低溫壓榨杏仁的核仁
滲透性●普通～稍慢
觸感●滑度普通。塗抹會讓皮膚變得柔軟。
香味●幾乎無味

用於哪些方面
日常肌膚的保養或嬰幼兒按摩。
建議使用期限
開封後 3 ～ 4 個月
選購的重點
適用臉部和身體。不知道該選擇哪一種基底油時，先從甜杏仁油或荷荷葩油下手就對了。

## 是種什麼樣的油？

滲透緩慢，有用成分以溫和穩定的步調發揮作用。能讓小嬰兒的皮膚、過敏而發癢的肌膚充分吸收。油酸佔 60 ～ 80%，亞油酸約有 20%，另外也含有棕櫚酸、維生素 A、$B_1$、$B_2$、$B_6$ 等。具備抗發炎、保濕、軟化皮膚作用，能保持皮膚柔軟。保存期限比橄欖油和酪梨油稍短，建議趁早使用完畢。

## 建議使用方法

可以單獨使用。作用和杏桃核仁油類似，但甜杏仁油的價格比較便宜，容易入手。在其他基底油混入甜杏仁油，可提高護膚效果。手腳乾裂時，可用甜杏仁油混合橄欖油、小麥胚芽油、胡蘿蔔油等使用。如要改善濕疹、肌膚粗糙、保養嬰兒的皮膚，可單獨或混合金盞花油使用。

# 月見草油

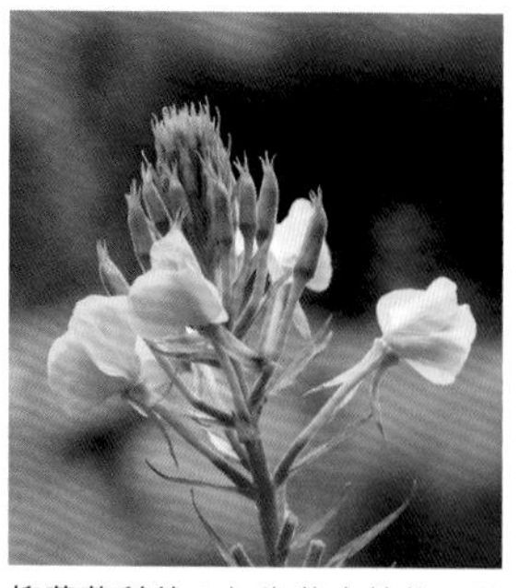

柳葉菜科的 2 年生草本植物。日文名稱是雌待宵草。自古被視為有助改善體質的藥草。夜間會開出有 4 片花瓣的黃花，到了隔天早上便凋謝。同屬柳葉菜科、Oenothera 屬的植物，共有 80 種以上分布於世界各地；以日本而言，除了屬於歸化植物的雌待宵草，也有大待宵草 O.erythrosepala 和待宵草 O.stricta 等幾種野生化的品種。

學名● *Oenothera biennis*
主要產地●北美、英國、中國
萃取方法●低溫壓榨種子
滲透性●普通
觸感●稍具黏性
香味●幾乎無味～略微聞得到

用於哪些方面
身體、精神、肌膚一直處於疲勞狀態。過敏、PMS（經前症候群）、壓力。
建議使用期限
開封後約 3 個星期。需冷藏保存
選購的重點
價格昂貴。容易氧化，建議一次購買少量。

## 是種什麼樣的油？

含有能轉換為前列腺素（重要的生理活性物質）的亞油酸（60～75%）和 γ - 亞麻酸約 10%。若能恰到好處地攝取這些成分，不但能強化免疫力，也能夠間接改善過敏和發炎、老化、荷爾蒙的分泌。月見草油可以內服也可以外用。氧化速度很快，所以建議一次購買少量。

## 建議使用方法

趁新鮮使用完畢。混合其他基底油使用時，只需佔整體的 10～20%。改善範圍包括荷爾蒙失調、更年期的症狀、PMS（經前症候群）、生理痛、肌膚乾燥或發炎、濕疹、異位性皮膚炎、關節疼痛或發炎、風濕等。月見草油除了外用，內服也可帶來好效果。如果手邊有月見草油膠囊，也可以割開擠出來，代替按摩油使用。

# 桃仁油

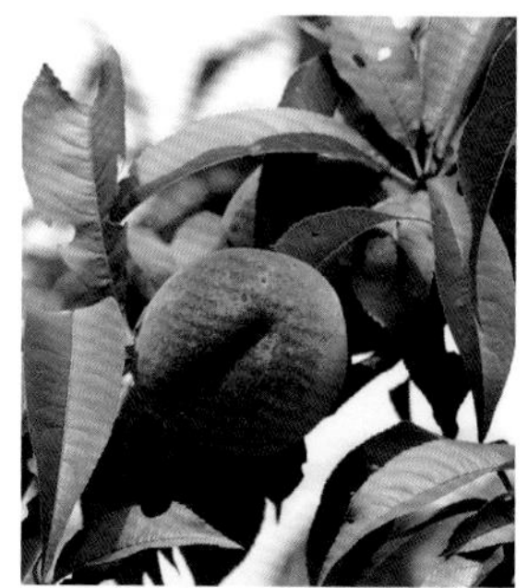

薔薇科的落葉喬木。到了 4 月左右，同時長出葉子和開花。堅硬的種子裡藏著核仁，其有效成分和杏子一樣是苦杏仁苷，但具備異於杏仁的效能和用法，在中醫裡被當作治療婦女病的生藥。桃葉可當作改善濕疹和痱子的居家良藥。

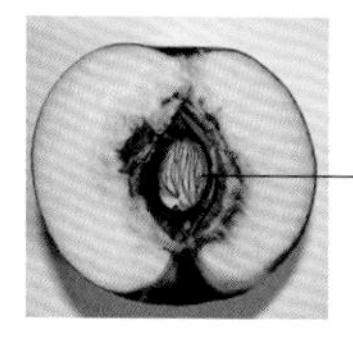

堅硬的種子裡有桃仁。

學名● *Prunus persica*
主要產地●中國、北美
萃取方法●低溫壓榨桃仁
滲透性●普通～稍慢
觸感●稍帶黏性。觸感柔軟。
香味●幾乎無味

用於哪些方面
日常的肌膚保養。適用任何膚質。
建議使用期限
開封後 3～4 個月內
選購的重點
適用臉部和身體。杏桃核仁油的觸感比較輕滑。

## 是種什麼樣的油？

油酸的含量約佔 60～65%、亞油酸約含有 25%。和同為薔薇科，也都由核仁萃取出油脂的杏桃核仁油和甜杏仁油，具備類似的作用。適用老化肌膚、敏感肌膚、乾性肌膚、粗糙的皮膚、有發癢或濕疹困擾的皮膚，大多人都是用於臉部和身體。它能夠對肌膚發揮保護並提供營養的作用。

## 建議使用方法

杏桃核仁油、甜杏仁油、桃仁油都具備美容功效。以觸感而言，桃仁油比較接近甜杏仁油。喜歡輕滑觸感的時候，選擇杏桃核仁油比桃仁油更加合適。桃仁油和甜杏仁油都屬於平易近人的價格，如果用於油性肌膚或混合性肌膚，可以加點少量荷荷葩油，用於乾性膚質的話，可以添加少量酪梨油。

# 歐洲榛果油

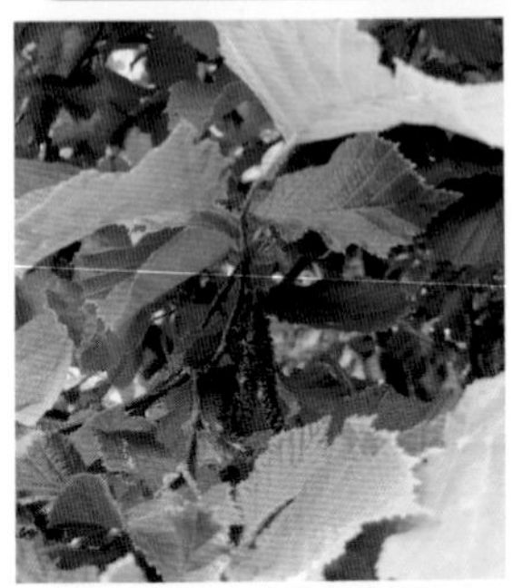

原產歐洲的樺木科落葉闊葉灌木。日文名稱是西洋榛。其果實和栗子一樣被稱為堅果，非常美味。可用於料理或製作甜點。生長於野外的果實，被野鼠或松鼠當作冬糧藏於土中，有些被遺忘的果實會發芽、成長。

學名● *Colylus avellana*
主要產地●法國
萃取方法●低溫壓榨果實
滲透性●絕佳
觸感●延展性佳，不黏膩
香味●濃郁的堅果香

用於哪些方面
促使粗糙的皮膚再生。適用中性肌膚～油性肌膚。
建議使用期限
開封後半年以內
選購的重點
屬於中高價位。

## 是種什麼樣的油？

油酸的含量約佔 40%，棕櫚油酸的含量約有 20 ～ 25%，和其他基底油相比，可說是壓倒性居多。歐洲榛果油的滲透性極佳，和其他油脂混合，也會加速整體的滲透性。雖然稍具黏性，但滲透性很強的關係，觸感並不黏膩。它可以修復受傷的肌膚，收斂油性肌膚。據說還可促進體液循環，對肌肉產生作用。

## 建議使用方法

如果不喜歡其獨特的香氣，可以混合其他基底油再使用。也含於人體的皮脂的棕櫚油酸，是一種和皮膚再生息息相關的脂肪酸，但含量會隨著年齡的增長減少。製作美容液時，可添加少量歐洲榛果油或夏威夷果油。這兩種基底油的複方油，對改善水腫、肩頸痠痛、肌肉疼痛都有幫助。

# 荷荷葩油

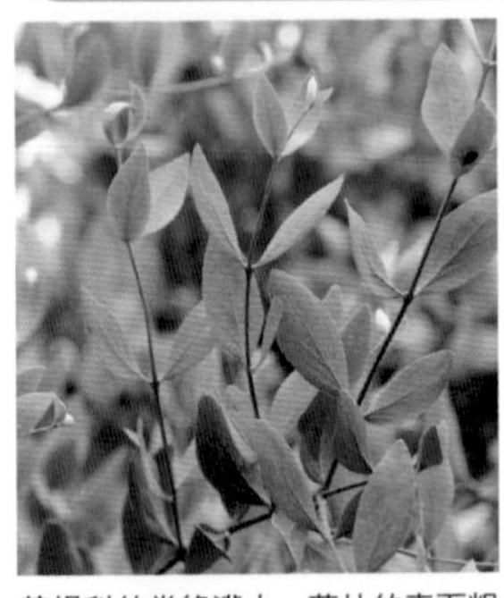

黃楊科的常綠灌木。葉片的表面粗糙，可防止水分蒸發。在日照強烈、雨水稀少的半沙漠環境也能生長。屬名的 Simmondsia，是為了紀念植物學家 F. W.Simmonds。荷荷葩油因可當作抹香鯨油的代替品而備受注目，可加工為各種化妝和護髮產品。

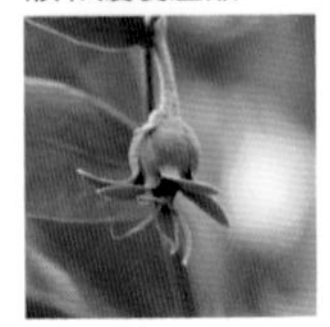

荷荷葩的雌花。授粉後，這朵雌花會結為果實。

學名● *Simmondsia chinensis*
主要產地●墨西哥、美國西南部、以色列
萃取方法●低溫壓榨種子
滲透性●絕佳
觸感●滑度非常好，使用後感覺清爽
香味●精製荷荷葩油無味。未精製的金黃荷荷葩油，略帶香味

用於哪些方面
護髮、整體護膚。適用每一種膚質
建議使用期限
開封後 8 個月～ 1 年
選購的重點
用途相當廣泛。適合想要清爽不油膩的感覺時。

## 是種什麼樣的油？

植物性的液體蠟。分為黃色荷荷葩油和經過脫色・精製的透明荷荷葩油。穩定性和耐熱性強，可長期保存。在低溫下會開始凝固，但置於室溫的環境下便會恢復原狀。主要成分是高級脂肪酸和高級醇所結合而成的酯類，質地清爽，幾乎沒有油膩感。它具備調整皮脂分泌的作用，可抑制發炎症狀，防止黑斑和皺紋。早期的美國印地安人會用它來保養飽受日光曝曬而乾燥的頭髮和皮膚。

## 建議使用方法

它的觸感有如絲緞般光滑，可單獨使用。只要添加一些荷荷葩油，即使是原本覺得油膩的基底油，也會顯得比較輕滑，容易使用。應用範圍很廣，護膚、護髮皆可，也適用於製作各種芳療產品。對改善皮膚發炎、面皰、油性肌膚和老化肌膚特別有效。建議可在玫瑰花水添加少量。它能夠深入頭皮，所以添加在洗髮精使用的話，可發揮生髮效果，增加髮絲的光澤。這時就不需要再潤絲了。

# 琉璃苣油

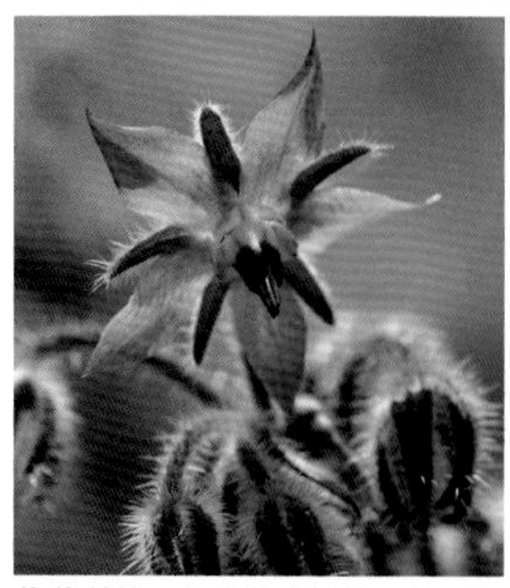

紫草科的一年生草本植物。整體覆蓋著一層有如尖刺的白毛。屬名的Borago，從剛毛的拉丁文borra而來。朝下綻放的星型花朵，可用砂糖醃漬後，當作蛋糕的裝飾；新鮮的花瓣可放進沙拉，點綴色彩。它能夠撫慰心靈，使憂鬱的心情一掃而空；傳說中，它是種能夠讓人產生勇氣的花；教堂的掛毯或騎士的服裝，都會繡上它的圖案。據說中世紀的士兵在喝下餞別之酒時，習慣在酒裡放入藍色的琉璃苣花。

學名● *Borago officinalis*
主要產地●法國、中國、中東
萃取方法●低溫壓榨種子
滲透性●普通
觸感●稍具黏性
香味●幾乎無味～略微聞得到

用於哪些方面
身體和肌膚持續感到疲勞的時候。適用皺紋、乾燥、過敏肌膚。
建議使用期限
開封後約3個星期。冷藏保存。
選購的重點
價格昂貴。容易氧化，所以建議一次購買少量

## 是種什麼樣的油？

作用和月見草油類似。兩者都含有γ-亞麻酸，可以內服也可以外用。被認為對許多症狀都能發揮功效的γ-亞麻酸，其含量是月見草油的近2倍，約佔20～30%。亞油酸的含量較少，約30%左右。具備促進體液循環、強化免疫系統、軟化皮膚、活化皮膚細胞、保濕、預防皺紋產生的效果。最近也顯示出有強化腎上腺的作用。

## 建議使用方法

趁新鮮使用完畢。和其他基底油混合的比例約為10～20%。感覺精神上的壓力很大、悲傷、失望等負面情緒作祟時，以及用於病後調養、更年期的症狀、PMS（經前症候群）、月經不順、生理痛、濕症、異位性皮膚炎、花粉症、關節炎、風濕等，可外用和內服琉璃苣油。也可以割開當作保健食品內服的膠囊，當作按摩油使用。

# 夏威夷果油

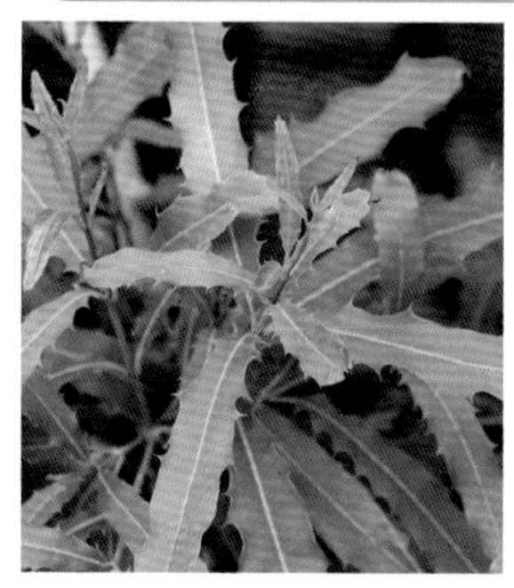

原產澳洲的山龍眼科植物。名稱源自於英國化學家L.Macadam。長橢圓形的葉片呈鋸齒狀。葉片富有光澤，會長出數片輪生葉。富含脂肪、鐵質、鈣質、磷的果仁，可以加點鹽巴烘焙，或者在外面包覆一層巧克力，當作點心食用。

學名● *Macadamia ternifolia*／*Macadamia integrifolia*
主要產地●澳洲、巴拉圭、美國（夏威夷、茂宜島）
萃取方法●低溫壓榨果仁
滲透性●絕佳
觸感●稍具黏性，但不太會有油膩感
香味●幾乎無味。有些具備獨特的香味

用於哪些方面
過於乾燥而搔癢的皮膚、老化肌膚。
建議使用期限
開封後半年約8個月
選購的重點
保存期限較長，所以可以一次多買一點

## 是種什麼樣的油？

不易氧化，可以長期保存的基底油。油酸的含量有55～70%，但亞油酸的含量僅佔1～4%，非常稀少。和歐洲榛果油一樣，含有許多佔人體皮脂含量10%以上的棕櫚油酸，比例大約是15～25%。也含有維生素A·E·B，有助肌膚回春。迅速被皮膚吸收，容易使用。

## 建議使用方法

很適合用來替皮脂含量稀少的乾燥肌膚按摩。可以單獨使用，也建議混合荷荷葩油、甜杏仁油、杏桃核仁油、橄欖油等使用。背部或小腿等部位出現搔癢，導致抓破皮、發炎時，不妨試試夏威夷果油。遇到寒冷天氣或要替高齡者按摩時，建議使用的必備基底油之一。

# 玫瑰籽油

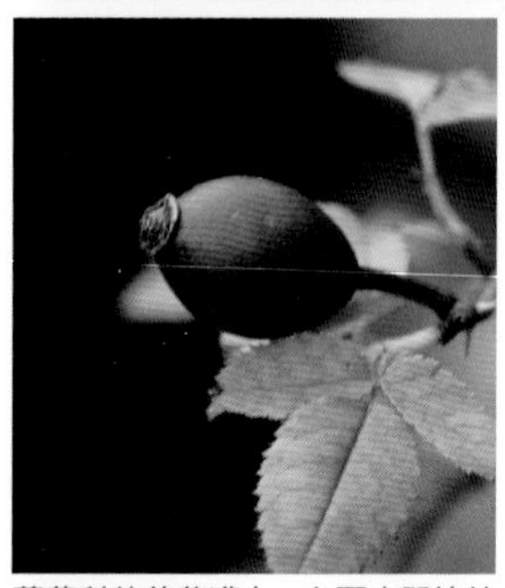

薔薇科的落葉灌木。在夏末開始結果，到了秋天成熟為紅色橢圓形的玫瑰果實，自古便被當作強壯藥物使用。目前以含有豐富的維生素C而廣為人知，可用於製作果醬、糖漿、花茶。被採下來萃取出玫瑰籽油的玫瑰，包括狗玫瑰（照片）等數種品種。

學名● *Rosa rubiginosa ／ Rosa canina ／ Rosa moschata 從這 3 種品種萃取出油脂*
主要產地●智利、秘魯、美國
萃取方法●低溫壓榨種子、溶劑萃取
滲透性●普通
觸感●黏度高，感覺很黏稠
香味●具備獨特的香味

用於哪些方面
肌膚回春、皺紋、黑斑、預防色素沉澱。
建議使用期限
開封後約 3 個星期。以冷藏保存
選購的重點
價格昂貴。容易氧化，建議一次購買少量。

## 是種什麼樣的油？

可達到癒合傷口、抗發炎、美白等效果。具備促進皮膚再生、防止皺紋生成或老化的抗老化作用，是種很受歡迎的美膚油。含有油酸（10～15%）和必需脂肪酸的亞油酸（40%）、α-亞麻酸（20～25%）。必需脂肪酸進入人體後，隨著代謝會轉換成具備調整血壓、荷爾蒙分泌和免疫系統等各種功能的前列腺素。

## 建議使用方法

趁新鮮使用完畢。略帶油臭味；如果不喜歡這個味道，建議混合其它基底油使用。製作調合油時，可添加一種香味濃郁、具備美容效果的精油。適合用於保養眼睛周圍和臉部。如果要改善皮膚脫皮、疤痕、皮膚粗糙或乾燥，可和杏桃核仁油、荷荷葩油、酪梨油等油混合。

# 山金車油

浸泡油

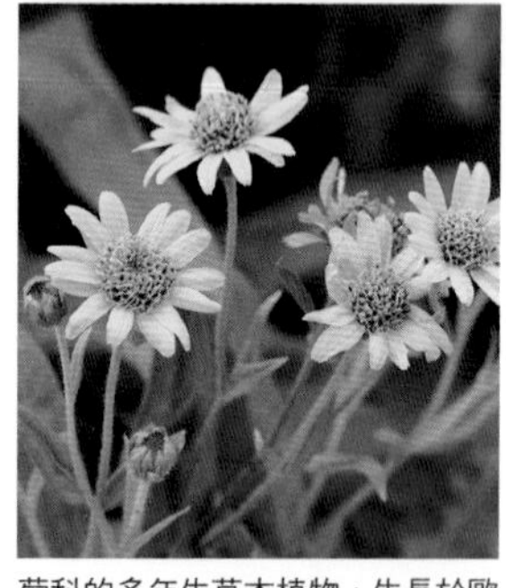

菊科的多年生草本植物，生長於歐洲山岳地帶的牧草地。葉片的形狀有如兔耳。日文名稱是兔菊。把花浸漬在酒精或植物油中，可製成香草藥酒或浸泡油。雖然是常用於改善跌打損傷和扭傷的家庭常備藥，其實含有毒性。在順勢療法中屬於利用頻率很高的萬用藥之一。

學名● *Arnica montana*
主要產地●德國、法國
萃取方法●把花朵浸泡在橄欖油（或葵花籽油）
滲透性●普通
觸感●稍具黏性＊依照浸泡底油的性質而異
香味●有一股藥草般的味道

用於哪些方面
腰部或肩膀等身體出現疼痛時。
建議使用期限
開封後 2～3 個月
選購的重點
價格稍微偏高。

## 是種什麼樣的油？

可減緩跌打損傷或扭傷的疼痛，消除腫脹，加速受傷的部位痊癒。當肉體或精神上遭受意外的打擊或受傷時，山金車油可促進生命能量的循環；有些人在手術或拔牙前，會內服山金車的藥酒或順勢療法的製劑。雖然山金車油和上述兩者的性質有些差異，但材料的來源是同一種植物，所以也具備類似的要素。

## 建議使用方法

受傷後，最好盡快塗抹於整體部位。除了舒緩跌打損傷、瘀青、傷口、燒燙傷、扭傷、肌肉疼痛、網球肘、關節炎、風濕、腰痛等，對精神遭受打擊後的平復也有很好的效果。價格昂貴的關係，大多和其它基底油混合使用。如欲改善更深層的疼痛、傷口、發炎或慢性症狀，可試試金絲桃油。也有混合兩種油使用的臨床案例。

# 金盞花油

浸泡油

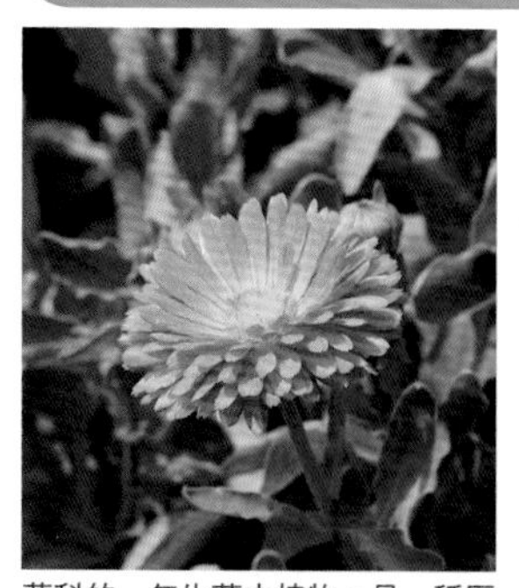

菊科的一年生草本植物。是一種歷史悠久的藥草，從中世紀左右就被當作消毒傷口、潰瘍、止血、潰爛、發炎、腫脹或疼痛時的藥物，另外也可用於肝臟或腸子虛弱時。金盞花除了製成油，還可製作成香草茶、藥酒、順勢療法的製劑、花精。

學名● *Calendula officinalis*
主要產地●英國、澳洲、法國、地中海沿岸
萃取方法●把花朵浸泡在橄欖油（或葵花籽油）
滲透性●普通
觸感●稍具黏性＊依照浸泡油的性質而異
香味●藥草般的獨特味道

用於哪些方面
嬰兒的肌膚保養、皮膚粗糙。
建議使用期限
開封後 2 ～ 3 個月
選購的重點
價格稍高。

## 是種什麼樣的油？

外觀呈黃色，包括金盞花素、皂素等有用成分，以及色素來源的類胡蘿蔔素、類黃酮等。可發揮鎮痛和抗發炎作用，促進皮膚再生、加速傷口癒合的能力也很強。適用疼痛發癢的肌膚、皮膚粗糙、曬傷、皮膚燒燙傷等，另外也能鎮定發炎或罹患濕疹的敏感性肌膚。有時也會用於靜脈瘤和跌打損傷。

## 建議使用方法

金盞花油能夠盡可能減輕傷口和皮膚發炎的症狀，加速復原。可用於嬰兒的尿布疹、濕疹、哺乳期乳頭護理（在哺乳之前，要把油擦拭乾淨）、割傷等。可以單獨使用，但大多以 20 ～ 25%的比例，混合其它基底油使用；建議混合蜜蠟做成軟膏。如果皮膚敏感，建議先做貼布測試。

# 胡蘿蔔油

浸泡油

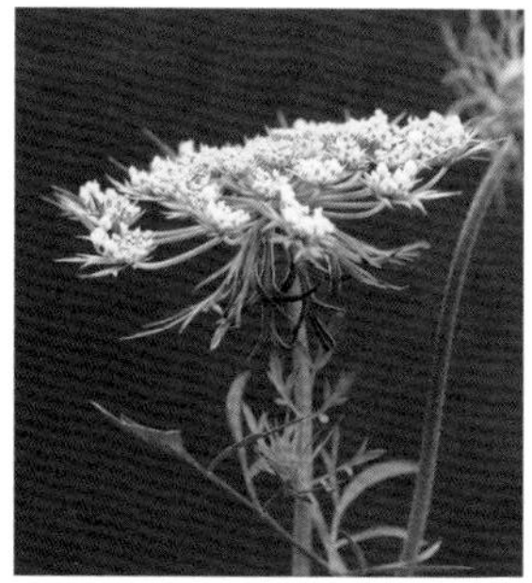

繖形花科的二年生草本植物。野生的野胡蘿蔔自古被當作藥品使用。花瓣有如蕾絲般美麗，所以被稱為 Queen-Anne's-Lace，意思是女王的蕾絲。供食用的胡蘿蔔 Daucus carota var.sativus 從野胡蘿蔔改良而成。所謂的胡蘿蔔油，作法是把切碎的根部浸漬在植物油。

學名● *Daucus carota*
主要產地●法國
萃取方法●把根部浸泡在橄欖油（或葵花籽油）
滲透性●普通
觸感●稍具黏性＊依照浸泡油的性質而異
香味●略帶胡蘿蔔的味道

用於哪些方面
皮膚粗糙或黏膜的修復。
建議使用期限
開封後 2 ～ 3 個月
選購的重點
建議每次少量購買。

## 是種什麼樣的油？

含有類胡蘿蔔素、維生素 A、B、C、D，可修復並促進粗糙的黏膜或皮膚再生。也曾用於改善久治不癒的乾癬或濕疹。在秋冬之際使用，對改善嘴唇或指尖乾燥、手部粗糙、富貴手、燒燙傷後的修復都有幫助。稍嫌油膩厚重，所以大多以 10 ～ 20%的比例，混合其它基底油使用。

## 建議使用方法

適合容易老化的脖子和手部。洗澡後，把胡蘿蔔油塗抹於唇部，用保鮮膜包覆約 5 分鐘，再以面紙吸掉多餘的油脂，注意不要擦拭。準備胡蘿蔔油、甜杏仁油、乳木果油、蜜蠟等材料製作成護唇膏，可隨身攜帶很方便。也很適合添加薰衣草、薄荷等精油。

# 聖約翰草油（金絲桃油） 浸泡油

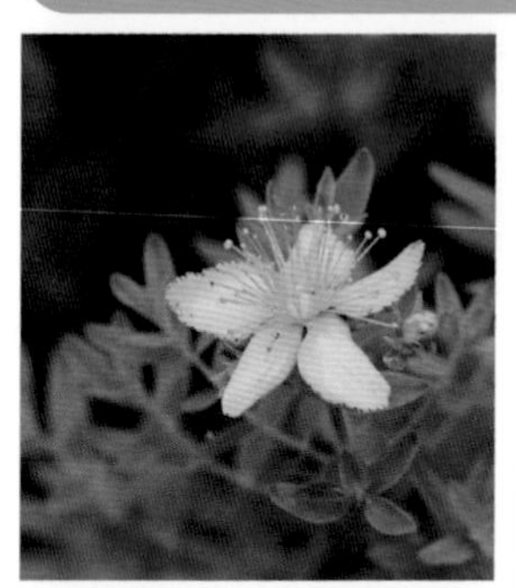

金絲桃科的多年生草本植物。草莖約 30 ～ 60cm。種名 perforatum 是穿孔的意思。因為從明亮處仔細觀察葉片，可發現許多透明的斑點。將花朵搗碎後，會流出紅色的汁液，所以自古就被視為可止血、鎮痛的植物。事實上，它也被當作止血和跌打損傷的藥物；連參加十字軍東征的士兵，也會帶著金絲桃油遠征。也可製作成香草茶、藥酒、順勢療法的製劑、保健食品。

學名● *Hypericum perforatum*
主要產地●法國、英國
萃取方法●把花朵浸泡於橄欖油（或葵花籽油）
滲透性●普通
觸感●稍具黏性＊依浸泡油的性質而異
香味●獨特的味道

用於哪些方面
神經痛、肌肉痛、腰或肩膀等身體疼痛時。
建議使用期限
開封後 2 ～ 3 個月
選購的重點
和山金車油相比，適用於疼痛發生於更深層的部位時。

## 是種什麼樣的油？

有效成分包括花朵所含的精油、金絲桃素、類黃酮等。紅色的金絲桃油，可減輕跌打損傷和扭傷、腰痛、割傷等各種疼痛。具備排毒作用，對改善蕁麻疹、傷口、痔瘡、發炎都有效果。價格昂貴，所以大多混合其它基底油一起使用。

## 建議使用方法

適用跌打損傷、肌肉疼痛、扭傷、關節炎、風濕、靜脈瘤、神經痛。若神經組織發炎、感覺有如針刺的尖銳疼痛、深層部位出現疼痛，可把金絲桃油塗抹於痛處。可以單獨使用，但混合山金車油、夏威夷果油、歐洲榛果油使用，可發揮相輔相成的效果。發生擦傷或割傷、曬傷、燒燙傷時，可單獨或搭配金盞花油使用。

## column 2 腳底的反射區

腳底被視為和體內各個臟器和器官的連結處，有許多被稱為反射區的部位。據說只要刺激反射區，便等同於作用於與這個部位對應的臟器或器官。

要一一記住每一個反射區很不容易，所以只要大致記住與身體對應的位置（頭部、胸部、上腹部．下腹部），知道右腳對的是右半身，左腳是左半身就可以了。在腳底摸到疼痛之處時，可以針對這個地方給予刺激。

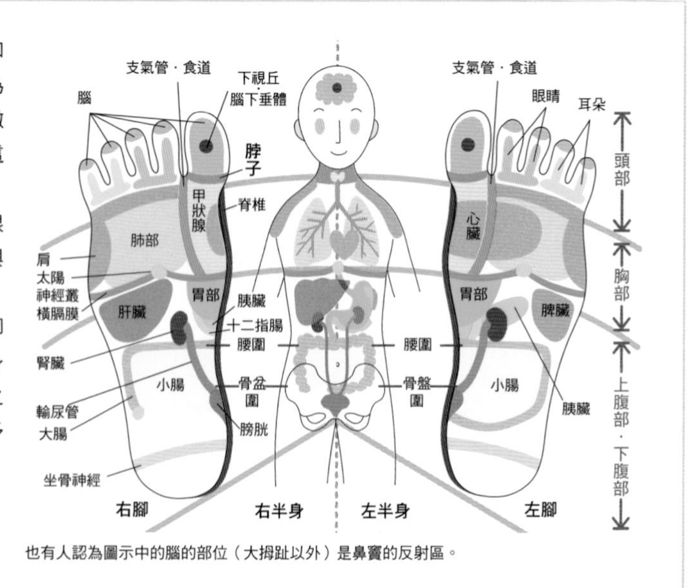


也有人認為圖示中的腦的部位（大拇趾以外）是鼻竇的反射區。

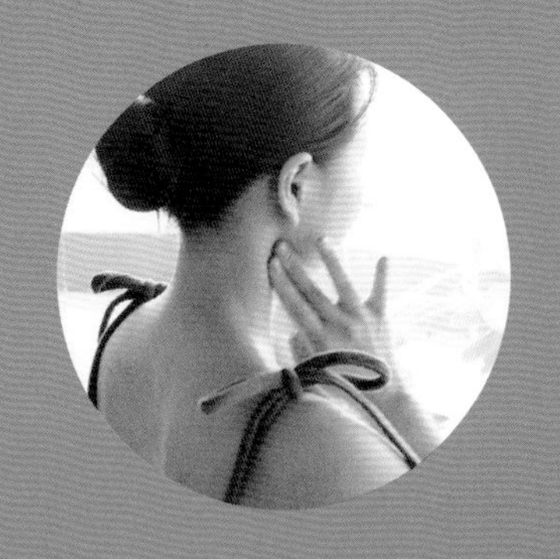

# *PART 4*

# 各種症狀的自我護理指南

芳療並非可以取代醫療。
但是以輕鬆、愉快的方式把芳療帶進生活，
日積月累下來，在身心兩方面的保養上確實出現成效的人愈來愈多。接下來為大家介紹居家芳療保健的重點和精油的配方。

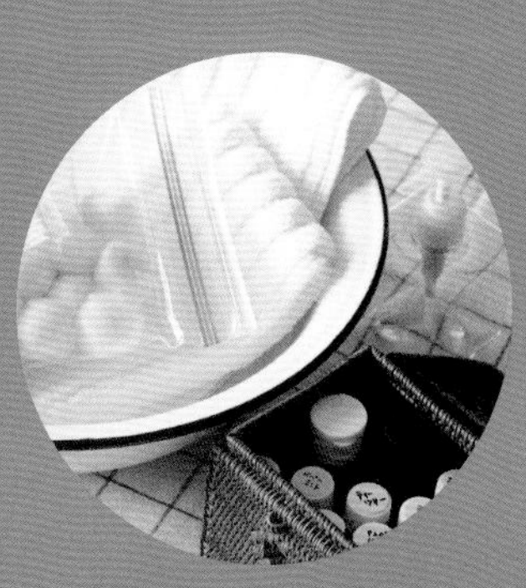

醫學監修：中村裕惠

# 展開自我居家護理之前

## 先試 3 天再說吧

不論採取哪一種行動，只要持續進行，一定會出現改變。但如果只是偶一為之，感受便不明顯。所以，一旦決定要做，就持續試個 3 天吧。3 天過後，覺得還可以繼續下去的話，再持續 3 天。首先，以 3 天為單位，太累或忙到沒有時間的時候，暫停無妨。

同樣的事情持續一段時間之後，不但身體會逐漸習慣，也能夠期待看到一定程度的效果。只要有那個興致，不論要進行幾個療程都 OK 喔。

## 如何進行自我居家護理？

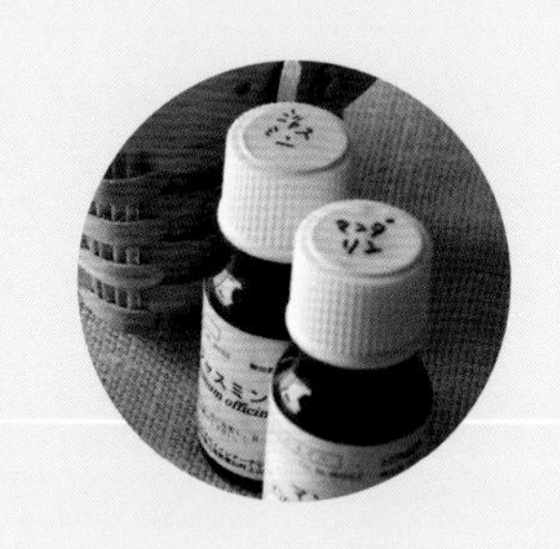

### 貼布測試和使用配方的記錄

為了避免產生問題，除了事前的貼布測試，把精油的調配比例、基材、使用狀況記錄下來也是個好方法。如果出現不甚理想的反應，也可以當作下一次配方的參考。而且，透過記錄，也能夠以客觀的角度重新檢視自我。

### 依照時間長短和頻率設計進行的方式

進行的時間長短和頻率也是不可忽略的重點。如果只能擠出一點點時間，可以稍微提高稀釋濃度，只針對局部塗抹。除了時間充裕與否，方法也會隨著地點和實施對象而異。想辦法配合當時的狀況，選擇能夠長期進行的型態很重要。如果在家裡進行，最建議的簡單方法是精油泡澡。外出時攜帶方便的芳香小物也很值得推薦。

### 別忘了替他人著想

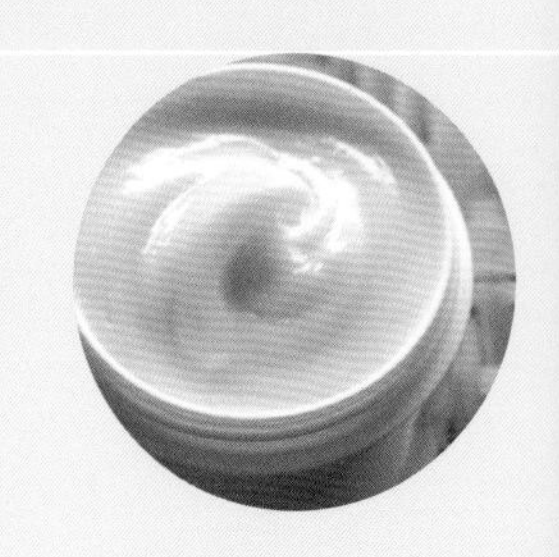

每個人對香味的好惡不盡相同。如果和家人同住，或者在公司或醫院的多人房進行時，記得挑選接受度比較高、味道不容易累積在室內的精油。

### 注意！確實掌握不適的程度

如果發生急性症狀，請務必接受醫師的診療，並遵照其指示。芳療終究只是輔助性治療，並非醫療的替代品。另外，運用於慢性疾病時，如果心存疑慮，請向醫師或專家諮詢。疼痛或其他症狀，雖然可視為肉體或精神失衡時所表現出的一種徵兆，但請勿自行診斷。了解自我護理也有其限度是非常重要的原則。

＊出現在176頁之後的軟膏、蜜蠟乳霜，在82～83頁有介紹其作法。

## 嘗試新方法！

習慣了一種方式之後，也試試其它的芳療應用方式吧。只要累積到一定次數就嘗試新的改變，說不定會有新發現喔。

例子

①促進睡眠・鎮定的芳療

睡前的精油泡澡

▼

②從自己認為是根源所在的問題下手

每天精油按摩10～20分鐘

▼

③強壯・刺激身心的精油泡澡

提振精神的芳療

▼

④睡眠・鎮靜

假日的足浴

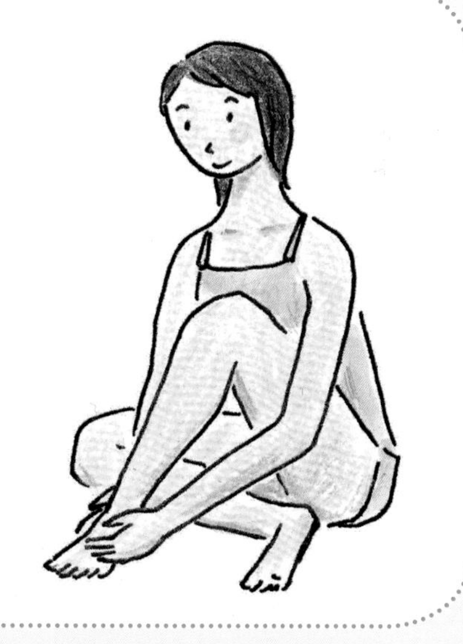

## 其它注意事項

- 如果實行對象是其他人，必須向本人確定其意願。
- 不可飲用精油。請勿塗抹到眼睛等黏膜。
- 確認禁忌事項（嬰幼兒或孕婦、罹患疾病的人等）。
- 如果實行對象是高齡者，必須知道有哪些不適合使用的精油和濃度。

# 1 運動器官的不適

運動器官：骨骼、肌肉、肌腱、關節等

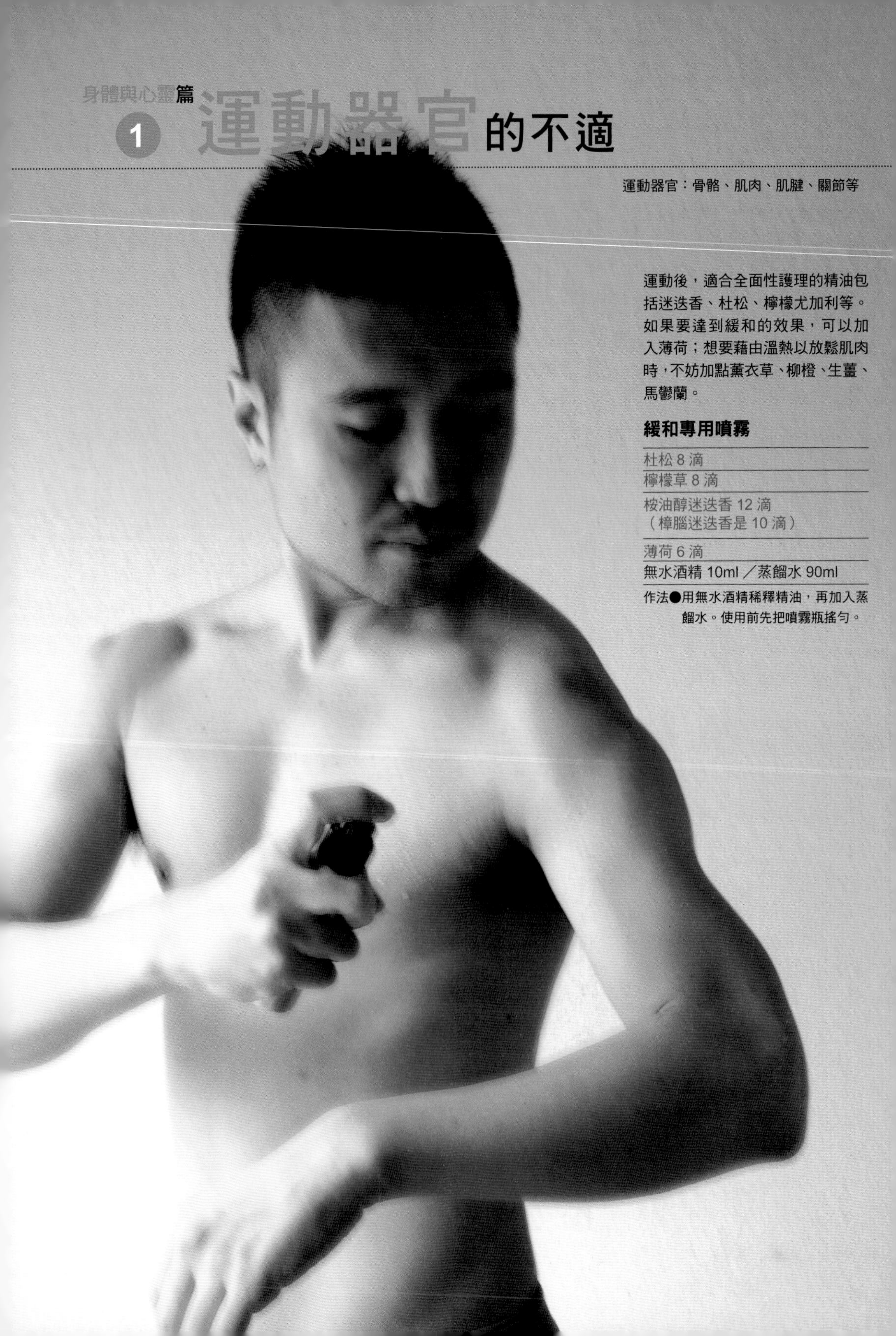

運動後，適合全面性護理的精油包括迷迭香、杜松、檸檬尤加利等。如果要達到緩和的效果，可以加入薄荷；想要藉由溫熱以放鬆肌肉時，不妨加點薰衣草、柳橙、生薑、馬鬱蘭。

### 緩和專用噴霧

杜松 8 滴

檸檬草 8 滴

桉油醇迷迭香 12 滴
（樟腦迷迭香是 10 滴）

薄荷 6 滴

無水酒精 10ml ／蒸餾水 90ml

作法●用無水酒精稀釋精油，再加入蒸餾水。使用前先把噴霧瓶搖勻。

芳香保健的重點

**運用可以溫熱肌肉、代謝囤積過量的疲勞物質的精油。除了厚的肌腹（肌肉的中間部位），容易疲勞和疼痛的關節周圍、肌腱也要用精油仔細搓揉，才能加速復原，預防傷害。肌肉一緊張，不自覺的會造成肩頸痠痛、呼吸變淺等。肌肉僵硬和心理狀態息息相關，所以打造一個能夠放鬆的環境很重要。**

●溫熱肌肉以舒緩緊張（肌肉的鬆弛、促進血液循環、增溫）
●幫助尿酸、乳酸等老舊廢物的排出（去除血液・淋巴滯留）
●鎮定亢奮的情緒，讓人享受平靜、悠閒的時間（鎮靜、調整自律神經）

**不論怎麼做，肩頸痠痛、腰痛都不見改善。我該怎麼辦才好？**

肩頸痠痛，是肌肉因緊張而處於收縮的狀態。肌肉一疲勞，就會產生乳酸這項疲勞物質（老舊廢物）。乳酸靠血液運送，在體內代謝後，才被排出體外。但是，若血液循環變差，乳酸便不斷地囤積於體內，成為疼痛和疲勞的罪魁禍首。

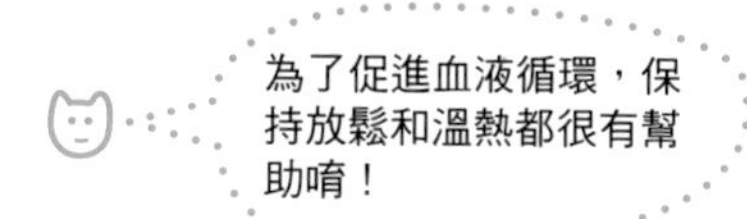


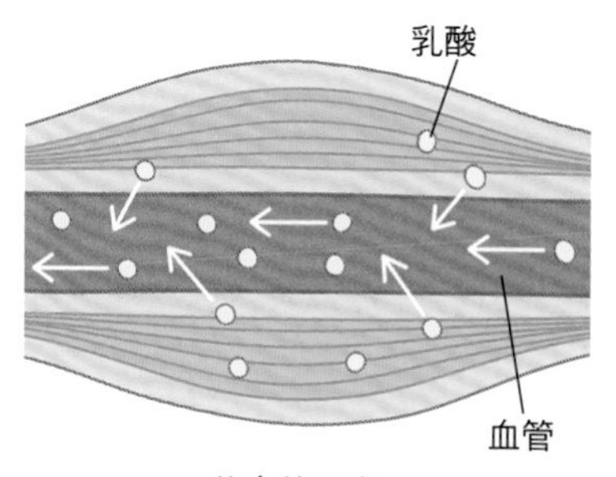


休息的肌肉

肌肉處於緊張狀態時，流經其中的血液循環也會變差。因此，除了氧氣和能量的供給受阻，連乳酸排出的速度也會變慢。

**注意！**

**受傷後，一定要馬上冰敷。冷卻可以抑制受傷的部位發腫，提高修復的速度。嚴禁熱敷。**

**媽媽一直抱怨「膝蓋痛到沒辦法走路了」。她明明也經常運動，為什麼還會這樣呢？**

在肌肉和骨骼相互的協調運作之下，我們的身體才能活動自如。骨頭與骨頭之間連結的部分稱為關節，膝蓋也屬於其中之一。膝蓋內的軟骨和滑液囊能發揮緩衝墊和潤滑油的作用，可以防止骨頭在運動時彼此互相摩擦。如果過度使用膝蓋或因老化造成軟骨磨損、滑液減少，骨頭之間便會直接碰撞，導致骨頭變形、疼痛產生。

激烈的動作對膝蓋也會造成傷害！要當心！

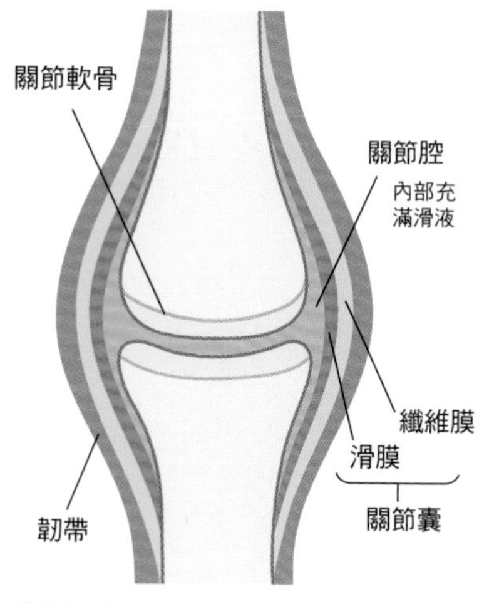


體重的增加或冰冷會助長疼痛發生。強化大腿的肌肉、拉筋、精油泡澡或以精油按摩膝蓋一帶，對疼痛的舒緩都有幫助。

# 肩頸痠痛、腰痛、肌肉疼痛、小腿抽筋

**改善痠痛部位的血液和淋巴循環，可舒解肌肉的緊張和僵硬，減輕疼痛。先塗抹調合好的精油，再以手掌和指腹以劃圓的方式推開。也很建議泡個加了幾滴精油的熱水澡。**

### 建議使用的精油

主要 歐洲赤松、檸檬草、馬鬱蘭、杜松、迷迭香（樟腦、桉油醇）、黑胡椒

輔助 依蘭、絲柏、生薑、苦橙葉、尤加利（藍膠、檸檬）、薰衣草

## 改善肩頸痠痛的芳香乳霜

具備促進血液循環、鬆弛肌肉效果的馬鬱蘭、杜松、迷迭香、薰衣草等精油都能派上用場。使用手臂過度，也會造成肩頸痠痛。除了肩膀，也記得把按摩油塗抹在肩膀關節、前面肩膀、胸前（鎖骨下方一帶）。

馬鬱蘭 4 滴
薰衣草 5 滴
檸檬草 4 滴
蜜蠟乳霜（市售的無香料乳霜）30g
或乳液 30ml

作法●將精油滴入基材，仔細攪拌。

＊症狀嚴重時，再追加白樺、生薑或薄荷的其中一種 2 滴。白樺（P181）的主要成分是水楊酸甲脂，散發著有如痠痛貼布的味道。但也會對皮膚造成刺激，所以使用期間不可超過兩個星期。請僅只用於很不舒服的時候。

## 肌肉疼痛專用的按摩油

添加了鎮痛、抗發炎效果優異的檸檬草、檸檬尤加利，還有促使囤積於肌肉內的老舊廢物排出的杜松、絲柏等精油。加入薄荷精油會帶來清涼感，冷卻效果也會提升。

檸檬草 3 滴
杜松 3 滴
桉油醇迷迭香 3 滴
（樟腦迷迭香 2 滴）
基底油　30ml

作法●將精油滴入基材，仔細攪拌。

＊有發熱的感覺時，加入薄荷和薰衣草精油各 2 滴。

## 腰痛專用的按摩油

從臀部下方開始塗抹，包括大腿內側，同時以推開的方式按摩。讓這個部位得到舒緩，可以減輕腰部的負擔。本配方採用了具備促進血液循環、鬆弛肌肉和鎮痛作用的精油，以恰到好處的比例調配。如果腰痛因壓力所致，記得也加入可以讓精神放鬆的精油。

歐洲赤松 4 滴
馬鬱蘭 4 滴
桉油醇迷迭香 4 滴
（樟腦迷迭香 3 滴）
基底油　30ml

作法●將精油滴入基材，仔細攪拌。

＊如果疼痛強烈，可追加生薑或黑胡椒 2 滴，或者白樺和薄荷二選一 2 滴。

＊選擇山金車油當作基底油的話，鎮痛效果更好。

## 預防小腿抽筋的按摩油

為了預防小腿肌肉疲勞，甚至引起嚴重抽筋，本配方羅列了薰衣草、馬鬱蘭、依蘭、苦橙葉、迷迭香（樟腦或桉油醇）、熱帶羅勒等具備抗痙攣、鎮痛和鬆弛肌肉效果的精油。小腿抽筋之後，如果馬上用 3 滴薰衣草精油的原液塗抹抽筋處，對疼痛的減輕相當有幫助。

馬鬱蘭 3 滴
依蘭 3 滴
薰衣草 5 滴
基底油　30ml

作法●將精油滴入基材，仔細攪拌。

＊如果在上述配方追加 2 滴樟腦迷迭香，效果更加顯著。

## 倦怠感、疲勞感

**選擇檸檬或迷迭香等能夠促進血液循環、活絡身心的精油，還有檜木、花梨木等緩和精神疲勞的精油。疲勞的原因很多，體內老舊廢物的增加、體質冰冷、睡眠不足、壓力、飲食的品質不佳等，都可能成為罪魁禍首。當然也有可能由疾病所引起，所以如果遲遲不見改善，還是去看醫生吧。**

**建議使用的精油**

主要 歐洲赤松、天竺葵、絲柏、羅文莎葉、檸檬、迷迭香（樟腦・桉油醇）

輔助 杜松、沉香醇百里香、檜木、馬鬱蘭、薰衣草、花梨木、檀香

### 適用於眼睛疲勞和全身疲勞

很適合用眼過度、長時間保持同一姿勢的人。用吸附了玫瑰花水的化妝棉冷敷雙眼後，再把熱毛巾放在脖子後面和眼皮上溫熱。請用本配方的凝膠，塗抹於脖子、肩膀、鎖骨下方、手腕、小腿肚等處。

葡萄柚 6 滴

天竺葵 2 滴

花梨木 4 滴

凝膠基材 30g（或者凝膠 25g ＋基底油 5ml）

作法●將精油滴入基材，仔細攪拌。

### 消除疲勞的精油澡

有時候雖然已經累到不行，卻不想放下手邊的事情！這個時候，借用羅文莎葉和迷迭香的力量，可以提高體力和鬥志，讓你繼續打拼。至於要使用哪一種精油，請依照個人喜好。柚子精油有溫熱身體的效果，能發揮讓人一覺好眠的功效。

羅文莎葉 1 滴

桉油醇迷迭香 1 滴

日本柚子 2 滴

天然鹽 40g

作法●將天然鹽和精油攪拌均勻後，投入浴缸。

＊以相同的精油配方混合 10ml 的植物油按摩，可以達到同樣的效果。

### 舒緩下半身疲勞的足浴

改善全身的血液循環後，不單是腿部，連疲憊的肩膀和背部也會覺得輕盈許多。方法是利用絲柏、杜松、檀香等精油，泡腳 10 ～ 15 分鐘。如果不方便泡腳，可以改成手浴，在洗手台裝滿熱水，再把手浸泡至手腕以上約 10cm 的深度，泡 5 分鐘。

絲柏 2 滴

檸檬 2 滴

天然鹽 40g

作法●將天然鹽和精油攪拌均勻。在臉盆或水桶裝入 42 度左右的熱水，再加入天然鹽和精油，將雙腳伸入至腳踝以上約 15cm 之處。

＊以相同的精油配方混合 10ml 的植物油，塗抹在阿基里斯腱的左右兩邊也有效果。

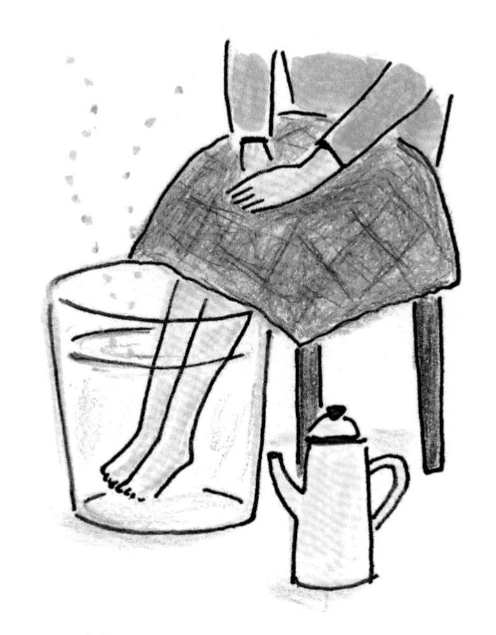

## 關節痛、坐骨神經痛、風濕、腱鞘炎

**選擇可發揮加溫、鎮痛、鬆弛肌肉、抗發炎、類似腎上腺皮質素等作用的精油。冰冷會使疼痛變得更加嚴重。利用可以溫熱身體、促進血液循環的精油泡澡或泡腳，可以加速患部的致痛物質排出，以達到減緩疼痛的目的。**

### 建議使用的精油

主要 歐洲赤松、柳橙（甜橙、苦橙）、杜松、馬鬱蘭、檸檬尤加利、迷迭香（樟腦或桉油醇）

輔助 絲柏、生薑、熱帶羅勒、薄荷、黑胡椒、西洋蓍草、日本柚子、薰衣草

### 消炎・鎮痛用軟膏

想要舒緩發炎或疼痛時，歐洲赤松、杜松、檸檬尤加利等都是使用頻率很高的精油。但習慣精油的味道之後，效果也會跟著下滑，所以必須每隔一個月，更換精油的配方組合。如果能隨身攜帶調配好的軟膏，使用起來會很方便。

歐洲赤松 4 滴

薰衣草 4 滴

日本柚子或葡萄柚 3 滴

蜜蠟乳霜（市售的無香料乳霜）30g
或者凝膠 25g ＋基底油 5ml

作法●將精油滴入基材，仔細攪拌。

＊如果疼痛強烈，可追加白樺（參照 181 頁）和薄荷精油各 2 滴。如果冰冷得很厲害，可追加生薑精油 2 滴。

### 大家的芳療體驗談

#### 01 消除旅途中的身心疲勞

我的工作是旅行社的業務。為了舒緩腿部的疲勞，以及讓大家在緊張和興奮之下，保持愉快的心情，我使用精油，製作了適用於腿部的按摩油。主要成分包括玫瑰、薰衣草、檀香、波旁天竺葵，另外也加了一點柚子、柳橙等柑橘類精油。結果大受客戶好評，有人還向我反應「只拿來擦腳太浪費了！」，聽說連入睡的時候也會使用。如果是腿部專用的按摩油，我也會使用檸檬草或迷迭香、尤加利精油。

（60 幾歲　女性）

### 舒緩疼痛的精油泡澡

本配方添加了自古以來被視為可溫熱身體、對改善神經痛和風濕皆有良好成效的日本柚子精油。有時候也可以交替使用歐洲赤松和迷迭香。

歐洲赤松或迷迭香（樟腦或桉油醇）2 滴

日本柚子 2 滴

天然鹽 40g

作法●將天然鹽和精油攪拌均勻。

＊如果要以同樣的配方製作按摩油，請混於 10ml 的植物油。

### 暖身專用的按摩油

高爾夫或網球等熱門球類運動，很容易使慣用手的手肘、手腕、前臂、腰部等特定部位過度出力。所以不少人都有上述部位疼痛的困擾。運動前，只要能溫熱肌肉，靠著按摩油潤滑肌腱和關節的活動，便可有效預防傷害的發生，請務必一試。

藍膠尤加利 4 滴

樟腦迷迭香 3 滴
（桉油醇迷迭香 4 滴）

杜松 5 滴

基底油 30ml
或者乳液 15ml ＋植物油 15ml

作法●將精油滴入基材，仔細攪拌。

## 閃到腰、扭傷、跌打損傷、肌肉撕裂傷等緊急處置

**首先使用能發揮冷卻作用，減緩疼痛或發炎的精油。受傷之後，馬上用薰衣草精油的原液 2 滴，或者用薄荷和蠟菊（參照下面的框格）各 2 滴混入基底油 10ml 稀釋，再塗抹於患部。可以加速傷勢的復原。**

### 建議使用的精油

**主要** 蠟菊、薄荷、西洋蓍草、檸檬尤加利、白樺

**輔助** 藍膠尤加利、馬鬱蘭、薰衣草、迷迭香（樟腦、桉油醇）

### 受傷後馬上使用的冷卻噴霧和冷敷貼布

受傷以後，當務之急是冷卻發炎的患部。方法二選一，一種是冷敷貼布，另一種是每個一段時間就用冷卻噴霧噴在患部。如果患部痛到無法觸碰，噴霧會比按摩油更有幫助。

薄荷 4 滴

薰衣草 6 滴

無水酒精 5ml ／蒸餾水 25ml

作法●把基材倒進噴霧瓶，加入精油。搖勻後使用。
＊冷敷貼布的用法是用臉盆裝滿冰塊水，再各滴入 2 滴上述兩種精油。將放入臉盆內的毛巾擰乾，敷於患部。
＊剛發生骨折後，嚴禁精油按摩。

### 使用黏土的貼布

黏土在緊急處置時也能派上用場。把添加了精油的黏土放在紗布上，再敷於患部。若以黏土為基材，不但能增加精油的滲透性，也可達到持續冷卻的效果。

薄荷 2 滴

檸檬尤加利 2 滴

藍膠尤加利 2 滴

用水把黏土（蒙脫石或高嶺土）攪均至耳垂的硬度 40g ／紗布

作法●把精油加入調好的黏土，經充分攪拌，再塗抹在紗布上。

### 扭傷・跌打損傷・閃到腰的外塗軟膏

受傷後，嚴禁馬上熱敷或按摩患部。只要充分冷卻，再塗抹軟膏就足夠了。這份配方是緊急處置之用。等到幾天之後，發炎的症狀已經穩定下來，再把白樺換成柳橙或生薑。

檸檬尤加利 4 滴

薄荷 4 滴

薰衣草 4 滴

白樺 3 滴

蜜蠟乳霜（市售的無香料乳霜）20g
山金車油　10ml

作法●將乳霜和基底油攪拌均勻。加入精油，再次攪拌均勻。
＊如果沒有山金車油，那就只用乳霜（30g）。

### 韌帶・肌肉撕裂傷的外塗軟膏

用於接受了正規醫療之後。避開用石膏或繃帶固定的患部，把軟膏輕輕塗抹在傷口的上下方，以及為了保護傷處而出力的其他部位。

杜松 4 滴

檸檬尤加利 3 滴

桉油醇迷迭香 4 滴
（樟腦迷迭香 3 滴）

薰衣草 4 滴

蜜蠟乳霜（市售的無香料乳霜）30g
或基底油　30ml

作法●將精油滴入基材，仔細攪拌。

蠟菊　主要成分是乙酸橙花酯、β - 二酮、α - 蒎烯。具備抑制血腫、抗凝血、鎮痛、抗發炎、去除血液和淋巴液鬱滯、抗痙攣、收斂、促進結疤、強化肝臟等作用，跌倒撞傷後迅速塗抹，可以預防瘀青或腫脹。

白樺　主要成分是水楊酸甲脂（90%以上）。聞起來有痠痛貼布的味道。具備鎮痛、抗發炎、抗痙攣、抗風濕、增溫等作用，適用肩頸痠痛、神經痛、風濕、扭傷、腱鞘炎等。對皮膚的刺激很強，所以不可連續使用超過 2 個星期。

身體與心靈篇

# 2 呼吸系統的不適

呼吸系統：鼻、鼻腔、鼻竇、咽喉、喉頭、氣管、支氣管、肺部等

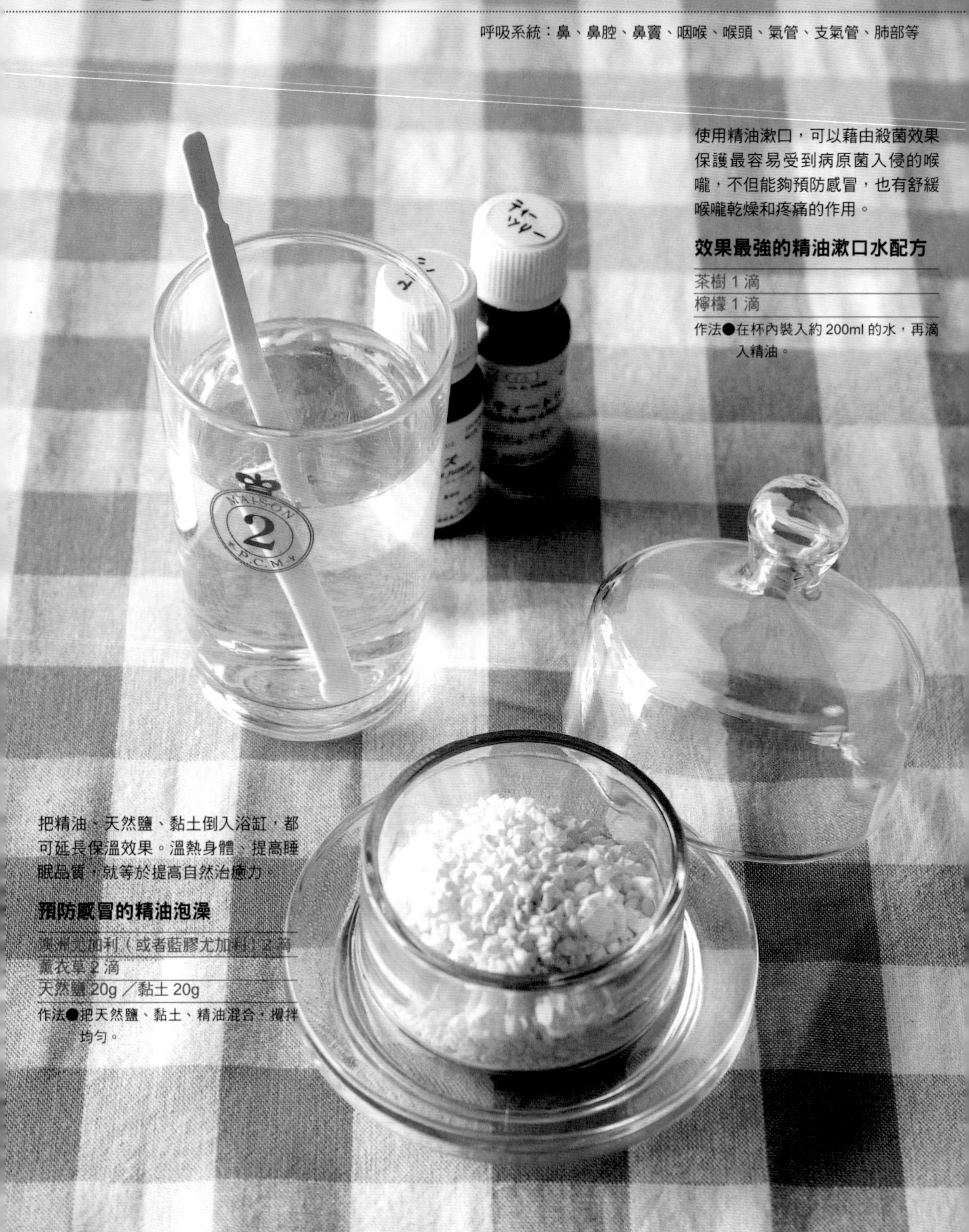


使用精油漱口，可以藉由殺菌效果保護最容易受到病原菌入侵的喉嚨，不但能夠預防感冒，也有舒緩喉嚨乾燥和疼痛的作用。

## 效果最強的精油漱口水配方

茶樹 1 滴

檸檬 1 滴

作法●在杯內裝入約 200ml 的水，再滴入精油。

把精油、天然鹽、黏土倒入浴缸，都可延長保溫效果。溫熱身體、提高睡眠品質，就等於提高自然治癒力。

## 預防感冒的精油泡澡

澳洲尤加利（或者藍膠尤加利）2 滴

薰衣草 2 滴

天然鹽 20g ／黏土 20g

作法●把天然鹽、黏土、精油混合，攪拌均勻。

芳香保健的重點

**吸入精油，不但達到從鼻子到肺部的空氣通道（氣管）的殺菌．消毒，也能提高黏膜吸收精油成分的效率。若想要預防感冒，加溫和加溼是兩大重點。乾燥或低溫會降低黏膜的抵抗力，纖毛運動也會變得遲緩，等於助長了細菌和病毒的威力。疲勞或壓力、睡眠不足，都會造成抵抗力下降。**

●抑制感冒的元凶－細菌和病毒（抗菌、抗病毒）
●刺激免疫力，提高治癒力（強化免疫力、鎮靜、調整自律神經）
●抑制發炎和咳嗽，排出多餘的黏液和痰（抗發炎、鎮咳、去痰、抗黏膜炎）

**我一整年都在感冒。可以利用精油來預防感冒嗎？**

鼻子或喉嚨等呼吸器官，會隨著空氣跟著吸入細菌或病毒、塵埃等各種異物。感冒，就是因鼻子和喉嚨、氣管受到細菌感染，所引起的發炎症狀。所以，預防感冒的第一步，是建立防止異物入侵的屏障。請養成使用具備抗菌、抗病毒作用的精油來漱口的習慣吧。尤其在低溫乾燥的秋冬之際，更不可掉以輕心。

喉嚨裡有淋巴組織，它們的任務是打擊細菌與病毒，保護肺部免於侵襲！

快告訴我！2

**一陣狂咳讓我覺得好疲倦。為什麼會咳得那麼厲害呢？**

咳嗽是身體為了要排出異物的重要機制之一。塵埃或細菌等異物，被黏液固定之後，會隨著咳嗽和纖毛運動排出體外。為了確保異物能順利排出，少不了日常的保養。但是，如果久咳不癒，請務必接受醫師的診療。另外，當劇烈的咳嗽造成肌肉疼痛時，精油也能發揮舒緩的功效。

呼吸器官的內側，全都覆蓋著含有殺菌效果成分的黏液喔！

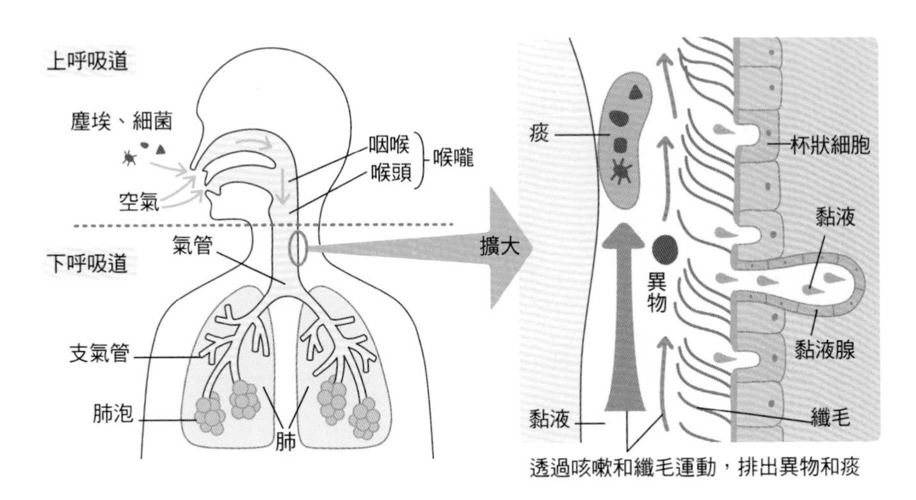


從鼻子進入的空氣，會被調整為溼度 95%、溫度 35 度左右才送至肺部。到了空氣乾燥、溫度又低的冬季，抵抗力就會變得衰弱。

痰是與細菌對抗的白血球、細菌的死骸、黏液的混合物。纖毛會將痰往上方移動。

## 感冒、流感

**喉嚨發腫、咳嗽有痰，是身體正與細菌對抗的證明。這時，若懂得選用具備抗菌、抗病毒、強化免疫力的精油，等於替身體的治癒力打了一針強心針！因為，沒有完全排出的舊痰，會成為新的細菌或病毒感染的溫床。尤加利等都是可以促進排痰的精油，記得好好運用。**

### 建議使用的精油

主要 茶樹、藍膠尤加利、澳洲尤加利、羅文沙葉、花梨木、薄荷

輔助 沉香醇百里香、桉油醇綠花白千層、香桃木、桉油醇迷迭香、檸檬

### 預防感冒侵襲的自製香水

在工作的空檔或感覺壓力大的時候，這款自製香水不但能預防感冒，也有舒壓的效果。以柑橘類的精油為主調，香味怡人，讓人覺得很有安全感。

苦橙葉 2 滴
佛手柑 6 滴
橘子或甜橙 3 滴
桉油醇迷迭香 5 滴
檀香 3 滴
無水酒精　10ml ／蒸餾水 20ml

作法●將無水酒精倒入玻璃瓶，再加入精油稀釋。接著加入蒸餾水。使用前要充分搖勻。

### 提振精神的芳香口罩和噴霧

無論是搭電車、候診或者在辦公室的時候都很好用！只要把精油直接滴在拋棄式的立體型口罩即可。如果在下列的配方裡，各滴 1 滴檸檬和花梨木精油，香味會變得更加柔和，而且也能發揮精油的相乘效果。

薄荷或茶樹 1 滴
澳洲尤加利 1 滴
口罩（立體型）

作法●把精油滴在拋棄式的立體型口罩。
*如果覺得香味太過強烈，可將 5ml 無水酒精裝入噴霧容器，再滴入上述精油各 6 滴（如果也滴入檸檬、花梨木時，改成每種精油各 3 滴）稀釋，最後加入蒸餾水 25ml。使用前充分搖勻，再噴在口罩。

### 讓你不被感冒擊垮的萬用軟膏

可舒緩鼻水、鼻塞、咳嗽、痰等一般感冒症狀的萬用軟膏。用法是將軟膏薄薄地塗抹在脖子到胸部一帶、喉嚨、下巴下方至耳朵、肩膀到背部。在以下的配方中滴進 2 滴薄荷精油可以增加清涼感，對鼻塞的改善也更有效果。

茶樹 4 滴
澳洲尤加利 6 滴
羅文莎葉 5 滴
蜜蠟軟膏（市售的無香料乳霜）30g

作法●將精油加入基材，仔細攪拌。
*如果是以腹部症狀為主的感冒，把茶樹換成馬鬱蘭。
*用藍膠種代替澳洲種也可以。

### 流感用軟膏

在接受醫師的診療之後，和藥物一起並用，可更為減緩身體的不適。這份配方的作用很強，所以不可連續使用超過 2 個星期。用法和左邊的萬用軟膏相同。

羅文莎葉 12 滴
薰衣草 10 滴
澳洲尤加利 12 滴
沉香醇百里香 5 滴
茶樹或桉油醇綠花白千層 6 滴
蜜蠟軟膏 30g 或無香料乳液 35ml ＋植物油 15ml

作法●將精油加入基材，仔細攪拌。
*也可以用桉油醇迷迭香取代沉香醇百里香。

## 喉嚨疼痛

**選擇具備抗菌、抗病毒、抗發炎作用的精油。喉嚨的抵抗力遇到乾燥季節會每況愈下。記得隨身攜帶以精油製作的芳療小物，1 天使用好幾次。對預防感冒或舒緩喉嚨疼痛都有幫助。**

### 建議使用的精油

主要 茶樹、桉油醇綠花白千層、薄荷、澳洲尤加利、藍膠尤加利

輔助 薰衣草、檸檬、日本柚子

### 隨時隨地！精油漱口

雖然保存期限只有一天非常短，但只要把這種氣味清爽、宜人的漱口水裝入寶特瓶，不論何時何地都可以漱口。基材裡的綠茶可以發揮更好的殺菌效果。

茶樹或澳洲尤加利 2 滴
檸檬 3 滴
無水酒精 1 小匙（5 ～ 10ml）
寶特瓶的水或綠茶 500ml

作法●用無水酒精稀釋精油後，直接倒入寶特瓶裡的水或綠茶。務必在 1 天內使用完畢。

＊即使沒有無水酒精也不影響製作。如果沒有添加無水酒精，使用前請充分搖勻。

＊發高燒、喉嚨化膿時，請務必接受醫生的診療。

### 讓人神清氣爽的口腔噴霧！

噴霧的保存期限比漱口水長，外出時也可以隨身攜帶，使用上很方便。只要把稀釋過的精油裝入容器，當你覺得喉嚨疼痛或很想咳嗽的時候，都可以拿出來往喉嚨噴。

薄荷 2 滴
茶樹或桉油醇綠花白千層 2 滴
檸檬 2 滴
無水酒精　3ml ／水 27ml

作法●把無水酒精倒入噴霧容器，再倒入精油稀釋。加水後充分搖勻再使用。

＊保存期限是 2 ～ 3 個星期。

＊建議使用食品級精油。

## 支氣管炎、咳嗽、痰

**呼吸器官的發炎若是產生在更深層的部位，愈有可能逐漸惡化成肺炎，千萬不可掉以輕心。還會咳出痰來的期間，代表細菌和病毒尚未銷聲匿跡，所以最好還是盡量保持安靜。為大家介紹的配方，使用了具備抗菌、抗病毒、去痰、止咳作用的精油。**

### 建議使用的精油

主要 絲柏、茶樹、藍膠尤加利、澳洲尤加利、馬鞭草酮迷迭香

輔助 生薑、乳香、苦橙葉、香桃木、桉油醇綠花白千層、玫瑰草

### 擊退咳嗽！簡單吸入

感覺「咳得很難受」、「每次咳都有痰」的時候，請抱著從鼻腔到肺部都要徹底消毒的意念，確實地吸入蒸氣。它能夠清除囤積在肺部的熱氣，減輕身體負擔。用 10ml 植物油稀釋和下述相同的精油，塗抹於胸口和背部也會有所幫助。

絲柏 2 滴
生薑 1 滴
份量約 1 杯馬克杯的熱水，溫度 70 度左右

作法●把精油滴入裝了熱水的馬克杯，吸入裊裊的蒸氣。

＊閉上眼睛，提醒自己不要一下子吸太大口。

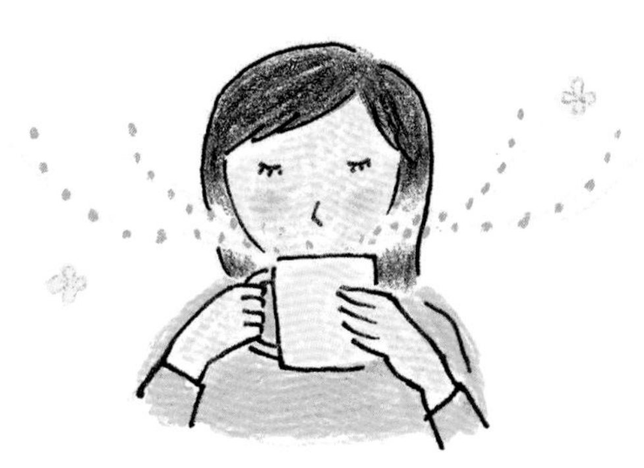

吸了蒸氣反而咳嗽的話，可以降低水溫，或者改成塗抹的方式。

## 鼻塞、鼻水

**使用具備去除瘀血、溶解黏液、抗黏膜炎、發抗炎作用的精油。其中又以薄荷和藍膠尤加利、澳洲尤加利，能抑制鼻子黏膜的腫脹，解決鼻塞的困擾。**

### 建議使用的精油

**主要** 茶樹、薄荷、澳洲尤加利、羅文莎葉、馬鞭草酮迷迭香

**輔助** 歐洲赤松、柳橙、生薑、藍膠尤加利、薰衣草

### 感冒時鼻子用芳香凝膠

塗抹在鼻子四周、下巴往下至耳朵一帶。塗抹後的感覺清爽不黏膩，所以也可以帶到公司使用。居家使用時，可以把基材換成植物油，而且擴大塗抹面積，連胸口和背部、脖子等處都可以擦。

- 薄荷 3 滴
- 茶樹 6 滴
- 尤加利（澳洲或藍膠）4 滴
- 凝膠 40g ／植物油 5ml
- 玫瑰水 5ml（如果沒有玫瑰水，植物油再加 5ml）

作法●混合所有基材，攪拌均勻。再滴入精油，充分攪拌。

＊當皮膚粗糙，塗抹後感覺刺痛時，可將上述精油的滴數減至一半，再加入 2 滴薰衣草精油。

### 消除鼻塞的芳香精油

適用於鼻水的黏性很強時。把精油塗抹在鼻翼和山根兩處，用大拇指和食指輕輕捏住，上下移動。

- 馬鞭草酮迷迭香 2 滴
- 茶樹 2 滴
- 薰衣草 2 滴
- 尤加利（澳洲或藍膠）1 滴
- 基底油 10ml

作法●把精油滴入基材，攪拌均勻。

## 發燒、倦怠無力

**以具備解熱、冷卻作用的精油為主，另外搭配可促進排汗或提高免疫力的精油。除了補充水分，也別忘了攝取發燒時會大量耗損的維生素 C。如果發燒持續不退，還是去看醫生吧。**

### 建議使用的精油

**主要** 黑胡椒、薄荷、尤加利（藍膠、澳洲）、羅文莎葉

**輔助** 茶樹、桉油醇綠花白千層、佛手柑、檸檬

### 發燒時使用的冷敷貼布

把毛巾浸入臉盆，撈取浮在水面上的精油，擰乾。再把毛巾冰敷在額頭、腋下、鼠蹊部。反覆進行數次。

- 薄荷 2 滴
- 從羅文莎葉、澳洲尤加利、茶樹、佛手柑等選出喜歡的味道 1 ～ 2 滴
- 一個臉盆的冷水

作法●把精油滴入臉盆裡的冷水。把毛巾浸入臉盆，撈取浮在表面上的精油。

＊如果不方便用毛巾冷敷，可以改用沾附了玫瑰花水的化妝棉，擦拭臉部和脖子。在 250ml 的玫瑰花水裡，加入用 1 小匙無水酒精稀釋的 2 滴薄荷精油，不但可增加清涼感，效果也更好。

### 幫助病後恢復的按摩油

用於病後疲勞和體力減退的時候。把精油輕輕塗抹在胸骨上方和腹部及腳底、小腿肚。

- 葡萄柚 3 滴
- 沉香醇百里香或花梨木 3 滴
- 馬鞭草酮迷迭香 5 滴
- 檸檬 4 滴
- 植物油 30ml（或者凝膠 20g、植物油 10ml）

作法●把精油滴入基材，攪拌均勻。

## 案例 ▶▶▶▶▶▶▶▶▶▶▶▶▶ Case 01

### 「芳療對我的健康管理發揮了作用」 41 歲　女性

#### 自覺症狀

花粉症和鼻炎、氣喘、手腳冰冷、肩頸痠痛、敏感性肌膚。我自從半年前換工作以後，一直處於疲勞狀態。2～3 年前被診斷出有氣喘，症狀也不時會發作。以前曾罹患十二指腸潰瘍。睡眠很淺，一個晚上會醒來好幾次。左腳踝的韌帶鬆弛，很容易扭傷，產生疼痛。

#### 實施芳療和自我護理的方針

除了半年的精油按摩，我也向她建議在家裡利用精油 DIY。

第一次使用的配方：薰衣草 3 滴、羅馬洋甘菊 2 滴、樟腦迷迭香 2 滴、荷荷葩油 15ml、夏威夷果油 15ml

＊只有按摩脖子和肩膀的部位再追加一滴生薑精油。

芳療內容：足浴 20 分鐘、全身、頭皮、臉

#### 居家自我護理

①吸入尤加利和茶樹精油②利用薰衣草和日本柚子精油泡澡③精油凝膠④自我按摩

身體用：柳橙 2 滴、安息香 1 滴和荷荷葩油 15ml ／羅馬洋甘菊 1 滴、薰衣草 2 滴、馬鬱蘭 1 滴和荷荷葩油 15ml ／橘子葉 2 滴、白樺 2 滴、薰衣草 3 滴／荷荷葩油 15ml

鼻子 · 喉嚨用：茶樹 2 滴、澳洲尤加利 1 滴、檸檬 1 滴和荷荷葩油 10ml

腿部用：薰衣草 2 滴、生薑 1 滴、小豆蔻 1 滴、黑胡椒 2 滴／荷荷葩油 15ml ／其他

#### 實際的執行狀況

8 個月內完成了 10 次芳療。基本療程是 20 分鐘的足浴之後，搭配全身 75～90 分鐘的精油按摩；遇到壓力過大的時候，也會按摩臉部和頭皮。使用第一次的配方之後，每次會隨著身體狀態進行調整。關於芳香小物的作法、吸入方式等，我也給予了一些建議。她每次都會帶一些芳療產品回去。

#### 本人的感想

**第 1 次（9 月 16 日）**

不論是身體還是腳踝，我發現都是左邊比較不舒服。

**第 2 次（11 月 16 日）**

還是一樣會拉肚子。不過有人說我「你說話的方式變得溫柔了，連臉也看起來不一樣了」。

**第 3 次（12 月 14 日）**

之前便祕和拉肚子持續輪流發生，不過這 1 個月平靜多了。氣喘雖然沒發作，但鼻炎和手腳冰冷（尤其是腳）還是困擾著我。一抹上精油，腳部的內側會痛。

**第 4 次（1 月 4 日）**

最近產生氣喘和臉部發癢的困擾。不過半夜醒來的次數減少了。也學會怎麼製作精油凝膠和吸入精油了，還買了精油和香草茶。

**第 6 次（2 月 24 日）**

塗抹了凝膠之後，喉嚨比較舒服了。我覺得臉部的輪廓也變得明顯一點。可以習慣香草茶的味道了。我決定要改變目前負責的工作內容。上個星期的情緒低落，覺得胃部很沉重，結果抹上橙花和薰衣草精油之後，就輕鬆多了。我開始去游泳池報到，每星期 2～3 次。

**第 7 次（3 月 22 日）**

覺得飯變好吃了。雖然肩頸痠痛有時會嚴重到讓我面露青筋，但擦上加了白樺的精油就好多了。我覺得腸胃的狀況大有改善。

**第 10 次（5 月 11 日）**

每天都過得很開心。以前每個月一定都會感冒，現在不會了。我已經掌握舒壓的方式了。雖然工作還是一樣辛苦，但我不會再像以前一樣被擊垮；從好的一面來看，算是找到另一條出路。平常很難得有時間慢慢做一件事，所以能夠讓我安靜度過的芳療時間顯得彌足珍貴。我再也不會凌晨 4、5 點醒來了。游泳後，我會使用加了精油的花水，所以皮膚的狀況也維持得很好。

**Comment ▶▶▶**

等到身體的狀況調整到一定程度後，每到了季節交替之際，她還是會來沙龍保養身體，一年大約 3～4 次。平常出現身體不適時，就靠著居家的自我護理和游泳的習慣，順利克服過去。她也曾向我報告了這樣的好消息：花粉症、鼻炎和氣喘的症狀每年逐漸改善了。

# 3 消化系統的不適

消化器官：口、食道、胃、肝臟、胰臟、膽囊、十二指腸、小腸、大腸、直腸、肛門

安靜的看著芳香蠟燭的火焰燃燒，讓人彷彿忘了時間的流逝。用柳橙、安息香、檸檬草、肉桂、黑胡椒、薰衣草等精油薰香，可以舒壓或減輕胃部的負擔。

## 柳橙和香料類精油的芳香蠟燭

柳橙（甜橙或苦橙）20 滴
黑胡椒 10 滴
丁香（或肉桂）5 滴
檸檬尤加利（或安息香）10 滴
蜜蠟 150g
素燒陶盆（頂部沒有開洞）／綿線

作法●用小火以隔水加熱的方式融化蜜蠟。融化的蜜蠟若是加熱過度，會有著火的可能，請務必小心。用免洗筷夾住燭芯，放進容器裡，再慢慢倒入融化的蜜蠟。等到溫度稍微下降、蜜蠟要凝固前，把精油滴入燭芯，再以竹籤輕輕攪拌。

＊可以用石蠟或市售的蠟燭取代蜜蠟。如果沒有綿線，也可以拿市售的蠟燭芯回收利用，用火的時候請格外小心。

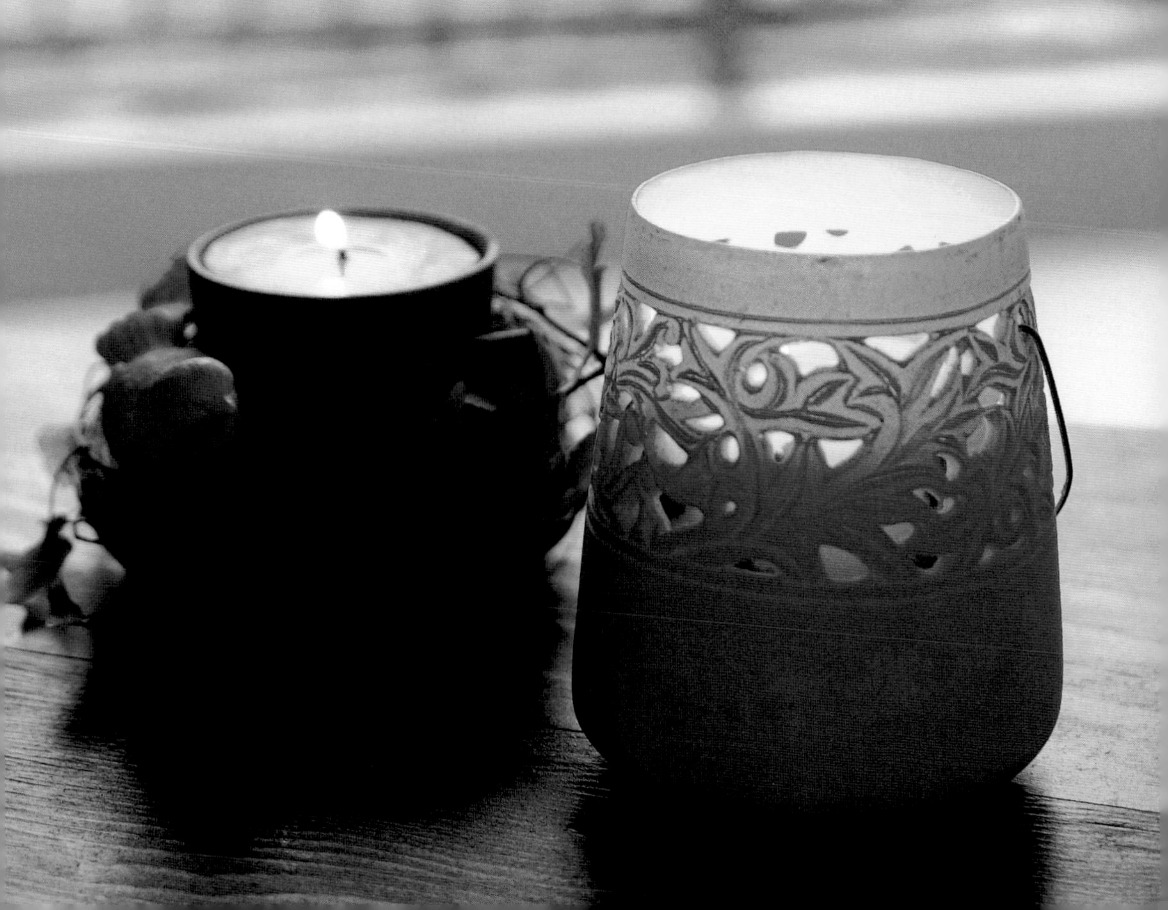

## 芳香保健的重點

**消化器官等於是反映精神狀態的一面鏡子。處於興奮狀態或工作時，在交感神經旺盛作用下，消化運動會受到抑制。消化液會隨著精神放鬆正常分泌，消化道的蠕動也會順利進行，讓消化、吸收、排泄保持正常運作。但精神處於緊張狀態、腹部或腰部冰冷時，蠕動運動會變得混亂，腸胃的功能也因此遲鈍起來。所以自我保健的重點是養成良好的生活作息，維持精神安定，而且讓腹部保持溫熱。**

●讓心情放鬆（抗壓、調整自律神經、強化副交感神經、鎮靜、安定精神）
●促進腸胃蠕動，幫助消化（幫助排氣、健胃、促進消化、幫助排便）
●溫熱腸胃，促進消化液分泌（促進血液循環、增溫、促進膽汁分泌、強化肝臟）

### 快告訴我！1 情緒陷入焦慮的時候，胃會跟著發疼，而且不是拉肚子就是軟便。焦慮也會影響胃腸的功能嗎？

除了疾病以外，若是精神長期處於焦慮、緊張或不安狀態，確實有可能會引起腹瀉或胃痛。當自律神經或荷爾蒙的功能在壓力的影響下失衡，會導致胃液分泌過多，或者減少胃黏膜的血流和黏液分泌，讓保護胃部表面的黏液防禦壁遭到破壞。在失去保護的情況下，屬於強酸性的胃液便會讓胃部發炎，造成疼痛。食物都是經由蠕動被送至大腸，最後化為糞便。所以蠕動無法順利進行時，會成為腹瀉的原因之一。

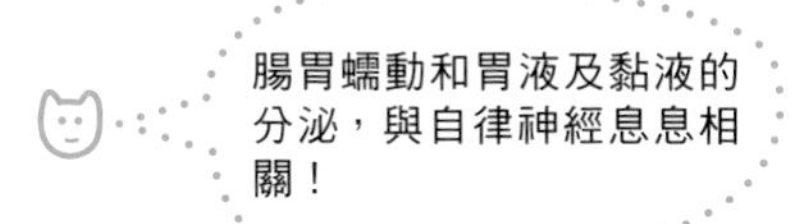


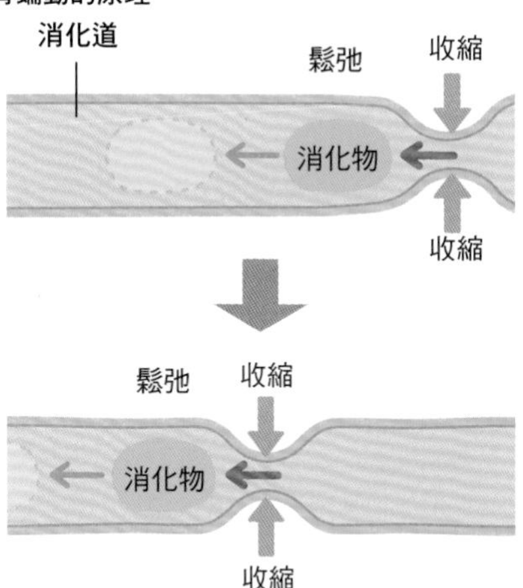


當消化物前進時，前方消化道的肌肉會變得鬆弛，而後方會收縮，好把消化物往前推出。

### 只要肚子一不舒服，口中的氣味就變得很難聞。

消化道像一條管子，從口到肛門的長度約有9m。從食道到胃的入口（賁門），只有食物通過時才會打開，所以胃部的味道並不會飄出來。但胃部一旦消化不良，會造成賁門無法緊閉，因此產生舌苔※等惱人的味道。另外，腸道的氣體順著血管從肺部或口中吐出時，有可能也是口臭的來源。

※舌苔……出現在舌頭表面像是苔蘚般的髒污

壓力是腸胃的天敵！吃完飯要好好休息一下喔！

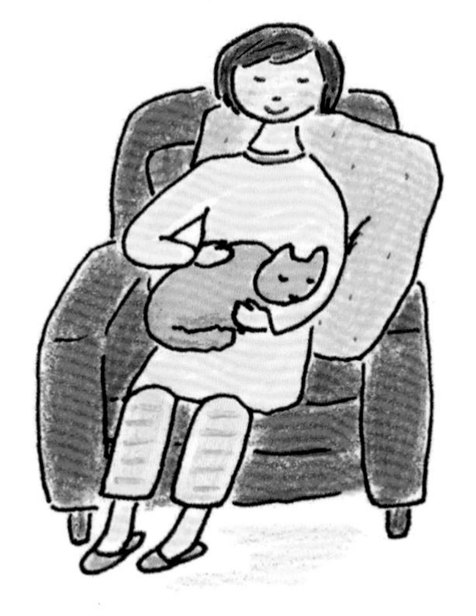

精神放鬆可讓屬於自律神經的副交感神經活化，除了加速消化液分泌，也可提高消化和吸收。

# 消化不良、腹瀉（吃壞肚子）

**使用可溫熱腹部，促進消化道蠕動和消化液分泌的生薑、柳橙、檸檬草等精油。不安和緊張也是消化不良的元凶，所以橙花、羅馬洋甘菊等也能派上用場。吃壞肚子或飲食過量所引起的腹瀉，對身體而言也是一種淨化、排毒，所以我們的老祖先很早就知道不需要過度抑止。**

### 建議使用的精油

**主要** 柳橙、丁香、生薑、小茴香、黑胡椒、薄荷、橘子、檸檬

**輔助** 檸檬草、桉油醇迷迭香、馬鞭草酮迷迭香、羅馬洋甘菊、橙花

## 幫助消化的香草茶

使用了可促進消化的薄荷、乾燥的迷迭香。在油膩的飲食之後，一杯帶著清新涼意的香草茶是最佳選擇。搭配可發揮健胃作用的橙皮和檸檬草，讓味道喝起來更加順口。

迷迭香混合薄荷香草茶葉

檸檬草、橙皮　少許

熱水 400ml

作法●混合所有材料，用熱水沖泡。

## 針對吃壞肚子的按摩油

味道稍強，使用時皮膚也會感覺溫熱的配方。覺得好像吃壞肚子的時候，塗抹後會比較舒服。可發揮殺菌作用，並且溫熱腸胃、調整蠕動。

丁香 2 滴

薄荷 2 滴

熱帶羅勒 2 滴

茶樹 2 滴

基底油 20ml

作法●把精油滴入基材，仔細攪拌。

＊如果出現激烈嘔吐、腹痛、腹瀉或和發燒，請接受醫生診療。

## 改善胃酸過多・反胃的精油膏

輕輕塗抹在心窩（胃部）和整個腹部。用柑橘、香料類精油、羅馬洋甘菊、薄荷可促進胃液分泌和胃部的蠕動。

薄荷 2 滴

黑胡椒或生薑 3 滴

馬鞭草酮迷迭香 3 滴

檸檬 5 滴

蜜蠟乳霜（市售的無香料乳霜）30g
或者基底油 30ml

作法●把精油滴入基材，仔細攪拌。

## 大家的芳療體驗談

### 02 改善暴飲暴食後的紅腫面皰

我在出國旅行的時候玩得很瘋。幾乎每天晚上都和朋友喝酒喝到很晚，而且都吃很多肉類。大概是因為這個關係，我有時候會覺得頭痛，甚至嘔吐。

回國之後，我發現嘴巴的周圍變得非常乾燥，髮際和兩頰都冒出紅腫的化膿痘子。暗想大事不妙的我，趕緊用馬鞭草酮迷迭香、杜松、天竺葵、葡萄柚這幾種精油，以按摩和半身浴雙管齊下。也開始喝起香草茶（薄荷、迷迭香等）。接著我用喝剩的香草茶 45ml 加上 5ml 無水酒精，滴入了佛手柑、茶樹、薰衣草這 3 種精油各 1 滴，製作了化妝水。用了不但有效的淡化了痘疤，也恢復了肌膚的剔透感。我也自我反省了一番，猜想可能是暴飲暴食和睡眠不足的關係。

（20 幾歲　女性）

## 便祕、腹瀉等排便不順

**明明不是吃壞東西卻拉肚子、便祕和腹瀉交替持續、工作或通勤時突然產生便意等時候，柳橙、橙花、羅馬洋甘菊可發揮改善功效。首先用柑橘類或香料類精油溫熱腹部，全面性的整頓腸胃蠕動。便祕可用迷迭香、馬鬱蘭等精油，改善腹瀉的選擇包括苦橙葉、熱帶羅勒、薄荷等。**

### 建議使用的精油

**主要** 柳橙、小豆蔻、羅馬洋甘菊、橙花、苦橙葉、薰衣草、花梨木

**輔助** 生薑、熱帶羅勒、黑胡椒、薄荷、佛手柑、馬鬱蘭、桉油醇迷迭香、馬鞭草酮迷迭香

### 幫助通便的精油膏

順著腸子的方向用手緊貼著皮膚，慢慢地以劃圓的方式按摩。腹部冰涼的人，可以在下述配方追加小豆蔻、熱帶羅勒、黑胡椒等精油。飲用食用級的玫瑰花水也有效果。

- 柳橙或橘子 4 滴
- 迷迭香（桉油醇或馬鞭草酮）3 滴
- 馬鬱蘭 3 滴
- 蜜蠟乳霜（市售的無香料乳霜）30g 或者基底油 30ml

作法●把精油滴入基材，仔細攪拌。

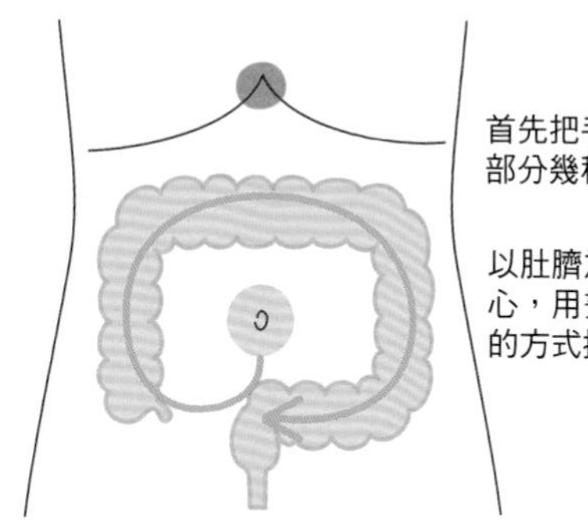


## 胃痛、腸絞痛

**胃痛的產生大多和壓力脫不了關係，橙花、馬鬱蘭、苦橙葉等除了鎮靜痙攣，同時也有舒緩精神緊張的功效。胃酸過多時，適用羅馬洋甘菊、熱帶羅勒、薄荷等；胃炎的話，建議加入具備抗發炎作用的德國洋甘菊。如果症狀很嚴重，請務必接受醫師的診療。**

### 建議使用的精油

**主要** 依蘭、羅馬洋甘菊、熱帶羅勒、苦橙葉、薄荷、薰衣草

**輔助** 橙花、橘子、馬鬱蘭、馬鞭草酮迷迭香

### 舒緩腹部的按摩油

輕輕的把油塗抹在心窩（胃部）和腹部。充分搓揉，讓腳底的腸胃反射區（參照 172 頁）吸收精油也是個好辦法。另外也建議利用上述的精油泡澡。如果突然產生疼痛，可先吸入薄荷或熱帶羅勒，再以薰衣草精油的原液 2 滴塗抹痛處，可得到舒緩。

- 橙花或羅馬洋甘菊 2 滴
- 薄荷 3 滴
- 熱帶羅勒 3 滴
- 基底油或無香料乳液 30ml（或者兩種各 15ml）

作法●把精油滴入基材，仔細攪拌。

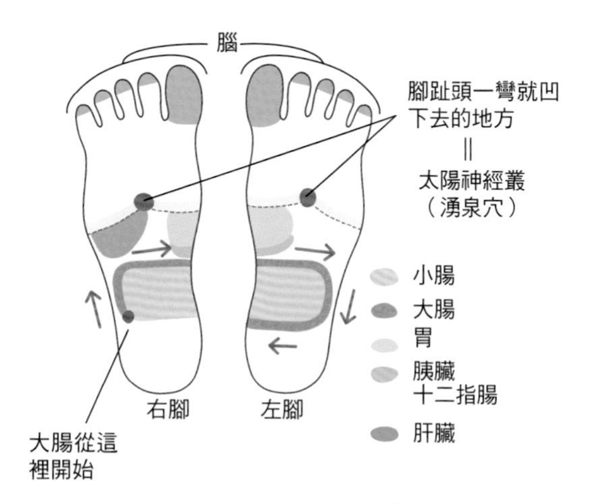

# 宿醉

**為了讓頭腦在宿醉的早晨恢復清醒，使用了抑制想吐感覺的檸檬，還有提高肝臟或胰臟功能、促進酒精分解的馬鞭草酮迷迭香、薄荷等精油。另外，多補充水分、泡澡或泡腳，讓身體多流汗也有消除宿醉的效果。**

### 建議使用的精油

主要 葡萄柚、熱帶羅勒、薄荷、馬鞭草酮迷迭香、檸檬、日本柚子

輔助 胡蘿蔔籽、杜松、黑胡椒、香蜂草

## 適用於宿醉當天的晨間浴鹽

利用精油製作成浴鹽，放進浴缸裡試試看吧。使用的精油都是可促進血液和淋巴循環，加速排汗的種類。

杜松 2 滴

檸檬或葡萄柚 2 滴

天然鹽 40g

作法●把精油滴入基材，仔細攪拌。

## 強壯肝臟的精油乳霜

想提高肝臟功能的人，可以利用胡蘿蔔籽精油。方法是把精油塗抹在右側腹、整個腹部和腰部。檸檬和馬鞭草酮迷迭香可乳化脂肪、幫助消化和促進膽汁分泌，除了用於消除宿醉，也很適合用於油膩的飲食之後。

胡蘿蔔籽 3 滴

薄荷 3 滴

馬鞭草酮迷迭香 4 滴

檸檬 4 滴

蜜蠟乳霜（市售的無香料乳霜）30g
或者植物油 30ml

作法●把精油滴入基材，仔細攪拌。

## 抑制嘔吐的精油蜂蜜

把食用級精油滴入蜂蜜裡內服，可以抑制宿醉時想吐的感覺。

檸檬或日本柚子 4 滴以內

薄荷 2 滴以內

蜂蜜 30g

作法●把精油滴入蜂蜜，攪拌均勻。一次服用約 1 茶匙，每天 2 次。

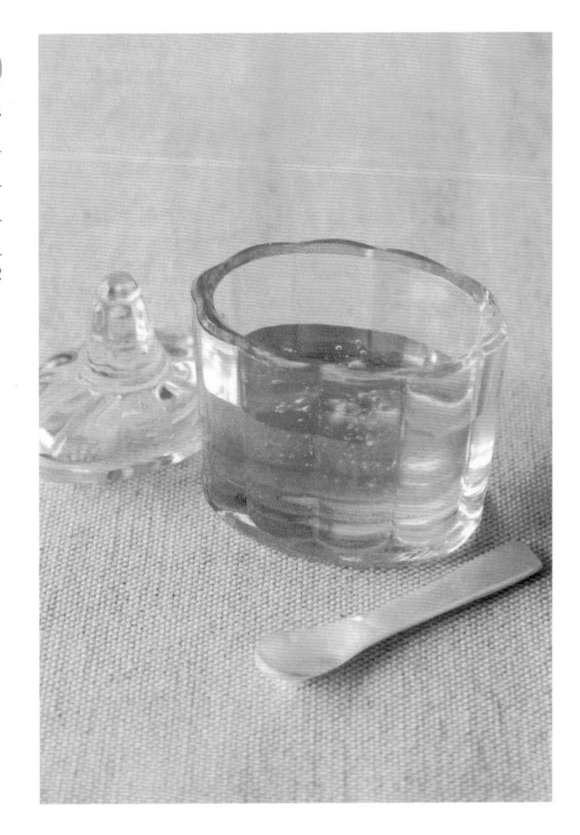

# 脹氣（鼓腸）

**適合肚子容易脹氣的人。試試可促進消化、具備幫助排氣作用的香料類精油和柑橘類精油吧。飲用食用級的薄荷、玫瑰、橙花等花水也有同樣的效果。**

### 建議使用的精油

主要 柳橙、小豆蔻、羅馬洋甘菊、小茴香、薄荷、橘子、黑胡椒

輔助 丁香、生薑、熱帶羅勒、馬鬱蘭、迷迭香（桉油醇、馬鞭草酮）

### 緩和脹氣的精油膏

便祕或消化不良、吸進太多空氣等造成腹部鼓脹時，用手從心窩（胃部）輕按到整個肚子，再以肚臍為中心，用劃圓的方式順時針按摩（參照191頁）。

小茴香 3 滴

小豆蔻 2 滴

柳橙（甜橙或苦橙）3 滴

蜜蠟乳霜（市售的無香料乳霜）30g
或者基底油 30ml

作法●把精油滴入基材，仔細攪拌。

### 舒緩腸胃困擾的香草茶

暴飲暴食或肚子痛的時候，德國洋甘菊混合薄荷的香草茶能解決這個困擾。加入橙皮、小茴香、檸檬草、迷迭香和玫瑰籽能夠讓味道更加順口，值得推薦。

德國洋甘菊、茴香籽二選一的單品香草茶葉，或者兩種混合 2 茶匙

熱牛奶或熱水　400ml

作法●用 400ml 的熱牛奶或熱水沖泡。
＊如果喜歡，可以加點生薑粉、薑黃粉。

### 大家的芳療體驗談

03

#### 減緩了手術之後的肚子疼痛

手術後我變得很容易腸沾黏，肚子常常因便祕和脹氣變得鼓脹，而且會產生劇烈疼痛。壓力大、慢性疲勞、肩頸痠痛、腳底冰冷、睡眠很淺的問題也一直困擾著我，因此開啟了我的芳療之路。5 個月後，雖然肚子痛的情況沒有完全消失，但已經不是以前那種宛如生理痛的劇烈疼痛，讓我輕鬆很多。我變得比以前容易放屁，幾乎每天都會排便，睡眠也變深了。柳橙、熱帶羅勒、小茴香、生薑、薄荷，是我經常使用的精油。一開始，使用頻率較高的有薰衣草、柳橙、佛手柑、苦橙葉、天竺葵、橙花、馬鬱蘭。我每天都會在肚子和腰部塗抹精油，以後也會持續下去。

（40 幾歲　女性）

### 大家的芳療體驗談

04

#### 改善通勤中肚子痛的問題

有時候去公司的途中，心窩（胃部）一帶會有刺痛的感覺，而且痛到受不了。痛的時候會只想趕快坐下來，所以這個毛病讓我很困擾。每次都是在搭電車的時候突然發作，但就算去了車站的廁所，也沒有便意產生。診斷的結果是神經性胃炎。因此讓我興起了嘗試芳療的念頭，從此隨身攜帶加了薰衣草和薄荷精油的芳香油。除了塗在肚子上，我也會拿滴了 1 滴羅馬洋甘菊精油的面紙，夾進內衣裡，讓香味從胸口隱約散發。結果疼痛得到大幅改善，發作的次數也愈來愈少了。薄荷精油的鎮痛效果之快，讓我非常驚訝。

（30 幾歲　女性）

身體與心靈篇

# 4 泌尿系統的不適

泌尿系統：腎臟、輸尿管、膀胱、尿

除了可淨化體內和預防貧血、花粉症，鐵質和維生素Ｃ含量也很豐富的蕁麻，並添加其他的香草。不單是香草茶，其實連單純的熱開水都具備自然的功效。熱開水能夠排出體內的未消化物和老舊廢物。等到習慣了熱開水，也能感受到其中的甘甜味。

## 淨化體內茶

混合了德國洋甘菊、薄荷、蕁麻的香草茶葉２茶匙

熱水 400ml

作法●用熱水沖泡出茶湯。

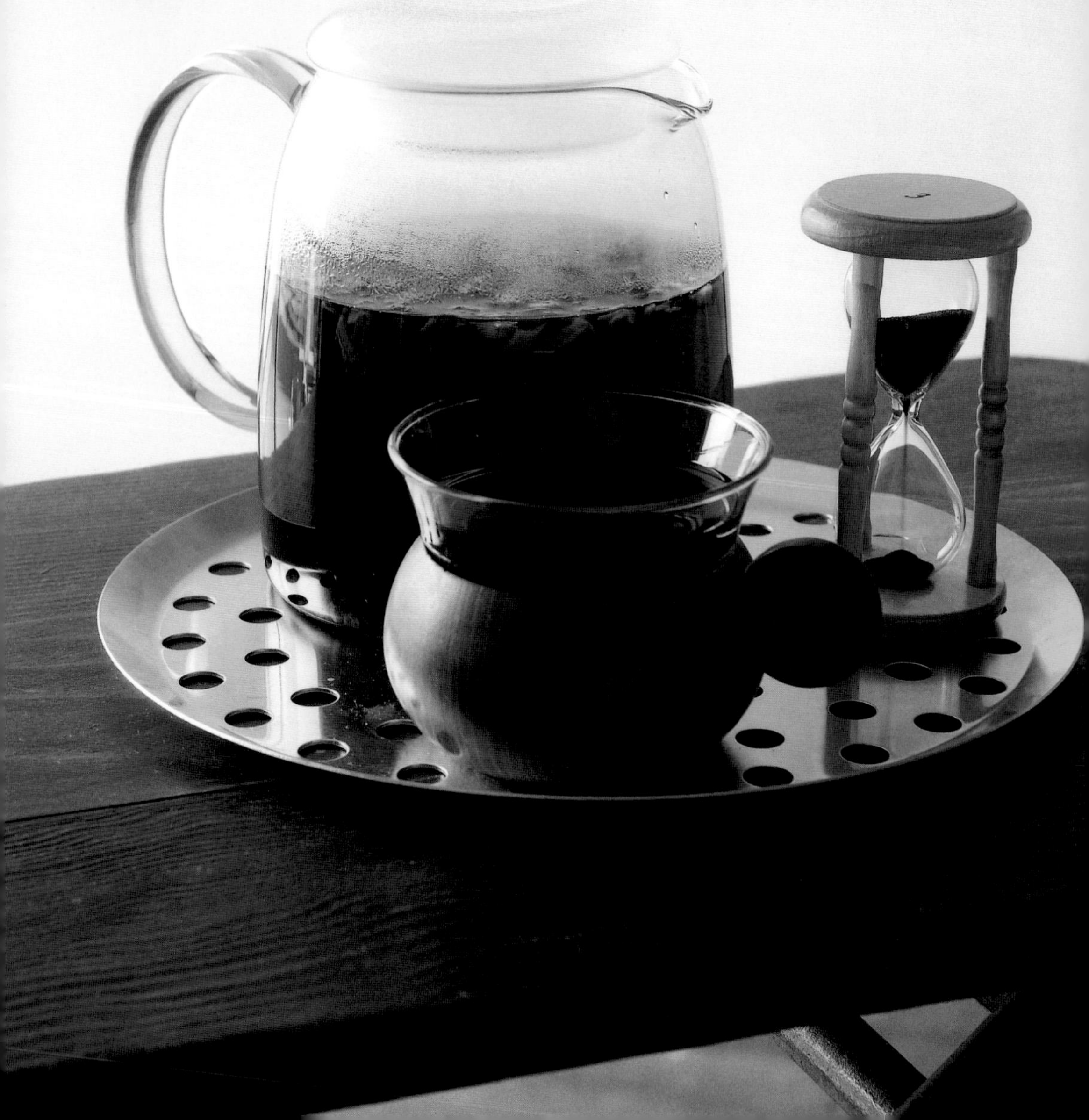

**芳香保健的重點**

**老舊廢物的囤積、體質寒涼、缺乏休養、壓力等，都是造成身體不適的原因，但提高腎臟功能，等於能藉由加強血液的淨化，促進老舊廢物代謝，達到預防疾病的目的。養成多喝香草茶或熱開水的習慣，並運用各種能夠強腎、帶動血液循環的精油，來增加排尿量吧。**

- ●提高腎臟過濾血液的機能，促進尿液生成（利尿、強腎）
- ●溫熱身體，幫助尿酸、乳酸等老舊廢物排泄（去除血液．淋巴滯留、增溫、促進血液循環）
- ●鎮靜亢奮的情緒，讓人享受悠閒的時光（鎮靜、調整自律神經、安定精神、充滿幸福感）

### 快告訴我！1 因為工作的關係，我從早上到傍晚，只上了一次洗手間。聽人家說：「這樣會得到膀胱炎喔」，真的嗎？

人一天的尿量平均是 1500ml。以成人而言，標準的排尿次數是白天 4 ～ 6 次，晚上 0 ～ 1 次。膀胱雖然是儲存尿液的器官，但儲存的時間過長，很容易引起細菌感染。尤其是女性，尿道只有約 4cm 長，比男性（約 20cm）短了不少，所以更容易滋生細菌、得到膀胱炎。

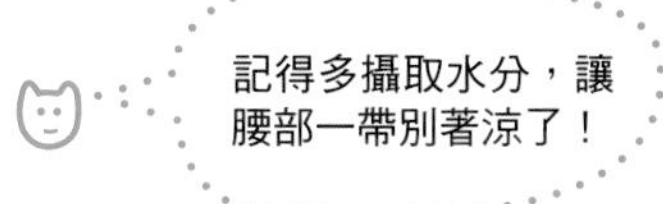


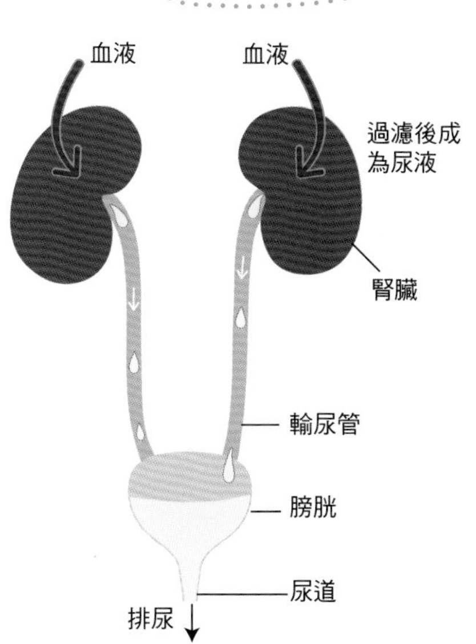


血液在腎臟內被過濾。對身體必要的物質會被再次吸收，只有不需要的老舊廢物會化為尿液，集中於膀胱。

### 快告訴我！2 為何小寶寶不再亂尿尿了呢？

只要膀胱的尿量累積到 300 ～ 400ml，膀胱內的壓力便會升高，膀胱壁也會在自律神經的控制下反射性收縮，讓膀胱出口的尿道內括約肌變得鬆弛。憋住尿意或排尿時，使用到尿道外括約肌。因為尿道外括約肌可以由自我意志控制，所以只要經過訓練，小寶寶就不會再亂尿尿了。

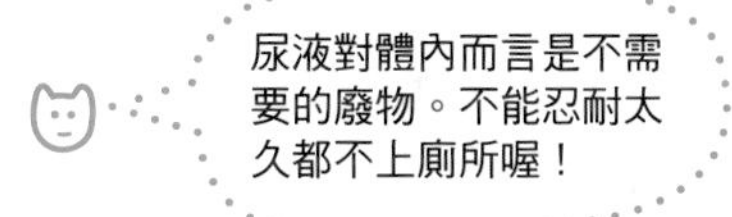


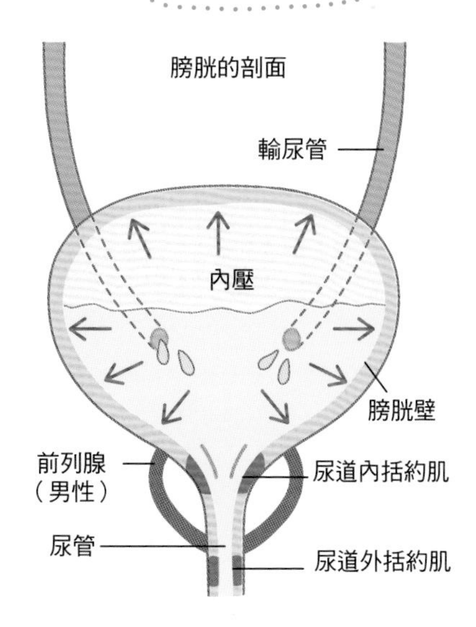


頻尿是因為心理壓力或不安、緊張等讓膀胱壁變得過於敏感，即使只有些微的尿量也會產生尿意。

## 腎臟的強化和促進利尿

**以提高腎臟功能、促進利尿的杜松和胡蘿蔔籽精油為主，搭配能夠溫熱身體的香料類和柑橘類精油。洗澡時記得別只是沖澡，最好多花點時間泡個澡。**

### 建議使用的精油

主要 胡蘿蔔籽、杜松、北非雪松、檀香、絲柏、黑胡椒

輔助 柳橙、薄荷、馬鬱蘭、馬鞭草酮迷迭香、檸檬

### 強化腎臟的精油霜

把精油霜塗抹在腎臟一帶、腰部、下腹部。患有腎疾的人如果過度使用，反而對腎臟造成負擔，須特別注意。

- 胡蘿蔔籽 3 滴
- 杜松或黑胡椒 3 滴
- 北非雪松 3 滴
- 蜜蠟乳霜（市售的無香料乳霜）30g<br>或者基底油 30ml

作法●把精油滴入基材，仔細攪拌。

### 促進利尿的按摩油

隨時提醒自己多喝點水，而且要保持身體暖和。建議用暖暖包貼在腰部和腹部。腰部和整個下腹部都可以塗抹按摩油。

- 杜松 3 滴
- 絲柏 2 滴
- 柳橙（甜橙或苦橙）3 滴
- 薰衣草 2 滴
- 基底油 30ml

作法●把精油滴入基材，仔細攪拌。

## 精神性緊張引起的頻尿

**膀胱壁屬於平滑肌，其動作由自律神經掌控。處於緊張或壓力大的狀態時，膀胱壁會變得敏感，造成逼尿肌收縮；即使只有一點點尿液，也會產生尿意。請靠著吸入喜歡的精油和泡澡，讓自己盡量放鬆吧。**

### 建議使用的精油

主要 柳橙、羅馬洋甘菊、絲柏、橙花、苦橙葉、馬鬱蘭

輔助 沒藥、橘子、薰衣草、羅文莎葉、喜歡的精油

### 減緩不安的芳香油

基本上以自己喜歡的精油為主，來達到放鬆的目的；另外搭配可以消除不安的苦橙葉、橙花、柳橙等精油。芳香油可塗抹於腰部、下腹部、前臂、手腕、心窩（胃部）等。

- 柳橙（甜橙或苦橙）6 滴
- 苦橙葉 2 滴
- 橙花 2 滴
- 絲柏 3 滴
- 基底油 30ml

作法●把精油滴入基材，仔細攪拌。
＊或者用 3ml 無水酒精稀釋精油，再加入 27ml 蒸餾水，當作噴霧使用。

### 令人擔心的頻尿問題，靠泡澡解決！

如果要出遠門，卻擔心到時候頻尿又發作時，不妨試試泡澡。記得在出門 2～3 天前，泡個精油澡。請攜帶左述的芳香油或噴霧出門，好讓自己緊張的時候能夠隨時派上用場。

- 檜木 1 滴（或者自己喜歡的樹木類精油）
- 橘子 2 滴　或者花梨木 1 滴
- 天然鹽 40g

作法●把精油加入天然鹽，仔細攪拌。

## 膀胱炎的預防和護理

**在疲勞、冰冷、睡眠不足、壓力等多重夾擊下，每況愈下的免疫力會使得膀胱炎發生的機率增加。連尿液囤積於膀胱時，也容易引起細菌感染。這時，當務之急是溫熱身體，多喝香草茶等大量補充水分，讓自己勤跑廁所。非常初期的膀胱炎，只要在洗澡水滴入2～3滴具備殺菌作用的精油，便可加速康復的速度。**

### 建議使用的精油

主要 檀香、天竺葵、茶樹、玫瑰草、香桃木、薰衣草、花梨木

輔助 歐洲赤松、絲柏、杜松、北非雪松、依蘭、馬鬱蘭

### 可預防膀胱炎的精油泡澡

用精油泡個澡吧。不但可以預防膀胱炎和消除疲勞，也有提升免疫力的作用。

薰衣草 2 滴

花梨木或檀香 2 滴

天然鹽 40g

作法●把精油加入天然鹽，仔細攪拌。放進浴缸，泡澡。

### 適用膀胱炎的半身浴

把熱水注入浴缸至腰部的高度，或者準備大一點的浴盆，倒入具備殺菌作用的精油，進行半身浴。添加天然鹽的效果更好，但只有滴入精油也無妨。

檀香 1 滴

薰衣草 1 滴

玫瑰草 1 滴

天然鹽 40g

作法●把精油加入天然鹽，仔細攪拌。

### 前列腺肥大和輕微膀胱炎：男性篇 下腹部的精油按摩

前列腺肥大會導致排尿困難，使尿液容易囤積於膀胱。長時間維持同一姿勢或過度疲勞，再加上體質寒涼的話，會造成前列腺的瘀血情況惡化，容易引起前列腺炎和膀胱炎。可以利用去除鬱滯效果良好的香桃木和絲柏精油，塗抹於下腹部、腰部、大腿和鼠蹊部。

香桃木 6 滴

花梨木 4 滴

茶樹 3 滴

絲柏 3 滴

蜜蠟乳霜（市售的無香料乳霜）30g
或者基底油 30ml

作法●把精油滴入基材，仔細攪拌。

### 輕微膀胱炎：女性篇 下腹部的精油按摩

罹患膀胱炎的人，建議隨身攜帶這款乳霜，塗抹於下腹部、腎臟周圍和腰部，1 天約 3 次。另外也必須補充足夠的水分。如果出現血尿和發燒、惡寒等症狀，請儘速接受醫生診療。

馬鬱蘭或依蘭 2 滴

花梨木 5 滴

玫瑰草 3 滴

茶樹 4 滴

蜜蠟乳霜（市售的無香料乳霜）30g
或者基底油 30ml

作法●把精油滴入基材，仔細攪拌。

身體與心靈篇

# 5 循環系統的不適

循環系統：心臟、動脈、靜脈、微血管、淋巴管

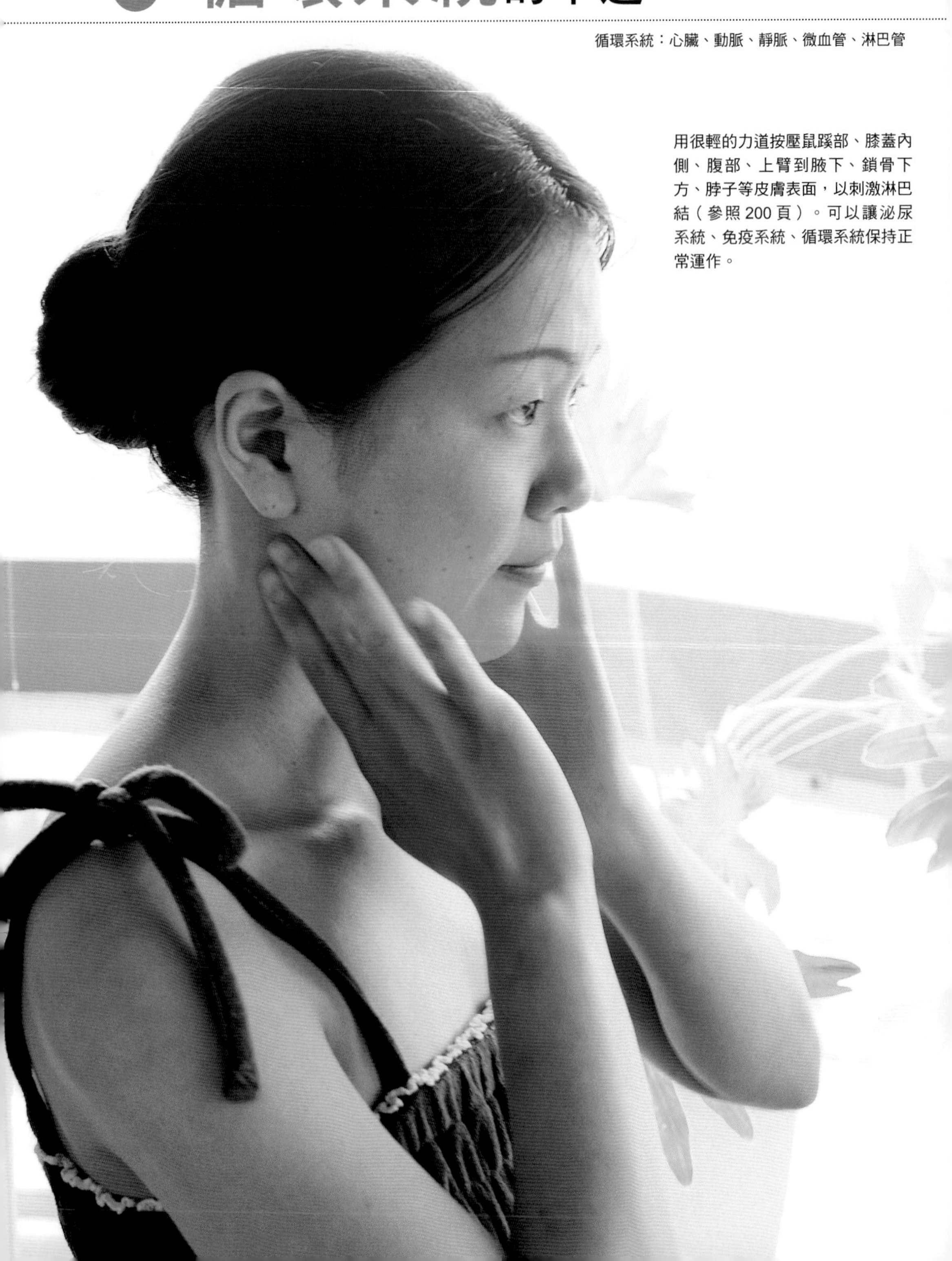

用很輕的力道按壓鼠蹊部、膝蓋內側、腹部、上臂到腋下、鎖骨下方、脖子等皮膚表面，以刺激淋巴結（參照200頁）。可以讓泌尿系統、免疫系統、循環系統保持正常運作。

芳香保健的重點

**壓力、吸菸、在飲食中攝取過量的糖分和脂肪、自律神經或內分泌（荷爾蒙）失調、老舊廢物的囤積、血管和心臟本身的老化等多重因素，都會提高罹患心肌梗塞、高血壓或動脈硬化等心血管疾病的風險。例如，附著了老舊廢物或因老化而失去彈性的血管，因為血液循環變差，導致心臟必須更加用力才能推送血液，連帶使血壓增高。自我保健的重點在於飲食生活的調整、養成運動的習慣、改善冰冷、代謝老舊廢物、找到和壓力和平共存的方法等。**

- ●調整血壓、緩和壓力，讓精神得到放鬆（抗壓、鎮靜、調整自律神經、調整血壓）
- ●緩和冰冷症狀，促進體液循環（增溫、促進血液循環、去除鬱滯）
- ●溶解體內脂肪，加速血液中的老舊廢物代謝（排毒、溶解脂肪、去除淋巴滯留）

## 快告訴我！1 為什麼心臟停止跳動人就會死呢？

心臟的作用像個幫浦，負責送出血液。血液透過分布於全身各處的微血管，把營養和氧氣、荷爾蒙送至細胞，再從細胞回收二氧化碳和老舊廢物。如果心臟的功能不佳，除了體內細胞無法吸收必要的養分和氧氣，老舊廢物的回收也會出現阻礙，所以心臟千萬不可停止跳動。

循環系統的任務是，透過血液循環運送體內物質。

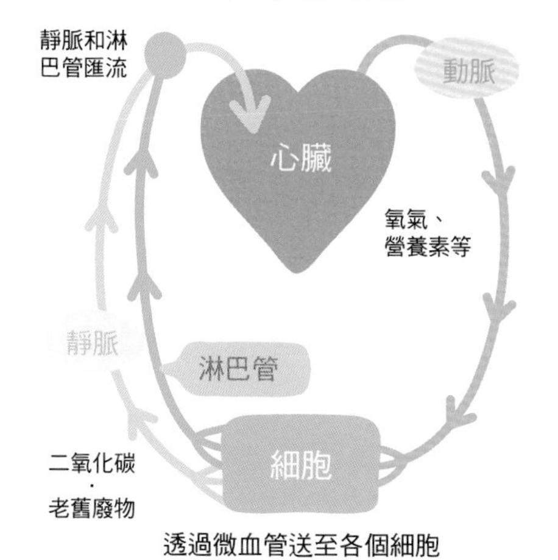


細胞會進行氧氣和二氧化碳、養分和老舊廢物等物質交換。除了靜脈，淋巴管也會運送老舊廢物。所以促進靜脈和淋巴的循環，對體內淨化也有幫助。

## 快告訴我！2 緊張的時候為什麼心臟會砰砰地跳個不停？

以心臟為主的循環系統，功能會受到荷爾蒙和自律神經的調整，以配合身體內外的變化。感到不安或緊張時，自律神經的交感神經會變得很活躍，增加心臟的跳動次數。所以我們會覺得心臟砰砰跳。自律神經像是反映心理狀態的鏡子，其中樞－腦部的下視丘，若受到情感的波動，功能也會隨之紊亂。

選擇聞了會心曠神怡的香味，讓自己放鬆吧！

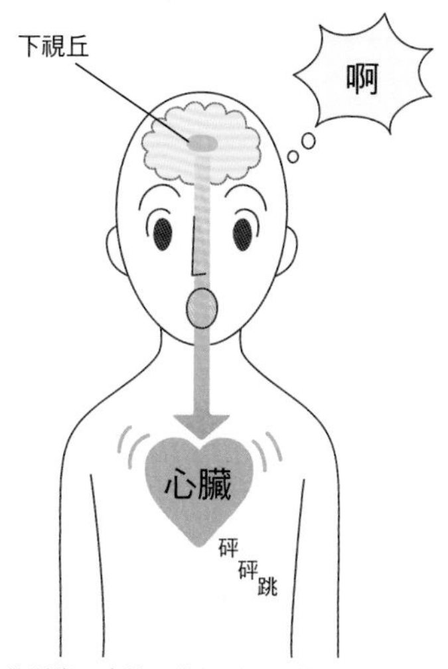


「心」的影響，會擴及整個循環系統。如果長期處於壓力或悲傷情緒的話，對整體的健康會產生負面影響。

## 體質寒涼

**有句話說「冰冷為萬病之源」。身體原本具備的治癒力，在體溫保持36.5℃的情況下最能夠得到發揮。平常體溫就低的人，也不要把低體溫視為理所當然，應注意隨時保持身體溫熱，對增進健康會有幫助。選擇精油時，記得以具備溫熱效果、促進血液循環的種類為主。**

### 建議使用的精油

主要 柳橙、馬鬱蘭、日本柚子、檸檬、檸檬草、迷迭香（樟腦、桉油醇）

輔助 歐洲赤松、絲柏、檀香、生薑、廣藿香、薰衣草

column 3

### 主要的淋巴結位置和保健

人體內的淋巴液透過淋巴管流經全身。淋巴結負責過濾異物和免疫功能。粉紅色標記處稱為靜脈角，是鎖骨下靜脈、內頸靜脈、淋巴管的匯流處。刺激此處，保持循環通暢很重要。

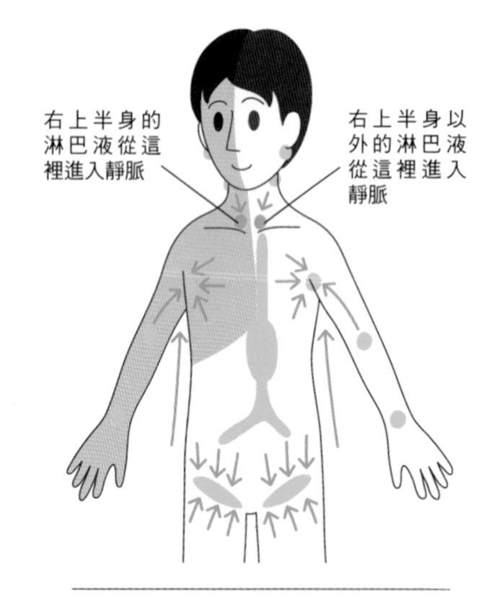


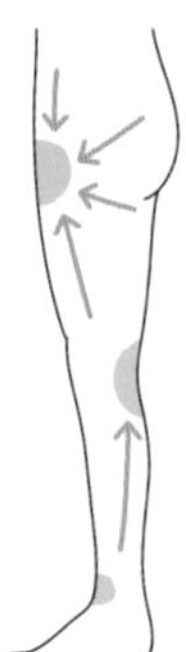

上下兩圖標示出主要的淋巴結位置。按摩淋巴系統，對提升免疫和代謝機能很有幫助。以圖標出的位置為中心，輕壓皮膚表面；或者往箭頭的方向按摩。重點是不要太用力。

### 溫熱&放鬆的浴鹽

不方便泡澡的話，自己製作浴鹽泡手或腳也可以。不但可加強手或腳的血液循環，全身也會覺得溫暖，感覺放鬆。

| 薰衣草 2 滴 |
| --- |
| 日本柚子 2 滴 |
| 天然鹽 40g |

作法●把精油加入天然鹽，仔細攪拌。

### 適合冰冷體質的按摩油

用很輕的力道按摩整副手腳、腹部、脖子、膝蓋內側、手腕、腳踝周圍。推薦給容易水腫的人。沒有時間的話，針對腹部、手腕、腳踝也 OK。

| 歐洲赤松 4 滴 |
| --- |
| 柳橙（甜橙或苦橙）3 滴 |
| 桉油醇迷迭香 3 滴 |
| 基底油或無香料乳液 30ml |

作法●把精油滴入基材，仔細攪拌。

＊水腫、靜脈瘤、痔瘡（202 頁）也請參照此配方。

### 預防凍瘡的軟膏

用軟膏搓揉手腳的指尖、關節周圍。日本柚子和天竺葵的組合，可以改善手部粗糙，所以當作護手霜也很適合。

| 日本柚子 4 滴 |
| --- |
| 天竺葵 2 滴 |
| 安息香或花梨木 2 滴 |
| 薰衣草 3 滴 |
| 蜜蠟軟膏 30g |

作法●把精油滴入基材，仔細攪拌。

## 心悸（頻脈）

**適用非疾病引起的，而是因緊張、亢奮、擔憂等情緒引起的症狀。使用可鎮定過快呼吸或緩和心跳的精油。雖然主要使用可提高副交感神經作用的精油，但加點自己喜歡的香味，效果更好。**

### 建議使用的精油

主要 依蘭、羅馬洋甘菊、橙花、苦橙葉、馬鬱蘭、香蜂草、薰衣草

輔助 柳橙、絲柏、佛手柑、檜木、纈草、乳香、橘子、玫瑰

### 柑橘芳香噴霧

**可以噴在自己待的空間或手腕、面紙上，吸入香味。以柑橘類為主的香味會讓人放鬆、感到心安。**

橘子或苦橙 6 滴

橙花 3 滴

苦橙葉 3 滴

無水酒精 20ml ／蒸餾水 10mll

作法●把精油加入無水酒精，稀釋。再倒入蒸餾水。使用前仔細搖勻。

### 異國風芳香噴霧

**添加了依蘭這種熱帶花卉，所以整體散發著一股異國風味。濃郁的香味也給人一種強而有力的印象。**

依蘭或羅馬洋甘菊 3 滴

薰衣草 5 滴

絲柏 3 滴

馬鬱蘭 3 滴

無水酒精 20ml ／蒸餾水 10ml

作法●把精油加入無水酒精，稀釋。再倒入蒸餾水。使用前仔細搖勻。

## 低血壓、起立性低血壓

**低血壓雖然稱不上是疾病，但因血壓過低，造成中午以前一直處於渾身無力的狀態，只要一站起來，就會暈眩、眼前發黑的人，請務必一試。可提高血液循環的精油和調整自律神經的精油是最佳組合。做些輕度運動也有幫助。為了增加效果，提振精神的精油只在早上使用，到了晚上就改用可以放鬆的香味。**

### 建議使用的精油

主要 柳橙、丁香、絲柏、茶樹、薄荷、檸檬、尤加利、迷迭香

輔助 羅馬洋甘菊、橙花、佛手柑、馬鬱蘭、橘子、羅文莎葉、花梨木

### 晨間的芳香噴霧

**可以噴在自己待的空間或手腕、面紙上，吸入香味。味道清新、能夠提鎮身心的檸檬和薄荷，可以讓人神清氣爽，更有活力和行動力。**

薄荷或迷迭香 4 滴

檸檬 8 滴

無水酒精 20ml ／蒸餾水 10ml

作法●把精油加入無水酒精，稀釋。再倒入蒸餾水。使用前仔細搖勻。

＊也可以用喜歡的香味取代迷迭香。

### 夜晚的精油泡澡

**用腦過度的時候，盡量完全放鬆，徹底休息。製作浴鹽泡澡或只是把精油滴入浴缸都可以。依照心情把花梨木換成薰衣草、橙花、乳香也 OK。**

佛手柑或橘子 2 滴

花梨木 1 滴

天然鹽 40g

作法●把精油加入天然鹽，仔細攪拌。

## 水腫、靜脈瘤、痔瘡

**選擇可發揮去除靜脈和淋巴滯留、利尿、血管擴張、強化靜脈、收斂、溶解血栓等作用的精油。臨床上經常使用檸檬或絲柏等柑橘類、樹木類精油。下半身的血液，必須在反地心引力之下運送到心臟，所以速度很慢。最好多走點路或做點輕微的運動，透過肌肉的收縮幫助血液的回流。**

### 建議使用的精油

主要 絲柏、檀香、杜松、北非雪松、廣藿香、蠟菊、檸檬

輔助 柳橙、胡蘿蔔籽、天竺葵、岩蘭草、馬鬱蘭、馬鞭草酮迷迭香

### 解決水腫的足浴用浴鹽

身體水腫的時候，把精油倒進裝了熱水的臉盆裡泡腳。泡腳後，若能配合簡單的按摩，效果更好。以同樣的配方泡澡，一樣有促進排汗的效果。

杜松 2 滴
天竺葵或檸檬草 2 滴
天然鹽 40g

作法●把精油加入天然鹽，仔細攪拌。

### 痔瘡的外用軟膏

腫脹的外痔，可用廣藿香、絲柏、檸檬等具備去除靜脈淤血、收斂作用的精油。如果痔瘡破裂，處理可以比照割傷，在以下的配方裡追加薰衣草、沒藥、蠟菊、岩玫瑰等 1～2 滴。

絲柏 3 滴
天竺葵 3 滴
廣藿香 3 滴
檸檬 3 滴
蜜蠟 8g
金絲桃油 12ml
甜杏仁油 20ml

作法●用隔水加熱的方式融化基材。凝固前滴入精油，攪拌均勻。
＊作法參照 82 頁。
＊天竺葵精油推薦使用埃及產。

### 預防水腫・靜脈瘤的按摩霜

把按摩霜塗抹在膝蓋內側、小腿肚、腳踝周圍，可以促進回流到鼠蹊部。使用具備強化微血管和促進血液循環的作用、可改善冰冷的精油。包括檸檬、胡蘿蔔籽、絲柏等。

絲柏或杜松 6 滴
胡蘿蔔籽 3 滴
檸檬 6 滴
市售的無香料乳霜 40g
小麥胚芽油 10ml

作法●混合所有基材。滴入精油，仔細攪拌。
＊如果有靜脈瘤，記得避開患部，按摩上面一點的位置。
＊也請參照循環系統、泌尿系統的章節。

### 大家的芳療體驗談

05

#### 全家驅走寒意的對策

我們全家都有泡腳的習慣。差不多到了 10 月、早晚會覺得冷的時候，大概和夏天的疲勞還未消除也有關係，就會很想泡腳。我在準備的時候，孩子們都會搶著說「我也要泡」。大概連續泡了 3 天，之後我就盡量簡化準備的步驟，好讓自己不會那麼麻煩。雖然準備上有點麻煩，但只要雙腳一泡進去，就覺得什麼煩惱都忘了。我通常使用薰衣草和柳橙精油，生理期前後會加快樂鼠尾草。除了泡腳，再喝點香草茶，不論經期或生理痛都變得輕鬆了。晚上我會幫小朋友在熱水裡加點薰衣草。大兒子的腳總是冷冰冰的，睡都睡不好，但多虧了泡腳，改善很多了。

（30 幾歲　女性）

## 案例 ▶▶▶▶▶▶▶▶▶▶▶▶▶ Case 02

### 「迷迭香讓我重新找回了生活的步調」 62 歲女性

#### 自覺症狀

4 個月前退休，生活頓失重心，有時候拖到半夜 2、3 都沒睡。高興幾點睡就幾點睡、想幾點起來就起來的生活已經讓我厭倦了。出現的毛病包括眼睛疲勞、手腳冰冷、頻尿、肩頸痠痛，還有右髖關節、腰部和膝蓋疼痛。醫院的診斷是變形性膝關節炎和腰痛。

#### 實施芳療和自我護理的方針

我向她建議，除了居家芳療（參照下述），也到沙龍接受 5 次精油按摩。因為她整個背部有如板子一樣僵硬，所以我按摩得特別仔細，並請她配合生活的變化調整身心狀態。

**第一次使用的配方：**樟腦迷迭香 4 滴、橙花 3 滴、花梨木 2 滴、檸檬 2 滴、薰衣草 2 滴、荷荷葩油 20ml、夏威夷果油 20ml／桉油醇迷迭香的調理水（頭皮）

**芳療內容：**全身、臉部、頭皮按摩

#### 居家自我護理

**早：**將桉油醇迷迭香 2 滴、檸檬 1 滴加入裝了熱水的馬克杯或碗裡，吸入香味。

**晚：**①用花梨木精油泡澡②用橙花的花水敷眼睛

**其他：**把飲用香草茶和自己用精油按摩（薰衣草 3 滴、檸檬 2 滴、荷荷葩油 15ml、夏威夷果油 15ml／膝蓋用：薰衣草 5 滴、生薑 3 滴、檸檬尤加利 3 滴、樟腦迷迭香 4 滴、荷荷葩油 50ml）當作日常保養。

#### 實際的執行狀況

6 個月內進行了 7 次療程。使用第一次的配方之後，每次會隨著身體狀態進行調整。同樣的，每次的按摩都以全身和臉部為主；如有必要，也會按摩頭皮。

#### 本人的感想

**第 1 次（10 月 15 日）**

用迷迭香的調理水接受頭皮按摩時，感覺腦部有煥然一新的感覺，非常舒暢。

**第 2 次（10 月 25 日）**

早上先聞過迷迭香的味道以後，再上網和帶狗散步，覺得身體狀況不錯。接受療程讓我注意到自己平常都處於沒有放鬆的狀態。感覺腦中一片空白。身體發熱，覺得暖和起來。

**第 3 次（11 月 20 日）**

除了有轉換心情的效果，精神上也感覺非常放鬆。雖然肩膀和腰還是會痛，但只要稍微休息一下就沒事了。香草茶差不多喝了 7 天左右，開始覺得身體很輕鬆，原本不規則的排便，現在變成每天早上自然會產生便意了。

**第 4 次（12 月 5 日）**

眼睛最近不會疲勞了。第一次去沙龍的時候拿到的臉用化妝水用完以後，我也自己製作繼續使用，結果只要用化妝水就夠了，不必再擦其他乳液或乳霜，但皮膚的狀況卻變得很穩定。頻尿也不像以前那麼困擾我了。

**第 7 次（2 月 22 日）**

接觸芳療以後，我開始會留意自己身體的變化。讓我很開心的是，只要覺得狀況不對勁，我就會利用調理水、吸入、手浴等方式簡單保養。我也逐漸建立了退休後的生活模式，覺得把「香味」列入新生活的一部分，真的是明智不過的選擇。拜芳療所賜，我的腳步恢復原有的輕盈，也如願以償進了攝影學校上課，每天都過得很開心。

**Comment ▶▶▶**

幾個月後，她送了用自己的攝影作品製成的月曆給我，真的讓我覺得很開心。芳療，的確可以成為改變生活的契機。透過這個案例，讓我重新認識到以積極的態度持續自我保養的重要性。

# 6 壓力造成的不適

神經系統：中樞神經（腦、脊髓）、末梢神經（體性神經、自律神經）

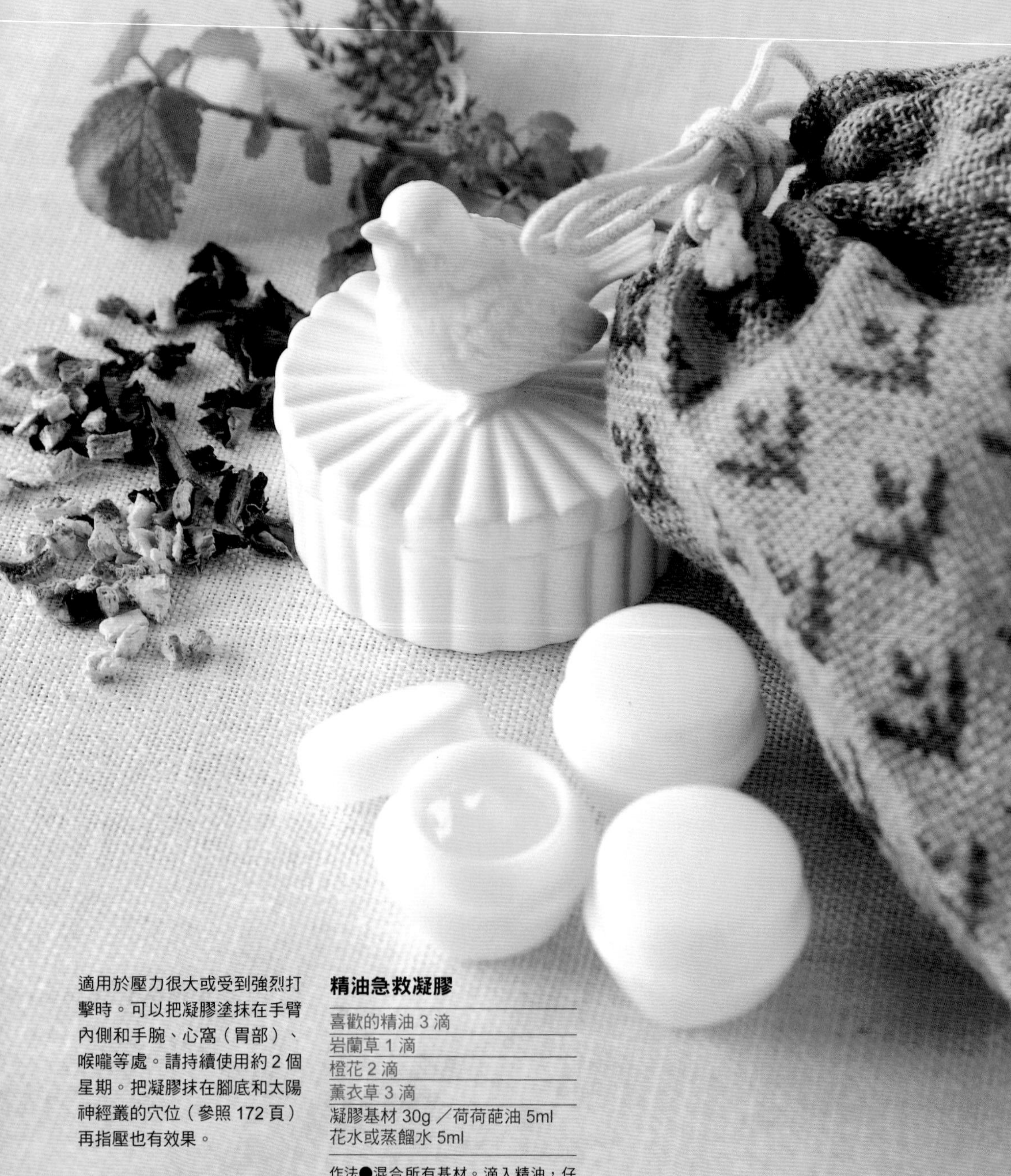

適用於壓力很大或受到強烈打擊時。可以把凝膠塗抹在手臂內側和手腕、心窩（胃部）、喉嚨等處。請持續使用約2個星期。把凝膠抹在腳底和太陽神經叢的穴位（參照172頁）再指壓也有效果。

**精油急救凝膠**

喜歡的精油 3 滴
岩蘭草 1 滴
橙花 2 滴
薰衣草 3 滴
凝膠基材 30g／荷荷芭油 5ml
花水或蒸餾水 5ml

作法●混合所有基材。滴入精油，仔細攪拌。

芳香保健的重點

**腦部的下視丘和腦下垂體對緊張、壓力、不安等情緒很敏感，也會受到影響。結果會導致自律神經和內分泌的調節機能紊亂，便祕或腹瀉、月經不順、有氣無力、倦怠感等身體不適有可能因此而產生。只要充分休息，神經系統的機能便能恢復正常，所以利用有放鬆效果和在某些情況下可以強化身心的精油，讓自己感覺「很舒服」。保持身體暖和、提高消化力和排泄力，可以讓身體變得更有精神。**

●鎮靜並提振精神，讓情緒放鬆下來（抗壓力、充滿幸福感、鎮靜、調整自律神經）
●緩和冰冷症狀、促進體液循環（增溫、促進血液循環、去除鬱滯）
●激勵出幹勁，提高行動力（強化交感神經、強化神經、鼓舞精神）

**快告訴我！1** **聽說熬夜會造成自律神經失衡，為什麼呢？**

睡眠、心臟的跳動、呼吸、食物的消化及吸收、排泄等大多數的生理活動，都受到交感神經和副交感神經的支配。下視丘負責依照當時的身心狀況調整兩者的作用，對變化非常敏感。憤怒、悲傷等感情波動或壓力、不規律的生活作息都會使其受到影響，結果導致自律神經的功能失調。

芳療對調整自律神經有幫助喔！

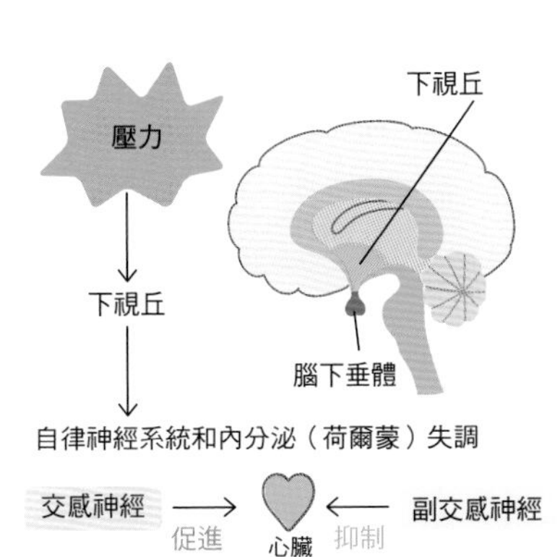


大多數的情況下，這兩種神經會對同一種器官進行完全相反的作用。交感神經讓身體處於活動狀態，會提高心跳次數和血壓，抑制腸胃的運動。副交感神經讓身體處於休息狀態，會降低血壓和心跳次數，活絡腸胃的運動。

**快告訴我！2** **只要一聞喜歡的味道，就會覺得很有安全感。香味對心理會產生影響嗎？**

嗅覺接收的刺激，會直接傳達到腦部的大腦邊緣系統。愉快、生氣等情緒波動和食慾、性慾等本能行動皆由大腦邊緣系統調整。基於這個原因，香味才會對情緒產生影響。如果某種香味能和過去發生的快樂回憶連結，每次只要聞到這種香味，就會產生安全感。

想放鬆的時候，選擇自己最喜歡的香味！

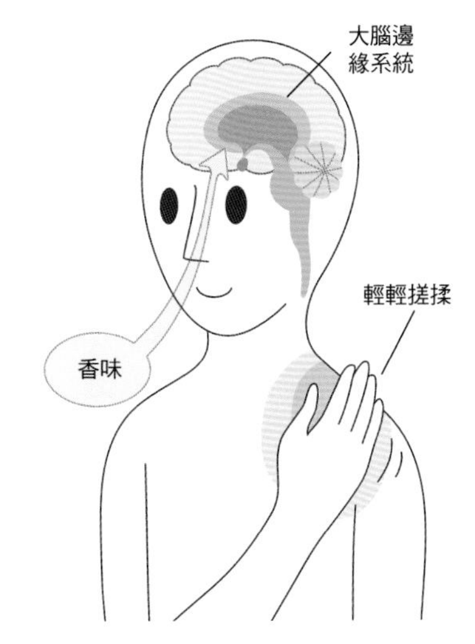


除了精油成分的作用和手部的接觸，嗅覺對腦部的刺激在芳療中也是不可忽略的重點。

## 想對抗壓力、鎮靜心靈的時候

**適用於想要擁有一段安靜的時間。試著用乳香、檀香等聞起來像線香的精油，混合自己喜歡的香味或橙花、羅馬洋甘菊、柳橙等花類、柑橘類精油。有助於重拾心靈的平靜。**

### 建議使用的精油

主要 檀香、天竺葵、橙花、苦橙葉、乳香、馬鬱蘭、薰衣草

輔助 柳橙、依蘭、羅馬洋甘菊、廣藿香、佛手柑、橘子、沒藥、玫瑰、花梨木

### 舒緩壓力的按摩油

把按摩油塗抹整個背部，用拇指刺激從骶骨到脖子尾端的脊椎兩側。如果時間不夠，只用按摩油塗抹手臂、喉嚨、肩膀、心窩（胃部）、腳底等處，效果也十分顯著。

| |
|---|
| 橙花、羅馬洋甘菊等花類精油 2 滴 |
| 馬鬱蘭 2 滴 |
| 薰衣草 4 滴 |
| 基底油或無香料乳液 30ml |

作法●把精油滴入基材，仔細攪拌。

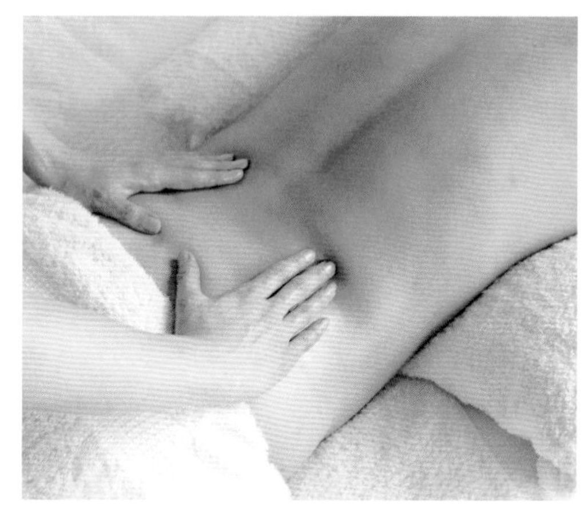

①手掌緊貼皮膚，輕擦整個背部到肩頭。

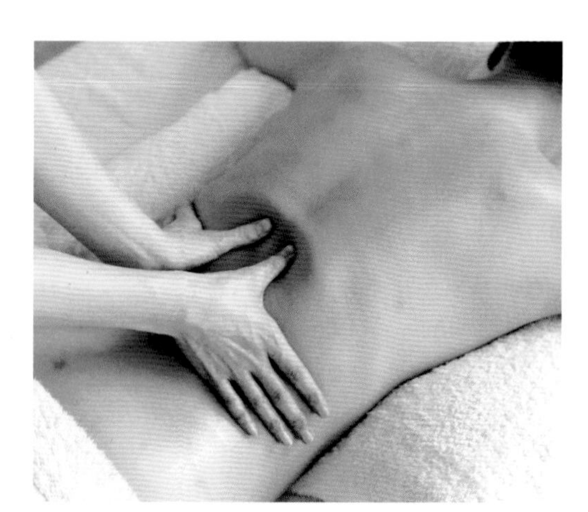

②從骶骨開始，用大拇指沿著脊椎一路滑動。刺激從脊椎側邊延伸出來的神經，有助恢復身心的平衡。

### 用香味打造讓人放鬆的空間

用精油薰香，是最容易體驗芳療效果的方式。香味擴散的瞬間，讓平常看習慣的房間一下子變身為特別的空間。下述的配方僅只是範例之一，可自行嘗試自己喜歡的精油。

| |
|---|
| 檀香或乳香 2 滴 |
| 柳橙（甜橙或苦橙）3 滴 |
| 熱水 |

作法●把 80 度左右的熱水裝入碗中，滴入數滴精油，讓香味擴散。

＊利用上述的精油製作按摩油時，請混入 10ml 植物油。

## 失眠、睡眠很淺的時候

**適用於因睡眠環境、午睡過久、疾病之外的原因，例如頭腦清醒睡不著、按捺不住緊張或興奮的情緒時，可以用具備安神、促進睡眠的精油塗抹背部、心窩（胃部）、喉嚨，或者用精油泡澡、泡腳。**

### 建議使用的精油

主要 橙花、苦橙葉、馬鬱蘭、橘子、香桃木、羅文莎葉、薰衣草

輔助 依蘭、柳橙、羅馬洋甘菊、快樂鼠尾草、天竺葵、岩蘭草、日本柚子

### 超簡單！利用洗臉台進行手浴

整天處於有空調的房間，導致很少流汗、體溫變動不大，也會成為妨礙睡眠的原因之一。讓身體接受適度的溫熱刺激，有幫助熟睡的效果。也很推薦 10 ～ 15 分鐘的泡澡或足浴。

- 羅馬洋甘菊或依蘭 1 滴
- 苦橙葉 1 滴
- 薰衣草 1 滴
- 熱水

作法●用稍熱的熱水（40 ～ 42 度）注入洗臉台，再滴入精油。浸泡的深度約至手腕往上約 10cm，或者連手肘也一同浸泡約 5 分鐘。大概只要泡到微微冒汗，感覺好像戴了一層紅色手套就可以了。

### 寢室用的芳香噴霧

可以事先少量噴在房間的窗簾或床單、枕頭。讓香味揮發至就寢時，還隱隱約約聞得到的程度。在就寢 30 分鐘前用精油按摩背部、心窩（胃部）、雙腳的效果也不錯。

- 喜歡的精油 3 滴
- 馬鬱蘭 3 滴
- 柳橙（苦橙或甜橙）5 滴
- 薰衣草 4 滴
- 無水酒精 20ml ／蒸餾水 10ml

作法●把精油加入無水酒精，稀釋。再倒入蒸餾水。使用前仔細搖勻。

＊利用上述的精油製作按摩油時，請混入 30ml 植物油。

## 不安、擔憂、壓力

**每個人都會有為某些事情擔憂或不安的時候，但如果長期持續就不好了。你也想要稍微減輕肩膀的負擔嗎？混合依蘭、茉莉、苦橙葉、乳香和橘子等柑橘類、花類和樹脂類精油使用，能得到一些幫助。**

### 建議使用的精油

主要 依蘭、茉莉、佛手柑、苦橙葉、橙花、橘子、薰衣草、花梨木

輔助 羅馬洋甘菊、熱帶羅勒、岩蘭草、乳香、沒藥、檸檬草、玫瑰

### 把擔憂沖個一乾二淨的精油沐浴乳

隱約帶著花香的甜蜜香氣，能將內心的擔憂一掃而空，讓人保持愉快的心情。請在沖澡的同時，享受精油帶來的效果吧。

- 苦橙葉 3 滴
- 依蘭 4 滴
- 橘子或柳橙 10 滴
- 花梨木或檀香 8 滴
- 無香料沐浴乳 100ml

作法●把精油滴入沐浴乳，仔細攪拌。

### 讓你不被壓力和不安擊倒的精油泡澡

適用在大考或重要工作的前一天。不想被壓力擊倒，希望如期發揮出自己實力的人，記得用精油泡個澡吧。

- 茉莉 1 滴
- 薰衣草或歐白芷 1 滴
- 天然鹽 40g

作法●把精油加入天然鹽，仔細攪拌。

＊利用上述的精油製作按摩油時，請混入 10ml 植物油。

## 壓力造成的肩頸痠痛、頭痛等

**適用於壓力引起背部和肩部的疼痛、胃痛、頭痛的時候。用自己喜歡或具備放鬆效果的精油試試看。精油泡澡、背部按摩的效果都不錯。也能夠舒緩不自覺的緊張。**

### 建議使用的精油

主要 依蘭、羅馬洋甘菊、橙花、馬鬱蘭、橘子、薰衣草、花梨木、薄荷

輔助 歐洲赤松、柳橙、小豆蔻、天竺葵、檀香、黑胡椒、安息香

### 夜晚放鬆的精油泡澡

用浴鹽泡澡，慢慢溫熱身體。本書介紹的是添加了橙花精油的特殊配方。它可以排遣不安、緊張和憂鬱等負面情緒，讓人有力氣重新出發。

橙花 1～2 滴

馬鬱蘭或薰衣草 2 滴

天然鹽 40g

作法●把精油加入天然鹽，仔細攪拌。

＊利用上述精油製作按摩油時，請混入 10ml 植物油。

### 想被一股甘甜溫柔的氣息包圍……

在房間裡利用精油薰香，度過一段舒適的時光吧。在清新的木質味中，夾雜著一股橘子和安息香有如糕點般的甜香。沉穩的甜蜜香氣能包容敏感易碎的心，讓緊張的情緒放鬆下來。

北非雪松 1 滴

橘子 3 滴

安息香 2 滴

熱水

作法●把 80 度左右的熱水裝入碗內，再將精油滴入。

＊利用上述精油製作按摩油時，請混入 15ml（1 大匙）植物油。

### 頭痛用調理水

建議居家常備的精油小物之一。可以塗抹在頭皮和太陽穴，或者連脖子後面也擦，以舒緩僵硬。最後把手放在兩邊的側頭部幾分鐘，利用手心溫暖的按壓也很有效果。

薄荷 4 滴

薰衣草 6 滴

無水酒精 3ml ／蒸餾水 27ml

作法●把精油加入無水酒精，稀釋。再倒入蒸餾水。使用前仔細搖勻。

＊加入 1 滴香蜂草精油，效果更好。把基材換成蜜蠟乳霜（市售的無香料乳霜 30g），製作成舒緩膏也不錯。

### 大家的芳療體驗談

**取代吃了好幾年的頭痛藥……**

我的頭痛和肩頸痠痛都很嚴重。也有耳鳴的問題，常常覺得好像頭上戴了一頂頭盔。但是做了腦部檢查，並沒有發現什麼問題。我想是家裡的事讓我覺得心力交瘁；我很想擁有自己的時間，不必為家人忙得團團轉。把精油調理水抹在頭皮或太陽穴後，確實減輕頭痛了。在疼痛發作之前先塗抹，可以達到預防的效果，所以出門時我一定會放進手提袋。我用的精油包括薄荷、薰衣草、玫瑰或香蜂草、快樂鼠尾草。在家我除了會用精油泡澡、按摩，也會滴一些薰衣草和薄荷精油在小瓶裝的洗髮精。最近，原本已經吃了好幾年的頭痛藥，幾乎都不必吃了。原本的腸胃就虛，動不動就不舒服，最近的狀況也變得很穩定。

（50 幾歲　女性）

## 驚嚇、失落、憂鬱的情緒

選擇可重建內心秩序、抗憂鬱的精油。藉由精油的力量，讓心情得到放鬆，重拾自信和勇氣。因為可以選擇的精油種類很多，如果想達到最好的效果，應該選擇自己最喜歡、聞起來最舒服的精油。

**建議使用的精油**

主要 依蘭、橙花、乳香、岩蘭草、佛手柑、香蜂草、薰衣草、玫瑰

輔助 歐白芷、薄荷、馬鬱蘭、沒藥、花梨木、馬鞭草酮迷迭香、羅文莎葉

### 療癒心靈的精油泡澡

心情低落的時候，雖然可能連洗澡都嫌麻煩，但身體只要泡進熱水裡，就能夠得到撫慰的效果。建議用38～40度的熱水，再滴入2～3滴自己喜歡的精油。

花梨木 1 滴

橘子 2 滴

羅文莎葉 1 滴

天然鹽 40g

作法●把精油加入天然鹽，仔細攪拌。

＊如果憂鬱的情況不見改善，甚至嚴重到影響日常生活的程度，請務必接受醫師診療。

＊利用上述精油製作按摩油時，請混入 10ml 植物油。

### 舒緩緊張情緒的玫瑰乳霜

佛手柑和玫瑰都號稱是天然的抗憂鬱良藥。它們能夠融化冰封的內心，讓人從痛苦的情緒中得到解脫。適用於明明傷心，卻留不出眼淚、覺得胸口和喉嚨被塞住、後悔、鬱悶、孤獨的感覺揮之不去的時候。

奧圖玫瑰 3 滴

佛手柑 4 滴

檀香 3 滴

荷葩油 20ml ／蜜蠟 5g ／玫瑰水 5ml

作法●參照 83 頁。

＊如果沒有玫瑰精油，請用天竺葵 1 滴和花梨木 3 滴代替。如果在上述配方追加 1 滴岩蘭草或苦橙葉，會調配出更讓人心平氣和的香味。

## 精神疲勞、耗盡心力、無精打采

被壓力逼得心力交瘁，甚至顯得有氣無力，陷入對一切事物無動於衷的狀態時，可以試試看。使用的精油主要以溫熱身體、促進身心活化的種類，另外搭配可刺激肝臟和腎臟、腸胃功能的種類。（抗壓力：也請參照 206 頁）

**建議使用的精油**

主要 歐洲赤松、北非雪松、生薑、杜松、茶樹、花梨木

輔助 小豆蔻、天竺葵、玫瑰草、檜木、黑胡椒、西洋蓍草、日本柚子、檸檬草

### 恢復精神的按摩油

努力過頭，累到筋疲力竭的時候不妨一試。按摩油可以幫助身心恢復活力。如果時間不多，把按摩油塗抹在手臂內側、胸骨、心窩（胃部），再輕輕搓揉耳朵。最後用兩手包覆住耳朵約 3 分鐘。

歐洲赤松 4 滴

天竺葵 3 滴

佛手柑或橘子 4 滴

基底油 30ml

作法●把精油滴入基材，仔細攪拌。

### 利用洗面乳將疲勞一掃而空！

適合使用於即使睡了很久還是無法完全消除疲勞時；或者待辦事項太多，但行動卻跟不上自己的意思，最後一事無成的時候。

茶樹 5 滴

檸檬 3 滴

天竺葵 1 滴

無香料洗面乳 50ml

作法●把精油滴入基材，仔細攪拌。

＊如果希望洗完臉有滋潤的感覺，在上述配方裡加入荷荷葩油 5ml。

## 希望朝著目標努力時

**過重的工作負擔，有時候會把人壓得喘不過氣，甚至變得一蹶不振。不但失去了眼前的目標，自己也覺得被掏空了。這時，建議你不妨利用可以消除疲勞、讓你堅持自我目標的精油。**

### 建議使用的精油

主要 歐洲赤松、北非雪松、沉香醇百里香、苦橙葉、橙花、玫瑰

輔助 小豆蔻、生薑、檀香、岩蘭草、沒藥、葡萄柚、樟腦迷迭香

### 幫助你恢復自我的按摩油

每天晚上塗抹在手臂和雙腳，輕輕按摩。如果還有時間，連身體也一起按摩。請在辛苦了一整天之後，好好慰勞自己吧。

- 橙花 2 滴
- 岩蘭草或北非雪松 2 ～ 3 滴
- 檀香 1 ～ 3 滴
- 小豆蔻 2 滴
- 荷荷葩油 30ml

作法●把精油滴入基材，仔細攪拌。

＊請依照喜好調整檀香、雪松、岩蘭草的滴數。

### 提神醒腦的手浴

養成手浴的習慣對身體很有幫助。只要利用浴室的洗臉台就 OK，方法很簡單。利用早上幾分鐘的時間手浴，不但可以提振精神，也等於為身體注入飽滿元氣。

- 葡萄柚或檸檬 2 滴
- 樟腦迷迭香 1 滴
- 熱水

作法●用稍熱的熱水注入洗臉台或臉盆，再滴入精油。浸泡的深度約至手腕往上約 10cm，時間約 3 ～ 5 分鐘。

＊利用上述精油製作按摩油時，請混入 10ml 植物油。

## 想要轉換心情、集中精神的時候

**挑選可以讓房間的空氣煥然一新，又有振奮精神效果的精油。不論想轉換現場的氣氛還是思緒，都能夠發揮效果。建議選用味道清新的精油，例如樹木的葉子或樹幹、柑橘皮等。盡量避免使用味道很難散去的精油。**

### 建議使用的精油

主要 葡萄柚、杜松、茶樹、尤加利（藍膠、澳洲）、檸檬、迷迭香（樟腦、桉油醇）

輔助 柳橙、檜木、黑胡椒、薰衣草、薄荷、檸檬草

### 空氣清淨噴霧

適用於想要集中精神的時候，想到就可以在房間裡噴灑。

- 茶樹 5 滴
- 檸檬或葡萄柚 10 滴
- 桉油醇迷迭香 6 滴
- （樟腦迷迭香 4 滴）
- 無水酒精 20ml ／蒸餾水 30ml

作法●把精油加入無水酒精，稀釋。再倒入蒸餾水。使用前仔細搖勻。

### 提升集中力的精油乳霜

想要把精神集中在眼前的事物時，可以把精油霜反覆塗抹在太陽穴、心窩（胃部）、喉嚨、手腕等。

- 檸檬 4 滴
- 北非雪松 2 滴
- 薄荷 3 滴
- 蜜蠟乳霜（市售的無香料乳霜）30g

作法●把精油滴入基材，仔細攪拌。

## 案例 ▶▶▶▶▶▶▶▶▶▶▶▶▶ Case 03

### 「芳療全方位改善了我的身體不適」 33 歲　女性

#### 自覺症狀

不容易熟睡、月經不順、體質冰冷、胃痛。沒有劃分好公私領域，到了晚上滿腦子還是公事。壓力很大，感覺隨時處於緊繃狀態。原本就有脖子僵硬的毛病，又加上一次車禍之後留下頸部鞭抽症的後遺症，現在只要吹到風或氣壓出現變化，脖子就很容易發痛。

#### 實施芳療和自我護理的方針

第一步，我把溫熱身體當作首要目標，嘗試以階段性的方式減輕她的不適。精神方面的壓力和脖子、肩膀的疼痛，是隨時進行的改善項目。我請她繼續服用平常習慣服用的安眠藥、止痛藥、胃藥。除了居家的自我保健，我也向她建議花費半年的時間，到沙龍接受精油按摩。

**第一次使用的配方：**薰衣草 3 滴、羅馬洋甘菊 2 滴、樟腦迷迭香 2 滴、荷荷葩油 15ml、夏威夷果油 15ml

＊只有肩膀和脖子的部分追加了 1 滴白樺精油。

**芳療內容：**按摩肩膀、脖子、背部、腰部、下肢（後面）、手臂

#### 居家自我護理

**夜：**①洗澡時改變以沖澡為主的習慣。②利用泡澡的時候按摩雙腳③滴入薰衣草、苦橙葉、日本柚子等精油泡澡、熱敷脖子④塗抹精油（每次療程結束後，讓客戶帶回去）

**其他：**DIY 按摩（佛手柑 2 滴、迷迭香 1 滴、苦橙葉 1 滴和荷荷葩油 15ml ／薰衣草 2 滴、杜松 3 滴、檸檬草 2 滴和荷荷葩油 20ml）香氛（花梨木 3 滴、檸檬 1 滴、荷荷葩油 5ml）化妝水等。

#### 實際的執行狀況

11 個月內進行了 17 次療程。我依照她本人的希望，把每次療程的時間設定為 30 分鐘，但增加療程的頻率。使用第一次的配方之後，接著我每次會隨著身體狀態進行調整。

#### 本人的感想

**第 1 次（7 月 25 日）**
脖子、肩膀、背部的僵硬情況得到很明顯的舒緩。

**第 2 次（8 月 8 日）**
接受上次芳療後就發燒了。到現在還是覺得不舒服，咳嗽有痰。

**第 4 次（10 月 3 日）**
脖子疼痛、不易入睡、手腳冰冷、月經不順的情況依然存在。我很喜歡今天芳療時用的橙花、安息香、柳橙的香味，所以引起我對芳療的興趣，主動詢問化妝水和按摩油的製作方法。

**第 6 次（11 月 14 日）**
我一天會擦按摩油好幾次。雖然手腳還是冰冷，但腰部卻是熱的。脖子和肩膀還會僵硬，但已經不痛了。我發現腳底摸起來粗粗的。（胃腸和膀胱）

**第 7 次（11 月 28 日）**
這幾天脖子的情況不錯，都不必吃止痛藥了。不易入睡的情況還是照舊。買了幾種精油。

**第 9 次（12 月 11 日）**
購買橙花精油和花水。自己試著做了化妝水。生理期前的腰痛比較好些了，感覺時間也來得比較準。

**第 12 次（2 月 13 日）**
我覺得腳底發冷的情況有改善。假日我就不吃安眠藥了。

**第 14 次（3 月 13 日）**
這 20 天來我都沒有吃安眠藥。真不敢相信，之前我已經吃了 5 年之久。

**第 17 次（6 月 29 日）**
一開始就不排斥芳療，我現在開始會有能不吃藥就不吃藥的想法。接觸芳療以後，我的精神狀態也出現了轉變，不再覺得工作的壓力像以前那麼沉重了。脖子的疼痛還是不時發作，但雙腳不會像以前冷冰冰，覺得身體的狀況改善很多。所以在家自己保養的時候，也不會覺得麻煩。我現在也會自己製作化妝水或美容液。比起改善冰冷體質的期間，現在睡眠品質更好了。

**Comment ▶▶▶**

我想她能夠成功利用芳療，改善身體種種不適，主要要歸功兩個因素。第一，她每次把療程時間設定為 30 分鐘，卻能利用有限的時間，針對明確的改善重點選擇精油和按摩；而且她本人對芳療也有興趣，不論是芳療小物的運用，還是後續的居家保養都做得很到位。從這個案例讓我認識到療程的時間不一定要長，短時間也辦得到。

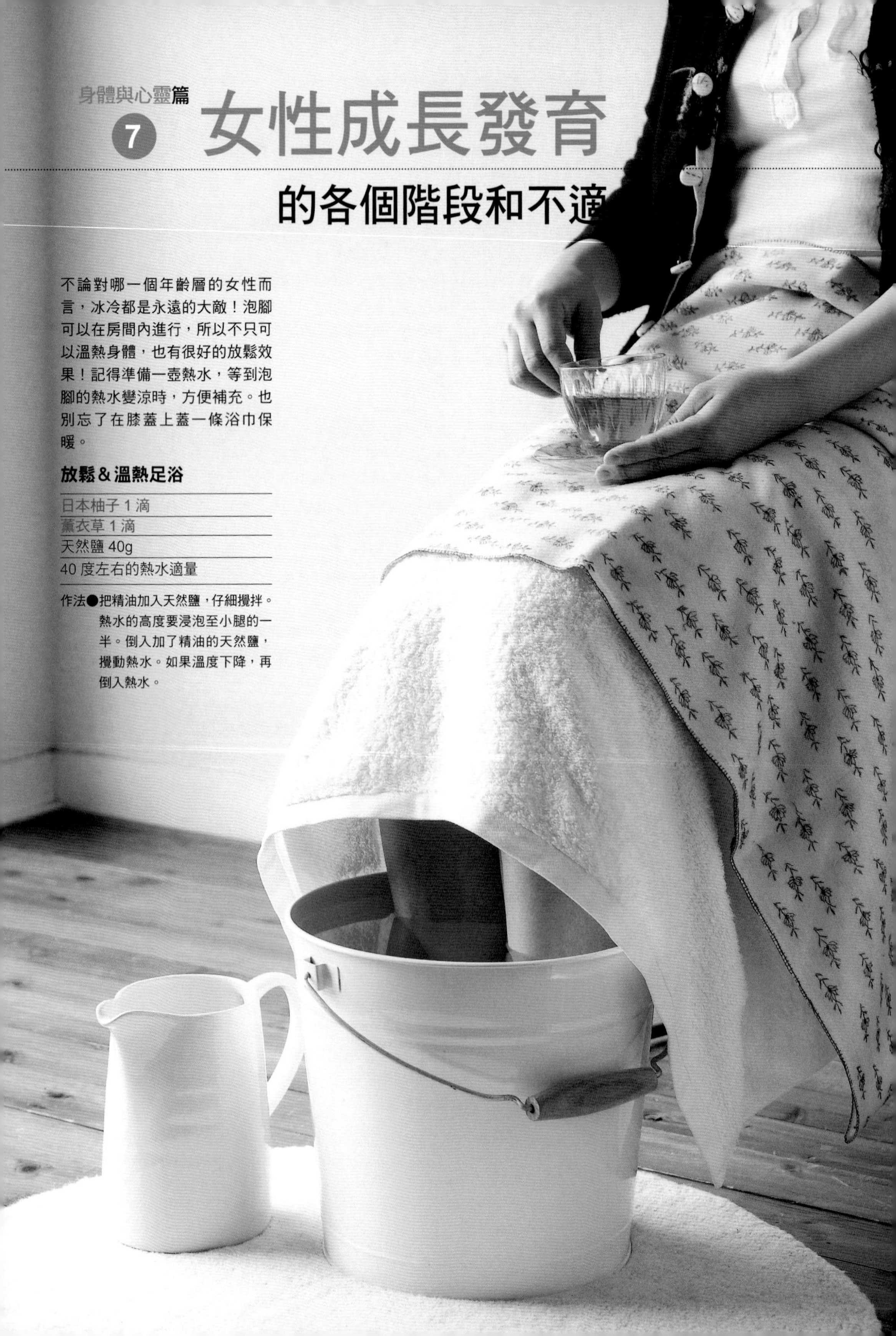

身體與心靈篇

# 7 女性成長發育的各個階段和不適

不論對哪一個年齡層的女性而言，冰冷都是永遠的大敵！泡腳可以在房間內進行，所以不只可以溫熱身體，也有很好的放鬆效果！記得準備一壺熱水，等到泡腳的熱水變涼時，方便補充。也別忘了在膝蓋上蓋一條浴巾保暖。

**放鬆&溫熱足浴**

日本柚子 1 滴
薰衣草 1 滴
天然鹽 40g
40 度左右的熱水適量

作法●把精油加入天然鹽，仔細攪拌。熱水的高度要浸泡至小腿的一半。倒入加了精油的天然鹽，攪動熱水。如果溫度下降，再倒入熱水。

芳香保健的重點

**每個年齡層都有其各自容易發生的症狀，因此配合個別的情況選擇精油固然重要，但身體的冰冷和壓力，是造成不適症狀嚴重惡化的要因之一。把具備抗壓力、增溫作用的精油，換成在排卵前後主要使用的精油。接著觀察月經的週期和情況，如果經期還是不穩定，再混入有調經作用的精油。**

●改善血液和淋巴的循環，緩和水腫或伴隨著生理期所產生的不適症狀（增溫、鎮痛、去除鬱滯）
●減輕壓力，放鬆（抗壓力、調整自律神經、強壯副交感神經、鎮靜、安定精神）
●穩定月經週期，配合荷爾蒙的變化選擇利用的精油（平衡荷爾蒙分泌、通經）

### 快告訴我！1 請幫我做一個關於女性荷爾蒙的簡單介紹。

女性的身體會按照一定的週期分泌荷爾蒙。女性荷爾蒙主要有雌激素和黃體素，雌激素由卵巢的濾泡細胞分泌，和生殖器官的發達和月經的開始有關。黃體素從排卵後，由濾泡變化而成的黃體分泌；會使子宮內膜增厚，好為了懷孕做好準備。

冰冷和壓力，可能會導致女性荷爾蒙的分泌失調！

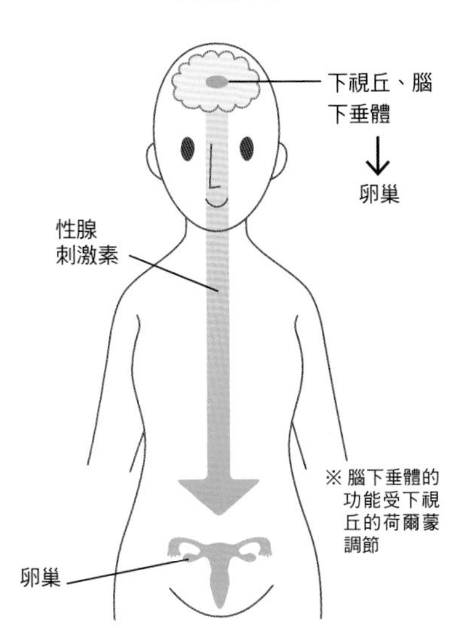


腦部的腦下垂體所分泌的性腺刺激素（FSH、LH），對卵巢產生作用，促進雌激素和黃體素的分泌。

### 快告訴我！2 「女性荷爾蒙支配著女性」這句話，讓我一聽就氣！真的是這樣嗎？

女性或多或少的確會受到女性荷爾蒙影響。經期結束後，接著進入雌激素增加的濾泡期，這段時間的代謝比較旺盛，身心都可保持在絕佳狀態。另外，到了排卵之後、黃體素增加的黃體期，水分和養分都容易囤積於體內，因而造成體溫上升、PMS、食欲增加和水腫。了解荷爾蒙的作用與它們對身心的影響，並且順利迎接每個時期的來臨很重要。

本書從 214 ～ 217 頁，介紹對每一個階段有幫助的配方喔！

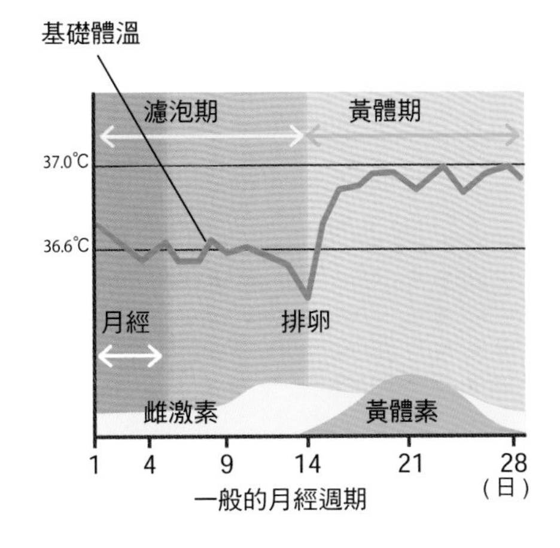


女性的身心，除了月經週期，在青春期、成年期、更年期、老年期各個階段，也會受到荷爾蒙狀態的變化所影響。

# 青春期的不適

**10 ～ 18 歲為止。身體在逐漸長大成人的過程中，最常出現的困擾包括情緒敏感善變、受青春痘等皮膚問題所苦、為了課業或瘦身煩惱、暴食、在意體味等。因為生殖系統尚未發育成熟，因此也容易發生月經不順、生理痛。**

### 建議使用的精油

主要 柳橙、羅馬洋甘菊、葡萄柚、茶樹、薰衣草、快樂鼠尾草

輔助 天竺葵、杜松、佛手柑、橘子、日本柚子、檸檬、花梨木、絲柏

## 舒緩嚴重生理痛的按摩油

把按摩油塗抹於骶骨、腰部和腹部一帶。為了減輕骨盆內的淤血狀態，洗澡時最好不光是沖澡，而是養成泡澡的習慣。如果不方便泡澡，泡腳也可發揮效果。

羅馬洋甘菊 1 滴

柳橙（甜橙或苦橙）4 滴

快樂鼠尾草 2 滴

基底油 30ml

作法●把精油滴入基材，仔細攪拌。

## 改善經期不規律的按摩油

從生理期結束後，連續一個星期把精油塗抹在下腹部、腰部，並輕輕按摩。

柳橙（甜橙或苦橙）4 滴

杜松 2 滴

薰衣草 2 滴

基底油 30ml

作法●把精油滴入基材，仔細攪拌。

## 身體用止汗噴霧劑

可以用於社團活動之後。把調理水裝入噴霧容器，隨身攜帶很方便。這款噴霧很適合新陳代謝和皮脂分泌旺盛、容易流汗的年輕人。在家的時候，也可以把配方裡的精油在浴缸滴入 3 ～ 4 滴泡澡。

絲柏 2 滴

檸檬 6 滴

薄荷 2 滴

無水酒精 10ml ／蒸餾水 90ml

作法●把精油加入無水酒精，稀釋。再倒入蒸餾水。使用前仔細搖勻。

## 泡個澡來解決！有助情緒穩定・紓壓

在心情低落的時候，建議試試橘子、薰衣草、羅馬洋甘菊等精油的力量。如果想好好放鬆，檸檬、杜松等都推薦嘗試。

柳橙或橘子 2 滴

薰衣草 1 滴

天然鹽 40g

作法●把精油加入天然鹽，仔細攪拌。

＊甜橙或苦橙精油皆可。利用上述精油製作按摩油時，請混入 10ml 植物油。

## 成年期的不適

**18～45歲為止。卵巢的機能旺盛，生殖能力也處於強勢、穩定的時期。雖然下視丘和腦下垂體，會調整雌激素和黃體素的分泌，但還是有不少人苦於荷爾蒙分泌失調所造成的不適。這個階段的女性最適合使用能夠溫熱身體、促進血液和淋巴循環和強化生殖系統的精油，以及打造讓自己放鬆的環境。**

### 建議使用的精油

主要 依蘭、快樂鼠尾草、天竺葵、羅馬洋甘菊、絲柏、杜松

輔助 葡萄柚、茉莉、橙花、苦橙葉、香蜂草、薰衣草、花梨木、玫瑰

### 舒緩嚴重生理痛的按摩油

把按摩油塗抹在腰部、骶骨、下腹部一帶。在生理期報到的一個星期前，如果開始按摩，對減輕生理期的不適通常會有幫助。冰冷也是造成疼痛加劇的因素之一。

依蘭 2 滴
快樂鼠尾草 3 滴
薰衣草 4 滴
蜜蠟乳霜（市售的無香料乳霜）30g
或基底油 30ml

作法●把精油滴入基材，仔細攪拌。
＊冰冷情況很嚴重的人，在上述配方裡再加 3 滴柳橙精油。

### PMS 專用的按摩油：水腫

PMS 的症狀每個人都不相同，除了下腹部悶痛、便祕、頭痛、腰痛、情緒不穩定、乳房腫脹，水腫也是其中之一。因為排卵後，受到黃體素增加的影響，身體變得容易囤積水分。

羅馬洋甘菊 2 滴
絲柏 4 滴
天竺葵 2 滴
蜜蠟乳霜（市售的無香料乳霜）30g
或基底油 30ml

作法●把精油滴入基材，仔細攪拌。

### PMS 專用的沐浴乳：情緒不穩定、焦慮、食欲過強

處於黃體期時，女性很容易出現情緒起伏激烈、容易掉淚、沮喪失意、焦躁等傾向。暴食也很常見。請多多利用能夠穩定情緒或香味讓自己很中意的精油吧。

奧圖玫瑰或茉莉 4 滴
天竺葵 3 滴
花梨木 6 滴
佛手柑 8 滴
無香料沐浴乳 100ml

作法●把精油滴入基材，仔細攪拌。
＊利用上述精油製作按摩油時，請混入 30ml 植物油，並將精油的滴數減半。

### 平衡荷爾蒙分泌的精油乳霜

試著連續 3 個月持續吸入香味或利用精油泡澡。利用的精油以具備放鬆和提振精神效果的種類為主。覺得焦躁或情緒不穩定、沮喪、壓力很大的時候，使用絲柏、快樂鼠尾草精油，可得到舒緩的效果。

日本柚子或柳橙 4 滴
絲柏 3 滴
橙花或玫瑰 2 滴
快樂鼠尾草 2 滴
蜜蠟乳霜（市售的無香料乳霜）30g

作法●把精油滴入基材，仔細攪拌。
＊柳橙精油的選擇上，請依照個人喜好使用苦橙或甜橙。也可以把基材換成基底油 30ml，製作成按摩油。

# 更年期的不適

雖然因人而異，但一般而言，卵巢機能會在 45 ～ 55 歲之間逐漸衰退；荷爾蒙的分泌也會出現變化，包括女性荷爾蒙減少、性腺刺激素分泌過剩。容易引起多汗、臉部發紅、暈眩、陰道乾燥、憂鬱狀態、情緒不安定、頭痛等不適症狀。多利用具備平衡荷爾蒙分泌、抗壓力、增溫作用的精油，打造讓自己更加舒適的環境。

**建議使用的精油**

主要 依蘭、快樂鼠尾草、羅馬洋甘菊、絲柏、茉莉、天竺葵、橙花、玫瑰

輔助 玫瑰草、佛手柑、橘子、檸檬、馬鞭草酮迷迭香、薰衣草、花梨木

## 舒緩更年期的緊張、壓力的按摩油

建議從快樂鼠尾草、橙花、佛手柑、薰衣草、橘子、玫瑰等選出 3 種，將合計 2 ～ 3 滴的精油滴在面紙上吸入；或者用精油泡澡（在浴缸滴入 2 ～ 3 滴精油）。

快樂鼠尾草 3 滴

絲柏 3 滴

羅馬洋甘菊 2 滴

基底油 30ml 或蜜蠟乳霜（市售的無香料乳霜）30g

作法●把精油滴入基材，仔細攪拌。

## 預防膀胱炎、陰道炎的精油泡澡

陰道會隨著雌激素分泌的減少，容易變得乾燥，而且對細菌的抵抗力也會下降，導致搔癢或發炎的機率增加。這個配方也有提升免疫力的作用。

薰衣草 2 滴

茶樹 2 滴

天然鹽 40g

作法●把精油滴入天然鹽，仔細攪拌。

＊也請參照 197 頁。

## 針對熱潮紅、過度流汗的精油泡澡

除了改善更年期的熱潮紅、過度流汗特別有效的絲柏，也可以加點自己喜歡的精油。但絲柏加太多，對皮膚會造成刺激，所以最多不要超過 2 滴。

絲柏 1 ～ 2 滴

喜歡的精油 2 滴

天然鹽 40g

作法●把精油滴入天然鹽，仔細攪拌。

## 重展歡顏的精油香膏

利用依蘭等能夠有效改善情緒不穩定、躁鬱不安的精油，製作能將憂鬱一掃而空的香膏。讓你不再為身體的變化或年華老去而意志消沉。

依蘭或玫瑰 3 滴

天竺葵 2 滴

喜歡的柑橘類精油 5 滴

苦橙葉 1 滴

快樂鼠尾草 2 滴

檀香 5 滴

蜜蠟 4g ／荷荷芭油 16ml

作法●以隔水加熱的方式融化蜜蠟和植物油，裝入容器。等到表面開始凝固，加入精油，再用竹籤攪拌（參照 82 頁）。

## 老年期的不適

**過了65歲以後，女性不再具備生殖機能，也不會受到女性荷爾蒙影響。皮膚的皺紋和鬆弛、膝蓋和關節疼痛、腰痛也開始增加。女性除了坦然接受身心的變化，其實也可以借用許多精油的力量，讓人隨著年紀的增長，能夠把累積的智慧和經驗應用在各種場合。**

### 建議使用的精油

主要 依蘭、柳橙、歐洲赤松、羅馬洋甘菊、胡蘿蔔籽、廣藿香

輔助 檜木、乳香、橘子、日本柚子、薰衣草、羅文莎葉、花梨木

### 愉快享受今天的精油

**舒服的香味有助心情平穩，讓人保持心情愉快。用精油接觸皮膚，可以讓成分透過神經系統達到活化腦部、刺激免疫系統的目的。**

| 依蘭 2 滴 |
|---|
| 香蜂草 1 滴 |
| 生薑 3 滴 |
| 胡蘿蔔籽 1 滴 |
| 基底油 30ml |

作法●把精油滴入基材，仔細攪拌。

### 膝蓋、腰部疼痛的精油膏

**肌力的減退、關節的軟骨磨損會隨著年齡的增長與日俱增，久而久之便出現腰痛和膝蓋疼痛。洗完澡後，用混合數種可以減緩發炎或疼痛的精油，塗抹在膝蓋四周。**

| 歐洲赤松 4 滴 |
|---|
| 絲柏 3 滴 |
| 檸檬尤加利 2 滴 |
| 日本柚子 3 滴 |
| 蜜蠟乳霜（市售的無香料乳霜）30g |

作法●把精油滴入基材，仔細攪拌。
＊也可以把基材換成30ml的基底油，製作成按摩油。

## 大家的芳療體驗談

### 改善腿部疼痛的居家芳療保健

坐骨神經痛和膝蓋疼痛的問題一直讓我很傷腦筋。因為雙腳的症狀得到改善，走路才會輕鬆，所以我固定會在家裡用精油 DIY。我會用混合了日本柚子、生薑、杜松、歐洲赤松、薰衣草的按摩油擦在膝蓋四周和內側、大腿、屁股、腰部等處，只要是手碰得到的地方都塗。塗到一半身體就開始發熱，微微滲汗。

以前我不時會小腿抽筋，或者不自覺的抖腳（腿不寧症候群），感覺相當難受，但現在的情況已經改善許多。只要疼痛不發作，每天都過得蠻愜意的。

最讓我訝異的是，接觸芳療以後，不知道是不是和消除便祕有關，明明體重沒有減輕，原本穿起來很緊的裙子卻變鬆了。而且我的情緒變得比以前開朗，也開始有興致在院子「拈花惹草」了。

（60 幾歲　女性）

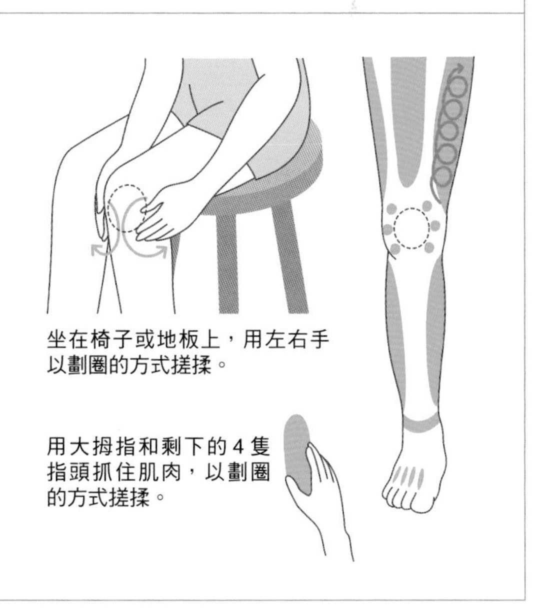

坐在椅子或地板上，用左右手以劃圈的方式搓揉。

用大拇指和剩下的4隻指頭抓住肌肉，以劃圈的方式搓揉。

# 免疫力與生活習慣病

讀本喜歡的書、聽音樂、做瑜珈或拉筋活絡筋骨……。讓身體和心靈保持開放狀態，打造專屬自己的快樂時光。如果能搭配喜歡的香味，就更完美了。當身心都處於滿足狀態，免疫力也會跟著提高唷。

### 舒壓芳香噴霧

| 葡萄柚 12 滴 |
| --- |
| 茶樹 6 滴 |
| 薰衣草 6 滴 |
| 喜歡的花類、樹脂、樹木類精油 6 滴 |
| 無水酒精 10ml ／蒸餾水 90ml |

作法●把精油加入無水酒精，稀釋，再倒入蒸餾水。使用前仔細搖勻。

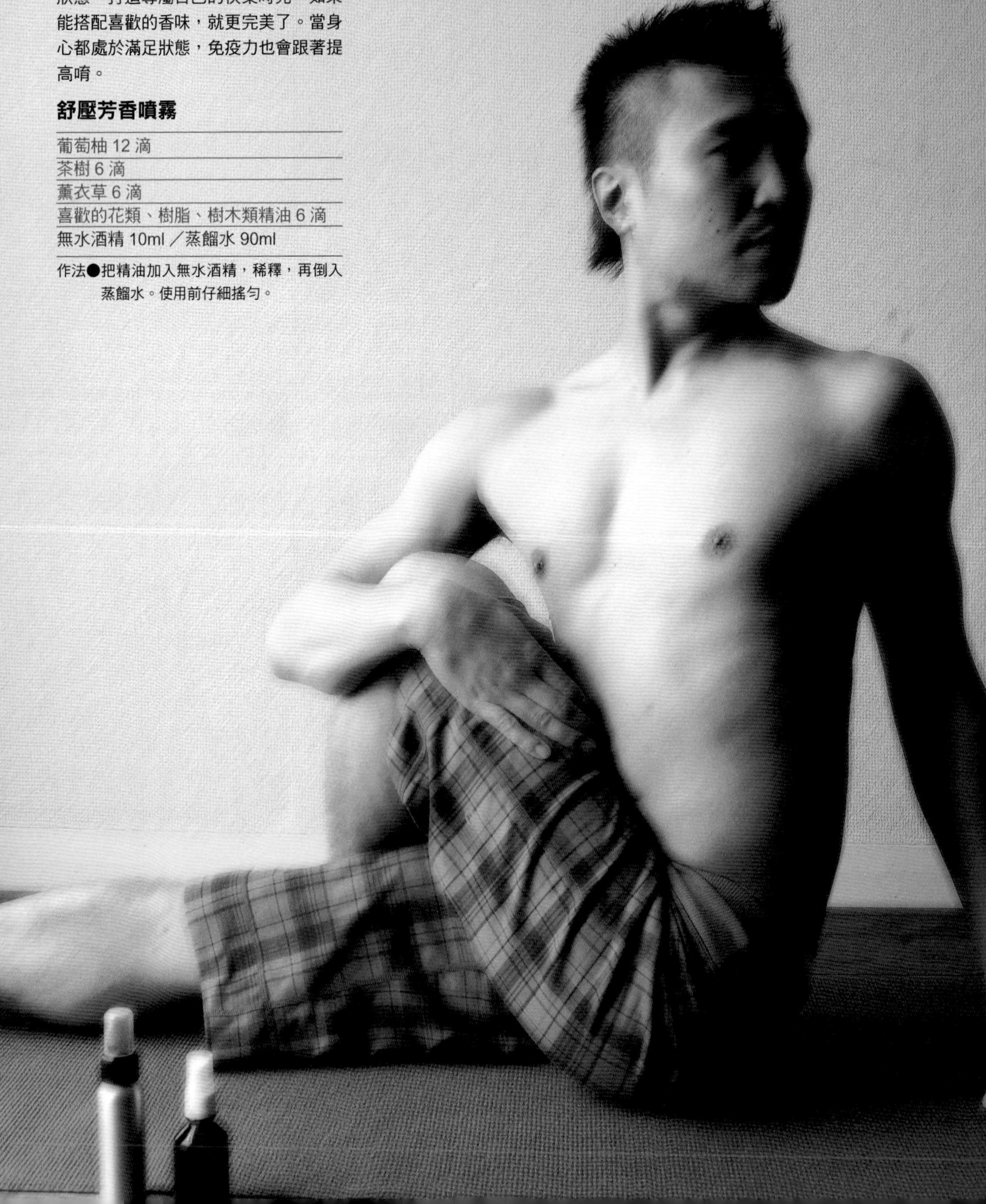

**芳香保健的重點**

**正面情緒能活化免疫細胞的作用，負面情緒則剛好相反。長期處於壓力大的狀態，自律神經和內分泌系統會變得很敏感，甚至連免疫系統也會失調。不過，只要運用自己喜歡的香味得宜，即使面臨壓力，也能產生好心情和舒服的感覺。但如果是疾病的問題，請務必接受醫生診療。**

●抒發壓力、達到放鬆（抗壓力、調整自律神經、安定精神、鎮靜）
●活化腸部功能，促進排泄（幫助排便、提升腸內免疫力、調整腸內菌叢生態）
●活化白血球、淋巴球等免疫系統的功能（刺激・強化免疫力）

### 快告訴我！1 「免疫」到底是什麼？

我們的生活環境中即使充斥著細菌或病毒、塵埃，也不一定會生病。因為「免疫」系統會把上述物質化為無毒，保護身體免於受到危害。所謂的免疫系統，包括淋巴球、巨噬細胞、嗜中性白血球等免疫細胞，還有抗體、皮膚和黏膜所構成的屏障、含有抗菌物質的黏液和淚水等，甚至連胃酸、腸內細菌也算。

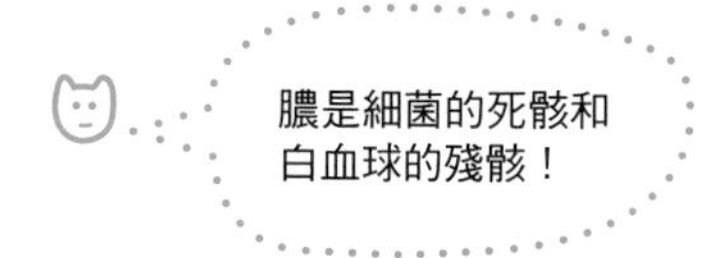


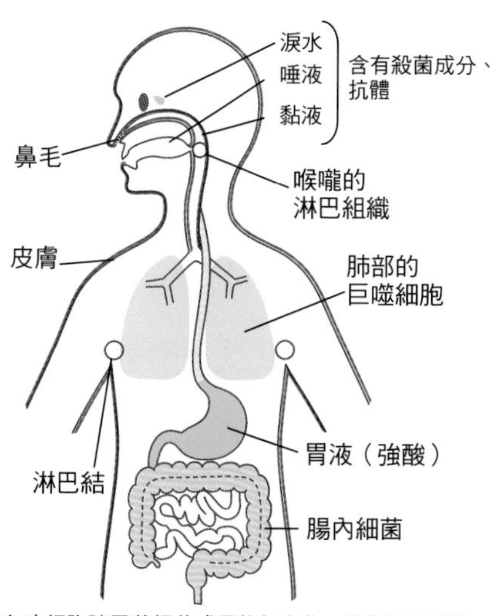


免疫細胞除了將細菌或異物無毒化、與產生抗體有關的淋巴球，還有以「吞噬」作用，負責消化分解細菌的巨噬細胞、嗜中性白血球等。

### 快告訴我！2 如果要提升免疫力，該怎麼做呢？

從整頓運動、睡眠、飲食習慣等基本的生活習慣下手，不但可以調整神經系統的作用或荷爾蒙分泌，也會提升免疫力。另外，據說大笑、感覺到快樂的時候，可以增加淋巴球的數量並提高其功能。因為心理狀態會使腦內的神經傳導物質和荷爾蒙，對免疫產生直接影響。

薰衣草或茶樹、花梨木、尤加利都值得推薦！

維持健康的3大支柱

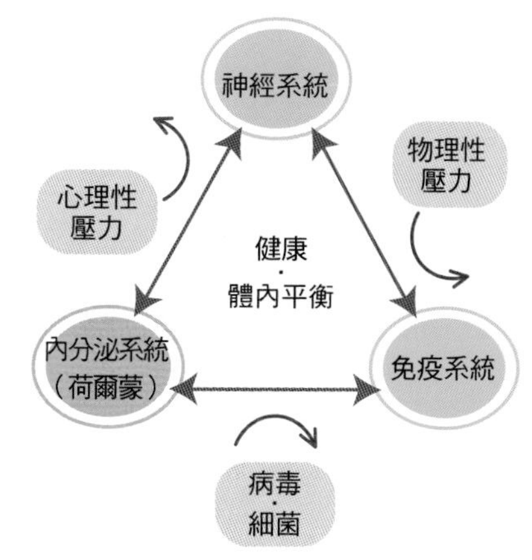


免疫系統—神經系統—內分泌系統三者之間，會彼此產生關連，以互補的方式保護身體。芳療的目的在於緩和日常的壓力和保持這三大系統的平衡，以達到維持健康和體內平衡。

## 預防生活習慣病

**自我保健的重點有 7 項，分別是①控制壓力②排毒（淨化體內），以提高肝臟、腎臟功能③透過輕微的按摩刺激皮膚④改善飲食生活⑤運動⑥促進血液和淋巴循環⑦朝著充足睡眠、順暢排便的目標努力。①、②、③、⑥、⑦皆屬於可充分利用芳療來達成的部分。**

### 建議使用的精油

主要 歐洲赤松、胡蘿蔔籽、茶樹、尤佳利、迷迭香、羅文莎葉、薰衣草

輔助 柳橙、生薑、天竺葵、玫瑰草、岩蘭草、香桃木、檸檬、花梨木、丁香

### 排毒專用的芳香油

希望預防過敏或生活習慣病、瘦身的時候，第一步要從體內的淨化做起。建議使用具有發汗、利尿作用的精油。用手刺激腳底和腳踝一帶，再從四肢的末端往心臟的方向推拿，以促使體液流至心臟。

歐洲赤松 4 滴
杜松 3 滴
天竺葵 2 滴
胡蘿蔔籽 2 滴
基底油或無香料乳液 30ml

作法●把精油滴入基材，仔細攪拌。

### 調整免疫系統的精油霜

利用尤加利等含有可提高免疫力的 1,8- 桉油醇的精油。塗抹於多數免疫細胞集中的淋巴結、胸腺、心窩（胃部）、腹部等處。如果有時間，也塗滿整個背部，用大拇指沿著脊椎用點力氣滑動（強擦法）（作法參照 206 頁）。

茶樹 3 滴
藍膠尤加利 2 滴
檸檬 4 滴
薰衣草 3 滴
蜜蠟乳霜（市售的無香料乳霜）30g

作法●把精油滴入基材，仔細攪拌。
＊也可以把基材換成 30ml 基底油。

## 預防肥胖

**主要使用有助於脂肪燃燒的精油。如果出現用吃來宣洩壓力的傾向，可以再加上具備調整食欲、帶來幸福感、抗壓力作用的精油。經期來臨之前的食欲特別旺盛，所以比較難瘦下來。不如就放鬆心情，安穩的度過這段時間吧。**

### 建議使用的精油

主要 葡萄柚、檀香、絲柏、北非雪松、黑胡椒

輔助 佛手柑、薄荷、橘子、馬鞭草酮迷迭香、桉油醇迷迭香

### 調整食欲的精油香水

強烈的食欲襲來時，趕快把精油噴在手掌再聞，可以讓心情平靜下來。努力克服減肥的壓力。

葡萄柚或佛手柑 6 滴
黑胡椒 3 滴
薰衣草 2 滴
迷迭香（馬鞭草或桉油醇）6 滴
無水酒精 20ml ／蒸餾水 10ml

作法●把精油加入無水酒精，稀釋。再倒入蒸餾水。使用前仔細搖勻。

### 打擊脂肪的按摩油

針對想瘦下來的部位塗抹。習慣精油的味道以後，效果也跟著打折扣，所以一段間過後，記得把檀香換成絲柏或北非雪松。

檀香 4 滴
葡萄柚 5 滴
馬鞭草酮迷迭香 3 滴
歐洲榛果油 10ml ／夏威夷果油 20ml

作法●把精油滴入基材，仔細攪拌。
＊體質嚴重冰冷的人，不妨追加 3 滴黑�椒或日本柚子精油。

## 預防高血脂症、糖尿病

**肥胖、血脂異常（高 LDL、低 HDL、中性脂肪過高）、糖尿病、高血壓、動脈硬化、冰冷等症狀的人，大多同時具備一項以上的症狀。除了利用具備溶解脂肪、降低膽固醇、淨化血液作用的精油，也搭配助於放鬆的精油。**

### 建議使用的精油

主要 歐洲赤松、胡蘿蔔籽、生薑、苦橙葉、薄荷、馬鞭草酮迷迭香

輔助 羅馬洋甘菊、天竺葵、檸檬尤加利、藍膠尤加利、薰衣草

### 排毒油①

從自己的生活型態和運動習慣下手，並試著導入芳療。胡蘿蔔籽精油具備獨特的香味，雖然味道有點重，對改善冰冷和淨化體內都頗有成效。

- 苦橙葉 3 滴
- 胡蘿蔔籽 2 滴
- 生薑 2 滴
- 迷迭香（桉油醇或馬鞭草酮）3 滴
- 基底油 30ml

作法●把精油滴入基材，仔細攪拌。

### 排毒油②

本配方屬於強壯胰臟，對預防糖尿病更有效果的強化配方。如果買得到的話，建議購買埃及產的天竺葵精油。

- 歐洲赤松 4 滴
- 馬鞭草酮迷迭香 3 滴
- 天竺葵 2 滴
- 羅馬洋甘菊 1 滴
- 基底油 30ml

作法●把精油滴入基材，仔細攪拌。

## 預防高血壓、動脈硬化

**血液中的中性脂肪、LDL 膽固醇、老舊廢物過多，都會增加血液的黏性，造成血管壁老化，導致血壓容易上升。建議以具備降血壓作用的精油為主，搭配可發揮鎮靜神經、改善冰冷或肥胖、淨化體內的精油。也可以加入自己喜歡的精油。**

### 建議使用的精油

主要 依蘭、苦橙葉、橙花、馬鬱蘭、橘子、香蜂草、薰衣草

輔助 歐洲赤松、天竺葵、佛手柑、檸檬尤加利、檸檬、玫瑰

### 調整血壓的按摩油

雖然無法取代藥物，但是在壓力或緊張、疲勞或睡眠不足等多重因素夾擊下，造成血壓容易上升時，很適合在家自我保健。也可以在下述配方追加 2～3 滴柳橙或橘子精油。

- 依蘭 2 滴
- 薰衣草 4 滴
- 馬鬱蘭 3 滴
- 基底油或乳液 30ml

作法●把精油滴入基材，仔細攪拌。

### 紓解壓力專用的薰香

沒有時間按摩的時候，可用薰香代替。只要讓香味在室內擴散開來，就可以放鬆心情，因而降低過快的心跳和過高的血壓。

- 薰衣草 2 滴
- 橘子 3 滴
- 熱水（80 度左右）

作法●把精油滴入裝了熱水的碗裡，使香味擴散開來。

＊從建議使用的精油或自己喜歡的精油選出約2種，總計滴入4～5 滴精油即可。

## 花粉症的預防與對策

症狀的輕微嚴重，除了先天因素，和飲食生活與壓力也息息相關。壓力一大，免疫系統和自律神經系統的作用出現紊亂的機率大增，也變得更容易受到花粉症影響。因此，除了選擇能夠活化免疫系統、提升自然治癒力的精油，也適合加入香味聞了會讓自己放鬆的精油。盡量讓自己休息，不要太過疲累。

### 建議使用的精油

**主要** 茶樹、薄荷、尤加利（藍膠、澳洲）、羅文莎葉、薰衣草

**輔助** 羅馬洋甘菊、德國洋甘菊、香蜂草、檸檬、花梨木、玫瑰

### 用浴鹽對抗花粉症！

只用羅文莎葉或澳洲尤加利也可以，或者改用茶樹精油也 OK。滴入 1 ～ 2 滴薰衣草效果更好，而且整體的香味也會更加和諧。

澳洲尤加利 2 滴

羅文莎葉 1 滴

天然鹽 40g

作法●把精油加入天然鹽，仔細攪拌。

### 從房間下手，克服花粉症

混合幾種有助緩和鼻塞或鼻子黏膜發炎的精油，用精油燈或滴入熱水薰香，讓香味擴散整個房間。這個配方也有預防感冒的效果。

尤加利（藍膠、澳洲）3 滴

薄荷 2 滴

檸檬 2 滴

熱水（80 度左右）

作法●把精油滴入裝了熱水的碗裡，使香味擴散開來。

＊從建議使用的精油選出約 2 種，總計滴入 4 滴精油也可以。

### 塗抹在鼻子四周的芳香油

用少量精油塗抹在鼻翼四周、鼻樑旁邊、山根、耳朵下方、下巴的下面。可以讓鼻子保持暢通，容易呼吸。

澳洲尤加利 4 滴

薄荷 3 滴

薰衣草或茶樹 3 滴

基底油 30ml 或蜜蠟軟膏 30g

作法●把精油滴入基材，仔細攪拌。

### 保持鼻孔通暢的噴霧

可以噴在拋棄性口罩或對著空氣噴。附著在口罩的精油香味，對鼻子暢通和緩和頭部沉重的感覺都有幫助。

檸檬 3 滴

桉油醇迷迭香 2 滴

澳洲尤加利 4 滴

無水酒精 20ml ／蒸餾水 30ml

作法●把精油加入無水酒精，稀釋。再倒入蒸餾水。使用前仔細搖勻。

## 預防氣喘

**發作時，原則上不使用有鎮靜效果的精油。因為發作的原因有可能是副交感神經過度作用。除了和過敏原有關，氣喘的發作和壓力也脫不了關係。所以，使用能夠調整自律神經、強化免疫力、放鬆精神的精油進行日常保健，對氣喘的預防會有幫助。**

### 建議使用的精油

**主要** 絲柏、杜松、乳香、桉油醇迷迭香、澳洲尤加利、桉油醇綠花白千層

**輔助** 依蘭、苦橙、熱帶羅勒、苦橙葉、香桃木、橘子、馬鬱蘭

### 按摩油（成人用）

這款按摩油用於氣喘沒有發作的時候。很適合覺得壓力大的時候使用。以輕擦的方式把按摩油塗抹在整個背部，有助放鬆。

- 絲柏 3 滴
- 苦橙葉或橘子 2 滴
- 澳洲尤加利 2 滴
- 羅馬洋甘菊 1 滴
- 基底油 30ml

作法●把精油滴入基材，仔細攪拌。

### 按摩油（孩童用）

用按摩油搓揉脖子、胸口、背部。但氣喘的治療，主要還是要遵循醫生的指示。

- 薰衣草 2 滴
- 桉油醇迷迭香 2 滴
- 澳洲尤加利 2 滴
- 基底油 30ml

作法●把精油滴入基材，仔細攪拌。

### 大家的芳療體驗談

#### 把精油當作預防發作的幫手

呼吸非常困難，躺下來也睡不著的日子持續了一陣子。所以我利用家裡現成的尤加利和茶樹精油，試著滴在口罩上，還有抹在喉嚨。結果感覺不出有效。不過，在我用了乳香、苦橙葉、尤加利、迷迭香以後，呼吸變得很輕鬆，也不咳了。為了保險起見，我還是去看了醫生，診斷的結果是類似氣喘的支氣管炎，也拿了擴張支氣管的藥物。

過了 35 歲以後，每一次感冒都拖得很久，而且上述的症狀也時常發生。所以遇到忙季或感冒流行的時期，我身邊都會隨時準備乳香、澳洲尤加利、苦橙葉的精油，當作預防保健。

（30 幾歲　女性）

### 大家的芳療體驗談

#### 拜精油之賜，我變得比較有活力了

我屬於過敏體質，花粉症、氣喘、鼻炎都是很困擾我的毛病。我的肩頸痠痛得很厲害，大概從 2 年前開始去芳療沙龍；等到認真算起來，我的發作次數確實是減少了。疲勞和壓力一大的話，我會一早咳個不停，胸口也會很不舒服。遇到這種時候，我會吞一顆醫院開給我的氣喘藥，但是改善的程度比以前好得多。為了提升免疫力，我平常都會用茶樹、尤加利、自己喜歡的檸檬、柳橙、日本柚子等精油泡澡，或者滴幾滴在面紙上，放在枕頭旁邊。尤其是茶樹精油，感冒時絕對少不了它。不過我不是很喜歡薰衣草的味道。自從我開始使用精油和喝香草茶，覺得變得比較有活力了。

（40 幾歲　女性）

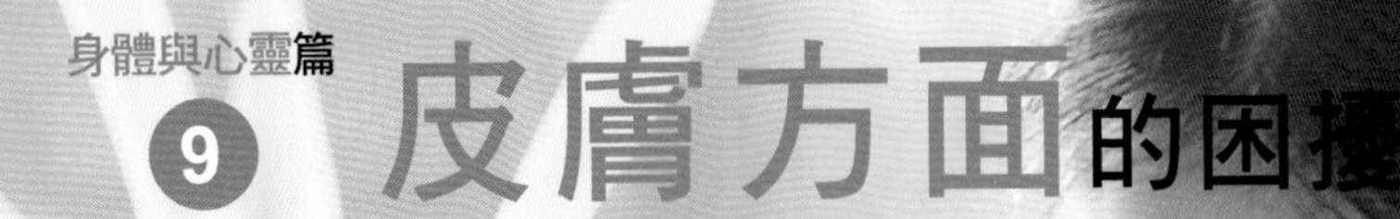

身體與心靈篇

# 9 皮膚方面的困擾

在意皮膚乾燥、皺紋、黑斑的時候，用乳霜塗抹在眼睛周圍或乾燥處、手肘或腳跟。本配方採用的玫瑰草、花梨木、薰衣草、玫瑰和天竺葵等精油，幾乎適用任何膚質。

## 全身保養用乳霜

| 全身保養用乳霜 |
| --- |
| 玫瑰草 3 滴 |
| 馬鞭草酮迷迭香 2 滴 |
| 花梨木 3 滴 |
| 乳化蠟 8g |
| 乳果木油 10g |
| 甜杏仁油 10ml |
| 荷荷芭油 10ml |
| 玫瑰花水 100ml |

作法●參照 84 頁。

＊把上述的 20g 乳霜換成蘆薈膠 20g 混合香草藥酒 5ml，使用起來的感覺會比較清爽。另外，如果沒有玫瑰花水，用蒸餾水代替也可以。

芳香保健的重點

**除了補充足夠的水分和油脂，做好清潔工作、維生素 C 和鈣質的攝取、改善冰冷也是不可少。沿著輪廓、表情肌、淋巴液的流動方向按摩、敷上清除臉部髒污或老舊角質的黏土面膜。壓力、便祕也是造成皮膚粗糙的主要原因，所以有必要從可發揮體內淨化或抗壓效果的身體按摩，還有飲食生活的改善雙管齊下。**

- ●調整皮脂分泌，促進新陳代謝（收斂、調整皮脂分泌、活化皮膚細胞）
- ●促進循環，改善冰冷，加速體內的老舊廢物排出（促進血液循環、去除鬱滯、排毒）
- ●緩和搔癢或發炎，提早傷口癒合的速度（抗發炎、軟化皮膚、殺菌、促進結疤、傷口癒合）

**皮膚光滑細緻的人，看起來很健康，他們的皮膚是否發揮了什麼作用？**

皮膚是人體最大的器官。覆蓋於身體的最外層，目的除了防止水分蒸發，還有防止外部的衝擊或化學物質、紫外線、細菌入侵。另外也可發揮感覺器官的功能，感覺溫度、疼痛或排泄機能等，以及負責體溫調節。除此之外，皮膚也是一面反映健康狀態的鏡子，當腸胃不適或精神疲累時，臉上就容易冒出痘子、顯得暗沉或出現黑斑。

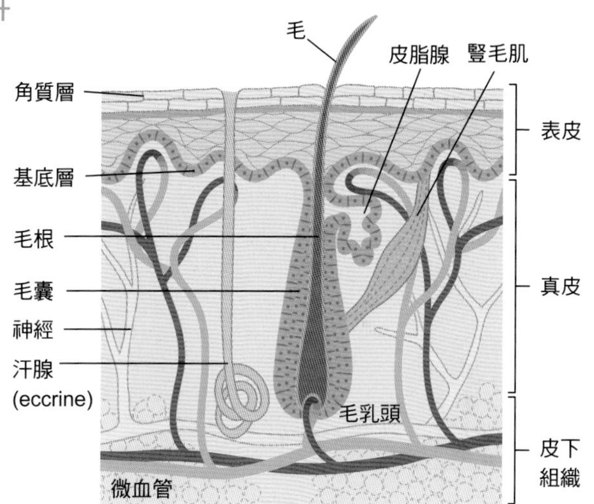


**表皮**

表面有呈弱酸性、具備殺菌作用的皮脂包覆。表皮沒有血管、淋巴管和神經。最下面的基底層是細胞分裂的旺盛之處。在基底層產生的新細胞，會被往上推成為角質，最後化為污垢剝落。這個過程被稱為「代謝更新」。原本以 28 天為循環的週期，會隨著年齡的增加延長。

**真皮**

存在著血管、神經、淋巴管、豎毛肌、皮脂腺、汗腺。存在於具備強力保濕效果的玻尿酸等膠狀基質中的，包括膠原蛋白、彈力蛋白。壓力、紫外線、年齡增長都會讓膠原蛋白和玻尿酸減少，造成皮膚失去彈性、皺紋增加。但若能提高臉部的血液循環，等於增加對皮膚細胞的營養供給，進而達到美化肌膚的效果。

**皮下組織**

大部分都屬於脂肪細胞，負責保護身體免於外部衝擊，並發揮斷熱、營養儲存的作用。皮下組織的下方，則是肌肉和骨骼。

# 油性肌膚的保養

**選擇有收斂皮膚、調整皮脂分泌效果的精油或花水。經期報到之前，是皮脂分泌容易混亂的時期，嚴禁頻繁洗臉，造成皮脂過度流失。這段時間的情緒起伏較大，建議多利用自己喜歡的香味，放緩步調、保持輕鬆。**

### 建議使用的精油

絲柏、杜松、天竺葵、佛手柑、橘子、檸檬、花梨木、馬鞭草酮迷迭香、薰衣草

### 建議使用的花水

蘆薈水、橙花水、金縷梅水、薄荷水、迷迭香水

## 油性肌膚的收斂調理水

適用於臉部嚴重泛油或在意毛孔粗大的問題時。可以塗抹在 T 字部位或容易脫妝的位置。選用的都是具備收斂皮膚作用的精油和花水。加入精油的使用效果更好，但如果只用花水輕輕拍打也沒關係。

馬鞭草酮迷迭香 1 滴
檸檬 2 滴
絲柏 1 滴
無水酒精 10ml
橙花水 45ml ／金縷梅水 45ml

作法●把精油加入無水酒精，稀釋。再倒入花水。使用前仔細搖勻。

＊不喜歡酒精的人，可以把酒精減少至 5ml，用花水補足剩下的 5ml。或者只用花水製作。

## 按摩油

大概每 3 天進行 1 次，用輕柔的手法仔細按摩臉部。按摩後，記得用張面紙輕輕按壓，吸附多餘的油脂。皮膚一鬆弛，毛孔會變成明顯的淚滴形狀，看起來更加明顯。按摩除了可以增加皮膚的光澤，也有調整皮脂分泌的效果。

檸檬 1 滴
杜松 1 滴
天竺葵 1 滴
夏威夷果油 10ml ／荷荷葩油 10ml

作法●把精油滴入基材，仔細攪拌。

## 深層清潔面膜

累積在皮溝的汙垢和角質，也是造成毛孔粗大的原因之一。利用黏土，不但能夠徹底清除臉部的污垢，而且對皮膚不會造成負擔。避開眼部，把黏土塗於全臉，等待約 5 分鐘，讓黏土吸附污垢，再將臉部沖洗乾淨。每週大約進行 1 ～ 2 次。

薰衣草 1 滴
柳橙或天竺葵 1 滴
原味優格 1 大匙
黏土（高嶺土）2 大匙／蜂蜜 1/2 小匙
橙花水或迷迭香水適量

作法●把花水、蜂蜜、精油和優格分批加入黏土，攪拌均勻。

＊請冷藏保存。保存期限約 3 個星期。

## 臉部蒸氣浴

用蒸氣薰臉，可以打開毛細孔，讓髒污和老舊廢物更容易被清除。之後，再用溫水洗臉。最後，千萬不能省略擦上化妝水或乳液的動作，才能收斂毛孔。藉由香味，也可以達到放鬆的效果。滴進熱水裡的精油只需 1 ～ 2 滴。面皰型肌膚不妨也試試看。

絲柏 1 滴
馬鞭草酮迷迭香 1 滴
葡萄柚 1 滴
或者用乾燥的香草 1 撮（迷迭香、薄荷、德國洋甘菊、鼠尾草等）
熱水（80 ～ 90 度左右）

作法●把熱水倒進臉盆，滴入精油（或者把乾燥香草放進臉盆，再加入熱水）。用浴巾蓋住頭部，閉上眼睛讓蒸氣薰臉。

## 青春痘的護理

**主要使用可調整油脂分泌、抑制細菌感染、清潔並收斂肌膚的精油，以及花水。即使只用花水取代化妝水來使用，也能得到相當的效果。尤其建議肌膚敏感的時候使用。**

### 建議使用的精油

天竺葵、茶樹、玫瑰草、苦橙葉、沒藥、澳洲尤加利、薰衣草、花梨木、馬鞭草酮迷迭香

### 建議使用的花水

百里香水、茶樹水、薄荷水、迷迭香水

### 青春痘專用的外用油精

用棉花棒沾取 1 ～ 2 滴，針對青春痘的患部塗抹，1 天數次。如有化膿或發炎情形，可在下述配方追加 1 滴羅馬洋甘菊、薄荷。

- 茶樹 4 滴
- 薰衣草 5 滴
- 花梨木 3 滴
- 荷荷葩油 30ml

作法●把精油滴入基材，仔細攪拌。

### 成人痘專用的調理水

壓力過大導致荷爾蒙失調，造成油脂分泌過盛、青春痘不斷冒出的情況愈來愈多。這時的調理重點不單是皮膚的殺菌作用，懂得運用具備身心舒緩作用的精油，讓精神層面得到強而有力的後盾也很重要。

- 薰衣草或快樂鼠尾草 2 滴
- 橘子 3 滴
- 檀香 2 滴
- 無水酒精 5ml ／玫瑰水 50ml ／橙花水 50ml

作法●把精油加入無水酒精，稀釋。再倒入花水。使用前仔細搖勻。

## 乾燥肌膚的保養

**建議使用可以保持肌膚的滋潤和彈性、活化皮膚細胞或調整油脂分泌的精油。同時也別忘了補充足夠的水分、攝取富含維生素的蔬果和適度攝取油脂。**

### 建議使用的精油

羅馬洋甘菊、胡蘿蔔籽、檀香、乳香、天竺葵、玫瑰草、玫瑰、花梨木、薰衣草

### 建議使用的花水

蘆薈水、洋甘菊水、天竺葵水、玫瑰草水

### 乾燥肌膚適用的化妝水

可以滋潤、美化肌膚。用沾滿化妝水的化妝棉濕敷臉部 5 分鐘，再抹上一層薄薄的保養油（右方）。

- 花梨木 1 滴
- 天竺葵 1 滴
- 薰衣草 2 滴
- 甘油 5ml ／無水酒精 5ml
- 蜂蜜 1 小匙／玫瑰水 100ml

作法●把精油加入無水酒精，稀釋。再倒入甘油、蜂蜜、玫瑰水。使用前仔細搖勻。

＊雖然酒精的濃度非常低，但如果不喜歡酒精，可以不用添加無水酒精。也可以用蒸餾水 100ml 代替玫瑰水。

### 滋潤臉部肌膚的保養油

晚上塗抹於化妝水之後。也可以當作按摩油使用。按摩後，記得用張面紙輕輕按壓，吸附多餘的油脂。

- 乳香 2 滴
- 柳橙（甜橙或苦橙）3 滴
- 玫瑰草 2 滴
- 夏威夷果油 10ml ／玫瑰籽油 10ml
- 酪梨油 10ml

作法●混合所有基材，加入精油，再仔細攪拌。

# 敏感性肌膚的保養

**首先從花水試起，再視情況逐漸加入少量的精油。如果肌膚的屏障機能非常脆弱，有可能連花水或基底油都會造成刺激。發生這種情況的話，改用蒸餾水。**

### 建議使用的精油

洋甘菊（羅馬、德國）、天竺葵、茶樹、玫瑰草、薰衣草、花梨木、玫瑰

### 建議使用的花水

蘆薈水、洋甘菊水、玫瑰草水、薄荷水、香蜂草水、薰衣草水、玫瑰水

## 敏感性肌膚專用的化妝水

**利用洋甘菊和玫瑰花水滋潤肌膚，舒緩乾燥和搔癢。**

羅馬洋甘菊 1 滴

薰衣草 2 滴

無水酒精 5ml

洋甘菊水 50ml ／玫瑰水 50ml

作法●把精油加入無水酒精，稀釋。再倒入花水。使用前仔細搖勻。

＊也可以用蒸餾水 100ml 取代花水。另外，花水可以混合數種使用，或者將上述配方的份量減半，加入蒸餾水稀釋。

## 皮膚搔癢專用的化妝水

**適用於皮膚炎、濕疹、乾燥等皮膚搔癢時。可視情況把化妝水倒在掌心，再滴入數滴荷荷葩油、夏威夷果油、甜杏仁油等，薄薄的抹於皮膚。**

薰衣草 2 滴

薄荷 1 滴

羅馬洋甘菊 1 滴

無水酒精 5ml

蘆薈水、茶樹水、玫瑰水、香蜂草水任選 1 種 100ml（數種混合也可以）

作法●把精油加入無水酒精，稀釋。再倒入花水。使用前仔細搖勻。

＊如果皮膚的屏障機能減退，感覺刺激時，可以將花水的份量減半，剩下的用蒸餾水補足。另外，如果使用荷荷葩油或夏威夷果油會覺得刺激，可以不要添加。

## 改善濕疹．搔癢的黏土泡澡劑

**用植物油或黏土的顆粒覆蓋皮膚表面，可提升皮膚的防護功能。選用的精油可以幫助皮膚新陳代謝、舒緩搔癢。洗完澡後，也可以並用改善搔癢的化妝水（左下）。**

薰衣草 1 滴

洋甘菊（羅馬或德國）1 滴

花梨木 1 滴

天然鹽 20g ／蒙脫石（黏土）15g

夏威夷果油或荷荷葩油 1/2 小匙

作法●把天然鹽、黏土、植物油和精油混在一起，攪拌均勻。

## 大家的芳療體驗談

### 蕁麻疹發作時，擦摩洛哥堅果油就對了

每次只要睡眠不足或是讓自己忙到很累的時候，我的蕁麻疹就會發作。每次都癢到讓我受不了，忍不住抓到血痕斑斑；而且皮膚變得非常敏感，連平常用的化妝水或粉底都沒辦法用。才洗完澡，皮膚一下子就乾了；嘴巴一動，臉部的肌膚就變得好像面具很僵硬。我本來就是芳療的愛用者，但遇到這種時候，不論用什麼精油，滋潤度還是無法持久。最後我試了摩洛哥堅果油，結果滋潤的感覺可以持續很久，臉再也不會緊繃乾澀了。4 ～ 5 天以後，我把花梨木和薰衣草精油各滴 1 滴在 10ml 的摩洛哥堅果油，用了 2 個星期後，皮膚變得滑嫩不說，連蕁麻疹也不再發作了。所以我就這麼一試成主顧。最近，我也會把市售的無香料乳霜，混合摩洛哥堅果油使用。

（30 幾歲　女性）

## 曬傷的護理

**曬傷可視為輕微的燒燙傷，所以可以從這點挑選合適的精油。曬傷後，最好馬上使用可抑制發炎、冷卻皮膚的精油和花水。建議泡個溫水精油澡和使用化妝水。等到膚況穩定，再換成改善皮膚乾燥或搔癢、促進代謝的精油。**

### 建議使用的精油

羅馬洋甘菊、茶樹、薄荷、薰衣草、玫瑰

### 建議使用的花水

蘆薈水、薄荷水、薰衣草水、玫瑰水

### 曬傷專用的化妝水

**如果脖子、背部等處被曬到發炎，不但沒辦法洗澡，連睡覺也有困難，可以把這款化妝水裝在噴霧瓶裡，反覆噴於全身。**

薰衣草 5 滴

茶樹 3 滴

薄荷 2 滴

無水酒精 10ml ／甘油 10ml

蘆薈水 100ml ／玫瑰水和薄荷水合計 100ml

作法●把精油加入無水酒精，稀釋。再倒入甘油和花水。使用前仔細搖勻。

＊如果不喜歡酒精的味道，就不要使用無水酒精，先把精油混入甘油，再加入花水。

### 曬傷專用凝膠

**皮膚的紅腫消失後，接著會變得很乾燥。用自製的蘆薈膠做好保濕的工作吧。**

羅馬洋甘菊 2 滴

花梨木 3 滴

薰衣草 3 滴

蘆薈凝膠 80g ／荷荷芭油 20ml

甘油 10ml

作法●混合、攪拌所有基材。加入精油，繼續攪拌。

＊如果不用蘆薈膠，可以用其他凝膠基材（參照 72 頁）代替。

## 疤痕、色素沉澱、黑斑

**隨著年齡的增長，皮膚每隔 28 天再生的週期若遭到破壞，含有黑色素的皮膚細胞便無法化為污垢剝落，而是繼續留在皮膚表面，造成黑斑和色素沉澱。**

### 建議使用的精油

柳橙、胡蘿蔔籽、洋甘菊（羅馬、德國）、天竺葵、廣藿香、乳香、橙花、薰衣草、檸檬、玫瑰

### 建議使用的花水

橙花水、薰衣草水、玫瑰水

### 美白用美容液

**用沾滿了玫瑰花水的化妝棉濕敷 5 分鐘，再以少量的美容液塗抹在想要改善的部位。只擦玫瑰籽油也有效果。這些基底油的味道獨特，加了精油比較好聞。**

天竺葵或花梨木 3 滴

檸檬 4 滴

羅馬洋甘菊 2 滴

胡蘿蔔籽油 10ml ／玫瑰籽油 15ml ／荷荷芭 25ml

作法●混合所有基材，加入精油，再仔細攪拌。

### 美白黏土面膜

**橙花和薰衣草精油，可有效刺激表皮基底層的細胞，促進皮膚再生。適合夏末想要美白或針對特別的日子，想給予肌膚特別呵護的時候。避開眼睛周圍，把面膜塗抹在臉部，約停留 5 分鐘再沖洗乾淨。**

橙花 1 滴

薰衣草 1 滴

黏土（高嶺土或蒙脫石）40g

橙花水或蒸餾水適量／蜂蜜 1/2 ～ 1 小匙

作法●把花水、精油、蜂蜜加入黏土。攪拌至摸起來像耳垂一樣的硬度。

# 肌膚的回春、抗老化

**在意皮膚老化的人，不妨利用玫瑰、橙花、馬鞭草酮迷迭香、花梨木、橘子等精油，以達到恢復肌膚彈性、預防黑斑及皺紋的效果。另外，玫瑰草、天竺葵等含有香葉醇的精油也建議多加使用。**

### 建議使用的精油

依蘭、胡蘿蔔籽、天竺葵、橙花、玫瑰草、薰衣草、花梨木、玫瑰、馬鞭草酮迷迭香、橘子

### 建議使用的花水

蘆薈水、洋甘菊水、天竺葵水、玫瑰草水、玫瑰水

## 專為特殊日子設計的全身美膚油

**添加了玫瑰精油的奢華護膚油。如果長期使用，5 年～10 年下來一定能看得到成效。**

柳橙或喜歡的精油 4 滴

檀香 3 滴

奧圖玫瑰 3 滴

荷荷葩油 20ml ／夏威夷果油 20ml ／酪梨油或摩洛哥堅果油 10ml

作法●把精油滴入基材，仔細攪拌。
＊柳橙精油用苦橙或甜橙皆可。

## 抗老專用化妝水

**不但讓肌膚重拾彈性與光澤，心情也變得更加開朗。可說是內外兼顧的保養品。**

玫瑰或橙花 2 滴

乳香 1 滴

橘子 2 滴

玫瑰草 1 滴

無水酒精 10ml ／玫瑰水或蘆薈水 80ml ／甘油 10ml

作法●把精油加入無水酒精，稀釋。再倒入甘油和花水。使用前仔細搖勻。

## 眼霜

**適用於令人在意的小細紋或容易乾燥的眼睛周圍。用沾滿了玫瑰水的化妝棉濕敷 5 分鐘，再抹上薄薄一層眼霜。**

花梨木 2 滴

天竺葵 1 滴

薰衣草 1 滴

蜜蠟 6g ／乳果木油 5g

荷荷葩油 10ml ／玫瑰籽油 10ml ／玫瑰水 3ml

作法●作法參照 83 頁的蜜蠟乳霜。

## 大家的芳療體驗談

11

### 精油也很適合男性使用

我的作法是把玫瑰和薰衣草精油各加 2 滴在 60ml 的 Hechima Cologne 乳液（一種在日本行銷多年的絲瓜化妝水牌子），抹在全身。保濕效果非常好，而且感覺又很清爽。連我老婆都讚不絕口，說「玫瑰和薰衣草的香味把老人臭的味道都蓋過去了」。我的皮膚很乾，所以從以前就只用乳液，但現在已經習慣添加精油了。至於添加的種類，我是從老婆現有的種類選一些來用。我本來有點猶豫「一個大男人用什麼玫瑰……」，但味道很香，聞了心情變好，所以還是用了。結果這一用讓我對芳療產生興趣；上次去西西里島玩的時候，還特別買了添加鹽漬橙花的入浴劑回來當伴手禮。有時候，我會在面紙上滴 1 滴檸檬草精油，放在枕頭旁邊助眠。聞著它的味道，讓我回想起 30 年前外派到泰國的往事，真叫我懷念。

（70 幾歲　男性）

## 護髮

**保養頭皮時，最大的重點是清除毛孔的老舊污垢、加強頭皮的血液循環。請參考本頁推薦的精油，試著在保養頭髮時使用精油、黏土、花水吧。**

### 建議使用的精油

**頭皮屑、頭皮癢** 茶樹、天竺葵、檀香、北非雪松、薰衣草、尤加利

**生　　髮** 檜木、北非雪松、羅漢柏、薄荷、柳橙、日本柚子、檸檬、迷迭香

**頭皮出油** 快樂鼠尾草、天竺葵、檸檬草、茶樹、香桃木、橘子

**敏感性頭皮** 薰衣草、羅馬洋甘菊、花梨木

**受損髮質** 依蘭、玫瑰草、天竺葵、花梨木、檀香、檸檬草

**建議使用的植物油** 橄欖油、山茶花油、芝麻油、荷荷葩油

**建議使用的花水** 蘆薈水、羅漢柏水、薄荷水、迷迭香水

### 毛燥髮質的護髮油

**洗髮前用指腹搓揉，讓護髮油滲入頭皮和頭髮，再以熱毛巾包起來約 10 分鐘。之後用熱水沖掉，按照一般的程序用洗髮精洗頭髮。不需要潤絲。**

玫瑰草 3 滴

依蘭 2 滴

天竺葵 3 滴

荷荷葩油 50ml

作法●把精油滴入基材，仔細攪拌。

＊也可以用芝麻油或山茶花油、橄欖油代替荷荷葩油。

### 順髮噴霧

**先噴在頭髮上，頭髮梳起來會變得柔順許多。另外也可以直接搓揉於髮根，可當作頭皮的調理水或平復亂翹的髮尾。**

迷迭香（馬鞭草酮或桉油醇）3 滴

天竺葵 2 滴

檸檬草 1 滴

無水酒精 10ml ／蘆薈水 90ml ／荷荷葩油 5ml

作法●把精油加入無水酒精，稀釋。再倒入蘆薈水。使用前仔細搖勻。如果不喜歡酒精的味道，就不要使用無水酒精，改用蘆薈水 100ml 製作。

### 告別糾結的髮絲！蘆薈潤絲精

**這款潤絲精可以提升洗髮精的柔順度。精油也有潤髮的效果，可以讓髮絲變得柔順光滑。醋和精油都具備調整髮絲酸鹼值的作用。**

天竺葵 6 滴

柳橙（苦橙或甜橙）8 滴

依蘭 4 滴

檸檬草 3 滴

蘋果醋 500ml ／荷荷葩油 10ml ／甘油 10ml

作法●把精油加入荷荷葩油，稀釋。再倒入甘油、蘋果醋，仔細攪拌。

方法●洗髮後，在裝滿熱水的臉盆裡加入潤絲精約 20ml，再將頭髮完全浸入。等到潤絲精被頭髮充分吸收再沖洗乾淨。

＊如果不喜歡醋的味道，可以改試檸檬酸 50g ＋甘油 20ml 和蒸餾水 500ml 的配方。也可以把鼠尾草、迷迭香、檸檬草等香草茶沖得濃一點，用來取代蒸餾水。

### 深層清潔洗髮精

**大約每 2 個星期保養一次。黏土可以洗去毛孔深層的污垢、皮脂、殘留的造型液等，並且有助於精油滲透。如果使用能夠刺激髮根，具備生髮效果的精油就更理想了。**

迷迭香（馬鞭草酮或桉油醇）3 滴

橘子 4 滴

薄荷 2 滴

香皂洗髮精（或者家裡用的洗髮精）20ml

黏土（摩洛哥黏土或蒙脫石）10g

蒸餾水　適量

作法●把黏土裝入容器，加入蒸餾水攪拌。攪拌均勻後，加入洗髮精和精油，繼續攪拌。

＊請斟酌洗髮精和蒸餾水的份量，好讓黏土凝固至容易使用的硬度。冷藏可保存 2 個星期。但黏土洗髮精容易發霉，請盡快用完。

身體與心靈篇

# 10 緊急處理

指頭割到了！跌倒了！準備一個精油急救箱，當家裡的人不小心受點小傷時，一定派得上用場。除了精油和消毒用酒精，為了節省時間，順便把無菌紗布或容器、剪刀等道具也放進去吧。

**芳療的緊急醫藥箱** 介紹值得推薦的單品

精油：洋甘菊、茶樹、薄荷、蠟菊、薰衣草、玫瑰、澳洲尤加利等

基底油：山金車油、金盞花油、金絲桃油

其他：消毒用酒精、無菌紗布、繃帶、棉球（脫脂棉）、棉花棒、口罩、剪刀、小鑷子、透氣膠帶、噴霧容器、乳霜容器等

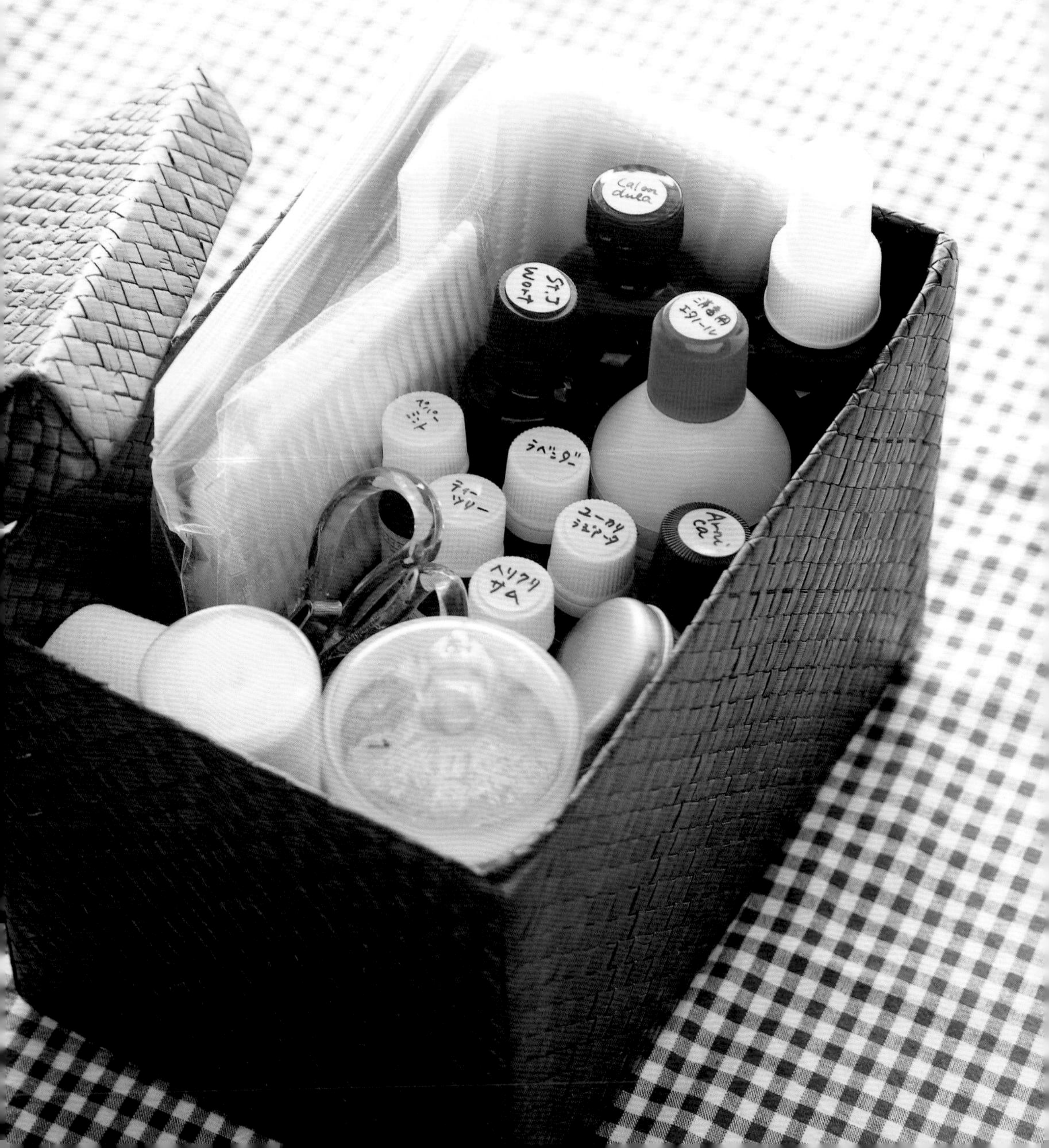

芳香保健的重點

**請選擇具備鎮靜精神、減緩疼痛或發炎、預防傷口被細菌感染、促進皮膚再生，加速癒合、活化免疫系統作用的精油，盡快塗上。在各種場合都派得上用場的萬用精油是真正薰衣草。如果出現激烈疼痛、發高燒、面積很大的傷口、重度燒燙傷等情況，必須接受醫生診療。請了解自我照護也有其極限。**

●殺菌和消毒傷口，預防細菌、病毒的感染（抗菌、抗病毒）
●減緩疼痛、發炎，促進傷口癒合（抗發炎、促進結疤及傷口癒合、抑制血腫）
●緩和不安、受驚的情緒（抗不安、鎮靜、安定精神、類似腎上腺皮質素）

快告訴我！1

我朋友告訴我，他家裡的緊急醫藥箱，隨時備有茶樹和薰衣草精油。精油在急救護理時也能派上用場嗎？

雖然芳療不能取代醫療，但遇到意外受傷或者跌倒、被銳物割到等狀況，手邊又沒有藥物的時候，確實可以救急，發揮消炎．鎮痛、止血劑、消毒藥的功效。而且還有藉由香味平復情緒的附加作用，讓人能夠冷靜下來，處理眼前的狀況。

常見症狀適用的精油

**想吐、嘔吐、暈車**

成人：熱帶羅勒、薄荷、檸檬、馬鞭草酮迷迭香。

孩童：羅馬洋甘菊、苦橙葉、橘子。

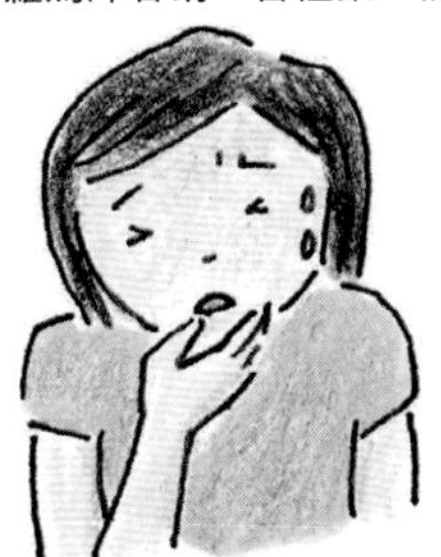

**牙齒痛**

丁香、茶樹、薄荷＊請儘速前往牙科接受診療。用精油無法根治。

隨時準備 1～2 瓶在手邊很方便呢？

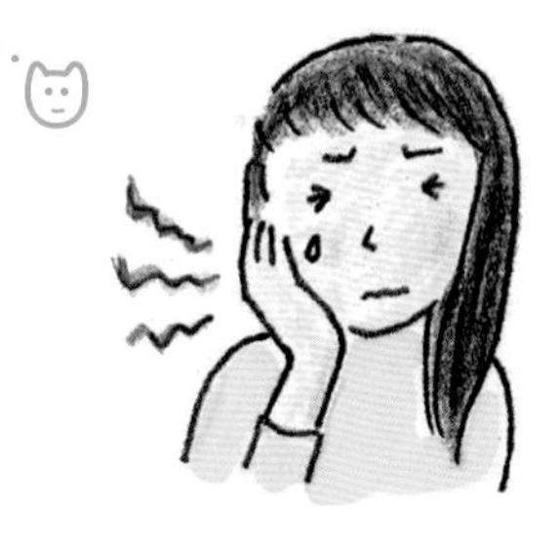

**驚嚇、精神上的動搖**

絲柏、羅馬洋甘菊、佛手柑、薰衣草。

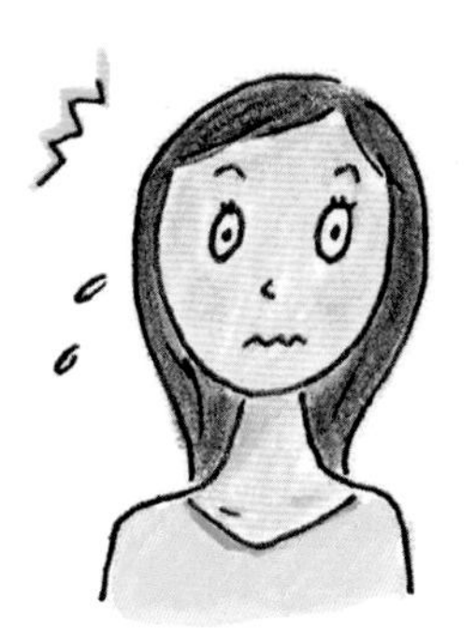

**頭痛**

香蜂草、薰衣草、薄荷、迷迭香、玫瑰。

＊強烈的頭痛有可能因重大疾病所引起。

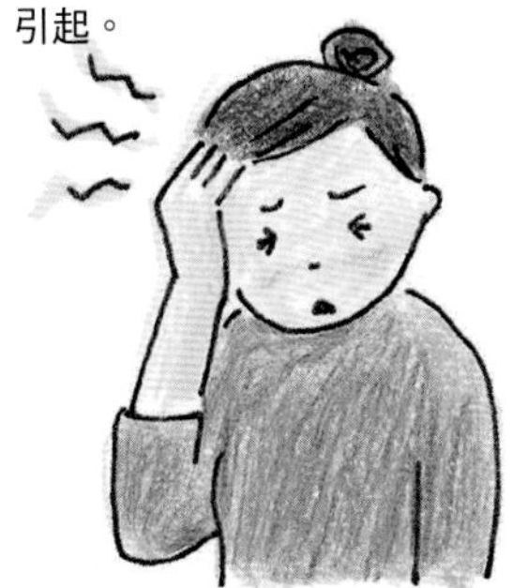

跌倒或受傷、燒燙傷時的緊急處置時，適用的精油和配方在 234、235 頁介紹！

# 受傷、割傷的緊急處置

**使用具備抗菌、抗病毒、促進結疤作用的精油和水，把傷口清洗乾淨。除了可預防傷口感染，也有活化細胞、加速癒合的效果。如果有出血，加入可發揮止血與收斂作用的精油和花水。用的薰衣草精油是真正薰衣草。**

## 建議使用的精油

出血 天竺葵、薰衣草、檸檬、絲柏、岩玫瑰、金縷梅花水

消毒、促進癒合 薰衣草、茶樹、金盞花藥酒

### 傷口的洗淨和消毒

適合遇到突發狀況，手邊一時無法取得消毒藥品時的配方。將寶特瓶裡的精油水搖勻，再用來清洗傷口。

薰衣草 5 滴

礦泉水 500ml

作法●把薰衣草精油滴入寶特瓶裡的礦泉水，再充分搖勻。

### 止血用紗布

如果是小傷口，只要用滴了精油的紗布或脫脂棉覆蓋在傷口。傷口面積很大的話，把精油滴入玫瑰或金縷梅水，再噴在整片傷口。

天竺葵 2 滴

薰衣草 1 滴

岩玫瑰 1 滴

方法●用紗布或脫脂棉吸附精油，覆蓋住傷口。

＊也可以把上述精油加入玫瑰水或金縷梅水 100ml（或者各 50ml 也可以），仔細搖勻在噴於患部。

### 擦傷・割傷用噴霧

用薰衣草精油的原液 1 滴，塗抹在傷口上。如果被菜刀等銳物割出血，可用檸檬、絲柏精油滴入金縷梅花水，再直接噴於患部。要貼在傷口上的 OK 繃，也記得滴 1 滴薰衣草精油。

薰衣草 6 滴

茶樹 4 滴

檸檬或花梨木 3 滴

無水酒精 5ml

蒸餾水（或金縷梅花水）45ml

作法●用無水酒精稀釋精油，再加入蒸餾水攪拌均勻。

＊如果要給小朋友使用，精油只加薰衣草和茶樹兩種，而且無水酒精和蒸餾水的份量都要加倍。

### 流鼻血時的冷敷和外用油

鼻血流不停時，除了冷敷鼻骨上方，還可以把精油塗抹在鼻孔內，從內外兩方面調理。

天竺葵 1 滴

薰衣草 1 滴

岩玫瑰 1 滴

冷水（適量）

山金車油 5 滴（改用其他的植物油也可以）

脫脂棉

方法●用臉盆裝滿冷水，滴入精油。再以脫脂棉沾滿水，冷敷。可以用棉花棒和面紙沾取少許山金車油，塗抹在鼻孔裡。

＊精油能湊到幾種就用幾種，沒有全部備齊也沒關係。

## 燒燙傷、跌打損傷、扭傷的緊急處置

燒燙傷、跌打損傷、扭傷的時候，會出現腫脹、疼痛、發炎。這時，第一步是冷卻，接著使用具備抗發炎、鎮痛效果的精油。如果是燒燙傷，再並用可發揮抗菌、促進結疤作用的精油，不但可加速復原，也可以避免嚴重化膿、留下疤痕。至於跌打損傷，建議使用具有麻醉作用的薄荷、可強力發揮消炎．鎮痛作用的白樺、蠟菊精油。

### 建議使用的精油

**燒燙傷、曬傷** 薰衣草、茶樹、薄荷、玫瑰花水

**發腫、內出血、疼痛** 薰衣草、白樺、蠟菊、薄荷、尤加利（檸檬、藍膠）

### 燒燙傷的緊急處理

燒燙傷的第一步處置是冷卻，用精油的原液塗抹患處。能夠減緩抽痛，也比較不會起水泡。不過，這裡指的燒燙傷，僅限於做菜或燙衣服時，不小心被燙到所造成的小水泡。使用精油之前，別忘了確認學名（Lavandula angustifolia）。薄荷薰衣草對成人也有效。

薰衣草 1 滴

方法●用原液 1 滴塗抹於患處。

＊如果是小朋友，先用植物油或玫瑰水 5ml（約 1 小匙）稀釋薰衣草精油 10 滴再塗抹。

＊在冰水裡滴入 2 滴薰衣草精油，再將患部浸泡於冰水，直接冷卻也可以。

### 跌打損傷、扭傷專用的外用油

跌倒受傷、扭傷之後，立刻用蠟菊或薰衣草精油的原液 1 滴搓揉患部（小朋友只用薰衣草精油），再用冷水或冰袋冷敷幾次，最後塗抹下述的外用油。也有預防內出血後，出現瘀青、疼痛、腫脹的效果。

蠟菊 2 滴

薰衣草 2 滴

澳洲尤加利 2 滴

山金車油（或其他植物油）20ml

作法●用植物油稀釋精油，將兩者仔細攪拌均勻。

＊小朋友使用的話，精油滴數要減半。

## 蚊蟲叮咬

把蚊蟲討厭的味道塗抹在身上或衣服，可以發揮防蟲的效果。如果被叮咬，只要立刻使用可發揮分解．中和毒素、抗發炎、止癢作用的精油，便能夠將腫脹、搔癢的程度降到最低。使用的薰衣草精油是真正薰衣草。

### 建議使用的精油

丁香、天竺葵、茶樹、薄荷、檸檬尤加利、薰衣草、玫瑰

### 蚊蟲叮咬凝膠

被蚊蚋、塵蟎叮咬時，塗抹下述凝膠，或直接用茶樹或者薰衣草精油的原液 1 滴，都可以減輕搔癢和發炎。露營的時候隨身攜帶很方便。

薰衣草 10 滴

茶樹 10 滴

天竺葵或檸檬尤加利 2 滴

荷荷葩油 10ml ／蘆薈凝膠 20g

作法●混合蘆薈凝膠和荷荷芭油，攪拌至顏色偏白，再滴入精油。

＊如果用於 6 歲以下的孩童，精油的滴數必須減半。

＊也可以把基材換成蜜蠟軟膏 30g。

### 防蟲噴霧

本款配方使用的都是讓蚊蟲避之唯恐不及的精油。有時候即使穿了長袖、長褲，還是免不了被蚊蟲攻擊，所以可事先噴在手臂和腳邊好幾次。如果要去瘧蚊肆虐的熱帶地區旅行，最好帶著防蟲噴霧，做好防護。

檸檬尤加利 8 滴

薰衣草 8 滴

天竺葵 4 滴

丁香 3 滴

無水酒精 10ml ／蒸餾水 90ml

作法●把精油加入無水酒精，稀釋。再倒入蒸餾水。使用前仔細搖勻。

＊如果想減少丁香的滴數，改增加其他精油各 1 滴也 OK。

家庭・生活篇

# 1 嬰幼兒的芳療

## 失眠、不安、壓力

**當環境出現變化或無法透過言語如願表達交友關係等日常生活中的不順利時，嬰幼兒常常會以肚子痛或失眠、鬧脾氣等方式表達。利用橘子或羅馬洋甘菊等精油的香味，可以改善上述現象。**

### 建議使用的精油

主要 柳橙（甜橙、苦橙）、羅馬洋甘菊、橙花、橘子、安息香、薰衣草、花梨木、玫瑰

### 舒壓按摩油

適用於覺得小朋友好像受到驚嚇，或者有心事的時候。除了耐心傾聽，一邊幫他輕輕搓揉肚子也很有幫助。如果對象是小嬰兒，只用植物油按摩。

橘子 3 滴

花梨木 2 滴或玫瑰 1 滴

基底油 50ml（或植物油 25ml、無香料乳液 25ml）

作法●把精油滴入基材，仔細攪拌。

### 適用夜啼、焦慮

溫和宜人的香味，能夠化解緊張或不安，讓孩子恢復原有的開朗。很適合晚上哭鬧的小寶寶和容易焦躁、失去耐心的小朋友。當家長唸故事書給他們聽的時候，其實也可以順便點精油薰香。

羅馬洋甘菊或薰衣草 1 滴

橘子或柳橙 2 滴

方法●用插電式的精油燈擴香，或者把精油滴在面紙或棉花球，放置於房間。

＊注意不要讓小朋友觸碰。

### 畫「の」來舒緩便祕和腹瀉

小朋友便祕時，用畫「の」的方式輕輕按摩肚子。如果是拉肚子，先把精油滴入熱水，再把浸泡在熱水的毛巾擰乾，熱敷肚子。

薰衣草 2 滴

羅馬洋甘菊或橙花 1 滴

荷荷葩油 50ml

作法●把精油滴入基材，仔細攪拌。

### 大家的芳療體驗談

12

#### 藉由「泡腳」恢復元氣

我兒子 4 歲的時候，每天早上都嚷著「我肚子痛」，吵著不想去托兒所。但他真的都排軟便，有點拉肚子。只要強迫帶他去學校，他一定大哭大鬧，搞得有時候我們兩個人都不知道該怎麼辦。他一直告訴我學校的餐點和老師都很可怕。有一天平常的上課日，他向我要求「我想要泡腳」，所以我幫他準備了加了歐洲赤松精油的泡腳水；到了晚上，我們母子倆一起用了薰衣草、羅馬洋甘菊、橘子等精油泡澡還有按摩。持續一段時間以後，他就變得很有精神的去上學了。我兒子現在已經是個滿嘴棒球經的小四生了。自從那次以來，每當身體出現任何小毛病，我還是一直使用精油和香草植物。

（30 幾歲　女性）

芳香保健的重點

**重點是休息和預防兩大方面。對小朋友而言，與其使用精油，作用更加溫和的花水比較不會刺激皮膚，所以更為實用。藍膠尤加利、樟腦迷迭香等對他們來說都過於刺激，還不可以使用。稀釋濃度也必須調得比成人淡一些。另外，精油的存放地點也不可大意，不要讓小孩子單獨接觸精油。**

- ●保護身體免於細菌、病毒入侵，改善咳嗽或痰（抗菌、抗病毒、去痰、止咳）
- ●溫熱身體，刺激免疫系統以提升自然治癒力（強化免疫力、促進消化、促進血液循環）
- ●減輕不安、緊張，讓人得到安全感（鎮靜、抗不安、帶來幸福感、安定精神）

## 感冒

**用刺激性和其他尤加利比起來較低的澳洲尤加利、茶樹、香桃木，當作調配的主力。薰香和塗抹外用的乳霜或軟膏雙管齊下，可以舒緩呼吸困難和咳嗽的症狀，並加速復原的速度。薄荷精油的刺激性強，小孩子不宜使用。**

### 建議使用的精油

主要 羅馬洋甘菊、茶樹、香桃木、澳洲尤加利、羅文莎葉、花梨木、薰衣草、橘子

### 感冒的外用軟膏

塗抹在喉嚨和胸口。有不少小朋友感冒時會耳朵痛，所以也別忘了耳朵下方。發燒時，把澳洲尤加利精油滴在冷水裡，再用沾濕的毛巾擦拭身體。讓孩子稍微坐起來，再幫他輕拍背部，會比較容易把痰咳出來。

澳洲尤加利精油 6 滴
茶樹 2 滴
羅馬洋甘菊 1 滴或薰衣草 2 滴
蜜蠟軟膏 50g

作法●把精油滴入基材，仔細攪拌。
＊把基材換成市售的無香料乳霜 50g 也可以。

### 喉嚨・鼻子專用凝膠

凝膠的質地會比乳液或油脂清爽。而且一塗沒多久就乾了，所以即使抹在鼻子或喉嚨，換睡衣的時候也很方便。

香桃木 3 滴
花梨木或薰衣草 2 滴
羅文莎葉 1 滴
凝膠基材 22g ／荷荷葩油 3ml
沉香醇百里香花水 3ml

作法●混合所有基材，加入精油。
＊如果沒有沉香醇百里香花水，可以把荷荷葩油的份量加倍，或者改用手邊現有的花水。另外，也可以用蜜蠟軟膏 30g 當作基材。

### 用於房間的淨化

本配方的香味溫和，很適合用於室內空氣的清淨。

橘子 2 滴
香桃木 2 滴
花梨木 2 滴

方法●用插電式的精油燈擴香，或者把精油滴在面紙或棉花球，放置於房間。
＊注意不要讓小朋友觸碰。

### 大家的芳療體驗談

13

**用茶樹和尤加利精油漱口的效果驚人！**

我有兩個孩子，分別是 6 歲和 10 歲。只要喉嚨痛的時候，就會拿茶樹和澳洲尤加利精油各滴 1 滴在水裡，然後漱口。這已經成了我家的慣例。孩子的爸因為扁桃腺很虛弱，長久以來都很勤勞的用漱口藥水漱口。聽我這個精油愛用者向他推薦，雖然是半信半疑，但看到孩子們也確實都在使用，所以好像還挺認同用精油來漱口的功效。現在，連他也加入孩子的行列，一起用精油漱口了。用精油漱口，可以讓孩子們預防感冒，去年，我們家都沒有人發燒。

（30 幾歲　女性）

家庭・生活篇

# 2 住院中的芳療

自己或家人住院的時候，會不會希望能夠藉由精油的香氣得到放鬆？簡單的手腳按摩或者病床周圍的抗菌措施，即使在病房裡都可以輕易完成。

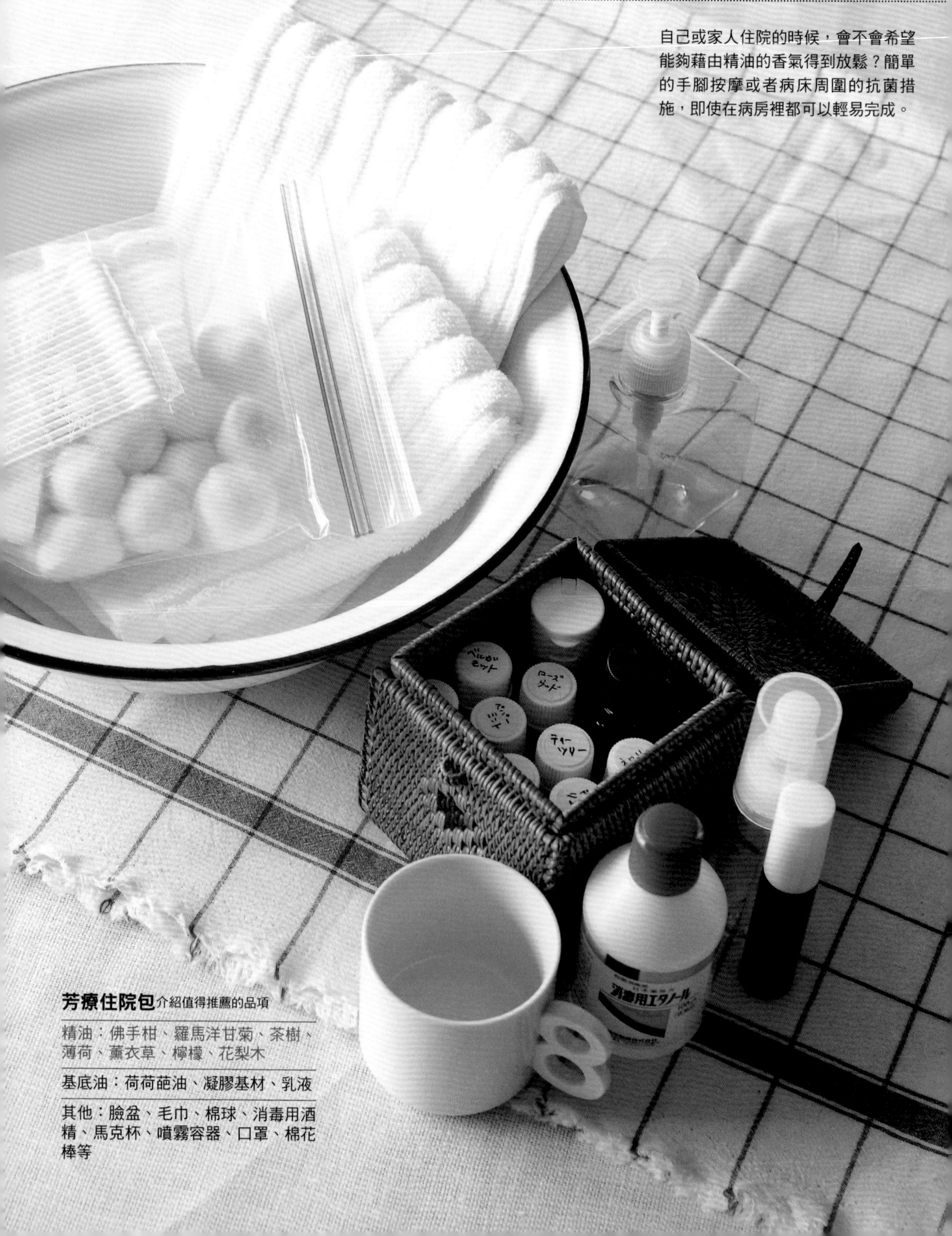

**芳療住院包**介紹值得推薦的品項

精油：佛手柑、羅馬洋甘菊、茶樹、薄荷、薰衣草、檸檬、花梨木

基底油：荷荷芭油、凝膠基材、乳液

其他：臉盆、毛巾、棉球、消毒用酒精、馬克杯、噴霧容器、口罩、棉花棒等

芳香保健的重點

**溫和宜人的香味，除了造福患者，對家人也能發揮緩和情緒的效果。只要幾滴橘子或佛手柑、薰衣草精油，就能讓人從沮喪的情緒中，得到復原的力量；尤加利、茶樹，則具備清淨病房內空氣的作用。如果住在多人病房，必須考慮到是否會影響其他人，所以最好選擇揮發速度較快、香味不會殘留的精油。**

●保護身體免於細菌、病毒、真菌的侵襲（抗菌、抗病毒、抗真菌）
●刺激免疫力，提高自然治癒力（強化免疫力、促進消化、促進血液循環、增溫）
●帶來好心情，擁有一段快樂的時光（鎮靜、鎮痛、充滿幸福感、安定精神）

## 用於放鬆、轉換心情

**精油雖然能夠舒緩住院時的緊張情緒，但使用之前，還是別忘了知會自己的主治醫師和護理人員一聲。另外，也必須顧慮到同房的其他病人。建議使用具備放鬆、護膚、抗菌效果的精油。**

### 建議使用的精油

主要 除了芳療住院包出現的精油、柳橙、橙花、橘子、日本柚子、玫瑰草、尤加利（藍膠、澳洲）、絲柏等

### 達到提振精神的泡澡、足浴、手浴

**泡澡・足浴・手浴的時候，如果能加入精油，除了可轉換心情、紓壓，精油具備的制汗、抗菌作用，也可有效維持肌膚的清潔；除此之外，還能夠提升保濕效果、幫助入眠。**

薰衣草或橘子 2 滴
花梨木 2 滴
稀釋精油用乳化劑（Bath Milk）2 ～ 3ml

作法●把精油滴入乳化劑稀釋。再加入熱水攪拌。
＊總計加入 3 ～ 4 滴精油。
＊溫度的標準：足浴・手浴是 40 ～ 42 度、泡澡是 39 ～ 40 度

### 利用精油擦澡，順便讓心情也煥然一新

**偶爾利用精油來擦澡，為日常添點變化很不錯。把精油滴在熱水裡，用來擦拭身體。**

薰衣草 2 滴
甜橙或茶樹 2 滴
熱水

方法●把精油滴進裝了熱水的洗臉盆，再把浸濕的毛巾擰乾，擦拭身體。
＊總計滴入 3 ～ 4 滴精油。因為毛巾的溫度下降得很快，擦拭身體時，記得準備燙一點的熱水。

### 這種時候也適用！

**即使在住院期間，芳療在很多場合還是派得上用場。方法非常簡單！只要在面紙上滴入 2 滴精油，再嗅聞香味就可以了。**

●緩和接受療程或診療的緊張情緒
甜橙、羅馬洋甘菊、薰衣草等精油會派得上用場。

●想吐，沒有食欲的時候
柳橙、葡萄柚、檸檬等柑橘類精油是不錯的選擇。

●很難咳出的痰
可以幫助痰液排出的精油有尤加利（藍膠、澳洲）、茶樹、羅文莎葉、薄荷等。

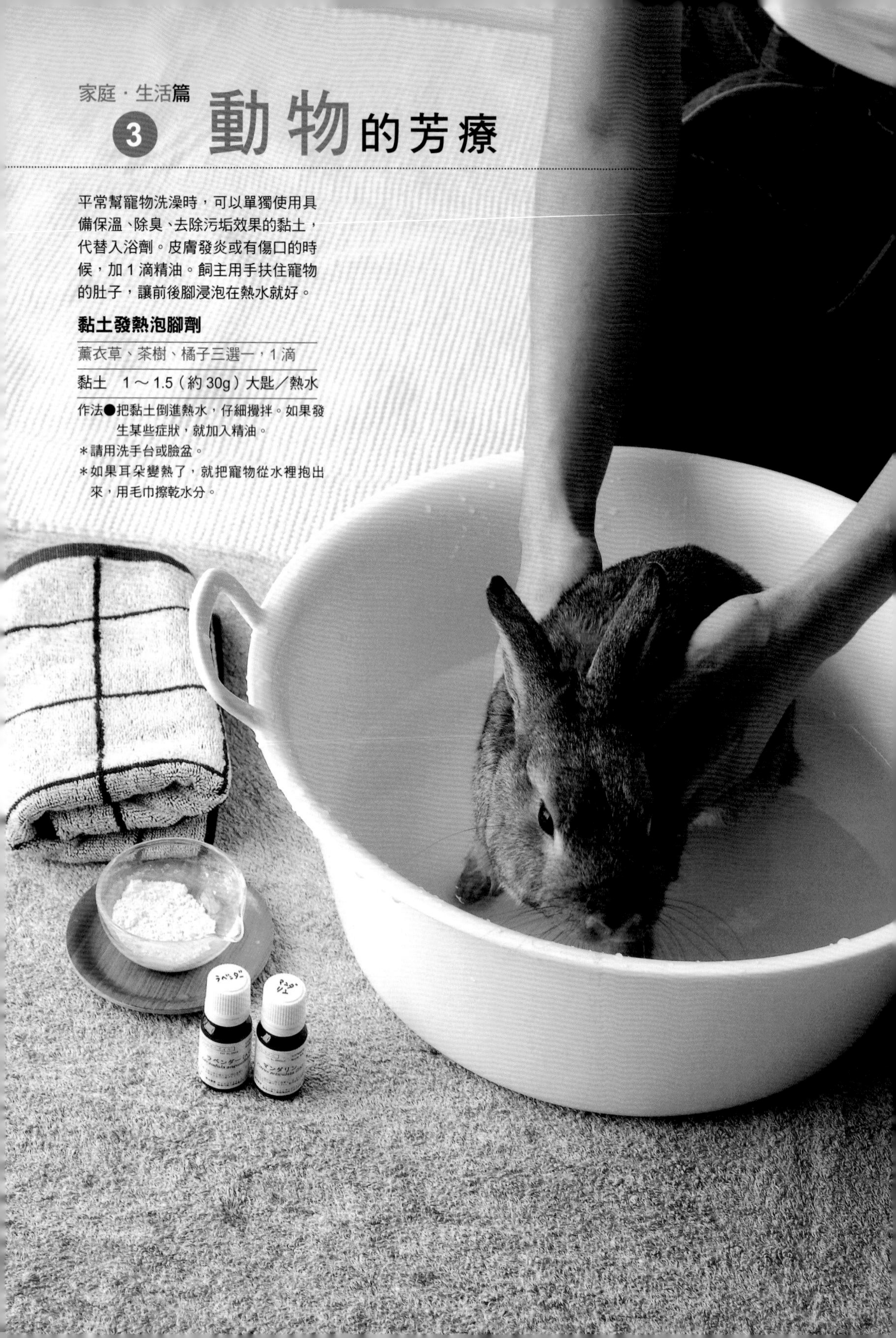

家庭・生活篇

# 3 動物的芳療

平常幫寵物洗澡時，可以單獨使用具備保溫、除臭、去除污垢效果的黏土，代替入浴劑。皮膚發炎或有傷口的時候，加 1 滴精油。飼主用手扶住寵物的肚子，讓前後腳浸泡在熱水就好。

### 黏土發熱泡腳劑

薰衣草、茶樹、橘子三選一，1 滴

黏土　1～1.5（約 30g）大匙／熱水

作法●把黏土倒進熱水，仔細攪拌。如果發生某些症狀，就加入精油。

＊請用洗手台或臉盆。

＊如果耳朵變熱了，就把寵物從水裡抱出來，用毛巾擦乾水分。

芳香保健的重點

**狗、貓、兔子等動物的嗅覺靈敏度，遠超過人類。所以除了保持環境的通風，也必須記得不要把精油突然拿到它們的鼻子前面；正式使用之前，一定要稀釋成比人使用時更低的濃度，測試過沒問題再用。用精油清潔寵物箱之後，如果動物想要回去自己的窩是無妨，但通常都是等到味道自然散去，才讓寵物再次入住。**

●保護身體免於細菌、病毒、真菌的侵襲（抗菌、抗病毒、抗真菌）
●刺激免疫力，提高自然治癒力（強化免疫力、促進消化、促進血液循環、抗壓）
●防止塵蟎、跳蚤、蚊蟲孳生或叮咬。保護皮膚的健康（防蟲、傷口癒合、軟化皮膚、保濕）

## 動物芳療的注意事項

**把高濃度的精油使用在動物身上，對它們反而會造成負擔。基本濃度是 0.1 ～ 0.3%（體質敏感或體重輕的動物在 0.05%以下），而且請從背部開始讓牠們接觸精油，不能從鼻尖開始。平常時候以植物油、藥酒、花水為主，等到有症狀產生，再使用精油，並視情況調整精油的種類和濃度。**

### 建議使用的精油

主要 柳橙、葡萄柚、天竺葵、茶樹、橙花、檜木、廣藿香、苦橙葉、安息香、橘子、檸檬、檸檬草、薰衣草、花梨木、迷迭香

＊每隻動物對香味的喜好不同。
＊也有人認為不要讓貓使用茶樹、柑橘、針葉樹類的精油。

### 寵物專用的除蟲噴霧

雖然要做到完全防蟲有困難，但本配方添加了好幾種不受蚊子喜歡的味道。噴的時候記得朝身體的上方，不要對著臉；而且噴完要輕輕幫寵物把毛梳開。

香茅或檸檬草 2 滴
薰衣草 2 滴
天竺葵 1 滴
丁香 1 滴
無水酒精 10ml ／水 90ml

作法●把精油加入無水酒精，稀釋。再倒入蒸餾水。使用前仔細搖勻。
＊總計使用 6 滴精油製作（精油濃度 0.3%）。如果要把濃度調淡一些，請將無水酒精和水的份量加倍。
＊如果使用者是飼主，請將精油的滴數增加為 2 ～ 3 倍。

### 腳底・肉球用乳霜

適用長濕疹或腳底乾裂的寵物。夏天的柏油路非常炎熱，所以也很適合夏季使用。請在散步後在腳底塗抹少量。乳果木油能發揮保濕效果，讓肉球恢復原有的彈性與光澤。即使不加精油就很有效果了。

橘子或柳橙 1 ～ 2 滴
花梨木 1 ～ 2 滴
薰衣草 1 ～ 2 滴
乳果木油 50g ／蜜蠟 20g ／荷荷葩油 30ml

作法●用隔水加熱的方式融化蜜蠟和乳果木油，再倒入荷荷葩油。放涼後加入精油，再用竹籤攪拌，使其自然凝固。

### 減少皮膚感染的寵物洗潔精

適合有塵蟎、跳蚤、過敏、濕疹、搔癢抓到滲血等困擾的動物。使用這款精油洗潔精，可以預防塵蟎或跳蚤孳生，幫助皮膚再生。另外也添加了有順毛、增添毛髮光澤的荷荷葩油。洗後就不需要潤絲了。

薰衣草 1 ～ 2 滴
茶樹 1 ～ 2 滴
羅馬洋甘菊 1 滴
天竺葵或柳橙 1 滴
荷荷葩油 20ml ／金盞花藥酒 10ml
香皂洗髮精（無香料）70ml

作法●把藥酒和精油加入荷荷葩油稀釋。再加入洗髮精內，仔細攪拌後就可以使用了。

### 衛生管理的掃除用噴霧

不論是用於籠子、便盆的消毒和清潔或掃除的加強，噴完後記得用紙巾擦拭乾淨。衛生工作如果做得不徹底，可能會造成皮膚疾病。

薄荷 1 ～ 2 滴
檜木或羅漢柏 2 ～ 3 滴
無水酒精 10ml
蒸餾水 90ml（或者羅漢柏花水）

作法●把精油加入無水酒精，稀釋。再倒入蒸餾水。使用前仔細搖勻。
＊也可以用市售的寵物除臭用基材或小蘇打水（6 ～ 7%）100ml 當作基材。

家庭・生活篇

# 4 掃除、洗滌的芳療

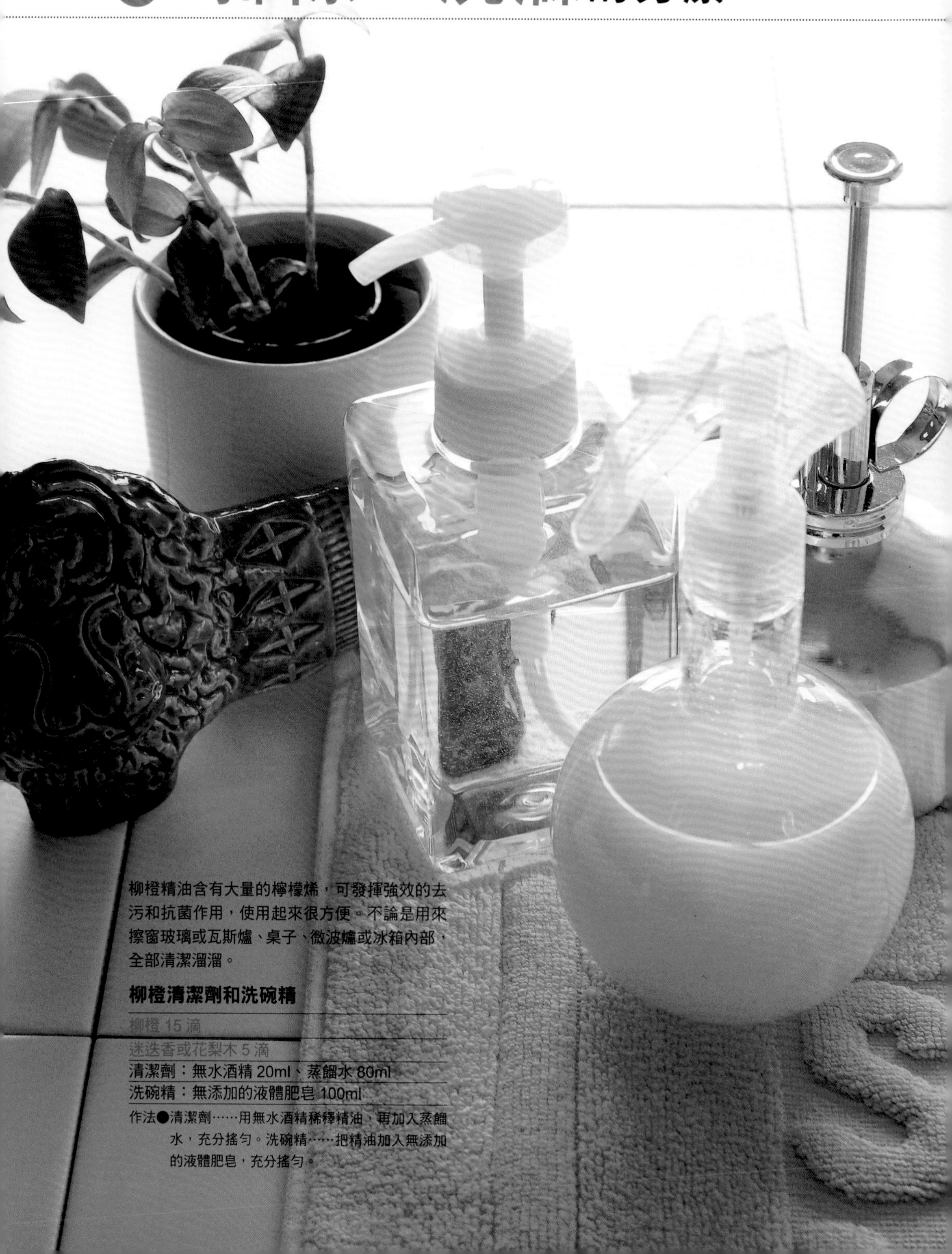

柳橙精油含有大量的檸檬烯，可發揮強效的去污和抗菌作用，使用起來很方便。不論是用來擦窗玻璃或瓦斯爐、桌子、微波爐或冰箱內部，全部清潔溜溜。

**柳橙清潔劑和洗碗精**

柳橙 15 滴
迷迭香或花梨木 5 滴
清潔劑：無水酒精 20ml、蒸餾水 80ml
洗碗精：無添加的液體肥皂 100ml

作法●清潔劑……用無水酒精稀釋精油，再加入蒸餾水，充分搖勻。洗碗精……把精油加入無添加的液體肥皂，充分搖勻。

運用的重點

**基本上是利用具備優秀的去污、防蟎、防霉作用的柑橘類、香草類、樹木類精油，但有些場合，需要利用抗菌作用更強或具備抗真菌作用的精油。如果要清除馬桶的內側或浴室的水垢、皂垢等頑強污垢，可以先用以水稀釋成兩倍的醋、濃度 2 ～ 5% 的檸檬酸水（1 ～ 2 小平匙／水 200ml）噴灑，再用肥皂粉、小蘇打粉就可以擦拭乾淨。**

- ●在洗滌、廁所的清潔方面，可提升除臭和抗菌效果（抗菌、除臭）
- ●用於洗衣機、浴室可發揮防霉效果，用於地毯、榻榻米可提高防蟎效果（抗真菌、防蟎、抗菌）
- ●利用可中和污垢的素材進行前置處理，可以徹底清除髒污（醋酸、酸鹼中和、溶解）

**快告訴我！** **請告訴我如何使用小蘇打或醋等天然素材，及精油的用法。**

所謂的素材，包括可溶解髒污的酒精、包裹住油污再乳化的肥皂、中和酸性油污再去除的小蘇打粉、中和鹼性的皂垢或便器污垢的醋等。至於難以清除的頑強污垢，就用天然鹽、小蘇打粉輕輕刷掉。每一種素材如果能混合使用，洗淨力也跟著增強。例如小蘇打粉和肥皂、小蘇打粉和醋，就是天造地設的好搭檔。黏土、小蘇打粉都有吸附異味的能力，所以可當作除臭劑使用。一開始以最原始的粉狀，放置於廁所或鞋櫃，等到失去吸附臭味的功能後，再製作成清潔用品，使素材完全發揮其效用。

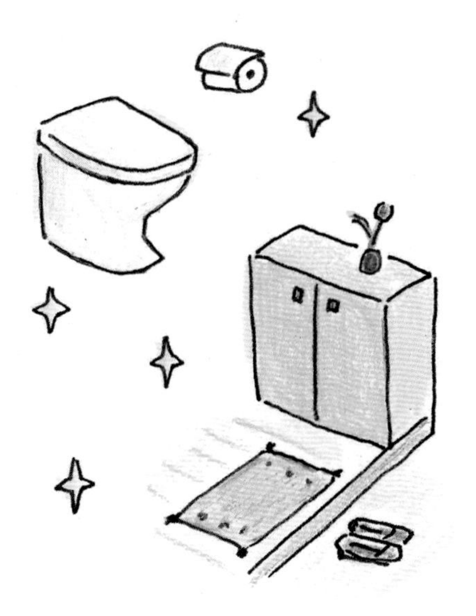

## 主要的天然素材和精油

### 小蘇打（碳酸氫鈉 $NaHCO_3$）

研磨作用、中和作用、除臭作用、起泡作用

主要的作用是中和油脂類的污垢（酸性），達到去污的效果。如果目的是清潔，只要購買工業用小蘇打粉就綽綽有餘了。用法很多，除了直接以粉狀的形態當作清潔劑；也可以摻水或液體肥皂，攪拌成泥狀；或者先溶解於水，再當作噴劑使用。適用範圍包括水槽、洗臉台、浴缸。不過，使用在木製、鋁製品會發黑，必須特別注意。

### 醋、檸檬酸

溶解作用、中和作用、抗菌作用、除臭作用。

醋含有的酸，可以中和、溶解鹼性污垢，加速剝落。所以浴室的皂垢、水壺或咖啡機的水垢、排水口和馬桶內側的污垢等，都很適合用醋來清潔。醋和小蘇打粉一起使用，可發揮更強效的去污力。

### 精油

抗菌作用、溶解作用、防蟲作用。

除了素材原有的能力，再加上精油的作用，去污效果會更加升級。甜橙（Citrus sinensis）使用起來很方便。其主要成分是檸檬酸，可以溶解、去除污垢。

茶樹所含的松油烯 -4- 醇、薄荷所含的 L- 薄荷醇，皆具備優異的抗菌作用，很適合應用在清潔方面。

**重點建議**

- ●檸檬烯、檸檬醛、檜木醇等精油的成分，具備優異的抗菌、洗淨、防蟲效果，連許多市售的產品都有添加。
- ●乙醇、醋、精油可以抑制異味的元凶－細菌的繁殖，且精油的香味也能發揮掩蓋作用，消除異味。
- ●小蘇打、黏土、炭，能吸附異味，發揮除臭功能。

## 用於廚房或房間的清潔

**淡淡的香味除了讓人神清氣爽，對掃除的效率也有加分作用！地板、榻榻米等擦拭清潔，可把2～3滴精油滴在水裡；不但能發揮防蟎、抗菌的效果，連不易清理的髒污也可簡單清除。也很建議精油搭配小蘇打粉、酒精的組合。**

### 建議使用的精油

主要 柳橙、丁香、百里香、茶樹、檜木、薄荷、藍膠尤加利、薰衣草、檸檬、桉油醇迷迭香、花梨木

### 用於地毯．車內的去污

利用去污和去味作用的小蘇打粉和鹽。如果用於車內，適合使用有提振精神、避免打瞌睡的精油。

檸檬草或迷迭香 10 滴

茶樹 10 滴

鹽 200g ／小蘇打粉 200g

作法●混合所有材料，存放於密封容器。也可以不放鹽，以小蘇打粉 400g 製作。

＊把去污粉撒在髒污上，放置一段時間以後再用吸塵器吸掉。最後用擰得很乾的抹布仔細擦拭。

＊迷迭香精油用桉油醇或馬鞭草酮都可以。

### 洗臉台．水槽．浴缸的清潔

用可以中和皮脂或油污，同時具備研磨作用的小蘇打粉取代一般的洗潔劑。也可以和家裡現有的洗潔劑並用。用來清洗料理後的鍋子和烤魚網，效果更是一級棒。

甜橙或檸檬 10 滴

茶樹 6 滴

丁香或百里香 3 滴

A 小蘇打粉 200g（或小蘇打粉 120g、水晶肥皂粉 80g）

B 小蘇打粉 150g、液體肥皂 40ml、醋 10ml

作法● A 或 B 二選一。混合材料與精油，置放於密封容器保存。

＊使用放了有一段時間的精油也沒關係。

### 廚房用除菌噴霧

遇到梅雨季等必須對飲食中毒特別小心的時節，可以噴在手指、菜刀、砧板等。薄荷具備殺菌和消毒作用。切好大蒜以後，用手抓點鹽，再噴一點除菌噴霧，稍微搓揉一下就可以消除大蒜的味道。

薄荷 8 滴

檸檬 12 滴

無水酒精 20ml ／蒸餾水 80ml

作法●把精油加入無水酒精，稀釋。再倒入蒸餾水。使用前仔細搖勻。

＊在上述配方添加丁香和月桃、百里香等約 5 滴，有增加抗菌作用的效果。可以當作垃圾桶、流理臺排水孔的除菌．除臭噴霧。

### 廁所地板的清潔．除臭用噴霧

可以噴灑於廁所地板或馬桶座，發揮清潔功能；或者在馬桶沖水後，噴在馬桶裡。殘留的香味聞起來也很舒服，或許對某些人來說，反而成為上廁所的一種樂趣。

薄荷 10 滴

花梨木或薰衣草 5 滴

佛手柑或萊姆 10 滴

無水酒精 60ml

蒸餾水 140ml

作法●把精油加入無水酒精，稀釋。再倒入蒸餾水。使用前仔細搖勻。

＊也可以用醋和水為 1：1 的混合物 200ml 當作基材。

# 用於衣物、洗滌

**使用具備抗菌作用，又能讓衣服聞起來有一股淡淡香味的精油。不適合使用德國洋甘菊、茉莉等顏色深的精油。據說中古世紀的歐洲，把床單晾在薰衣草和迷迭香的草叢上方，讓香味附著。**

### 建議使用的精油

主要 薄荷、野薄荷、尤加利（藍膠、澳洲）、茶樹、薰衣草、桉油醇迷迭香

## 替床單增添香味和預防異味

加入小蘇打粉和精油，可以減少洗衣粉的用量2～3成。重點是在倒入洗衣粉前，先加入小蘇打粉。小蘇打粉和精油的效果，不但能減少衣物在室內陰乾的異味，洗好的衣物也會變得柔軟有彈性。如果想增添衣物的香味，也可以事先製作芳香噴霧，噴在晾乾的衣物或燙衣服的時候噴灑。

茶樹、尤佳利、薰衣草、迷迭香任選 1 ～ 2 種，總計 10 滴

小蘇打粉 50g ／洗衣粉（精）適量

方法●先把精油和小蘇打粉倒進洗衣機，再倒入洗衣粉。

＊只加精油也可以。

＊請用精油 10 滴、無水酒精 10ml、蒸餾水 40ml 製作芳香噴霧，噴在晾乾的衣物上。

## 用於洗衣機的清潔與除菌

醋和小蘇打粉都是去除皂垢和霉斑的得力幫手。大約每個月清潔 1 次就夠了。

茶樹 10 滴

藍膠尤加利 10 滴

小蘇打粉 200g 或醋 200ml

作法和用法●先把水注入洗衣機，再加入小蘇打粉或醋和精油。按鈕讓洗衣機開始轉動，過了一段時間再把水放掉。

## 衣物防蟲用香包

可當作衣物的防蟲劑和香包使用（上圖）。也可以用乾燥的香草代替棉花（下圖）。香味持續的時間並不久，必須定期補充精油。

雪松（紅雪松或北非雪松）3 滴

薰衣草 2 滴

廣藿香 1 滴

蕾絲手帕或束口袋、棉花

作法和用法●把滴了數滴精油的棉花放進蕾絲手帕或束口袋（用茶包袋或高湯袋也可以），再放入衣櫥等處保存。

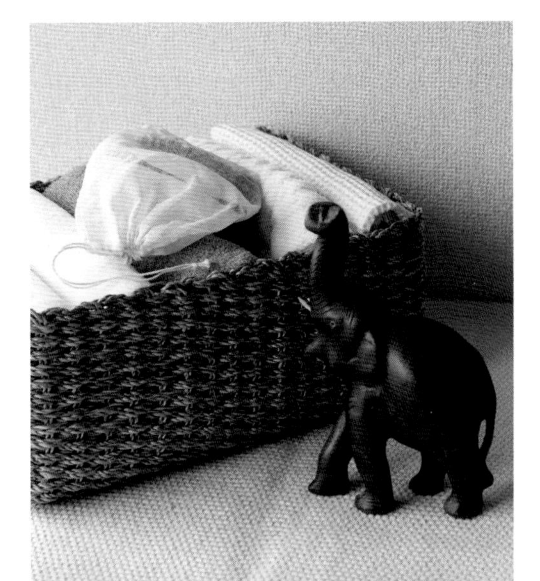

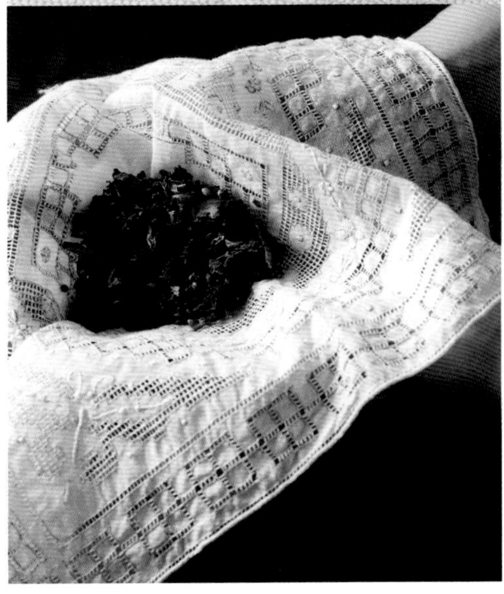

## column 4 孕期中的芳療

只要確認在某些懷孕週數不能使用哪些精油、遵守腹脹時不可進行芳療等幾項重點，芳療對舒緩孕吐、水腫、熟睡困難、腰痛、背部疼痛、便祕等孕期中的種種不適，效果非常明顯。

下方的表格，整理了在各個孕期的階段中，進行芳療的重點。注意事項會隨著身體狀況改變，而且也因人而異，所以同時也必須諮詢主治醫生、護理師、芳療師。孕婦可在家自行使用柑橘類精油進行薰香、精油泡澡

中濱薰小姐在懷第一胎的時候，也借助了精油的芳療效果。她從孕期進入 7 個月起開始固定到沙龍接受精油按摩；在家裡，也會自行按摩腹部和腰部一帶和變得沉重疲憊的雙腿，天天不間斷。洗澡的時候，也會提醒自己要慢慢泡澡，讓身體保持溫熱。她的先生賢一郎先生的感想是「接觸芳療以後，覺得精神不再像以前那麼緊繃了」。薰小姐個人則覺得「和以前相比，現在的體力比較好，也很少喊累。以前光是工作就讓我筋疲力竭了。我本來就喜歡抹身體乳液，加了精油還能順便調理身體，真是一舉兩得」。據說她原本一個晚上會醒來 2 ～ 3 次，但是接受精油按摩的當天和隔天，都可以一覺到天亮。這樣明顯的轉變，也成了讓她繼續使用精油的原動力。中濱薰小姐的女兒順利誕生了。原本讓她耿耿於懷的妊娠紋，竟然沒有產生。據她表示，產後她除了養成幫小寶寶按摩的習慣；為了餵母乳，也持續飲用香草茶。

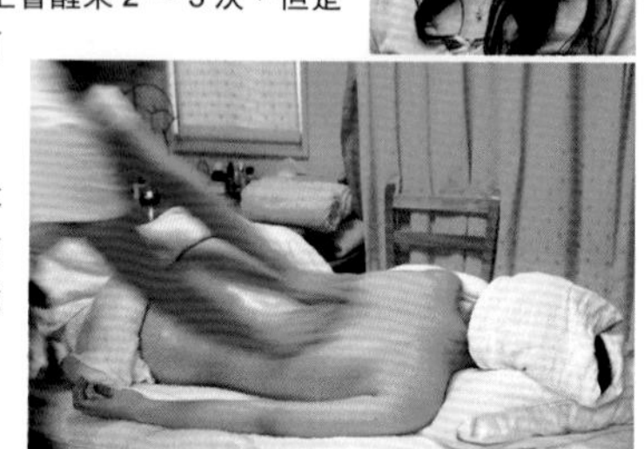

孕婦接受精油按摩時，採取半伏臥體位

| | 月數 | 週數 | 懷孕中的芳療重點 |
|---|---|---|---|
| 懷孕初期<br>11 週又 6 日為止 | 3 個月 | 8~11 週 | ●懷孕初期不可使用精油。<br>●有些人吸入柑橘類精油的香味，反而可減輕孕吐。 |
| 懷孕中期<br>12 週 0 日 ~27 週又 6 日為止 | 4 個月<br>5 個月<br>6 個月<br>7 個月 | 12~15 週<br>16~19 週<br>20~23 週<br>24~27 週 | **①整個孕期**<br>整個孕期只要出現早產・流產的傾向，以及腹脹時不可使用精油。每次使用前，必須確認腹脹的情況。進入穩定期後，可以使用精油。大約是 16~20 週。壓力和冰冷對孕婦而言是頭號敵人！在家裡請以具備溫熱身體、放鬆效果的精油為主。<br>真正薰衣草、甜橙、花梨木、橘子、日本柚子、檸檬等→薰香、泡澡、局部按摩 |
| 懷孕後期<br>28 週 0 日 ~ 41 週又 6 日為止 | 8 個月<br>9 個月<br>10 個月 | 28~31 週<br>32~35 週<br>36~41 週 | **②懷孕後期**<br>睡眠不足、疲勞、腿部抽筋、水腫、腰痛、背部疼痛的情況增加。→按摩背部或下肢、腹部周圍、預防妊娠紋的護理<br>注意仰臥位低血壓症候群。建議採用半伏臥位，因為這個姿勢讓孕婦比較舒服。<br>**③ 37 週 0 天～**<br>原本禁止使用的精油也部分解禁。在芳療師的指導和管理下，可將快樂鼠尾草、丁香、茉莉、杜松、玫瑰草等精油，用於分娩時的身心準備。<br>**④即將臨盆**<br>準備自己喜歡、習慣的精油和有助分娩的精油。<br>為了做好長期抗戰的準備，建議飲用香草茶和舒緩緊張的薰香。 |

※所謂仰臥位低血壓症候群……長期維持仰躺的姿勢，導致背部的血管受到壓迫，產生冒冷汗、呼吸困難、血壓下降等類似貧血的症狀。只要把身體往左傾，沒多久便可復原。
※所謂的半伏臥位（Sims Position）……首先讓身體採左側臥位，彎曲右手和右腳，抱住抱枕。左手和左腳往後鬆開。建議利用抱枕或墊子的輔助，以保持更輕鬆的姿勢。改成右邊身體在下也可以。

# 以謝辭代替後記

本書的內容彙整了有關芳療的基本知識。芳療引進日本，已有 20 幾年的歷史，科學檢證也持續進行中。我盡可能為大家介紹最新的資訊。另外，本書也收錄了一些雖然未經科學證實，但效用廣為人知的傳統民俗療法，以及我在保加利亞、馬達加斯加、巴布亞紐幾內亞、德國的採訪資料，和我本身在臨床上得到的經驗。在本書的執筆過程中，我也承蒙許多熱心的人士協助。包括爽快答應提供照片的齊藤誠先生、理惠・Warkentin 小姐、秘魯 IIAP 的 Elsa.Rengifo 女士、小野賽西莉亞小姐、東京農業大學的宮田正信老師、木村正典老師、伊藤健老師。另外也要向不但提供了珍貴資料，在植物療法的歷史方面也給予許多指導的大槻真一郎老師、幫我校對了好幾次原稿的三上杏平老師、中村裕惠老師，以及在採訪時大力協助我的各位老師、馬達加斯加 IMRA 的 Delphin.Rebehaja 老師、北海道醫療大學的關崎春雄老師、北見薄荷紀念館的佐藤敏秋先生、Japan Herb School 的尾上豐先生、以及我的每一位客戶，致上誠摯的感謝。除此之外，我對我的芳療啟蒙老師－ Herbert House 的栗崎小太郎老師、至今依然鼓勵著我的 Beoneself 的河合直樹老師、河合裕美老師、The Academy of Holistic Studies 的北畠英子老師，除了感謝還是感謝。

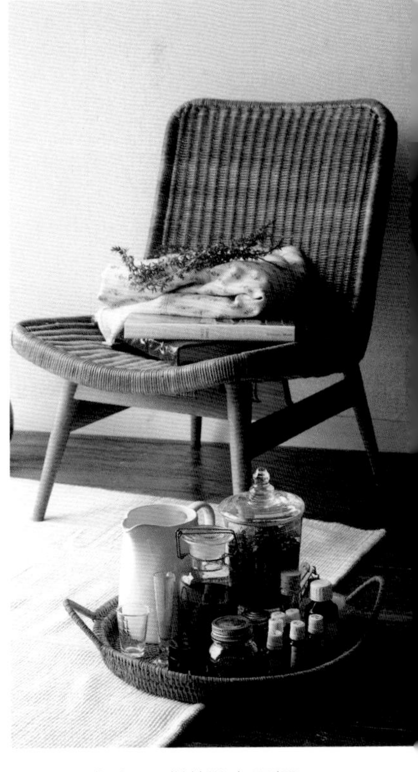

所謂的因緣巧合，真的很有意思。記得我小時候很喜歡製作草花的標本，也曾和媽媽一起去玫瑰園寫生，因此結下了我和植物的不解之緣。更重要的是，如果我在學生時代沒有聽到「21 世紀是園藝治療的時代」這句話，我想我大概也不會成為芳療師。當然，我也要感謝從未阻攔我、讓我全心朝興趣發展的父母，以及替我鼓勵打氣的家人和朋友。另外，我也要感謝新星出版社的全體工作人員、負責編輯的新谷佐知子小姐。最後我也要由衷謝謝設計本書的飯野明美小姐、攝影師一之瀨千尋小姐、造型師宮田麻貴子小姐、負責插圖的佐藤繁先生、大西里江子小姐。多虧了你們，才得以完成了這一本精美、淺顯易懂的書。

**和田文緒**

## 参考文献

『脳と神経の生物学』伊藤薫著（培風館）
『感情の生理学』高田明和著（日経サイエンス社）
『解剖生理学』竹内修二著（医学芸術社）
『トートラ人体解剖生理学』佐伯由香・黒澤美枝子・細谷安彦・高橋研一編（丸善株式会社）
『解剖学の要点　改定２版』加藤征治著（金芳堂）
『人間の知恵の歴史』大槻真一郎著（原書房）
『ヒポクラテス全集』大槻真一郎編集・翻訳責任（エンタプライズ）
『ディオスコリデスの薬物誌』大槻真一郎編集責任（エンタプライズ）
『近代植物学の起源』アグネス・ハーバー著月川和雄訳（八坂書房）
『植物生理学入門』桜井英博・柴岡広郎・清水碩著（培風館）
『香料の事典』藤巻正生・服部達彦・林和夫・荒井綜一編（朝倉書店）
『香りの百科』日本香料協会編（朝倉書店）
『香料化学入門』渡辺昭次著（培風館）
『薬用天然物化学』奥田拓男編（廣川書店）
『ケモタイプ精油事典』（編集ナード・ジャパン）
『エッセンシャルオイル総論 2007』三上杏平著（フレグランスジャーナル社）
『微生物と香り』井上重治著（フレグランスジャーナル社）
『花はなぜ香るのか』渡辺修治著（フレグランスジャーナル社）
『香料の歴史』山田憲太郎著（紀伊國屋書店）
『最新香料の事典』荒井綜一・小林彰夫・矢島泉・川崎通昭編集（朝倉書店）
『医学の歴史』小川鼎三著（中公新書）
『香りの世界をさぐる』中村祥二著（朝日選書）
『匂いの身体論』鈴木隆著（八坂書房）
『香辛料の民俗学』吉田よし子著（中公新書）
『生き方としての健康科学』山崎喜比古・朝倉隆司著（有信堂）
『社会園芸学のすすめ』松尾英輔著（農山漁村文化協会）
『バラの誕生』大場秀章著（中公新書）
『薔薇のパルファム』蓬田勝之・石内都著（求龍堂）
『花言葉（上・下）』春山行夫著（平凡社ライブラリー）
『花の神話と伝説』C・M・スキナー著垂水雄二・福屋正修訳（八坂書房）
『園芸植物大事典』（小学館）
『世界有用植物事典』（平凡社）
『新聖書植物図鑑』廣部千恵子著（教文館）
『薬用植物学』西岡五夫編著（廣川書店）
『植物療法』R.F. ヴァイス著　山岸晃訳（八坂書房）
『ハーブの科学』陽川昌範著（養賢堂）
『化粧品油脂の科学』廣田博著（フレグランスジャーナル社）
『芳香療法の理論と実際』ロバート・ティスランド著　高山林太郎訳（フレグランスジャーナル社）
『ジャン・バルネ博士の植物＝芳香療法』ジャン・バルネ著　高山林太郎訳（フレグランスジャーナル社）
『医学・薬学ラテン語』大槻真一郎著（三修社）
『はじめてのラテン語』大西英文著（講談社現代新書）
『英語語源辞典』（研究社）
「アロマトピア　1～81 号」（フレグランスジャーナル社）

## 取材・撮影協力

岡本光世さん／小池亀之助さん／小池幹雄さん／竹山浩子さん／中浜賢一郎さん／中浜薫さん／
渡辺健三さん／渡辺博子さん／北見ハッカ記念館 佐藤敏秋さん／伊澤登志子さん／
北見市緑のセンター 久保勲さん／千葉県農林総合研究センター 柴田忠裕さん／
東京農業大学 宮浦理恵先生／
東京農業大学付属植物園 伊藤健先生／
北海道医療大学 関崎春雄先生／ポプリの里 ハーブガーデン／ HOMEOPHARMA・精油蒸留所（マダガスカル）／
Institut Malgache de Recherches Appliqeォ es（マダガスカル応用科学研究所） Del Phin. Rabehaja 先生

## 資料・写真提供協力

ジャパン・ハーブ・スクール 尾上 豊さん／斎藤誠さん／理恵・ワーケンティンさん／
小野セシリアさん／東京農業大学 宮田正信先生／東京農業大学 木村正典先生／
明治薬科大学名誉教授 大槻真一郎先生／ IIAP（ペルー） Elsa.Rengifo 先生

## 撮影協力

西村佳有さん（モデル）／本間佐衣子さん（モデル）／菊池美抄さん（ヘアメイク）／
遠藤友美さん／横田実恵子さん

---

## スタッフ

デザイン：飯野明美
撮影：一之瀬ちひろ
スタイリング：宮田麻貴子（ultratama）
イラスト：大西里江子
　　　　　佐藤 繁
コーディネート：新谷佐知子（MOVE Art Management）
DTP 制作：株式会社グラフト


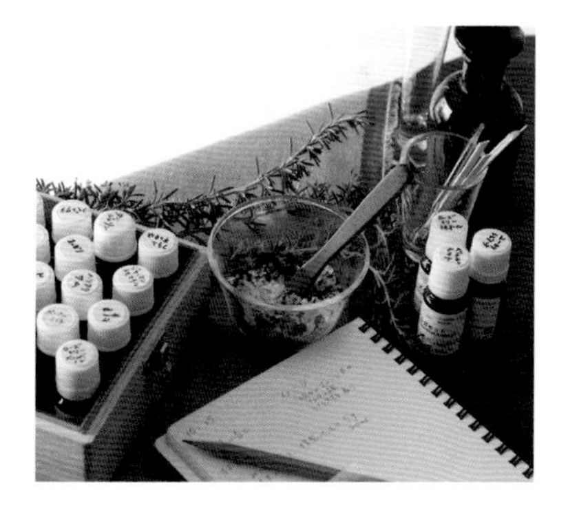

國家圖書館出版品預行編目 (CIP) 資料

日本銷售第一的芳香療法聖經：適合全家人使用的 99 種精油配方與簡單易學的按摩手法 / 和田文緒著 . -- 初版 . -- 新北市 : 大樹林 , 2013.11
面； 公分 . -- ( 自然生活 ; 7)
ISBN 978-986-6005-18-3( 平裝 )
1. 芳香療法 2. 香精油
418.995　　102019335

**Natural Life 自然生活 07**

# 日本銷售第一的芳香療法聖經

## 適合全家人使用的99種精油配方與簡單易學的按摩手法

作　者 / 和田文緒
翻　譯 / 藍嘉楹
編　輯 / 黃懿慧、盧化茵
校　對 / 蘇珽詡
設　計 / April

出 版 者 / 大樹林出版社
營業地址 / 23357 新北市中和區中山路 2 段 530 號 6 樓之 1
通訊地址 / 23586 新北市中和區中正路 872 號 6 樓之 2
電話 / (02) 2222-7270　傳真 / (02) 2222-1270
E- mail / notime.chung@msa.hinet.net
官　網 / www.gwclass.com
Facebook / www.facebook.com/bigtreebook

發 行 人 / 彭文富
劃撥帳號 / 18746459　戶名／大樹林出版社
總 經 銷 / 知遠文化事業有限公司
地　址 / 新北市深坑區北深路 3 段 155 巷 25 號 5 樓
電話 / 02-2664-8800　傳真 / 02-2664-8801
本版印刷 / 2022 年 9 月



定價：350 元　ISBN / 978-986-6005-18-3


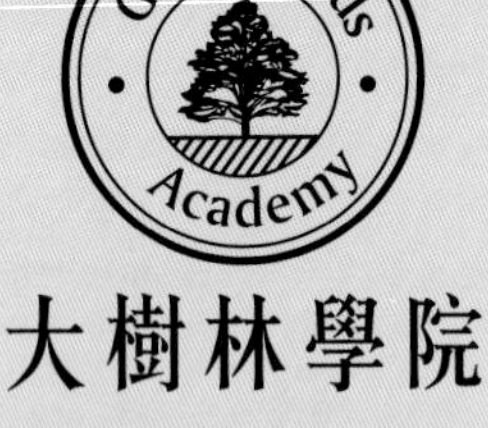


大樹林學院
www.gwclass.com

微信｜服务窗口

相關課程、商品訊息請掃描

台灣　服務窗口

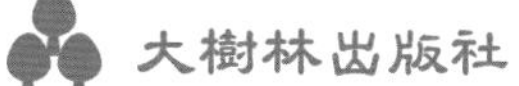


## 調養體質

零基礎學漢方芳療

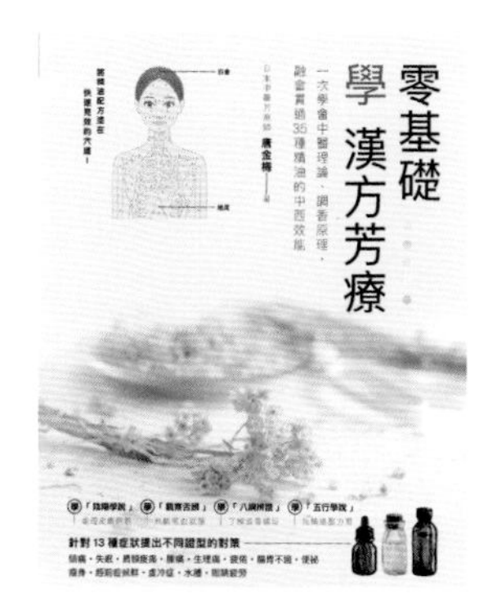

新書簡介

24 節氣・
經絡芳療自癒全書

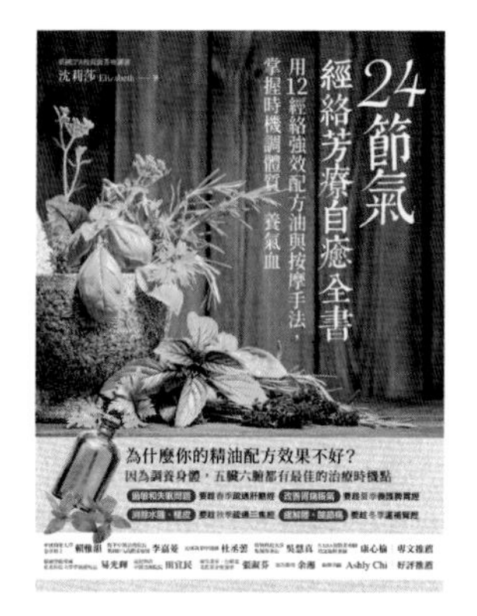

新書簡介

快速學會中醫芳療

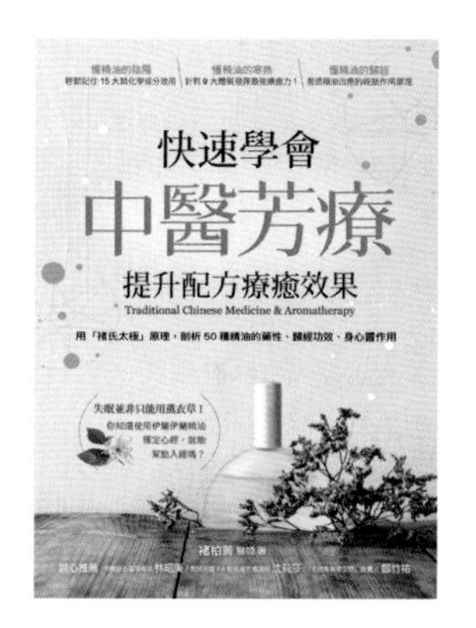

新書簡介

## 專業指南

破解精油

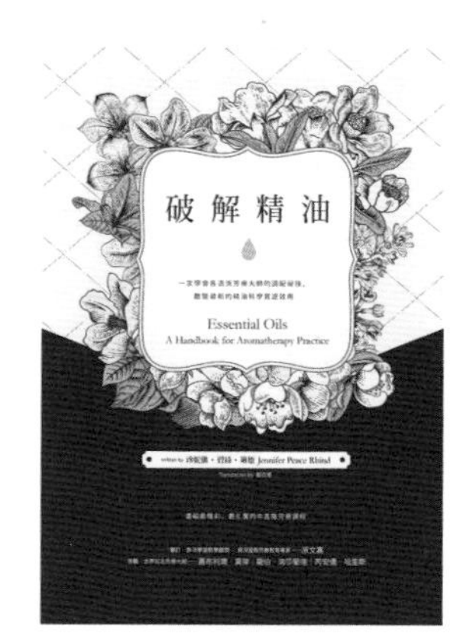

新書簡介

成功調製芳香治療處方

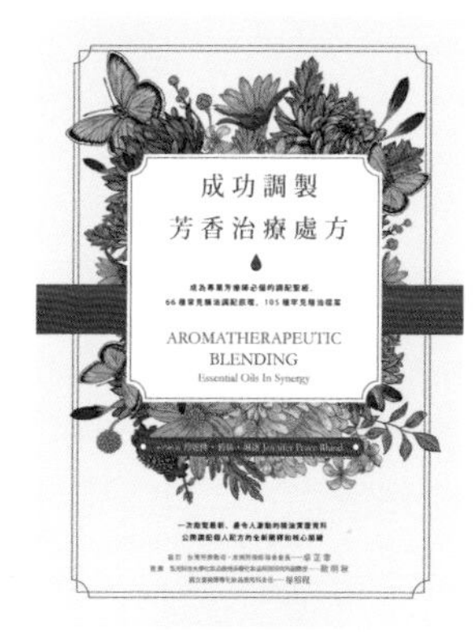

新書簡介

英國 IFA 芳香療法聖經

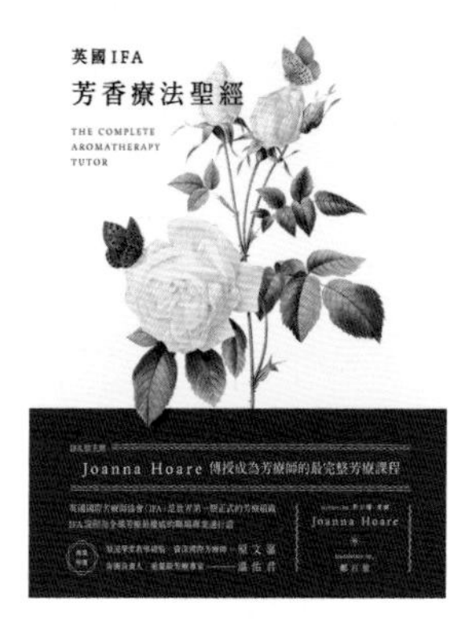

新書簡介

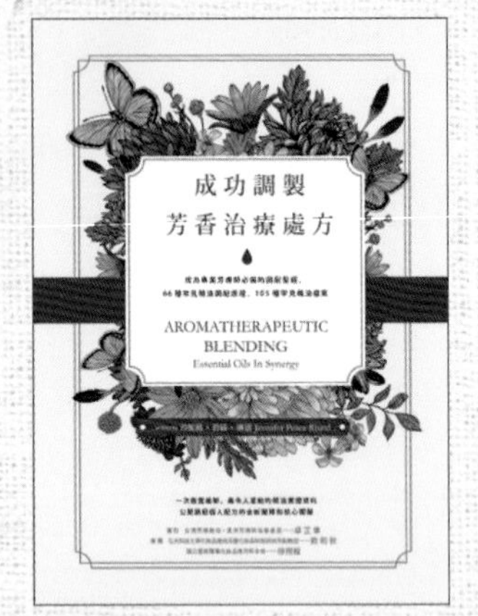


珍妮佛．碧絲．琳德◎著

**精裝本** 定價：650元

# 成功調製芳香治療處方

成為專業芳療師必備的調配聖經，

66種常見精油調配原理，105 種罕見精油檔案

成為專業芳療師必備的調配聖經

一次飽覽最新、最令人激動的精油實證資料

公開調配芳香治療處方的全新闡釋、核心關鍵和完整流程

**66** 種常見精油調配原理，**105** 種罕見精油檔案

澳洲芳療師協會會長．台灣芳療教母 **卓芷聿** 審訂

## 本書簡介

《成功調製芳香治療處方》為全世界最嶄新、擁有最龐大資訊量的代表性芳療著作，成為專業芳療師前必讀的精油調配聖經。身為真菌毒理學博士出身的作者，在英國的芳療實務操作近20年，以學術研究的方式爬梳現今所有的芳療臨床治療和實驗研究成果，為我們提供了各種芳療派別的綜合指導，以及市面上唯一一本彙整「精油實證效用」文獻的芳療書，讓芳療有了科學化立據。

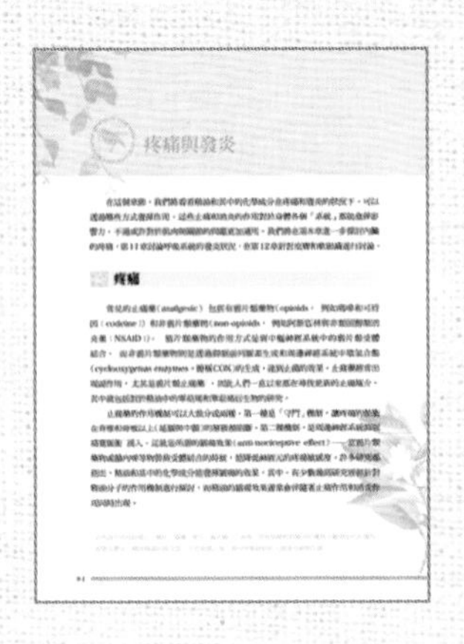


## 本書特色

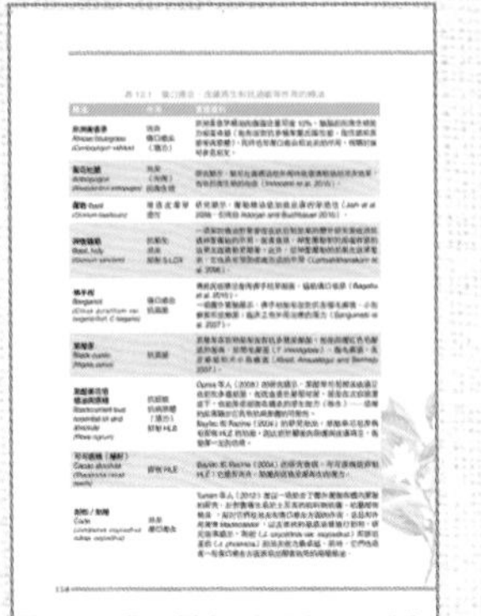

- 說明芳香療法的各理論起源與作用機制
- 詳盡解析「精油的協同、疊加和抵銷效果」的作用
- 公開調製個人處方的核心關鍵
- 提供從問診、選擇精油、治療過程到客戶回饋的完整個案研究分析
- 實戰教學配方的用法、稀釋介質、最適合的劑量和比例
- 指出身體的七大系統和各種症狀的精油宜忌和用法
- 171 種精油和原精的調香與配方建議等實證資料
- 本書為精裝本，書本翻開能夠平貼桌面，方便上課與實作時使用，更耐用及久存。

# 日本銷售第一的芳香療法聖經：

適合全家人使用的99種精油配方與簡單易學的按摩手法

**讀者專用回函**

Natural Life 自然生活

您真誠的建議，讓我們可以做得更好！進而把更多豐富的資訊傳遞給所有讀者。

**讀者資料～**

姓　　名：________________ 性　　別：□男 □女

出生日期：_____ 年_____ 月_____ 日

教育程度：□研究所（含以上）□大專　□高中職　□國中　□國小（含以下）

職　　業：□商　□工　□學生 □公家機關　□自由業　□其他__________

通訊地址：□□□ ______________________________________

聯絡電話：______________________ E-mail：____________________

**書籍資訊～**

1. 您在何處購得本書？
   □金石堂（金石堂網路書店）　□誠品　□博客來　□ TAZZA 讀冊生活
   □ iRead 灰熊愛讀書　□其他：
2. 您購得本書的日期？ _____ 年 _____ 月 _____ 日
3. 您如何獲得本書相關訊息？
   □逛書店　□親友介紹　□廣播　□廣告 DM　□網路資訊　□其他：
4. 您購買本書的原因？
   □喜歡作者　□對內容感興趣　□封面設計吸引人
5. 您對本書的內容評價？
   □豐富　□普通　□應再加強　□很失望
6. 您對本書的設計評價？
   □都很好 □封面吸引人，內頁編排有待加強　□封面不夠吸引，內頁編排很不錯
   □封面及內頁編排都有待加強
7. 您對精油芳療的認識程度？
   □很陌生　□學習新手　□資深人士　□認證師

**對本書及出版社意見～**

1. 您希望本社為您出版那些類別的書籍？（可複選）
   □醫療保健　□美容保養　□占卜命理　□餐飲美食　□精緻手工藝
   □女性生活　□彩妝沙龍　□其他：
2. 您的寶貴建議：

大樹林出版社

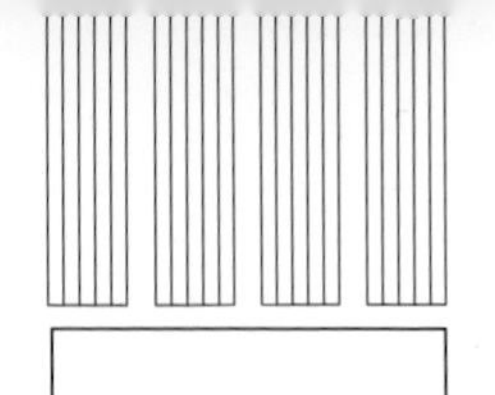

請貼 5 元郵票

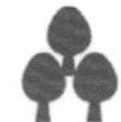

大樹林出版社
BIG FOREST PUBLISHING CO., LTD.

23557 新北市中和區中山路 2 段 530 號 6 樓之 1
讀者服務電話：(02)2222-7270
讀者服務傳真：(02)2222-1270
郵撥帳號：18746459　戶名：大樹林出版社

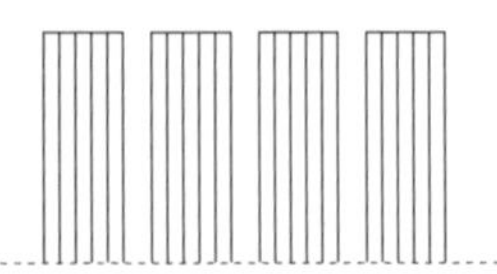

★填妥資料後請寄回(免貼郵資)，即可成為大樹林會員，不定期收到email新書快訊及優惠活動！

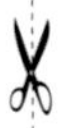

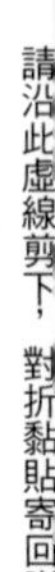